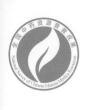

广西科学技术出版社

广西中药资源大典

GUANGXI ZHONGYAO ZIYUAN DADIAN

○ 环江卷

广西中药资源普查专家委员会 = 编著

缪剑华 余丽莹 刘演 = 总主编

黄俞淞 许为斌 林春蕊 刘演 主编

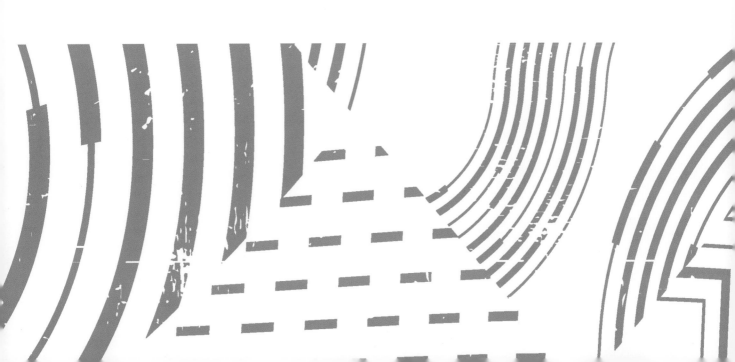

图书在版编目（CIP）数据

广西中药资源大典.环江卷/广西中药资源普查专
家委员会编著.—南宁：广西科学技术出版社，2021.1
ISBN 978-7-5551-1206-8

Ⅰ.①广… Ⅱ.①广… Ⅲ.①中药资源—中药志—环
江毛南族自治县 Ⅳ.① R281.467

中国版本图书馆 CIP 数据核字（2019）第 180799 号

广西中药资源大典·环江卷

广西中药资源普查专家委员会 编著

责任编辑：黎志海 张 珂 封面设计：李寒林
责任印制：韦文印 责任校对：冯 靖

出 版 人：卢培钊
出版发行：广西科学技术出版社 地 址：广西南宁市东葛路 66 号
邮政编码：530023 网 址：http://www.gxkjs.com

经 销：全国各地新华书店
印 刷：广西民族印刷包装集团有限公司
地 址：南宁市高新区高新三路 1 号 邮政编码：530007

开 本：890 mm × 1240 mm 1/16
字 数：740 千字 印 张：31
版 次：2021 年 1 月第 1 版 印 次：2021 年 1 月第 1 次印刷
书 号：ISBN 978-7-5551-1206-8
定 价：248.00 元

环江卷编委会

主　　编：黄俞淞　许为斌　林春蕊　刘　演

副主编：刘　静　张　强　谭卫宁　蒋裕良

委　　员（按姓氏笔画排序）：

韦素娟　卢永彬　兰永望　朱运喜

刘志荣　农素芸　牟光福　苏钰岚

李健玲　李益民　邹春玉　陆昭岑

陈海玲　林文宏　罗柳娟　袁　泉

郭伦发　黄　静　彭日成　蒋日红

韩孟奇　覃　营　覃英院　蒙　涛

主　　审：韦发南

凡 例

一、《广西中药资源大典》是第四次全国中药资源普查广西普查成果著作，分为综合卷、县卷、专题卷和山脉卷。

二、综合卷为广西中药资源普查的总体情况总结分析及规划。

三、县卷按县（区、市）行政区划划分，共108卷；专题卷为广西新增普查的壮药卷、瑶药卷、海洋药卷，共3卷；山脉卷为十万大山卷、大明山卷、九万山卷、大瑶山卷、岑王老山卷，共5卷。

四、县卷总论内容为各县（区、市）自然地理概况、自然资源概况、药用资源多样性、药用资源应用、药用资源保护与管理等。

五、县卷各论中的植物药各科的排列，蕨类植物按秦仁昌1978年系统编排，裸子植物按郑万钧、傅立国1977年《中国植物志》系统编排，被子植物按哈钦松1926年、1934年系统编排。

六、县卷各论中药材条目内容包括药材名、基原、别名、形态特征、分布、性能主治、采收加工、附注等，依次著述，资料不全者项目从略，并附有药材基原植物的彩色照片。

1. 药材名为药用部位的名称，优先选择《中国药典》收载药物的药材名称，如无收载则依次参考《中华本草》《广西中药志》等权威本草著作及地方药志收录的药材名称。

2. 基原为该药材的原植物学名，附拉丁名，并注明药用部位。学名首选《中国药典》收载的学名，其次参考《中国植物志》中文版和英文版（FOC）。

3. 形态特征描述基原植物的主要特征。

4. 性能主治描述该药材的性味、作用及主治功能，参考《中国药典》《中华本草》《广西中药志》等权威典籍、本草著作、药志、标准等。

5. 采收加工主要描述该药材的采收时间、季节以及初加工的方法。

6. 附注根据资料整理情况而定，可以是标准收录情况、药材流通、民间使用及利用情况等。

7. 基原植物的彩色照片包含植株、花、果实、种子和药用部位等。

七、县卷总名录包括药用植物名录、药用动物名录、药用矿物名录。药用植物名录，按照门、科、属、种进行排序，种的内容包括中文名、别名、学名、凭证标本、功效、功效来源等。名录以第四次全国中药资源普查的结果为基础，同时通过搜索国家标本平台

（NSII）和中国数字植物标本馆（CVH）中收载的全国各标本馆的馆藏标本，筛选分布地在县域内的凭证标本进行比对和补充。

1. 一般植物不写药材名。

2. 学名按照《中国药典》、地方标准、《中国植物志》、FOC的优先顺序进行排列。如FOC有修订，且确为行业热议的类群或物种，如苦苣苔科、新发表的物种按照旧的分类方法进行排序。

3. 凭证标本格式为采集人、采集号和馆藏标本馆缩写。

4. 功效记录用药部位及其作用特征。

八、药用动物名录，属于广西新增普查范围涉及的县域的，则以第四次全国中药资源普查结果为准，如不涉及则整理第三次全国中药资源普查的结果。按门、纲、目、种进行排序，内容包括中文名、学名、功效来源。

九、药用矿物名录，内容包括药材名（按拼音首字母排序）、主含成分、功效、功效来源等。

十、通用参考书籍未列入参考文献，通用参考书籍为《中国药典》（2020年版）、《中华本草》、《广西中药志》、《中国植物志》中文版和英文版。参考文献格式按照《信息与文献　参考文献著录规则》（GB/T 7714—2015）的要求著录。

前　言

中药资源是中药产业和中医药事业发展的重要物质基础，也是关系国计民生的战略资源。20世纪60年代、70年代、80年代，我国先后开展了3次全国性的中药资源普查。除矿物药外，中药资源作为一种再生性资源，具有周期长、分布地域广、动态性很强的特点，易受人为因素及自然力的影响，蕴藏量易发生变化，为此，国家中医药管理局于2011年组织开展第四次全国中药资源普查，旨在通过新一轮的普查，摸清中药材资源家底，形成中药资源调查、研究、监测和服务体系。

中医药的传承与发展全靠丰富的中药资源支撑。广西地跨北热带、南亚热带和中亚热带，地形地貌复杂，水热条件优越，土壤类型多样，为各类生物的生存繁衍提供了有利因素，蕴含着丰富的中药资源，中药产业发展潜力巨大。根据第三次全国中药资源普查结果统计，广西中药物种已记载有4623种，其中药用植物4064种，中药物种不仅数量位居我国第二，道地药材也十分丰富，民族特色突出鲜明。广西2012年启动第四次中药资源普查，先后分6批对全域108个县（市、区）组织开展了普查，并对普查成果全面总结基础上，组织编写《中国中药资源大典》系列重要著作《中国中药资源大典·广西卷》同时，还组织编写《广西中药资源大典》的县域卷。

环江毛南族自治县（以下简称"环江县"）是广西启动中药资源普查的第一批试点县域，自2012年实施至2017年通过国家验收，在历时5年多时间里完成了全县中药资源文献整理、药用物种种类调查、重点物种资源量调查、栽培药用植物调查、药材市场及传统知识调查、中药发展规划编制、数据汇总上传、标本提交等工作。环江县中药资源调查取得了丰硕成果，记载到2415种，药用资源总数比第三次增加了556种，全面摸清了环江县中药资源的家底，在此基础上，环江县中药资源普查队组织编写了《广西中药资源大典·环江卷》（以下简称《环江卷》）。

《环江卷》包含总论、各论与总名录三部分。总论介绍环江县的自然地理、人文资源、社会经济、药用资源等；各论收录310种区域内重要药用植物的药材名、基原、形态特征、分布、性能主治及采收加工等，并附有彩色照片；总名录共收录环江县中药资源2415种，其中药用植物2036种、药用动物371种、药用矿物8种。《环江卷》是一部首次全面反映环江县中药资源现状的学术专著，可作为了解环江中药资源的工具书。《环江卷》的编研出版，对于推广中药资源普查成果，传承和发展民族医药传统文化，深入开展中药资源研究、保护与利用，服务本地区中药产业高质量发展具重要意义。

环江县中药资源普查工作以及《环江卷》的编写，是由国家中医药管理局、广西壮族自治区中医药管理局立项，广西壮族自治区中国科学院广西植物研究所作为技术依托单位，联合环江毛南族自治县卫生健康局、广西木论国家级自然保护区管理中心等单位共同完成的；在实施过程中还得到了中国科学院植物研究所、中国科学院华南植物园、中国科学院昆明植物研究所、上海辰山植物园、广西大学、广西师范大学、广西药用植物园、广西中医药研究院、环江毛南族自治县林业局等单位及人员的大力支持，在此谨致以衷心感谢！在野外考察和编研资料整理过程中，还得到国家自然科学基金项目（31560088、41661012）、广西植物功能物质与资源持续利用重点实验室项目（ZRJJ2015-6）、桂林市科技重大专项项目（20180102-4）等的资助。

中药资源涉及种类多，内容广泛，鉴于编者的知识水平有限，书中错误和遗漏之处在所难免，敬请读者批评指正。

编著者
2020年12月

目　录

总名录

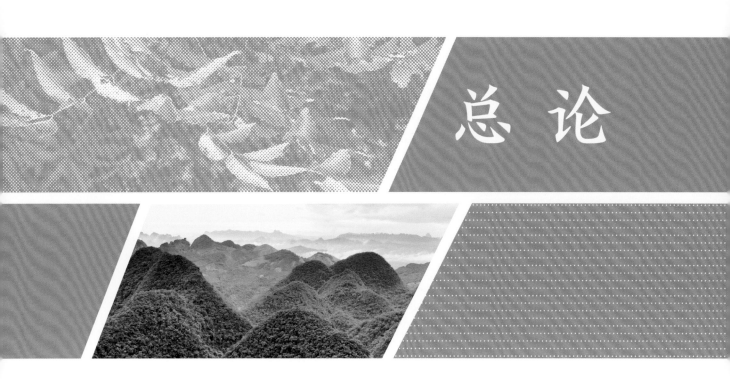

总 论

第一章 自然地理概况

一、地理位置

环江毛南族自治县（以下简称"环江县"）位于广西西北部，地处云贵高原南缘，九万大山东南麓，北回归线以北，东经107°51′~108°43′，北纬24°44′~25°33′。县境东部与罗城仫佬族自治县接壤，东北面与融水苗族自治县交界，北面与贵州省荔波、从江两县毗邻，西隔打狗河与南丹县相望，西南与河池市毗邻，南邻宜州市，距广西首府南宁市约331 km，距桂林市约340 km，距河池市金城江区约48 km，距宜州市约67 km，东西宽约89 km，南北长约90 km，总面积约4572 km²。

二、地质地貌

环江县位于江南古陆南缘，县域内地层发育良好，可分为四堡群、丹洲群、震旦系、寒武系、泥盆系、石炭系和二叠系7个大的系级单位，总厚度为8000~10000 m，其中以泥盆系和石炭系发育最好。岩石有沉积岩、火山岩和岩浆岩3个大类。在漫长的地质历程中，由于多次构造的变动，褶皱和断裂都十分发育，褶皱可分为四堡期、加里东期和华力西—印支期3个大类；断裂按其展布的方向可划分为北东向、北西向和南北向3组。

环江县域是云贵高原向南延伸的一部分，位于黔中高原南部边缘的斜坡地带，总地势为北高南低，四周山岭绵延，中部地势较平，多为石山，略呈盆地，最高海拔为1693 m，最低海拔为149 m。县域内的地貌均受岩性、地质构造的控制。碳酸盐岩分布广泛，以岩溶地貌为主，占全县总面积的39.9%。

按地貌的基本形态和成因，县域内可分为构造侵蚀地貌、侵蚀剥蚀地貌和岩溶地貌3个大类。构造侵蚀地貌也可称为中山峡谷地貌，主要分布于县境的东部和东北部与贵州省和融水苗族自治县交界的九万大山地区，约占全县总面积的10%，为县境海拔最高的地区，海拔1000~1693 m，山势雄伟，山坡陡峭，山脊狭窄，地势崎岖，是县境森林的主要分布区。侵蚀剥蚀地貌，又称为波状缓丘浅谷地貌，主要分布于县城及其西北的水源镇、川山镇和下南乡，海拔200~1000 m，山丘多呈波状缓丘，沟谷较浅，地表水较丰富，河流较密集。岩溶地貌又称喀斯特地貌，可细分为4种地貌类型：一是岩溶低山丘陵地貌，主要分布于长美乡、东兴镇、龙岩乡和驯乐苗族乡，海拔200~1000 m，山坡比较平缓，地表河流发育，沿河两岸地形较平，土质厚，适宜农作物生长；二是峰丛洼地谷地地貌，分布于明伦镇、长美乡、木论乡至下南乡西部，通常海拔200~500 m，地表水系不发育，地下河较多，峰林、谷地及串珠状洼地发育，地表岩石裸露；三是峰林谷地地貌，主要分布于水源镇与河池市交界地区，海拔200~800 m，峰林、孤峰、洼地相间分布，峰林间有较大的洼地，汇水面积较大，适宜农作物生长；四是峰林溶盆地貌，分布于大才乡与宜州市交界地区，地势比较低平，海拔200~500 m，溶盆谷壁陡峭，谷底平坦，常堆积有泥沙、黏土等冲积物。

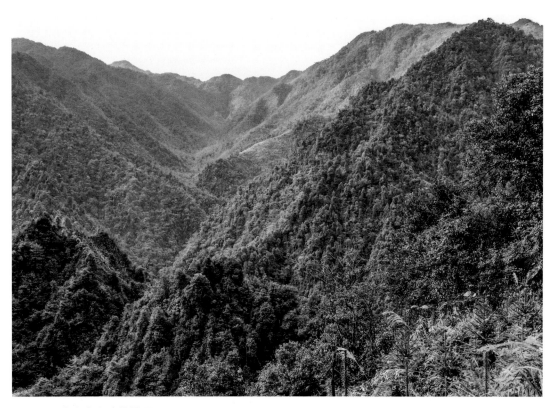

九万大山中山峡谷景观

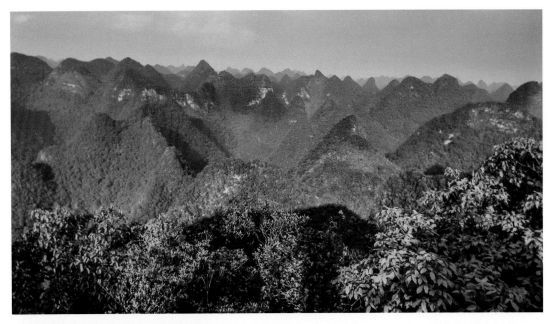

木论自然保护区峰丛洼地谷地景观

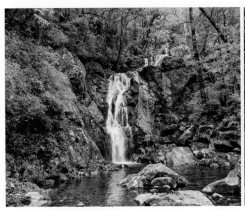

中山地貌河谷景观

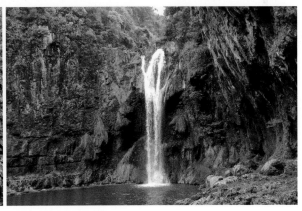

石灰岩瀑布景观

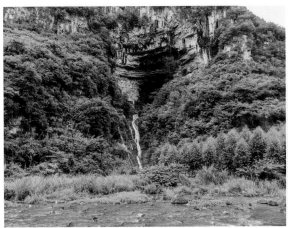

岩溶出水山洞景观

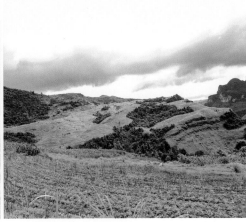

岩溶低山丘陵景观

三、气候

环江县位于广西西北部，云贵高原东南麓，北回归线北缘，地势为北高南低，四周山岭绵延，中部为丘陵，略成盆地，属南亚热带向中亚热带过渡的季风气候区。南部边缘地带属南亚热带气候，中南部及大、小环江河谷地带属中亚热带谷地气候。这两大区域气候温和，雨量丰沛，日照充足，冬无严寒、夏无酷暑，雨热同季，无霜期长。北部为中亚热带山地气候，其特点是气候温凉，潮湿多雨，雨热同季，热量条件较好。年均气温19.9℃，最冷月（1月）平均气温10.0℃，最热月（7月）平均气温27.8℃，历年极端最高气温39.1℃，极端最低气温-3.2℃；年平均降水量1411.9 mm，雨量丰沛，分布不均；年平均相对湿度79%，最小相对湿度11%；全年日照1244.8 h，占可照时数的28%；年平均风速1.1 m/s，最多风向为东南风；年平均蒸发量为1422.6 mm；年雷暴日数为64.2天；主要气象灾害有高温、干旱、低温、阴雨、冰雹、大风、寒潮、雷暴。

四、土壤类型

环江县因其复杂的地质地貌，不同海拔的气温、热量和水分条件以及不同的植被分布类型，增加了其成土过程的复杂性，因此很难清晰地界定土壤的类型。根据1980~1983年土壤普查结果，全县有6个土类15个亚类33个土属68个土种，其中自然土分属3个土类4个亚类5个土属5个土种；水稻土类有6个亚类18个土属47个土种；旱地分属4个土类8个亚类11个土属16个土种。

环江县自然土壤面积约4175.30 km^{2}万亩，占全县总面积的91.32%，广泛分布于丘陵、山地及石灰岩地区，包括砂页岩红壤、页岩红壤、砂页岩黄壤、黑色石灰土和棕色石灰土。其中砂页岩红壤占自然土面积的19.8%，A层0~17 cm的pH值为5.5，有机质含量2.70%，全氮含量0.111%，全磷含量0.015%，全钾含量0.86%；页岩红壤占自然土面积的18.6%，黏土、红色、酸性，A层0~38 cm的pH值为5.5，有机质含量4.25%，全氮含量0.199%，全磷含量0.02%，全钾含量1.15%；砂页岩黄壤占自然土面积的23.6%，A层0~38 cm的pH值为6.2，有机质含量5.65%，全氮含量0.222%，全磷含量0.021%，全钾含量2.180%；黑色石灰土占自然土面积的0.5%，A层0~8 cm的pH值为7.0，有机质含量6.32%，全氮含量0.304%，全磷含量0.057%，全钾含量1.13%；棕色石灰土占自然土面积的37.5%，A层0~20 cm的pH值为7.4，有机质含量4.77%，全氮含量0.339%，全磷含量0.283%，全钾含量0.43%。

五、水文

环江县主要河流有大环江、小环江（中洲河）和打狗河，大环江发源于贵州省荔波县南部，小环江发源于贵州省从江县西部，打狗河发源于贵州省荔波县北部，这3条河流自北向南贯穿县境至河池、宜州，汇入龙江。

大环江全长164.8 km，县域内长147.2 km，总流域面积2793.8 km^2，县域内流域面积2028.2 km^2，有驯乐河、古宾河两大支流。大环江自北向南，纵贯县境，流经驯乐河及上朝、洛阳、川山、大安、思恩等5个乡镇22个村民委员会114个自然屯，河床宽约30 m，河流发源处至出县境处落差227 m。小环江发源于贵州省从江县宰便区，南流入龙岩乡黄种村境内，过达并，经汝麻、色楼至达兵，接纳来自黔桂交界的另一源流。小环江全长136.5 km，县域内长94.1 km，总流域面积2328 km²，县域内流域面积1653.6 km²；在县境内流经龙岩、东兴、长美3个乡镇10个村民委员会103个自然屯。打狗河为环江、南丹两县的界河，发源于贵州省荔波县北部月亮山南麓，入广西境内，流经环江县川山镇木论西境峒坡山，县域内长26 km，县域内流域面积804 km²。

环江县境内基本属于喀斯特地区，地下水丰富，以地下河（暗河）、泉水、水溶洞形态在地表出现，其中地下河16条，地下水点403个。非喀斯特地区也有地下水从地表缝隙、裂口、孔穴流出地面。

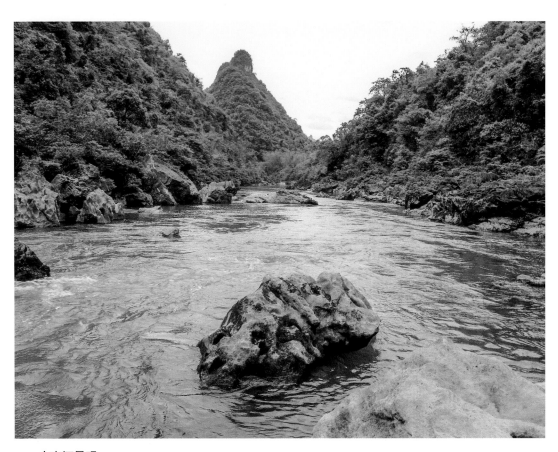

古宾河景观

第二章　自然资源概况

一、植被资源

　　环江县地质历史的古老性及其地貌、气候、土壤、海拔等因素的复杂性，决定了当地植被类型的多样性。县域内的植被类型主要以原生性的常绿落叶阔叶混交林和中亚热带典型常绿阔叶林为主，常见的有中亚热带山脚常绿落叶阔叶混交林、中亚热带典型常绿阔叶林、中亚热带山坡常绿落叶阔叶混交林、中亚热带山顶常绿落叶阔叶针叶混交矮林、中亚热带落叶阔叶林、中亚热带常绿落叶阔叶混交林、中亚热带中山常绿落叶阔叶混交林、中亚热带中山针阔混交林、山顶矮林、灌木丛、草丛和人工林。

　　在峰丛洼地和石灰岩山坡下部及山脚，以中亚热带山脚常绿落叶阔叶混交林为主，乔木层主要植物有大叶土蜜树*Bridelia retusa*、大叶桂樱*Laurocerasus zippeliana*、掌叶木*Handeliodendron bodinieri*、栀子皮*Itoa orientalis*、菜豆树*Radermachera sinica*、珊瑚树*Viburnum odoratissimum*等；灌木层主要植物有野独活*Miliusa chunii*、小果厚壳桂*Cryptocarya austrokweichouensis*、广西海桐*Pittosporum kwangsiense*、齿叶黄皮*Clausena dunniana*、千里香*Murraya paniculata*、白花龙船花*Ixora henryi*等；下层草本层植物丰富，主要植物有荩草*Arthraxon hispidus*、肾蕨*Nephrolepis cordifolia*、翠云草*Selaginella uncinata*、麒麟叶*Epipremnum pinnatum*、基心叶冷水花*Pilea basicordata*、长茎冷水花*P. longicaulis*、单叶石仙桃*Pholidota leveilleana*等。在石灰岩山体中部，以中亚热带山坡常绿落叶阔叶混交林为主，主要有角叶槭*Acer sycopseoides*、贵州琼楠*Beilschmiedia kweichowensis*、粗糠柴*Mallotus philippinensis*、青冈*Cyclobalanopsis glauca*、伞花木*Eurycorymbus cavaleriei*、革叶铁榄*Sinosideroxylon wightianum*、红果黄肉楠*Actinodaphne cupularis*等。在石灰岩山顶，形成了以岩生翠柏*Calocedrus rupestris*、圆果化香树*Platycarya longipes*、米念芭*Tirpitzia ovoidea*、清香木*Pistacia weinmannifolia*为主的中亚热带山顶常绿落叶阔叶混交林矮林。

　　在海拔1300 m以下的红壤山地，以中亚热带典型常绿阔叶林为主，主要有米槠*Castanopsis carlesii*、木荷*Schima superba*、马蹄荷*Exbucklandia populnea*、黄杞*Engelhardtia roxburghiana*、马蹄参*Diplopanax stachyanthus*等。在海拔1300~1500 m的红壤山地，以中亚热带中山常绿落叶阔叶混交林为主，主要有青榨槭*Acer davidii*、陀螺果*Melliodendron xylocarpum*、绵毛杜鹃*Rhododendron floccigerum*、鹿角锥*Castanopsis lamontii*、马尾树*Rhoiptelea chiliantha*等。在海拔1500 m以上的山顶和山脊，形成了以绵毛杜鹃、多花杜鹃*R. cavaleriei*、猴头杜鹃*R. simiarum*、光枝杜鹃*R. haofui*、榄叶柯*Lithocarpus oleaefolius*为主的山顶矮林。

二、植物资源

　　根据《环江毛南族自治县县志》记载，环江县岩溶森林植被的主要植物组成

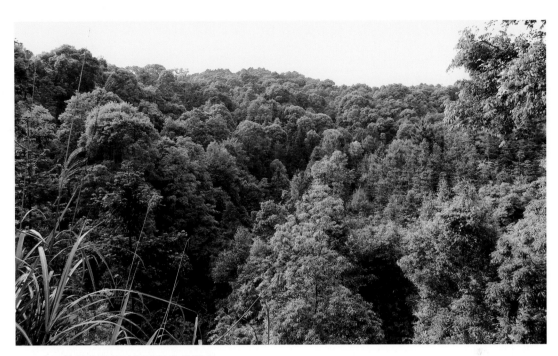

中亚热带常绿落叶阔叶混交林景观

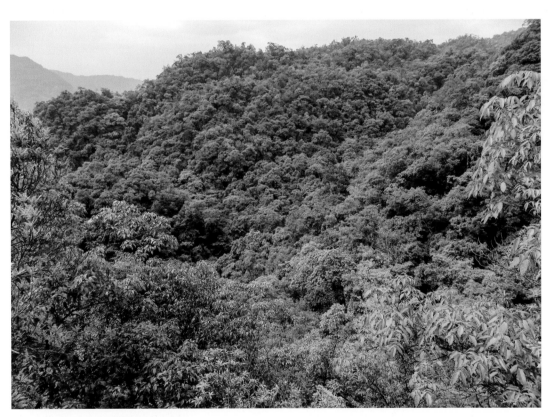

中亚热带典型常绿阔叶林景观

有537种，包括蕨类植物17种、裸子植物8种、被子植物512种，其中属于木本植物有321种，草本植物141种，藤本植物75种。这些植物种类中有许多古老的科属和残遗成分，如蕨类植物中起源于古生代的卷柏属*Selaginella*，起源于中生代的桫椤属*Alsophila*、紫萁属*Osmunda*和瘤足蕨属*Plagiogyria*，起源于第三纪的槲蕨属*Drynaria*、凤尾蕨属*Pteris*和海金沙属*Lygodium*等；有249种药用植物，如翠云草、肾蕨、大八角*Illicium majus*、八角莲*Dysosma versipellis*、金线吊乌龟*Stephania cephalantha*、钩藤*Uncaria rhynchophylla*、苦树*Picrasma quassioides*等；更有许多珍贵的植物种类，如国家一级重点保护植物掌叶木*Handeliodendron bodinieri*、单性木兰*Woonyoungia septentrionalis*、单座苣苔*Metabriggsia ovalifolia*，国家二级重点保护植物伞花木、华南五针松*Pinus kwangtungensis*、任豆*Zenia insignis*等。

根据2010年广西木论国家级自然保护区维管植物区系研究的调查结果，木论国家级自然保护区共有维管植物1446种（包括种下等级），隶属于207科682属，其中蕨类植物192种，隶属于35科66属；裸子植物14种，隶属于7科12属；被子植物1240种，隶属于165科604属；珍稀濒危植物93种，包括国家重点保护植物名录（第一批）收录的17种，广西壮族自治区重点保护野生植物名录（第一批）收录的76种。此外，还发现并发表植物新种8种，如环江耳蕨*Polystichum huanjiangense*、木论耳蕨*P. mulunense*、灰背木姜子*Litsea dorsalicana*、伞花润楠*Machilus umbelluta*、环江马兜铃*Aristolochia huanjiangensis*、木论马兜铃*A. mulunensis*、狭叶蛛毛苣苔*Paraboea angustifolia*、罗城细筒苣苔*Petrocodon luochengensis*；中国新记录属1个，即黄金柏属*Xanthocyparis*；广西新记录种6种，即贵州贯众*Cyrtomium guizhouense*、小盾蕨*Neolepisorus minor*、滇黔金腰*Chrysosplenium cavaleriei*、革叶石豆兰*Bulbophyllum xylophyllum*、钝叶毛兰*Eria acervata*、广东盆距兰*Gastrochilus guangtungensis*。

根据第三、第四次全国中药资源普查结果统计，环江县共有中药资源2415种（包括种下单位，下同），包括药用动物371种，药用矿物8种，药用植物2036种。其中药用非维管植物30种，包括药用菌类22种，隶属于13科19属；药用苔藓植物8种，隶属于8科8属。药用维管植物2006种，包括药用蕨类植物161种，隶属于43科82属；药用裸子植物24种，隶属于9科14属；药用被子植物1821种，隶属于182科895属。此外，经统计，环江县分布的重点保护野生药用植物共计108种，其中国家一级重点保护植物3种，国家二级重点保护植物13种，自治区级重点保护植物92种，包括兰科植物79种。

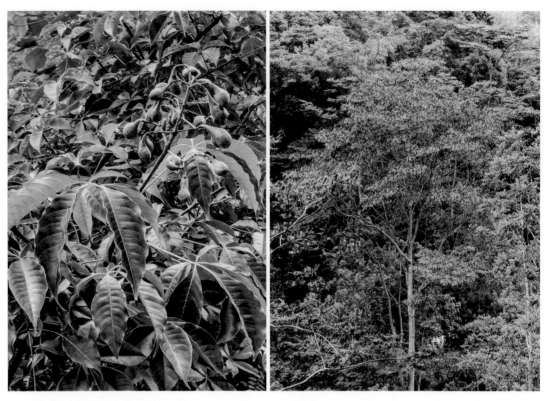

国家一级重点保护野生植物——掌叶木 *Handeliodendron bodinieri*

国家一级重点保护野生植物——任豆 *Zenia insignisa*

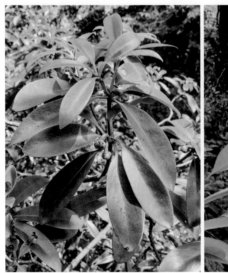

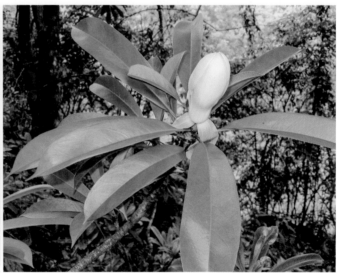

国家二级重点保护野生植物——地枫皮 *Illicium difengpi*

国家二级重点保护野生植物——香木莲 *Manglietia aromatica*

三、动物资源

环江县自然条件优越，野生动物种类丰富，但由于人类活动的影响，破坏了野生动物赖以生存的环境，加上滥捕滥猎，野生动物种类日趋减少。根据《环江毛南族自治县县志》的不完全统计，环江县有野生动物107种，分属于19目45科。其中哺乳纲有6目16科41种，鸟纲有11目25科59种，爬行纲有1目3科6种，两栖纲有1目1科2种。

根据王青钦（2014）对广西木论国家级自然保护区陆生脊椎动物调查统计，木论保护区有陆生脊椎动物360种，隶属4纲28目90科22属，属国家一级重点保护级3种，为蟒蛇*Python molurus* subsp. *bivittatus*、豹*Panthera pardus*、林麝*Moschus berezovskii*，国家二级重点保护级41种，包括大鲵*Andrias davidianus*、细痣疣螈*Tylototriton asperrimus*、虎纹蛙*Hoplobatrachus chinensis*、红腹锦鸡*Chrysolophus pictus*等，中国特有物种35种，包括毛冠鹿*Elaphodus cephalophus*、红头长尾山雀*Aegithalos concinnus*、环纹华游蛇*Sinonatrix aequifasciata*、丽纹腹链蛇*Amphiesma optatum*等。其中两栖动物有2目7科19属33种，爬行动物有2目12科39属64种，鸟类有15目49科123属203种，哺乳动物有9目22科43属60种。

根据第三、第四次全国中药资源普查的结果统计，环江县有药用动物371种，其中养殖种17种，野生种354种。

第三章　人文资源概况

一、历史文化

环江县建置历史悠久，自唐贞观十二年（638年）以来，以环江及诸洞要冲环洛峒为名置环州，是现环江县境内行政区域建置之始，至今已有1300多年。置县以来，环江县行政辖区变化较大。唐天宝元年（742年）改环州为正平郡，属岭南道邕州都督府，统正平等县，治所在大环江以西正平县环洛峒，后析原环州东北部置羁縻抚水州。唐乾元元年（758年）复为环州，仍辖正平等8县。宋改为安化州，元代废安化州，其所辖地域隶入思恩县。明洪武十七年（1384年）析思恩西北部置荔波县。清光绪三十一年（1905年）析思恩县东北部设置安化厅，1912年改为安化县，1913年改称宜北县。

中华人民共和国成立后，1951年经政务院批复同意思恩、宜北两县合并置环江县，隶属宜山专区。同年8月，中共环江县委员会、环江县人民政府成立，驻地在思恩镇。1986年11月1日，经国务院批准撤销环江县，设立环江毛南族自治县，以原环江县的行政区域为行政区域，属河池地区。

环江县民族文化独特，人文景观和民族风情多姿多彩。境内有长美中洲河风光、环江牛角寨瀑布群景区、杨梅坳旅游区、文雅天坑群、环江黔桂茶马古道、驯乐梯田风光、古宾河漂流、广西木论国家级自然保护区等旅游景点、景区。截至2018年，在文物保护方面，环江县发现并登记境内不可移动文物232处，征集并馆藏可移动文物700件，建立了全县文化遗产保护数据库；凤腾山古墓群于2013年3月由国务院公布核定为第七批全国重点文物保护单位，并申报第七批自治区级文物保护单位；43处文物点确认并公布为全县第二批县级文物保护单位。

在非物质文化遗产保护传承方面，毛南族"分龙节"已被列为广西民族文化节庆十大品牌，并于2013年10月被评为"中国最具特色的民族节庆"。环江县已成功申报非物质文化遗产保护名录国家级2个、自治区级5个、市级20个，自治区级以上各类技艺传承人7人，是河池市拥有省级名录以上最多的县份，环江县下南乡已被文化和旅游部授予中国毛南族木面舞之乡。此外，环江县还有河池市铜鼓生产性保护基地、毛南族花竹帽编织技艺传习所、非物质文化遗产展示中心等。

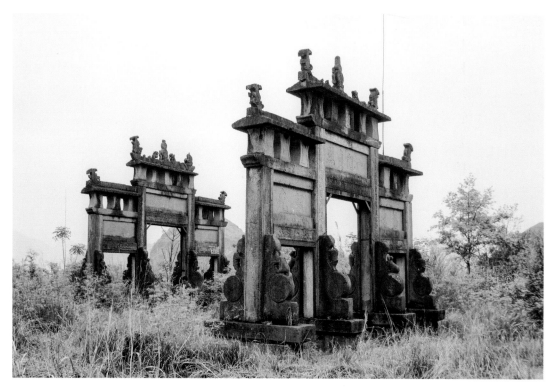

环江县明伦镇北宋牌坊

二、民俗文化

1. 主要民族

环江县是毛南族的主要聚居地，截至2020年底，全县有毛南族人口6.5万人。此外，还有壮、汉、瑶、苗、仫佬、水等33个民族杂居，其中世居民族有壮、毛南、汉、苗、瑶等5个民族。

（1）毛南族

毛南族主要聚居在环江县的上南、中南、下南山区，水源、木论、川山、洛阳、思恩等地也有散居。

毛南族的食粮以大米、玉米为主，高粱、小米、红薯、南瓜为辅。他们的饮食习俗中一个最大特点就是"百味用酸"，喜爱腌制酸肉、酸螺蛳、酸菜，这些都是待客的传统佳肴。酸类食品尤以"毛南三酸"最有名，即毛南人自称的"腩醒""索发""瓮煨"。毛南人除以米煮成饭、粥外，日常还喜欢用主粮或杂粮制作各种各样的食品，如"毛南饭""糯米糍粑""甜红薯"等。毛南族男女都喜欢穿着蓝色和青色的大襟和对襟衫，男装称为五扣衣，不镶花边，毛南族妇女多穿青色或蓝色右襟上衣，女装最大的特点是左开襟上衣和裤子上镶有三道黑色花边。

（2）壮族

环江县域内壮族先民均属古代"越人"后裔。据史籍记载，"两广"古为南越国，而广西的南宁、百色、柳州、河池等地区，则是"僚人"活动的主要区域，他们的祖先自汉朝以来，在经济、文化及语言风俗习惯等，与壮族人不断同化，当属壮族的一个组成部分。由于民族来源错综复杂，环江县境内的壮族一部分是世居民族，但也有外来民族与当地世居民族融合成为壮族。壮族是环江县人口最多、分布最广的民族，除下南乡壮族人口较少之外，其余的乡镇都以壮族人口为主，其中明伦、东兴、大安、大才等乡镇的壮族人口占90%以上。

（3）苗族

"苗"的名称在唐宋时期的史书中开始出现，后来由于人民对民族识别不清，以及各地苗族人民因方言和服饰等方面的不同，有过"长裙苗""短裙苗""红苗""黑苗"等不同称呼，中华人民共和国成立后，根据苗族人民的意愿，统称为"苗族"。环江县境内苗族主要分布于驯乐苗族乡的长北、山岗、镇北、康宁、福寿、全安等村，该乡的苗族人口占全县苗族总人口的90%左右。苗族先人大约在秦汉时期生活在湖南省的洞庭湖一带，以后往西南迁徙，到达贵州、广西，现今环江县内的苗族有龙、梁、韦、王四大姓。

2. 民族习俗

（1）饮食

县域内居住在平原地区的毛南族、壮族以粘米为主食；在石山地区多以玉米、红薯、小米等杂粮为主食；苗族、瑶族聚居的地区种植粳稻、糯稻，以粳米、糯米为主食。县域内石山地区的居民吃的是玉米粥、南瓜粥、红薯粥，只有家里来客人和节日时才煮米饭。平日菜肴不甚讲究，但逢年过节，毛南族、壮族、仫佬族喜爱制作豆腐圆、粉蒸肉、五色糯米饭、糯米糍粑、各种米粽以及腌肉、腊肉等，其中制作五色糯米饭及糯米糍粑的材料就包括了一些药用植物，如枫香树*Liquidambar formosana*、密蒙花*Buddleja officinalis*、鸡矢藤*Paederia scandens*等。蔬菜食品方面，除了人工栽种的蔬菜，平时也采野菜食用，如野茼蒿*Crassocephalum crepidioides*、少花龙葵*Solanum americanum*、鸭儿芹*Cryptotaenia japonica*、水芹*Oenanthe javanica*等。

（2）节日

春节：农历正月初一至十五为春节，是中华各族人民的传统节日。在除夕，媳妇会回娘家要粽子，意为小孩"领魂"。在除夕掌灯时分，家家户户神桌上都摆放着外婆送的和自家做的粽子、年糕、红鸡蛋、饭菜和糖果，以祭祀家神。年初一凌晨鸡鸣，家里有孩子上学的家长要叫醒儿女起床，到神台前朗诵诗文，女孩还要做一些针线活，寓意今后会养成勤奋好学的习惯；青壮年会比谁最先挑回井水，谁起得最早，寓意日后会勤劳致富，此为"晨读"。毛南族家家户户在春节到来之时，采集菖蒲叶编织成形似鹧鸪、山鸡、鹭鸶等多种鸟类，腹中灌上香薷拌饭豆和芝麻馅，煮熟后准备一根甘蔗，把"鸟"用草绳提耳串起来，横挂在党屋香火堂前，至元宵节取下回锅煮来吃，此为"放飞鸟"或"杀鸡"。

分龙节：也称"庙节"，是毛南族一年一度最盛大、最独特的传统节日。毛南族先民通过观察，总结了夏至前后当地最容易发生旱涝的自然灾害，所以选择这个时期举办分龙节，没有固定在某月某日，而是从夏至日开始，按地支顺序，数到第一个辰日即为当年分龙节。

传统的分龙节要过3天，分2个阶段，是以自然村屯为单位的群众性活动。前两天是庙祭（公祭），在三界庙前举行椎牛祭祀三界公爷仪式。第三天，即辰日（上团为亥日），各家各户自行祭祀，是家祭，主要祭祖先和神农氏，这天，亲戚朋友频频走访，主家蒸制五色糯饭和粉蒸肉，杀鸡杀鸭，筵席十分丰盛。同时，从田地里取回几株青苗，将五色糯饭捏成小团，密密麻麻地粘在树枝上，装饰成一棵果实累累的"丰收树"，和青苗一起摆在供桌上，点起香火，既敬奉祖先，又祈求神农氏，保佑当年五谷丰登。毛南人认为，耕牛种田种地很辛苦，因此，各家都用芋叶或芭蕉叶包一团糯饭和粉蒸肉喂给耕牛吃，表示慰劳，事毕，宾主一同聚餐。吃了团圆饭，小伙子和姑娘们便穿起节日盛装，走出村外，对唱山歌，互诉衷肠，其余的人则在村内开展各种体育竞赛活动。

中华人民共和国成立后，分龙节的庙祭废除，家祭的形式也逐渐简化，但民间群众性的文化娱乐活动仍然保留下来。1986年6月29日，环江县人民政府在县城举行了一次上万人参加的分龙节庆祝活动，这是政府首次出面组织的分龙节庆祝活动。2009年6月28日，县人民政府牵头，数万民众参与，成功举办"中国·毛南族分龙节"文化活动，内容丰富多彩，场面十分热烈，彰显了毛南族传统文化特色，扩大了分龙节的影响力。现在，环江县每年都举行一次全县性的分龙节活动。分龙节已被列为广西十大节庆品牌之一，被评为全国最具有民族特色的节庆。

第四章　社会经济条件

一、经济发展

近年来，环江县以习近平新时代中国特色社会主义思想为指导，按照河池市委"1234"总体工作思路和县委"12345"工作举措，扎实开展"六大行动"攻坚活动，深化精准脱贫、旅游基础设施、城乡统筹建设"三大攻坚战"，全力推进扶贫、旅游、城镇化、交通、工业、农业等各项工作换档加速、上档进位，全县经济呈现"总体向好、稳中提速、质量提升"的良好态势。

2018年，环江县经济社会持续健康发展。据初步统计，实现地区生产总值56.91亿元，同比增长8.5%；财政收入4.51亿元，同比增长12.5%；规模以上工业总产值增长14.3%。规模以上工业增加值同比增长13.5%；固定资产投资增长5.3%；社会消费品零售总额26.24亿元，同比增长11.7%；全体居民人均年可支配收入15058元，同比增长10%，其中城镇居民人均年可支配收入26854元，同比增长7.3%；农村居民人均年可支配收入9880元，同比增长11.5%。

2019年，按照"建设壮美广西、共圆复兴梦想"的总要求，环江县坚持推进高质量发展，扎实开展"六大行动"攻坚年活动，经济运行总体平稳，发展质量稳步提升。据统计，2019年全县实现地区生产总值555954万元，比2018年同期增长5.4%。其中，第一产业增长10.0%；第二产业增长7.3%；第三产业增长0.8%；三次产业所占比重分别为37.0%、16.8%、46.1%；第一、第二、第三产业分别拉动经济增长3.85、1.2、0.35个百分点；按常住人口计算，全县人均GDP为19572元，比2018年增长4.9%。

2020年，环江县全力做好"六稳"工作，落实"六保"任务，扎实开展"六大行动"决胜年活动，顺利完成了"十三五"规划的各项任务，实现了经济社会稳步发展。据统计，2020年实现地区生产总值增长7%，财政收入增长5.15%，固定资产投资增长25.5%，规上工业总产值增长29.14%，规上工业增加值增长26.8%，农林牧渔业总产值增长7%，全县城镇居民人均可支配收入增长3.8%，农村居民人均可支配收入增长8.5%。

二、产业结构

环江县依托农林资源优势，不断加快产业转型战略调整，着重推进林产品加工、茧丝绸、蔗糖、香猪、菜牛等产业实现有效转型升级。2015年农林产品加工业实现财税收入8000多万元，成为全县财政收入的一大来源；农林产品加工业总产值占规模以上工业总产值的比重由原来的33%提高到71%，增强了经济发展后劲，实现了产业增量提质增效。

1. 林产加工业

环江县启动实施林产加工业倍增计划,通过深化实施农林产品加工"亿元财税"工程和林产品加工"双十"工程,抓好骨干企业的发展壮大,并发挥骨干企业的引领、辐射和带动作用,推进林产加工业平稳较快发展。2019年,环江县木材加工产值15.8亿元,完成15.7亿元任务指标的100.6%;人造板产量22.4万立方米,完成22.3万立方米任务指标的100.4%。

2. 桑蚕茧丝业

环江县加大茧丝绸下游生产企业的招商引资力度,进一步扩大桑蚕茧丝绸的深加工、精加工比重,延长产业链,提升附加值,全面推动茧丝绸产业升级,实现与优势企业嫁接、与国际经济接轨。2019年,环江县桑园面积1.3万公顷,比2018年增长5.69%;全年全县蚕农售茧收入13.05亿元,比2018年11.18亿元增长16.72%。

3. 蔗糖产业

推进蔗糖产业可持续发展"1560"工程,抓好稳面积、提单产等工作,推动南宁糖业集团对远丰公司的收购,环江县财政和"双高"建设主体共投入1790万元,实施334.87 hm² 高产高糖"四化"糖料蔗基地项目建设,努力降低糖料蔗生产成本,提高单产,提升甘蔗种植的经济效益,增强产业竞争力。

4. 畜牧产业

环江县着力提升特色畜牧产业的发展,大力推广"公司+协会+基地+合作社+农户"产业化生产模式,重点发展环江香猪、环江菜牛产业及其加工业,努力建设环江香猪、环江菜牛系列产品生产、加工、营销一体化建设体系。

5. 中草药产业

环江县依托农业龙头企业,推行"农业龙头企业+村民合作社+农民专业合作社+农户"产业发展模式,由农业龙头企业负责中草药种植原料的供给、产品销售和全程技术服务,负责树立中草药产品品牌基地建设。

三、人口概况

环江县位于广西西北部,下辖12个乡镇、148个行政村(社区),居住着毛南、壮、苗、瑶等多个少数民族。其中毛南族是我国56个民族中人口较少的民族之一,主要聚居在全国唯一的毛南族自治县——环江毛南族自治县。截至2019年底,全县总人口37.99万人,有毛南、壮、苗、瑶等少数民族人口35.83万人,占人口比例为94.41%;主体世居民族分别有毛南族65154人,占比17.17%;壮族261225人,占比68.84%;瑶族 20544人,占比5.41%;苗族5246人,占比1.38%;汉族 21195人,占比5.59%。

四、城镇化建设

在统筹城镇化建设协调发展过程中,环江县强化城乡规划编制,狠抓基础设施建设，完善城镇服务功能，注重毛南族文化内涵，突出地方民族特色，不断提升城市品位，城区面貌日新月异。

2017年，环江县城区道路"白改黑"工程顺利完工，城市品位再上新台阶。该项目于9月启动，总投资3000万元，总里程11 km，涉及县城区江滨路、桥东路、新建路、凯丰路等17条主次干道。道路"白改黑"工程改变了县城的形象，而即将竣工投入使用的环江三桥则给市民带来实实在在的便利，对加快城西片区开发，扩大城市规模，完善城市功能，提升城市品位有着非常重要的作用。

近年来，环江县以新型城镇化示范县项目建设为抓手,大力推进宜居城市建设。如科学谋划实施高铁新区；加快推进新城区城市综合体、"三横六纵"路网、江滨体育公园等一批重大市政基础设施项目；城市建成区12 km^2、城市拓展区25 km^2，城镇常住人口9.2万人，城镇化率32.2%；城区绿化、公园等配套设施日益完善，城区面貌日新月异；持续加大城区市容综合整治，大力开展"两违"整治工作，有效遏制违法违建现象发生。

在坚持城镇化建设的同时，坚持城乡统筹协调发展，大力开展生态宜居乡村建设。如集中开展"环境秀美""生活甜美""乡村和美"专项活动，竣工验收18个"美丽广西·宜居乡村"活动村屯试点照明工程，建成62个基本整治型村庄；投入1000多万元在下南乡实施"整乡推进"风貌改造项目，在思恩镇陈双村打造花山果海休闲农业示范区，拓宽"毛苗瑶农家乐园"特色生态休闲娱乐旅游产业链；陈双村被农业农村部评为"2020年中国美丽休闲乡村"。

五、环境保护

环江县深入贯彻落实习近平生态文明思想，坚持生态立县，坚持保护与治理并重原则，坚决守住生态底线，全力抓好生态建设，切实守护好绿水青山。环江县始终坚持以控制污染物排放为主线，以改善环境质量为目标，扎实开展环境保护工作。根据2018年环江县环境保护方面的数据统计，环江县实际完成化学需氧量减排量69.34 t，氨氮减排量8.02 t，二氧化硫减排量129.25 t，氮氧化物减排量7.88 t。化学需氧量、氨氮较2017年分别完成减排比例为1.86%、2.9%；二氧化硫、氮氧化物较2015年分别完成减排比例为4.1%、0.83%。

2018年，环江县环境空气自动监测站开始正式运行，同时开展国家级重点生态功能区县域环境质量监测工作。此外，环江县全面开展排污单位专项检查整治工作，通过对全县40家排污单位进行现场检查，排查环境安全隐患13处，依法查处环境违法行为1件。与此同时，积极推进土壤污染防治工作；定期排查突发环境事件，重点排查危险化学品、企业尾矿库和工业渣场等，细化分解落实责任，全面清理环境安全隐患，严厉查处非法生产、转移、处置危险废物，企业擅自拆除、停运、闲置或不正常使用污染防治设施及不正当排污的环境违法行为。

近年来，环江县还全力做好中央环保督察"回头看"反馈意见和交办群众举报投诉问题的查处和整改工作，对中央环保督察"回头看"反馈的河池环江工业园区污水处理厂建设进度缓慢、部分乡镇生活污水处理项目进度较慢和县城区生活污水处理厂污泥处置问题等，环江县环保局协调工业园区管委会、住建等部门，制订整改方案，并形成自治县政府整改方案。对群众投诉的10件环境问题，县环保局在县委、县人民政府的领导下，主动作为，积极协调各相关部门对交办问题进行查处。按照立行立改、边查边改的原则，对存在具体问题并能立即整改或短期内能完成的整改问题，各职能部门主动作为和整改。

第五章　药用资源多样性

一、药用植物资源

环江县地处低纬度，气候适宜，雨量丰沛，既有木论国家级自然保护区的中亚热带喀斯特森林生态系统，又有九万大山国家级自然保护区的中亚热带典型常绿阔叶林森林生态系统，生态环境复杂多样，具有丰富的植物物种多样性，因而药用植物资源较为丰富。目前，环江县共有药用植物2036种（包括种下单位，下同），其中药用非维管植物30种，包括药用菌类13科19属22种，药用苔藓植物8科8属8种；药用维管植物2006种，包括药用蕨类植物43科82属161种，药用裸子植物9科14属24种，药用被子植物182科895属1821种（表5-1）。环江县药用植物资源包括野生和栽培2种类型，其中野生药用植物1805种，栽培药用植物231种。

表5-1　环江县药用植物种数统计

类别	科	属	种
环江县药用植物	255	1018	2036
广西药用植物	324	1512	4064
环江县药用植物占广西药用植物比重（%）	78.70	67.33	50.10

环江县药用植物主要以药用维管植物为主，占药用植物总种数的98.53%，而药用非维管植物仅占药用植物总种数的1.47%。通过对环江县药用维管植物科、属、种数量与广西药用维管植物科、属、种数量的比较（表5-2）表明，环江县药用维管植物资源在科、属、种方面所占比例均较大，种类丰富，特别是在科属水平上所占比例达到67%以上，而在种水平上，广西近半数的药用植物种类在环江县均有分布。

表5-2　环江县药用维管植物分类群统计

分类群		环江县	广西	占广西比例（%）
药用蕨类植物	科	43	46	93.48
	属	82	88	93.18
	种	161	225	71.56
药用裸子植物	科	9	9	100.00
	属	14	17	82.35
	种	24	34	70.59
药用被子植物	科	182	212	85.85
	属	895	1326	67.50
	种	1821	3680	49.48

（一）野生药用植物

1. 分布特点

药用植物的分布和丰富程度与其生态环境的多样性高低密切相关。在生态环境复杂多样的区域，通常有着丰富的植物物种多样性，药用植物资源也较为丰富。根据环江县地形地貌分析，县境内的东部和东北部为九万大山，该区域面积约占全县总面积的10%，为中山峡谷地貌，山势雄伟，山坡陡峭，山脊狭窄，地势险峻，海拔较高，保存着完好的中亚热带典型常绿阔叶林森林生态系统，生物多样性较丰富，是环江县药用植物分布的主要区域之一。县域西北部的水源镇、川山镇、下南乡和木论乡为岩溶区，有着木论国家级自然保护区，岩溶峰林谷地发育，植物多样性组成有着高度的岩溶特性，由于中亚热带喀斯特森林生态系统保存完好，植物多样性也极为丰富，与非岩溶区的九万大山区域的植物多样性组成截然不同，成为环江县药用植物另一个主要区域。县域中部、南部和北部主要以岩溶地区为主，但人为活动干扰较大，主要以次生灌木丛为主，仅在村寨附近有少量原始的"风水林"，因此，药用植物种类相对较少，分布较为均匀，而在原始的"风水林"及其周边，药用植物的分布较为集中。

2. 种类组成

环江县野生药用植物共计238科884属1805种，其中野生药用非维管植物23种，野生药用维管植物1782种，占县域野生药用植物所含种数的98.73%。在野生药用维管束植物中，蕨类植物43科82属161种；裸子植物7科8属15种，被子植物170科772属1606种（表5-3）。

表5-3 环江县野生药用维管植物科属种数统计

分类群	科	属	种
野生药用蕨类植物	43	82	161
野生药用裸子植物	7	8	15
野生药用被子植物	170	772	1606
总计	220	862	1782

根据各科所含种数的多少及其所占的比例，把环江县野生药用维管植物220科分成4个等级，其中一级为多种科，含20种及以上；二级为中等种科，含11~19种；三级为寡种科，含2~10种；四级为单种科，仅含1种。据统计，环江县野生药用维管植物处于一级的科有20个，包括菊科、兰科、蝶形花科、茜草科、大戟科等，处于二级的科有31个，包括萝藦科、蓼科、莎草科等，处于三级的科有115个，包括锦葵科、槭树科、薯蓣科、小檗科等，处于四级的科有54个，包括百部科、大血藤科、列当科、苦木科等（表5-4）。

表5-4 环江县野生药用维管植物科内种的数量结构统计

类型	科数	占野生总科数比例（%）	含种数	占野生总种数比例（%）	代表科
单种科（1种）	54	24.55	54	3.03	百部科、大血藤科、列当科、苦木科、槲蕨科
寡种科（2~10种）	115	52.27	481	26.99	锦葵科、槭树科、薯蓣科、小檗科、菝葜科
中等种科（11~19种）	31	14.09	449	25.20	萝藦科、蓼科、莎草科、葫芦科、忍冬科
多种科（≥20种）	20	9.09	798	44.78	菊科、兰科、蝶形花科、茜草科、大戟科
合计	220	100	1782	100	

3. 资源分析

环江县药用植物资源丰富，其中占主要地位的野生药用维管植物1782种。对常见的1439种野生药用维管植物进行资源统计，发现其在性状、药用部位和毒性等方面各具特色。

（1）药用植物性状分析

根据药用植物不同的性状，把其分为乔木（小乔木）、灌木（亚灌木、攀缘状灌木）、藤本、草本四大类。据统计，环江县药用植物资源草本类所占比例最大，共有703种，占统计种数的48.85%；其次是灌木类，共有369种，占统计种数的25.64%；乔木类以及藤本类所占的比例相差不大，分别为163种和204种，分别占统计种数的11.33%和14.18%。草本类和灌木类共有1072种，占统计种数的74.49%，是组成环江县野生药用植物资源的主体。

（2）药用植物药用部位分析

根据药用部位的不同，可分为全株、根及根茎、茎、树皮、叶、花、果和种子八大类。据统计分析（如同种药用植物有多个药用部位，则以主要药用部位进行统计，其中根及根茎包括根、根状茎、根皮、块根、块茎、鳞茎和埋于地下的球茎；茎包括茎、茎髓、地上球茎和假鳞茎；叶包括叶和嫩梢；花包括花蕾、花和花序；果包括果和果序），药用部位为全株的药用植物所占比例最大，共有660种，占统计种数的45.87%；其次为根及根茎类，共有554种，占统计种数的38.50%，往后依次为叶、茎、树皮、果、种子、花。药用部位为全株和根及根茎类共有1214种，占统计种数的84.36%，这对药用植物资源的破坏是巨大的，挖了全株或者根茎，植株就意味着死亡，这种现象对药用植物资源的可持续利用相当不利。因此，在对药用植物进行采收利用时，应注意适度采收利用，坚持可持续利用的原则，兼顾药用植物资源的繁衍更新。

（3）有毒药用植物分析

根据《中华人民共和国药典》和《中国有毒植物》将环江县有毒的野生药用维管植物的毒性分为有大毒、有毒和有小毒3种类型进行统计分析。结果表明，环江有毒药用植物有145种，隶属86科123属，占统计种数的10.08%。其中有大毒的药用植物有

8种，有毒的药用植物有50种，有小毒的药用植物有87种。

根据使用的药用部位不同，全株有毒的药用植物有50种；根及根茎有毒的药用植物有71种；茎有毒的药用植物有2种；树皮有毒的药用植物有3种；叶有毒的药用植物有9种；果有毒的药用植物有3种；种子有毒的药用植物有7种。全株、根及根茎类有毒的共计121种，占总有毒药用植物的83.45%，占主导地位。

（二）栽培药用植物

环江县有栽培药用植物231种，占药用植物总种数的11.35%。这些栽培种除具有药用价值外，有些种类还具有观赏、材用、食用等用途。据统计，可供食用的有60多种，绝大多数是葫芦科Cucurbitaceae、蝶形花科Fabaceae和十字花科Brassicaceae的瓜果蔬菜，如黄瓜*Cucumis sativus*、大豆*Glycine max*、白菜*Brassica rapa* var. *glabra*等。可供观赏的有50多种，如月季花*Rosa chinensis*、苏铁*Cycas revoluta*、长春花*Catharanthus roseus*、光叶子花*Bougainvillea glabra*等。可供材用的有水杉*Metasequoia glyptostroboides*、日本柳杉*Cryptomeria japonica*、柏木*Cupressus funebris*等。可供观赏和材用两用的有台湾相思*Acacia confusa*、水杉、柏木、垂枝侧柏*Platycladus orientalis* f. *pendula*和银杏*Ginkgo biloba*等。

以上的栽培药用植物，绝大多数种类的栽培目的并非是其药用价值。为了其药用价值而进行规模化栽培的种类并不多，主要有板蓝*Strobilanthes cusia*、佛手*Citrus medica* var. *sarcodactylis*、栀子*Gardenia jasminoides*、铁皮石斛*Dendrobium officinale*、山豆根*Sophora tonkinensis*、大叶紫珠*Callicarpa macrophylla*等，其中板蓝、栀子、山豆根的种植规模较大。

（三）珍稀濒危药用植物

1. 珍稀濒危药用植物组成

国家重点保护植物主要包括数量极少、分布范围极窄的濒危种，具有重要经济、科研、文化价值的濒危种和稀有种，重要作物的野生种群和有遗传价值的近缘种，以及有重要的经济价值，因过度开发利用，资源急剧减少的物种。依据国家重点保护野生植物名录第一批（1999年国家林业局和农业部公布）以及广西壮族自治区重点保护野生植物名录第一批（2010年广西壮族自治区人民政府公布），环江县分布的重点保护野生药用植物共计108种，其中药用蕨类植物3种，药用裸子植物9种，药用被子植物96种；国家一级重点保护植物3种，国家二级重点保护植物13种，自治区级重点保护植物92种，其中兰科植物79种。根据《中国物种红色名录》第一卷，结合世界自然保护联盟（IUCN）濒危植物红色名录分级标准体系（3.1版）以及IUCN物种红色名录标准在地区水平的应用指南（3.0版），对环江县的108种重点保护野生药用植物进行初步评估，其划分等级：灭绝（EX）、野生灭绝（EW）、极危（CR）、濒危（EN）、易危（VU）、近危（NT）、无危（LC）、数据缺乏（DD）和未予评估（NE）（表5-5）。

表5-5 环江县重点保护野生药用植物统计

序号	科名	中文名	学名	重点保护	濒危程度
1	红豆杉科	灰岩红豆杉	*Taxus calcicol*	国家一级	VU
2	红豆杉科	南方红豆杉	*Taxus wallichiana* var. *mairei*	国家一级	VU
3	七叶树科	掌叶木	*Handeliodendron bodinieri*	国家一级	VU
4	蚌壳蕨科	金毛狗脊	*Cibotium barometz*	国家二级	LC
5	桫椤科	大叶黑桫椤	*Alsophila gigantea*	国家二级	LC
6	水蕨科	水蕨	*Ceratopteris thalictroides*	国家二级	DD
7	松科	华南五针松	*Pinus kwangtungensis*	国家二级	NT
8	柏科	福建柏	*Fokienia hodginsii*	国家二级	VU
9	木兰科	鹅掌楸	*Liriodendron chinense*	国家二级	LC
10	八角科	地枫皮	*Illicium difengpi*	国家二级	VU
11	樟科	樟	*Cinnamomum camphora*	国家二级	DD
12	蓼科	金荞麦	*Fagopyrum dibotrys*	国家二级	LC
13	蝶形花科	野大豆	*Glycine soja*	国家二级	DD
14	金缕梅科	半枫荷	*Semiliquidambar cathayensis*	国家二级	VU
15	马尾树科	马尾树	*Rhoiptelea chiliantha*	国家二级	NT
16	珙桐科	喜树	*Camptotheca acuminata*	国家二级	LC
17	松科	海南五针松	*Pinus fenzeliana*	广西重点	NT
18	松科	黄山松	*Pinus taiwanensis*	广西重点	LC
19	罗汉松科	百日青	*Podocarpus neriifolius*	广西重点	VU
20	罗汉松科	小叶罗汉松	*Podocarpus wangii*	广西重点	EN
21	红豆杉科	穗花杉	*Amentotaxus argotaenia*	广西重点	NT
22	毛茛科	短萼黄连	*Coptis chinensis* var. *brevisepala*	广西重点	VU
23	小檗科	八角莲	*Dysosma versipellis*	广西重点	VU
24	紫堇科	岩黄连	*Corydalis saxicola*	广西重点	LC
25	藤黄科	金丝李	*Garcinia paucinervis*	广西重点	EN
26	榆科	青檀	*Pteroceltis tatarinowii*	广西重点	NT
27	桑科	白桂木	*Artocarpus hypargyreus*	广西重点	DD
28	荨麻科	火麻树	*Dendrocnide urentissima*	广西重点	LC
29	五加科	马蹄参	*Diplopanax stachyanthus*	广西重点	NT
30	兰科	多花脆兰	*Acampe rigida*	广西重点	LC
31	兰科	西南齿唇兰	*Anoectochilus elwesii*	广西重点	LC
32	兰科	艳丽齿唇兰	*Anoectochilus moulmeinensis*	广西重点	LC
33	兰科	花叶开唇兰	*Anoectochilus roxburghii*	广西重点	DD
34	兰科	浙江金线兰	*Anoectochilus zhejiangensis*	广西重点	EN
35	兰科	牛齿兰	*Appendicula cornuta*	广西重点	NT
36	兰科	竹叶兰	*Arundina graminifolia*	广西重点	LC
37	兰科	小白及	*Bletilla formosana*	广西重点	EN
38	兰科	黄花白及	*Bletilla ochracea*	广西重点	EN
39	兰科	白及	*Bletilla striata*	广西重点	EN
40	兰科	梳帽卷瓣兰	*Bulbophyllum andersonii*	广西重点	LC
41	兰科	广东石豆兰	*Bulbophyllum kwangtungense*	广西重点	LC
42	兰科	密花石豆兰	*Bulbophyllum odoratissimum*	广西重点	LC
43	兰科	泽泻虾脊兰	*Calanthe alismaefolia*	广西重点	LC
44	兰科	剑叶虾脊兰	*Calanthe davidii*	广西重点	NT
45	兰科	钩距虾脊兰	*Calanthe graciliflora*	广西重点	NT

续表

序号	科名	中文名	学名	重点保护	濒危程度
46	兰科	细花虾脊兰	*Calanthe mannii*	广西重点	LC
47	兰科	长距虾脊兰	*Calanthe sylvatica*	广西重点	LC
48	兰科	云南叉柱兰	*Cheirostylis yunnanensis*	广西重点	LC
49	兰科	大序隔距兰	*Cleisostoma paniculatum*	广西重点	LC
50	兰科	尖喙隔距兰	*Cleisostoma rostratum*	广西重点	LC
51	兰科	红花隔距兰	*Cleisostoma williamsonii*	广西重点	LC
52	兰科	流苏贝母兰	*Coelogyne fimbriata*	广西重点	LC
53	兰科	栗鳞贝母兰	*Coelogyne flaccida*	广西重点	NT
54	兰科	杜鹃兰	*Cremastra appendiculata*	广西重点	NT
55	兰科	蕙兰	*Cymbidium faberi*	广西重点	VU
56	兰科	多花兰	*Cymbidium floribundum*	广西重点	VU
57	兰科	寒兰	*Cymbidium kanran*	广西重点	VU
58	兰科	兔耳兰	*Cymbidium lancifolium*	广西重点	LC
59	兰科	硬叶兰	*Cymbidium mannii*	广西重点	NT
60	兰科	墨兰	*Cymbidium sinense*	广西重点	VU
61	兰科	钩状石斛	*Dendrobium aduncum*	广西重点	VU
62	兰科	兜唇石斛	*Dendrobium aphyllum*	广西重点	VU
63	兰科	束花石斛	*Dendrobium chrysanthum*	广西重点	VU
64	兰科	密花石斛	*Dendrobium densiflorum*	广西重点	VU
65	兰科	流苏石斛	*Dendrobium fimbriatum*	广西重点	VU
66	兰科	曲轴石斛	*Dendrobium gibsonii*	广西重点	EN
67	兰科	细叶石斛	*Dendrobium hancockii*	广西重点	EN
68	兰科	疏花石斛	*Dendrobium henryi*	广西重点	LC
69	兰科	美花石斛	*Dendrobium loddigesii*	广西重点	VU
70	兰科	罗河石斛	*Dendrobium lohohense*	广西重点	EN
71	兰科	细茎石斛	*Dendrobium moniliforme*	广西重点	DD
72	兰科	铁皮石斛	*Dendrobium officinale*	广西重点	CR
73	兰科	蛇舌兰	*Diploprora championii*	广西重点	LC
74	兰科	半柱毛兰	*Eria corneri*	广西重点	LC
75	兰科	足茎毛兰	*Eria coronaria*	广西重点	LC
76	兰科	毛萼山珊瑚	*Galeola lindleyana*	广西重点	LC
77	兰科	天麻	*Gastrodia elata*	广西重点	VU
78	兰科	高斑叶兰	*Goodyera procera*	广西重点	LC
79	兰科	毛葶玉凤花	*Habenaria ciliolaris*	广西重点	LC
80	兰科	鹅毛玉凤花	*Habenaria dentata*	广西重点	LC
81	兰科	裂瓣玉凤花	*Habenaria petelotii*	广西重点	DD
82	兰科	橙黄玉凤花	*Habenaria rhodocheila*	广西重点	LC
83	兰科	叉唇角盘兰	*Herminium lanceum*	广西重点	LC
84	兰科	镰翅羊耳蒜	*Liparis bootanensis*	广西重点	LC
85	兰科	丛生羊耳蒜	*Liparis cespitosa*	广西重点	NT
86	兰科	大花羊耳蒜	*Liparis distans*	广西重点	LC
87	兰科	长苞羊耳蒜	*Liparis inaperta*	广西重点	NT
88	兰科	见血青	*Liparis nervosa*	广西重点	LC
89	兰科	紫花羊耳蒜	*Liparis nigra*	广西重点	LC
90	兰科	长茎羊耳蒜	*Liparis viridiflora*	广西重点	LC

续表

序号	科名	中文名	学名	重点保护	濒危程度
91	兰科	钗子股	*Luisia morsei*	广西重点	LC
92	兰科	阔叶沼兰	*Malaxis latifolia*	广西重点	NT
93	兰科	毛唇芋兰	*Nervilia fordii*	广西重点	NT
94	兰科	羽唇兰	*Ornithochilus difformis*	广西重点	LC
95	兰科	小叶兜兰	*Paphiopedilum barbigerum*	广西重点	EN
96	兰科	硬叶兜兰	*Paphiopedilum micranthum*	广西重点	EN
97	兰科	龙头兰	*Pecteilis susannae*	广西重点	LC
98	兰科	阔蕊兰	*Peristylus goodyeroides*	广西重点	LC
99	兰科	黄花鹤顶兰	*Phaius flavus*	广西重点	LC
100	兰科	鹤顶兰	*Phaius tankervilliae*	广西重点	LC
101	兰科	华西蝴蝶兰	*Phalaenopsis wilsonii*	广西重点	VU
102	兰科	细叶石仙桃	*Pholidota cantonensis*	广西重点	LC
103	兰科	石仙桃	*Pholidota chinensis*	广西重点	LC
104	兰科	云南石仙桃	*Pholidota yunnanensis*	广西重点	NT
105	兰科	朱兰	*Pogonia japonica*	广西重点	NT
106	兰科	苞舌兰	*Spathoglottis pubescens*	广西重点	LC
107	兰科	绶草	*Spiranthes sinensis*	广西重点	DD
108	兰科	琴唇万代兰	*Vanda concolor*	广西重点	VU

2. 特有药用植物

特有现象的研究是生物地理学研究的核心内容，对认识一个地区植物区系的特点、发生、发展和演变都具有十分重要的意义。目前，特有现象已成为生物多样性研究的重要内容，在时间、资金、人力和可利用资源极为有限的情况下，特有植物成为生物多样性优先保护确定的重要依据之一。据统计，环江县丰富的药用植物资源中，中国特有植物356种，其中广西特有植物17种、野生种339种、栽培种17种、裸子植物7种、被子植物349种（表5-6）。

表5-6 环江县特有药用植物统计

序号	科名	中文名	学名	特有程度
1	银杏科	银杏	*Ginkgo biloba*	中国特有
2	松科	马尾松	*Pinus massoniana*	中国特有
3	松科	黄山松	*Pinus taiwanensis*	中国特有
4	杉科	水杉	*Metasequoia glyptostroboides*	中国特有
5	柏科	柏木	*Cupressus funebris*	中国特有
6	罗汉松科	小叶罗汉松	*Podocarpus wangii*	中国特有
7	三尖杉科	粗榧	*Cephalotaxus sinensis*	中国特有
8	木兰科	厚朴	*Houpoëa officinalis*	中国特有
9	木兰科	含笑花	*Michelia figo*	中国特有
10	八角科	地枫皮	*Illicium difengpi*	广西特有
11	八角科	红花八角	*Illicium dunnianum*	中国特有
12	八角科	短梗八角	*Illicium pachyphyllum*	广西特有
13	八角科	八角	*Illicium verum*	中国特有
14	五味子科	南五味子	*Kadsura longipedunculata*	中国特有

续表

序号	科名	中文名	学名	特有程度
15	五味子科	绿叶五味子	*Schisandra arisanensis* subsp. *viridis*	中国特有
16	五味子科	翼梗五味子	*Schisandra henryi*	中国特有
17	番荔枝科	瓜馥木	*Fissistigma oldhamii*	中国特有
18	番荔枝科	中华野独活	*Miliusa sinensis*	中国特有
19	樟科	红果黄肉楠	*Actinodaphne cupularis*	中国特有
20	樟科	毛桂	*Cinnamomum appelianum*	中国特有
21	樟科	华南桂	*Cinnamomum austrosinense*	中国特有
22	樟科	川桂	*Cinnamomum wilsonii*	中国特有
23	樟科	黑壳楠	*Lindera megaphylla*	中国特有
24	樟科	刨花润楠	*Machilus pauhoi*	中国特有
25	樟科	大叶新木姜子	*Neolitsea levinei*	中国特有
26	樟科	石山楠	*Phoebe calcarea*	中国特有
27	樟科	白楠	*Phoebe neurantha*	中国特有
28	樟科	檫木	*Sassafras tzumu*	中国特有
29	毛茛科	卵叶银莲花	*Anemone begoniifolia*	中国特有
30	毛茛科	打破碗花花	*Anemone hupehensis*	中国特有
31	毛茛科	钝齿铁线莲	*Clematis apiifolia* var. *argentilucida*	中国特有
32	毛茛科	两广铁线莲	*Clematis chingii*	中国特有
33	毛茛科	平坝铁线莲	*Clematis clarkeana*	中国特有
34	毛茛科	山木通	*Clematis finetiana*	中国特有
35	毛茛科	裂叶铁线莲	*Clematis parviloba*	中国特有
36	毛茛科	毛果扬子铁线莲	*Clematis puberula* var. *tenuisepala*	中国特有
37	毛茛科	短萼黄连	*Coptis chinensis* var. *brevisepala*	中国特有
38	毛茛科	盾叶唐松草	*Thalictrum ichangense*	中国特有
39	小檗科	八角莲	*Dysosma versipellis*	中国特有
40	小檗科	粗毛淫羊藿	*Epimedium acuminatum*	中国特有
41	小檗科	三枝九叶草	*Epimedium sagittatum*	中国特有
42	小檗科	阔叶十大功劳	*Mahonia bealei*	中国特有
43	小檗科	宽苞十大功劳	*Mahonia eurybracteata*	中国特有
44	小檗科	沈氏十大功劳	*Mahonia shenii*	中国特有
45	木通科	鹰爪枫	*Holboellia coriacea*	中国特有
46	木通科	尾叶那藤	*Stauntonia obovatifoliola* subsp. *urophylla*	中国特有
47	防己科	轮环藤	*Cyclea racemosa*	中国特有
48	防己科	四川轮环藤	*Cyclea sutchuenensis*	中国特有
49	防己科	秤钩风	*Diploclisia affinis*	中国特有
50	防己科	粉绿藤	*Pachygone sinica*	中国特有
51	防己科	血散薯	*Stephania dielsiana*	中国特有
52	防己科	马山地不容	*Stephania mashanica*	广西特有
53	马兜铃科	长叶马兜铃	*Aristolochia championii*	中国特有
54	马兜铃科	广西马兜铃	*Aristolochia kwangsiensis*	中国特有
55	马兜铃科	地花细辛	*Asarum geophilum*	中国特有
56	金粟兰科	宽叶金粟兰	*Chloranthus henryi*	中国特有
57	紫堇科	籽纹紫堇	*Corydalis esquirolii*	中国特有
58	紫堇科	岩黄连	*Corydalis saxicola*	中国特有
59	十字花科	堇叶芥	*Neomartinella violifolia*	中国特有
60	堇菜科	柔毛堇菜	*Viola fargesii*	中国特有

续表

序号	科名	中文名	学名	特有程度
61	堇菜科	三角叶堇菜	*Viola triangulifolia*	中国特有
62	远志科	尾叶远志	*Polygala caudata*	中国特有
63	远志科	黄花倒水莲	*Polygala fallax*	中国特有
64	景天科	凹叶景天	*Sedum emarginatum*	中国特有
65	石竹科	中国繁缕	*Stellaria chinensis*	中国特有
66	蓼科	赤胫散	*Polygonum runcinatum* var. *sinense*	中国特有
67	凤仙花科	黄金凤	*Impatiens siculifer*	中国特有
68	瑞香科	北江荛花	*Wikstroemia monnula*	中国特有
69	山龙眼科	网脉山龙眼	*Helicia reticulata*	中国特有
70	海桐花科	短萼海桐	*Pittosporum brevicalyx*	中国特有
71	海桐花科	广西海桐	*Pittosporum kwangsiense*	中国特有
72	海桐花科	卵果海桐	*Pittosporum lenticellatum*	中国特有
73	海桐花科	缝线海桐	*Pittosporum perryanum*	中国特有
74	大风子科	毛叶南岭柞木	*Xylosma controversum* var. *pubescens*	中国特有
75	西番莲科	蝴蝶藤	*Passiflora papilio*	广西特有
76	葫芦科	曲莲	*Hemsleya amabilis*	中国特有
77	葫芦科	短序栝楼	*Trichosanthes baviensis*	中国特有
78	葫芦科	长萼栝楼	*Trichosanthes laceribractea*	中国特有
79	葫芦科	中华栝楼	*Trichosanthes rosthornii*	中国特有
80	秋海棠科	周裂秋海棠	*Begonia circumlobata*	中国特有
81	秋海棠科	紫背天葵	*Begonia fimbristipula*	中国特有
82	秋海棠科	掌裂秋海棠	*Begonia pedatifida*	中国特有
83	秋海棠科	长柄秋海棠	*Begonia smithiana*	中国特有
84	山茶科	亮叶杨桐	*Adinandra nitida*	中国特有
85	山茶科	微毛柃	*Eurya hebeclados*	中国特有
86	山茶科	凹脉柃	*Eurya impressinervis*	中国特有
87	山茶科	贵州毛柃	*Eurya kueichowensis*	中国特有
88	山茶科	细枝柃	*Eurya loquaiana*	中国特有
89	山茶科	单耳柃	*Eurya weissiae*	中国特有
90	山茶科	紫茎	*Stewartia sinensis*	中国特有
91	山茶科	尖萼厚皮香	*Ternstroemia luteoflora*	中国特有
92	水东哥科	聚锥水东哥	*Saurauia thyrsiflora*	中国特有
93	桃金娘科	华南蒲桃	*Syzygium austrosinense*	中国特有
94	野牡丹科	叶底红	*Bredia fordii*	中国特有
95	野牡丹科	长萼野海棠	*Bredia longiloba*	中国特有
96	野牡丹科	细叶野牡丹	*Melastoma intermedium*	中国特有
97	野牡丹科	大叶熊巴掌	*Phyllagathis longiradiosa*	中国特有
98	使君子科	风车子	*Combretum alfredii*	中国特有
99	金丝桃科	扬子小连翘	*Hypericum faberi*	中国特有
100	藤黄科	金丝李	*Garcinia paucinervis*	中国特有
101	杜英科	薄果猴欢喜	*Sloanea leptocarpa*	中国特有
102	梧桐科	翻白叶树	*Pterospermum heterophyllum*	中国特有
103	梧桐科	粉苹婆	*Sterculia euosma*	中国特有
104	锦葵科	梵天花	*Urena procumbens*	中国特有
105	金虎尾科	贵州盾翅藤	*Aspidopterys cavaleriei*	中国特有

续表

序号	科名	中文名	学名	特有程度
106	大戟科	绿背山麻杆	*Alchornea trewioides* var. *sinica*	中国特有
107	大戟科	石山巴豆	*Croton euryphyllus*	中国特有
108	大戟科	枝翅珠子木	*Phyllanthodendron dunnianum*	中国特有
109	鼠刺科	厚叶鼠刺	*Itea coriacea*	中国特有
110	绣球花科	四川溲疏	*Deutzia setchuenensis*	中国特有
111	绣球花科	粤西绣球	*Hydrangea kwangsiensis*	中国特有
112	绣球花科	蜡莲绣球	*Hydrangea strigosa*	中国特有
113	蔷薇科	桃	*Amygdalus persica*	中国特有
114	蔷薇科	毛叶木瓜	*Chaenomeles cathayensis*	中国特有
115	蔷薇科	柔毛路边青	*Geum japonicum* var. *chinense*	中国特有
116	蔷薇科	湖北海棠	*Malus hupehensis*	中国特有
117	蔷薇科	厚叶石楠	*Photinia crassifolia*	中国特有
118	蔷薇科	广西石楠	*Photinia kwangsiensis*	广西特有
119	蔷薇科	小叶石楠	*Photinia parvifolia*	中国特有
120	蔷薇科	李	*Prunus salicina*	中国特有
121	蔷薇科	全缘火棘	*Pyracantha atalantioides*	中国特有
122	蔷薇科	火棘	*Pyracantha fortuneana*	中国特有
123	蔷薇科	悬钩子蔷薇	*Rosa rubus*	中国特有
124	蔷薇科	灰白毛莓	*Rubus tephrodes*	中国特有
125	蔷薇科	美脉花楸	*Sorbus caloneura*	中国特有
126	苏木科	大叶云实	*Caesalpinia magnifoliolata*	中国特有
127	苏木科	华南皂荚	*Gleditsia fera*	中国特有
128	苏木科	皂荚	*Gleditsia sinensis*	中国特有
129	蝶形花科	藤黄檀	*Dalbergia hancei*	中国特有
130	蝶形花科	黄檀	*Dalbergia hupeana*	中国特有
131	蝶形花科	中南鱼藤	*Derris fordii*	中国特有
132	蝶形花科	宜昌木蓝	*Indigofera decora* var. *ichangensis*	中国特有
133	蝶形花科	黔南木蓝	*Indigofera esquirolii*	中国特有
134	蝶形花科	白花油麻藤	*Mucuna birdwoodiana*	中国特有
135	蝶形花科	木荚红豆	*Ormosia xylocarpa*	中国特有
136	蝶形花科	多叶越南槐	*Sophora tonkinensis* var. *polyphylla*	广西特有
137	旌节花科	中国旌节花	*Stachyurus chinensis*	中国特有
138	金缕梅科	瑞木	*Corylopsis multiflora*	中国特有
139	金缕梅科	蜡瓣花	*Corylopsis sinensis*	中国特有
140	金缕梅科	小叶蚊母树	*Distylium buxifolium*	中国特有
141	金缕梅科	窄叶蚊母树	*Distylium dunnianum*	中国特有
142	金缕梅科	金缕梅	*Hamamelis mollis*	中国特有
143	金缕梅科	半枫荷	*Semiliquidambar cathayensis*	中国特有
144	杜仲科	杜仲	*Eucommia ulmoides*	中国特有
145	黄杨科	匙叶黄杨	*Buxus harlandii*	中国特有
146	黄杨科	大叶黄杨	*Buxus megistophylla*	中国特有
147	黄杨科	皱叶黄杨	*Buxus rugulosa*	中国特有
148	黄杨科	长叶柄野扇花	*Sarcococca longipetiolata*	中国特有
149	黄杨科	野扇花	*Sarcococca ruscifolia*	中国特有
150	杨柳科	响叶杨	*Populus adenopoda*	中国特有

续表

序号	科名	中文名	学名	特有程度
151	桦木科	亮叶桦	*Betula luminifera*	中国特有
152	榛木科	云贵鹅耳枥	*Carpinus pubescens*	中国特有
153	壳斗科	锥栗	*Castanea henryi*	中国特有
154	壳斗科	滇青冈	*Cyclobalanopsis glaucoides*	中国特有
155	壳斗科	细叶青冈	*Cyclobalanopsis gracilis*	中国特有
156	壳斗科	白栎	*Quercus fabri*	中国特有
157	榆科	青檀	*Pteroceltis tatarinowii*	中国特有
158	桑科	白桂木	*Artocarpus hypargyreus*	中国特有
159	桑科	藤构	*Broussonetia kaempferi* var. *australis*	中国特有
160	桑科	长叶冠毛榕	*Ficus gasparriniana* var. *esquirolii*	中国特有
161	桑科	乳源榕	*Ficus ruyuanensis*	中国特有
162	桑科	岩木瓜	*Ficus tsiangii*	中国特有
163	荨麻科	密球苎麻	*Boehmeria densiglomerata*	中国特有
164	荨麻科	长圆楼梯草	*Elatostema oblongifolium*	中国特有
165	荨麻科	广西紫麻	*Oreocnide kwangsiensis*	中国特有
166	荨麻科	基心叶冷水花	*Pilea basicordata*	广西特有
167	荨麻科	圆齿石油菜	*Pilea cavaleriei* subsp. *crenata*	中国特有
168	荨麻科	盾叶冷水花	*Pilea peltata*	中国特有
169	冬青科	刺叶冬青	*Ilex bioritsensis*	中国特有
170	冬青科	海南冬青	*Ilex hainanensis*	中国特有
171	冬青科	毛冬青	*Ilex pubescens*	中国特有
172	卫矛科	过山枫	*Celastrus aculeatus*	中国特有
173	卫矛科	大芽南蛇藤	*Celastrus gemmatus*	中国特有
174	卫矛科	圆叶南蛇藤	*Celastrus kusanoi*	中国特有
175	卫矛科	百齿卫矛	*Euonymus centidens*	中国特有
176	卫矛科	裂果卫矛	*Euonymus dielsianus*	中国特有
177	卫矛科	大果卫矛	*Euonymus myrianthus*	中国特有
178	卫矛科	密花假卫矛	*Microtropis gracilipes*	中国特有
179	翅子藤科	无柄五层龙	*Salacia sessiliflora*	中国特有
180	茶茱萸科	瘤枝微花藤	*Iodes seguinii*	中国特有
181	茶茱萸科	马比木	*Nothapodytes pittosporoides*	中国特有
182	铁青树科	华南青皮木	*Schoepfia chinensis*	中国特有
183	桑寄生科	锈毛钝果寄生	*Taxillus levinei*	中国特有
184	桑寄生科	毛叶钝果寄生	*Taxillus nigrans*	中国特有
185	桑寄生科	桑寄生	*Taxillus sutchuenensis*	中国特有
186	桑寄生科	黔桂大苞寄生	*Tolypanthus esquirolii*	中国特有
187	桑寄生科	大苞寄生	*Tolypanthus maclurei*	中国特有
188	鼠李科	光枝勾儿茶	*Berchemia polyphylla* var. *leioclada*	中国特有
189	鼠李科	铜钱树	*Paliurus hemsleyanus*	中国特有
190	鼠李科	贵州鼠李	*Rhamnus esquirolii*	中国特有
191	鼠李科	黄鼠李	*Rhamnus fulvotincta*	中国特有
192	鼠李科	钩齿鼠李	*Rhamnus lamprophylla*	中国特有
193	鼠李科	薄叶鼠李	*Rhamnus leptophylla*	中国特有
194	鼠李科	长柄鼠李	*Rhamnus longipes*	中国特有
195	鼠李科	梗花雀梅藤	*Sageretia henryi*	中国特有

续表

序号	科名	中文名	学名	特有程度
196	鼠李科	皱叶雀梅藤	*Sageretia rugosa*	中国特有
197	鼠李科	毛叶翼核果	*Ventilago leiocarpa* var. *pubescens*	中国特有
198	胡颓子科	巴东胡颓子	*Elaeagnus difficilis*	中国特有
199	胡颓子科	披针叶胡颓子	*Elaeagnus lanceolata*	中国特有
200	葡萄科	无毛崖爬藤	*Tetrastigma obtectum* var. *glabrum*	中国特有
201	芸香科	宜昌橙	*Citrus ichangensis*	中国特有
202	芸香科	甜橙	*Citrus sinensis*	中国特有
203	芸香科	蜜茱萸	*Melicope pteleifolia*	中国特有
204	芸香科	豆叶九里香	*Murraya euchrestifolia*	中国特有
205	芸香科	九里香	*Murraya exotica*	中国特有
206	芸香科	裸芸香	*Psilopeganum sinense*	中国特有
207	芸香科	石山吴萸	*Tetradium calcicola*	中国特有
208	芸香科	石山花椒	*Zanthoxylum calcicola*	中国特有
209	芸香科	蚬壳花椒	*Zanthoxylum dissitum*	中国特有
210	芸香科	刺壳花椒	*Zanthoxylum echinocarpum* var. *echinocarpum*	中国特有
211	芸香科	毛刺壳花椒	*Zanthoxylum echinocarpum* var. *tomentosum*	中国特有
212	无患子科	黄梨木	*Boniodendron minius*	中国特有
213	无患子科	复羽叶栾树	*Koelreuteria bipinnata*	中国特有
214	七叶树科	掌叶木	*Handeliodendron bodinieri*	中国特有
215	清风藤科	平伐清风藤	*Sabia dielsii*	中国特有
216	清风藤科	灰背清风藤	*Sabia discolor*	中国特有
217	清风藤科	凹萼清风藤	*Sabia emarginata*	中国特有
218	省沽油科	锐尖山香圆	*Turpinia arguta* var. *arguta*	中国特有
219	省沽油科	茸毛锐尖山香圆	*Turpinia arguta* var. *pubescens*	中国特有
220	漆树科	黄连木	*Pistacia chinensis*	中国特有
221	胡桃科	山核桃	*Carya cathayensis*	中国特有
222	山茱萸科	黑毛四照花	*Cornus hongkongensis* subsp. *melanotricha*	中国特有
223	山茱萸科	小花梾木	*Cornus parviflora*	中国特有
224	鞘柄木科	角叶鞘柄木	*Toricellia angulata*	中国特有
225	八角枫科	小花八角枫	*Alangium faberi*	中国特有
226	琪桐科	喜树	*Camptotheca acuminata*	中国特有
227	五加科	长刺楤木	*Aralia spinifolia*	中国特有
228	五加科	通脱木	*Tetrapanax papyrifer*	中国特有
229	伞形科	广西前胡	*Peucedanum guangxiense*	广西特有
230	伞形科	马山前胡	*Peucedanum mashanense*	广西特有
231	桤叶树科	单毛桤叶树	*Clethra bodinieri*	中国特有
232	杜鹃花科	毛果珍珠花	*Lyonia ovalifolia* var. *hebecarpa*	中国特有
233	杜鹃花科	腺萼马银花	*Rhododendron bachii*	中国特有
234	杜鹃花科	马银花	*Rhododendron ovatum*	中国特有
235	乌饭树科	黄背越桔	*Vaccinium iteophyllum*	中国特有
236	乌饭树科	石生越桔	*Vaccinium saxicola*	中国特有
237	柿科	野柿	*Diospyros kaki* var. *silvestris*	中国特有
238	柿科	油柿	*Diospyros oleifera*	中国特有
239	紫金牛科	九管血	*Ardisia brevicaulis*	中国特有
240	紫金牛科	剑叶紫金牛	*Ardisia ensifolia*	中国特有

续表

序号	科名	中文名	学名	特有程度
241	紫金牛科	月月红	*Ardisia faberi*	中国特有
242	紫金牛科	心叶紫金牛	*Ardisia maclurei*	中国特有
243	紫金牛科	广西密花树	*Myrsine kwangsiensis*	中国特有
244	安息香科	陀螺果	*Melliodendron xylocarpum*	中国特有
245	安息香科	赛山梅	*Styrax confusus*	中国特有
246	山矾科	黄牛奶树	*Symplocos cochinchinensis* var. *laurina*	中国特有
247	马钱科	巴东醉鱼草	*Buddleja albiflora*	中国特有
248	马钱科	醉鱼草	*Buddleja lindleyana*	中国特有
249	木犀科	白萼素馨	*Jasminum albicalyx*	广西特有
250	木犀科	女贞	*Ligustrum lucidum*	中国特有
251	木犀科	光萼小蜡	*Ligustrum sinense* var. *myrianthum*	中国特有
252	夹竹桃科	筋藤	*Alyxia levinei*	中国特有
253	夹竹桃科	尖山橙	*Melodinus fusiformis*	中国特有
254	夹竹桃科	广西同心结	*Parsonsia goniostemon*	广西特有
255	夹竹桃科	紫花络石	*Trachelospermum axillare*	中国特有
256	夹竹桃科	毛杜仲藤	*Urceola huaitingii*	中国特有
257	萝藦科	长叶吊灯花	*Ceropegia dolichophylla*	中国特有
258	萝藦科	青羊参	*Cynanchum otophyllum*	中国特有
259	萝藦科	台湾醉魂藤	*Heterostemma brownii*	中国特有
260	茜草科	云桂虎刺	*Damnacanthus henryi*	中国特有
261	茜草科	羊角藤	*Morinda umbellata* subsp. *obovata*	中国特有
262	茜草科	密脉木	*Myrioneuron faberi*	中国特有
263	茜草科	广州蛇根草	*Ophiorrhiza cantoniensis*	中国特有
264	茜草科	中华蛇根草	*Ophiorrhiza chinensis*	中国特有
265	茜草科	钩毛茜草	*Rubia oncotricha*	中国特有
266	茜草科	长叶螺序草	*Spiradiclis oblanceolata*	广西特有
267	茜草科	毛钩藤	*Uncaria hirsuta*	中国特有
268	茜草科	侯钩藤	*Uncaria rhynchophylloides*	中国特有
269	茜草科	攀茎钩藤	*Uncaria scandens*	中国特有
270	忍冬科	短序荚蒾	*Viburnum brachybotryum*	中国特有
271	忍冬科	金腺荚蒾	*Viburnum chunii*	中国特有
272	忍冬科	南方荚蒾	*Viburnum fordiae*	中国特有
273	忍冬科	台中荚蒾	*Viburnum formosanum*	中国特有
274	忍冬科	球核荚蒾	*Viburnum propinquum*	中国特有
275	忍冬科	三脉叶荚蒾	*Viburnum triplinerve*	广西特有
276	菊科	长穗兔儿风	*Ainsliaea henryi*	中国特有
277	菊科	莲沱兔儿风	*Ainsliaea ramosa*	中国特有
278	菊科	奇蒿	*Artemisia anomala* var. *anomala*	中国特有
279	菊科	密毛奇蒿	*Artemisia anomala* var. *tomentella*	中国特有
280	菊科	总序蓟	*Cirsium racemiforme*	中国特有
281	菊科	岩穴藤菊	*Cissampelopsis spelaeicola*	中国特有
282	菊科	广西斑鸠菊	*Vernonia chingiana*	广西特有
283	龙胆科	穿心草	*Canscora lucidissima*	中国特有
284	龙胆科	福建蔓龙胆	*Crawfurdia pricei*	中国特有
285	报春花科	石山细梗香草	*Lysimachia capillipes* var. *cavaleriei*	中国特有

续表

序号	科名	中文名	学名	特有程度
286	报春花科	独山香草	*Lysimachia dushanensis*	中国特有
287	报春花科	灵香草	*Lysimachia foenum-graecum*	中国特有
288	报春花科	狭叶落地梅	*Lysimachia paridiformis* var. *stenophylla*	中国特有
289	桔梗科	球果牧根草	*Asyneuma chinense*	中国特有
290	茄科	珊瑚豆	*Solanum pseudocapsicum* var. *diflorum*	中国特有
291	玄参科	来江藤	*Brandisia hancei*	中国特有
292	玄参科	广西来江藤	*Brandisia kwangsiensis*	中国特有
293	玄参科	美丽通泉草	*Mazus pulchellus*	中国特有
294	玄参科	台湾泡桐	*Paulownia kawakamii*	中国特有
295	玄参科	四方麻	*Veronicastrum caulopterum*	中国特有
296	玄参科	长穗腹水草	*Veronicastrum longispicatum*	中国特有
297	苦苣苔科	广西芒毛苣苔	*Aeschynanthus austroyunnanensis* var. *guangxiensis*	中国特有
298	苦苣苔科	羽裂报春苣苔	*Primulina pinnatifida*	中国特有
299	苦苣苔科	华南半蒴苣苔	*Hemiboea follicularis*	中国特有
300	苦苣苔科	桂黔吊石苣苔	*Lysionotus aeschynanthoides*	中国特有
301	苦苣苔科	石山苣苔	*Petrocodon dealbatus*	中国特有
302	马鞭草科	藤紫珠	*Callicarpa integerrima* var. *chinensis*	中国特有
303	马鞭草科	全缘叶紫珠	*Callicarpa integerrima*	中国特有
304	马鞭草科	尖萼紫珠	*Callicarpa loboapiculata*	中国特有
305	马鞭草科	金腺莸	*Caryopteris aureoglandulosa*	中国特有
306	马鞭草科	臭茉莉	*Clerodendrum chinense* var. *simplex*	中国特有
307	马鞭草科	尖齿臭茉莉	*Clerodendrum lindleyi*	中国特有
308	马鞭草科	三台花	*Clerodendrum serratum* var. *amplexifolium*	中国特有
309	马鞭草科	滇桂豆腐柴	*Premna confinis*	中国特有
310	马鞭草科	四棱草	*Schnabelia oligophylla*	中国特有
311	唇形科	灯笼草	*Clinopodium polycephalum*	中国特有
312	唇形科	肉叶鞘蕊花	*Coleus carnosifolius*	中国特有
313	唇形科	四轮香	*Hanceola sinensis*	中国特有
314	唇形科	香茶菜	*Isodon amethystoides*	中国特有
315	唇形科	碎米桠	*Isodon rubescens*	中国特有
316	唇形科	华西龙头草	*Meehania fargesii* var. *fargesii*	中国特有
317	唇形科	梗花华西龙头草	*Meehania fargesii* var. *pedunculata*	中国特有
318	唇形科	南川冠唇花	*Microtoena prainiana*	中国特有
319	唇形科	小叶假糙苏	*Paraphlomis javanica* var. *coronata*	中国特有
320	唇形科	贵州鼠尾草	*Salvia cavaleriei*	中国特有
321	唇形科	华鼠尾草	*Salvia chinensis*	中国特有
322	唇形科	三脉钝叶黄芩	*Scutellaria obtusifolia* var. *trinervata*	中国特有
323	唇形科	红茎黄芩	*Scutellaria yunnanensis*	中国特有
324	姜科	小花山姜	*Alpinia brevis*	中国特有
325	姜科	香姜	*Alpinia coriandriodora*	广西特有
326	姜科	长柄山姜	*Alpinia kwangsiensis*	中国特有
327	姜科	温郁金	*Curcuma wenyujin*	中国特有
328	姜科	广西姜花	*Hedychium kwangsiense*	广西特有
329	姜科	阳荷	*Zingiber striolatum*	中国特有

续表

序号	科名	中文名	学名	特有程度
330	百合科	狭瓣粉条儿菜	*Aletris stenoloba*	中国特有
331	百合科	薤头	*Allium chinense*	中国特有
332	百合科	长瓣蜘蛛抱蛋	*Aspidistra longipetala*	广西特有
333	百合科	九龙盘	*Aspidistra lurida*	中国特有
334	百合科	小花蜘蛛抱蛋	*Aspidistra minutiflora*	中国特有
335	百合科	开口箭	*Campylandra chinensis*	中国特有
336	百合科	白丝草	*Chionographis chinensis*	中国特有
337	百合科	野百合	*Lilium brownii*	中国特有
338	百合科	狭叶沿阶草	*Ophiopogon stenophyllus*	中国特有
339	百合科	多花黄精	*Polygonatum cyrtonema*	中国特有
340	延龄草科	凌云重楼	*Paris cronquistii*	中国特有
341	延龄草科	具柄重楼	*Paris fargesii* var. *petiolata*	中国特有
342	天南星科	螃蟹七	*Arisaema fargesii*	中国特有
343	天南星科	画笔南星	*Arisaema penicillatum*	中国特有
344	天南星科	滴水珠	*Pinellia cordata*	中国特有
345	石蒜科	文殊兰	*Crinum asiaticum* var. *sinicum*	中国特有
346	薯蓣科	七叶薯蓣	*Dioscorea esquirolii*	中国特有
347	露兜树科	露兜草	*Pandanus austrosinensis*	中国特有
348	兰科	浙江金线兰	*Anoectochilus zhejiangensis*	中国特有
349	兰科	广东石豆兰	*Bulbophyllum kwangtungense*	中国特有
350	兰科	钩距虾脊兰	*Calanthe graciliflora*	中国特有
351	兰科	罗河石斛	*Dendrobium lohohense*	中国特有
352	兰科	长苞羊耳蒜	*Liparis inaperta*	中国特有
353	兰科	细叶石仙桃	*Pholidota cantonensis*	中国特有
354	莎草科	细枝藨草	*Scirpus filipes*	中国特有
355	禾本科	车筒竹	*Bambusa sinospinosa*	中国特有
356	禾本科	高粱	*Sorghum bicolor*	中国特有

（四）毛南族常用药用植物

毛南族人民在与自然、疾病的长期斗争中，积累了医疗知识和用药经验，形成了具有毛南族特色的医药文化。如根据毛南族医药经验，药物采收很有讲究，药用植物入药的部位不同，采收的季节和时间也不相同，枝叶类要在春天的早上采收，根茎类要在秋天的下午采收，花蕾要采收准备开放的，果实要采收已经成熟的，叶子要采收当年生的；对不同位置的病症使用不同药用植物的入药部位，身体上部生病用根茎类，中部用枝干类，下部用枝叶类；服药的先后也有讲究，病症在胸膈以上的，要先吃饭后吃药，病症在心腹以下的，要先吃药后吃饭，病症在四肢血脉和骨髓的要在早上空腹吃药。

毛南族主要聚居在环江县的上南、中南和下南山区，多居住在自然环境恶劣、生活条件较差的山区，与外界交流较少，使用的中草药大多是当地所产的新鲜药材。经过长期的积累，毛南族的医药知识和用药经验丰富，所使用的药用植物种类繁多。根据调查统计，毛南族常用药用植物有167种（表5-7），隶属80科142属，其中蕨类药用植物9科9属9种，裸子药用植物1科1属1种，双子叶药用植物58科111属132种，单子叶药用植物12科21属25种。

表5-7　环江县毛南族常用药用植物统计

中文名	种拉丁名	别名	用药功效
垂穗石松	*Palhinhaea cernua*	铺地蜈蚣、灯笼草	风湿骨痛，跌打损伤，小儿疳积，夜盲症，血崩，瘰疬，痈肿疮毒
瓶尔小草	*Ophioglossum vulgatum*	一只箭、矛盾草	口腔疾患，小儿肺炎，脘腹胀痛，毒蛇咬伤，疔疮肿毒
金毛狗脊	*Cibotium barometz*	狗脊、黄狗头	风湿痹痛，腰膝酸软，下肢无力，神经衰弱，外伤出血
井栏凤尾蕨	*Pteris multifida*	凤尾草	痢疾，淋浊，黄疸，疔疮肿毒，淋巴结核，蛇虫咬伤，吐血，外伤出血
贯众	*Cyrtomium fortunei*	蜈蚣七	风热感冒，乙型脑炎，血痢，肠风便血，血崩，虫积腹痛，热毒疮疡
肾蕨	*Nephrolepis cordifolia*	马骝卵	黄疸，淋浊，痢疾，疝气，乳痈，瘰疬，烫伤，刀伤，感冒，发热，咳嗽
石韦	*Pyrrosia lingua*	肺筋草	热淋，血淋，石淋，小便不通，吐血，鼻出血，尿血，崩漏，肺热喘咳
槲蕨	*Drynaria roosii*	骨碎补、猴姜	肾虚腰痛，耳鸣耳聋，牙齿松动，跌扑闪挫，筋骨折伤；外用治斑秃
蘋	*Marsilea quadrifolia*	四叶莲	小便不利，黄疸，吐血，痈肿疮毒，乳腺炎，咽喉肿痛，毒蛇咬伤
马尾松	*Pinus massoniana*		风湿骨痛，关节不利，湿疹，外伤出血，神经衰弱，跌打肿痛
异形南五味子	*Kadsura heteroclita*	海风藤、梅花钻	风湿疼痛，胃脘痛胀，痛经，跌打损伤
樟	*Cinnamomum camphora*	香樟、独脚樟	感冒头痛，风湿骨痛，跌打损伤，皮肤瘙痒，胃腹冷痛，食滞，胃肠炎
山鸡椒	*Litsea cubeba*	毕澄茄、山苍子	胃寒呕逆，脘腹冷痛，寒湿郁滞，痈疖肿痛，乳腺炎，虫蛇咬伤
威灵仙	*Clematis chinensis*		风湿痹痛，肢体麻木，骨鲠咽喉，黄疸，小便不利，跌打损伤，胃痛
小八角莲	*Dysosma difformis*	红八角莲、六角莲	跌打损伤，虫蛇咬伤，痈疮疔肿，淋巴结炎，腮腺炎，乳腺癌
八角莲	*Dysosma versipellis*		跌打损伤，虫蛇咬伤，痈疮疔肿，淋巴结炎，腮腺炎，乳腺癌
长柱十大功劳	*Mahonia duclouxiana*	功劳木	腰膝酸软，头晕耳鸣，湿热痢疾，黄疸，肺痨咳血，目赤肿痛，疮疡
宽苞十大功劳	*Mahonia eurybracteata*	功劳木	腰膝酸软，头晕耳鸣，湿热痢疾，黄疸，肺痨咳血，目赤肿痛，疮疡
沈氏十大功劳	*Mahonia shenii*	功劳木	腰膝酸软，头晕耳鸣，湿热痢疾，黄疸，肺痨咳血，目赤肿痛，疮疡
南天竹	*Nandina domestica*	土黄莲	肺热咳嗽，湿热黄疸，腹泻，风湿痹痛，疮疡，目赤肿痛，咳嗽，热淋
大血藤	*Sargentodoxa cuneata*	槟榔钻、红藤	肠痈腹痛，闭经，痛经，风湿痹痛，月经不调，疳积，跌打损伤
青牛胆	*Tinospora sagittata*	金果榄	口腔炎，乳腺炎，阑尾炎，痈疽疔疮，急慢性肠炎，胃痛，毒蛇咬伤
山蒟	*Piper hancei*	马蒟、石蒟	感冒风寒，咳嗽气喘，腹寒痛，风湿痹痛，痛经，跌打损伤，疝气痛
毛蒟	*Piper hongkongense*		胃腹痛，牙痛，跌打损伤，术后疼痛，产后风痛，风湿骨痛，尾椎骨痛
蕺菜	*Houttuynia cordata*	鱼腥草	肺痈吐脓，痰热喘咳，痈肿疮毒，淋病，痔疮，湿疹，秃疮，疥癣
三白草	*Saururus chinensis*	过塘藕、百面骨	淋沥涩痛，白带，尿路感染，肾炎水肿，疮疡肿毒，湿疹，毒蛇咬伤

续表

中文名	种拉丁名	别名	用药功效
荠	*Capsella bursapastoris*	三角菜	预防麻疹，咳血，月经过多，崩漏，水肿
长萼堇菜	*Viola inconspicua*	犁头草、地丁草	急性结膜炎，急性黄疸型肝炎，痈疖肿毒，化脓性骨髓炎，毒蛇咬伤
落地生根	*Bryophyllum pinnatum*		外伤出血，跌打损伤，疔疮痈肿，丹毒，溃疡，烫伤，胃痛，咽喉肿痛
虎耳草	*Saxifraga stolonifera*	金线吊芙蓉	肺痈，吐血，风火牙痛，痈肿丹毒，痔疮肿痛，毒虫咬伤，外伤出血
马齿苋	*Portulaca oleracea*	瓜子菜	急性胃肠炎，乳腺炎，痔疮出血，白带异常，疔疮肿毒，湿疹、带状疱疹
土人参	*Talinum paniculatum*	申时花、飞来参	食少，泄泻，肺痨咳血，盗汗，月经不调，带下，产妇乳汁不足
火炭母	*Polygonum chinense*	老鼠蔗	痢疾，肠炎，肝炎，感冒，咽喉炎，乳腺炎，疖肿，湿疹，毒蛇咬伤
硬毛火炭母	*Polygonum chinense* var. *hispidum*	老鼠蔗	痢疾，消化不良，肝炎，角膜云翳，乳腺炎，疖肿，湿疹，毒蛇咬伤
水蓼	*Polygonum hydropiper*	红辣蓼	小儿疳积，崩漏，跌打损伤，风湿痹痛，皮肤瘙痒，湿疹，毒蛇咬伤
杠板归	*Polygonum perfoliatum*		气管炎，百日咳，肠炎，痢疾，肾炎水肿，湿疹，痈疖肿毒，毒蛇咬伤
羊蹄	*Rumex japonicus*	土大黄	大便秘结，吐血，鼻出血，痔血，崩漏，疥癣，痈疮肿毒，跌打损伤
虎杖	*Reynoutria japonica*	土大黄、阴阳莲	关节痹痛，湿热黄疸，闭经，癥瘕，烧烫伤，跌扑损伤，痈肿疮毒
商陆	*Phytolacca acinosa*		水肿胀满，二便不通；外用治痈肿疮毒
垂序商陆	*Phytolacca americana*	商陆	水肿胀满，二便不通；外用治痈肿疮毒
青葙	*Celosia argentea*	野鸡冠花	湿热带下，创伤出血，肝热目赤，眼生翳膜，肝火眩晕，高血压
酢浆草	*Oxalis corniculata*	酸味草	喉痛，失眠，丹毒，痢疾，湿热黄疸，跌打损伤，痈疮肿毒，毒蛇咬伤
凤仙花	*Impatiens balsamina*	水指甲花	闭经，难产，关节风湿痛，跌打损伤，瘰疬痈疽，疔疮
石榴	*Punica granatum*		水泄不止，崩漏，外伤出血，月经不调，中耳炎，虫积腹痛，疥癣
了哥王	*Wikstroemia indica*	鬼辣椒	支气管炎，哮喘，肺炎，肝硬化腹水，风湿性关节炎，跌打损伤
紫茉莉	*Mirabilis jalapa*	胭脂花	月经不调，前列腺炎，风湿关节酸痛，跌打损伤，痈疖疔疮，湿疹
木鳖子	*Momordica cochinchinensis*		疮疡肿毒，乳痈，瘰疬，痔瘘，干癣，秃疮，无名肿毒
马㼏儿	*Zehneria indica*	老鼠拉冬瓜	痈疮疖肿，皮肤湿疹，咽喉肿痛，腮腺炎，尿路感染、结石，小儿疳积
单刺仙人掌	*Opuntia monacantha*	仙人掌	急性痢疾，咳嗽，流行性腮腺炎，乳腺炎，痈疖肿毒，毒蛇咬伤，烧烫伤
仙人掌	*Opuntia stricta* var. *dillenii*		胃十二指肠溃疡，咳嗽，乳腺炎，痈疖肿毒，毒蛇咬伤，烧烫伤
桉	*Eucalyptus robusta*	尤加利	丝虫病，烧烫伤，疖肿，丹毒，皮肤湿疹，脚癣，皮肤消毒
地菍	*Melastoma dodecandrum*	铺地菍	肠炎，痢疾，肺脓疡，盆腔炎，腰腿痛，风湿骨痛，外伤出血，毒蛇咬伤
展毛野牡丹	*Melastoma normale*	野牡丹、肖野牡丹	消化不良，肠炎，痢疾，肝炎，鼻出血，便血，跌打损伤，外伤出血

续表

中文名	种拉丁名	别名	用药功效
地耳草	*Hypericum japonicum*	田基黄	早期肝硬化，阑尾炎，疮疖肿毒，带状疱疹，毒蛇咬伤，跌打损伤
元宝草	*Hypericum sampsonii*	帆船草	血淋，月经不调，跌打损伤，风湿痹痛，腰腿痛，头癣，口疮，目翳
木棉	*Bombax ceiba*	英雄树、攀枝花	花：肠炎，痢疾；树皮：风湿痹痛，跌打损伤；根：胃病，淋巴结结核
地桃花	*Urena lobata*	肖梵天花	风湿关节痛，肠炎，痢疾，白带异常，跌打损伤，骨折，毒蛇咬伤
飞扬草	*Euphorbia hirta*	大飞扬、乳汁草	痢疾，肠炎，消化不良，支气管炎，肾盂肾炎，湿疹，皮炎，皮肤瘙痒
铁海棠	*Euphorbia milii*	小龙骨	痈疮肿毒，烧烫伤，跌打损伤，肝炎
算盘子	*Glochidion puberum*	野南瓜	咽喉痛，疟疾，急性胃肠炎，消化不良，痢疾，跌打损伤，白带异常，痛经
叶下珠	*Phyllanthus urinaria*	叶后珠	肾炎水肿，结石，肠炎，小儿疳积，眼角膜炎，黄疸型肝炎，毒蛇咬伤
蓖麻	*Ricinus communis*	大麻子	疮疡肿毒，风湿关节痛，破伤风，癫痫，精神分裂症，痈疽肿毒，瘰疬
山乌桕	*Sapium discolor*	红乌柏	跌打肿痛，毒蛇咬伤，湿疹，带状疱疹，肾炎水肿，肝硬化腹水
龙芽草	*Agrimonia pilosa*	仙鹤草	咳血，吐血，崩漏下血，疟疾，血痢，脱力劳伤，痈肿疮毒，阴痒带下
桃	*Amygdalus persica*		风湿关节炎，腰痛，跌打损伤，闭经，痛经，跌仆损伤，肠燥便秘
金樱子	*Rosa laevigata*		滑精，遗尿，痢疾泄泻，子宫脱垂，痔疾，烫伤，痈疖疔疮，创伤出血
茅莓	*Rubus parvifolius*	三月泡	黄疸，咽喉肿痛，吐血，痢疾，肠炎，肝炎，月经不调，风湿骨痛
含羞草	*Mimosa pudica*	知羞草	小儿高热，泌尿系统结石，疟疾，神经衰弱，跌打肿痛，疮疡肿毒
龙须藤	*Bauhinia championii*	九龙藤	风湿性关节炎，腰腿痛，跌打损伤，胃痛，小儿疳积，病后虚弱
望江南	*Senna occidentalis*	假决明	高血压头痛，目赤肿痛，口腔糜烂，习惯性便秘，痢疾腹痛，慢性肠炎
决明	*Senna tora*	草决明、羊尾兰	目赤涩痛，头痛眩晕，大便秘结，急性结膜炎，口腔溃疡
大叶千斤拔	*Flemingia macrophylla*	千斤拔	风湿性关节炎，腰腿痛，腰肌劳损，白带异常，跌打损伤
白花油麻藤	*Mucuna birdwoodiana*	鸡血藤	月经不调，血虚萎黄，麻木瘫痪，风湿痹痛
排钱树	*Phyllodium pulchellum*	排钱草、钱串木	感冒发热，肝硬化腹水，血吸虫病，肝脾肿大，风湿疼痛，跌打损伤，
葛	*Pueraria montana* var. *lobata*	粉葛、葛根	烦热消渴，泄泻，痢疾，斑疹不透，高血压，心绞痛，耳聋，体虚头晕
多叶越南槐	*Sophora tonkinensis* var. *polyphylla*	山豆根、广豆根	火毒蕴结，咽喉肿痛，齿龈肿痛
葫芦茶	*Tadehagi triquetrum*		感冒发热，咽喉肿痛，肾炎，黄疸型肝炎，肠炎，痢疾，小儿疳积
檵木	*Loropetalum chinense*	鱼骨紫	肺热咳嗽，便血，痢疾，泄泻，崩漏，白带异常，牙痛
杜仲	*Eucommia ulmoides*		肾虚腰痛，筋骨无力，妊娠漏血，胎动不安，高血压
毛杨梅	*Myrica esculenta*		根和树皮：跌打损伤，痢疾，胃肠溃疡，烧烫伤；果：口干，食欲不振

续表

中文名	种拉丁名	别名	用药功效
杨梅	*Myrica rubra*	火杨梅	根和树皮：跌打损伤，痢疾，胃肠溃疡，烧烫伤；果：口干，食欲不振
榕树	*Ficus microcarpa*	细叶榕	疟疾，支气管炎，急性肠炎，百日咳，感冒高热，风湿骨痛，跌打损伤
构棘	*Maclura cochinchinensis*	穿破石	风湿关节疼痛，黄疸，淋浊，闭经，劳伤咳血，跌打损伤，疔疮痈肿
柘	*Maclura tricuspidata*	穿破石	风湿关节疼痛，黄疸，淋浊，闭经，劳伤咳血，跌打损伤，疔疮痈肿
桑	*Morus alba*		风热感冒，肺热燥咳，头晕头痛，目赤昏花，急性结膜炎
圆齿石油菜	*Pilea cavaleriei* subsp. *crenata*	石苋菜	肺热咳嗽，肺结核，肾炎水肿；外用治跌打损伤，烧烫伤，疮疖肿毒
广寄生	*Taxillus chinensis*	桑寄生	风湿骨痛，腰肌劳损，肾气虚弱，胎动不安，心腹刺痛
枫香槲寄生	*Viscum liquidambaricola*	枫树寄生	风湿痹痛，跌打疼痛，劳伤咳嗽，崩漏，带下，胎动不安，产后血气虚
蜜茱萸	*Melicope pteleifolia*	三桠苦、三叉苦	咽喉炎，黄疸型肝炎，跌打扭伤，虫蛇咬伤，痈疖肿毒，外伤感染
九里香	*Murraya exotica*	千里香	胃痛，风湿痹痛；外用治牙痛，跌扑肿痛，虫蛇咬伤，破伤风
千里香	*Murraya paniculata*		胃痛，风湿痹痛；外用治牙痛，跌扑肿痛，虫蛇咬伤，破伤风
飞龙掌血	*Toddalia asiatica*		跌打损伤，胃痛，痛经，骨折，外伤出血，痈疖肿毒，毒蛇咬伤
竹叶花椒	*Zanthoxylum armatum*	竹叶椒、野花椒	脘腹冷痛，寒湿吐泻，蛔厥腹痛，龋齿牙痛，湿疹，疥癣痒疮
灰毛浆果楝	*Cipadessa baccifera*	假茶辣	感冒，疟疾，腹痛，痢疾，风湿关节痛，小儿皮炎，皮肤瘙痒，烧烫伤
楝	*Melia azedarach*	苦楝	热痹，头癣，虫积腹痛，疥癣瘙痒，蛇虫咬伤，疝气疼痛，跌打肿痛
盐肤木	*Rhus chinensis*	五倍子树	支气管炎，咳嗽，咯血，肠炎，痔疮出血，跌打损伤，毒蛇咬伤
八角枫	*Alangium chinense*	八角王	风湿关节痛，跌打损伤，精神分裂症，心力衰竭，腰肌劳损，外伤出血
白簕	*Eleutherococcus trifoliatus*	五加皮、三加皮	风湿痹痛，筋骨痿软，小儿行迟，体虚乏力，跌打损伤，疮疖肿毒
密脉鹅掌柴	*Schefflera elliptica*	七叶莲	跌打损伤，风湿关节痛，胃痛，外伤出血
密蒙花	*Buddleja officinalis*		目赤肿痛，多泪羞明，眼生翳膜，肝虚目暗，视物昏花
钩吻	*Gelsemium elegans*	断肠草、大茶药	皮肤湿疹，体癣，脚癣，跌打损伤，骨折，痔疮，疔疮，麻风
石萝藦	*Pentasachme caudatum*	了刁竹	风热感冒，咳嗽，肝炎，毒蛇咬伤，风湿骨痛，心胃气痛，跌打损伤
栀子	*Gardenia jasminoides*	黄栀子	血淋涩痛，目赤肿痛，火毒疮疡，扭挫伤痛，传染性肝炎，跌打损伤
玉叶金花	*Mussaenda pubescens*	白纸扇	中毒，感冒，支气管炎，扁桃体炎，咽喉炎，肾炎水肿，肠炎，子宫出血，毒蛇咬伤
鸡矢藤	*Paederia scandens*	狗屁藤	风湿筋骨痛，跌打损伤，胃肠绞痛，黄疸型肝炎，痢疾，消化不良，小儿疳积，肺结核咯血，支气管炎，农药中毒，湿疹，疮疡肿毒

续表

中文名	种拉丁名	别名	用药功效
毛鸡矢藤	*Paederia scandens* var. *tomentosa*	狗屁藤	风湿筋骨痛，跌打损伤，胃肠绞痛，黄疸型肝炎，痢疾，消化不良，小儿疳积，肺结核咯血，支气管炎，农药中毒，湿疹，疮疡肿毒
华南忍冬	*Lonicera confusa*	金银花、双花	痈肿疔疮，喉痹，丹毒，热毒血痢，风热感冒，温病发热
菰腺忍冬	*Lonicera hypoglauca*	金银花、双花	痈肿疔疮，喉痹，丹毒，热毒血痢，风热感冒，温病发热
短柄忍冬	*Lonicera pampaninii*	金银花、双花	痈肿疔疮，喉痹，丹毒，热毒血痢，风热感冒，温病发热
皱叶忍冬	*Lonicera rhytidophylla*	金银花、双花	痈肿疔疮，喉痹，丹毒，热毒血痢，风热感冒，温病发热
细毡毛忍冬	*Lonicera similis*	金银花、双花	痈肿疔疮，喉痹，丹毒，热毒血痢，风热感冒，温病发热
接骨草	*Sambucus javanica*	走马风	风湿痹痛，跌打损伤，风湿性关节炎，扁桃体炎，类风湿，尿路感染
黄花蒿	*Artemisia annua*	青蒿、青艾	暑邪发热，阴虚发热，夜热早凉，骨蒸劳热，疟疾寒热，湿热黄疸
鬼针草	*Bidens pilosa*	虾钳草	咽喉痛，肠痈，风湿关节痛，疟疾，疮疖，毒蛇咬伤，跌打损痛
大蓟	*Cirsium japonicum*	马刺草	黄疸，跌打损伤，鼻出血、便血、崩漏下血、外伤出血，痈肿疮毒
鳢肠	*Eclipta prostrata*	墨旱莲、旱莲草	吐血，肠出血；促进毛发生长
一点红	*Emilia sonchifolia*	野芥蓝	咽喉肿痛，口腔溃疡，痢疾，睾丸炎，疖肿疮疡，皮肤湿疹，跌打扭伤
马兰	*Kalimeris indica*	路边菊	小儿疳积，肠炎，痢疾，吐血，崩漏，月经不调，疮疖肿痛，外伤出血
千里光	*Senecio scandens*	九里明	黄疸型肝炎，目赤肿痛，咽喉肿痛，风火赤眼，疮疖肿毒，皮肤湿疹
豨莶	*Siegesbeckia orientalis*	豨莶草	四肢麻痹，筋骨疼痛，急性肝炎，高血压，疔疮肿毒，外伤出血
一枝黄花	*Solidago decurrens*	路边菊	咽喉肿痛，肺炎，肾炎，小儿疳积，跌打损伤，毒蛇咬伤，疮疡肿毒
蒲公英	*Taraxacum mongolicum*	黄花地丁	疔疮肿毒，瘰疬，目赤，咽痛，肺痈，肠痈，湿热黄疸，热淋涩痛
苍耳	*Xanthium sibiricum*	痴头婆	头风，目赤、目翳，热毒疮疡，皮肤瘙痒，感冒头痛，泌尿系统感染
夜香牛	*Vernonia cinerea*	伤寒草	感冒发热，咳嗽，痢疾，黄疸型肝炎，神经衰弱，痈疖肿毒，毒蛇咬伤
大车前	*Plantago major*	车前草	水肿尿少，热淋涩痛，暑湿泻痢，痰热咳嗽，吐血，鼻出血，痈肿疮毒
桂党参	*Campanumoea javanica*	土党参、土人参	气虚乏力，脾虚腹泻，肺虚咳嗽，小儿疳积，乳汁稀少
西南山梗菜	*Lobelia sequinii*	破天菜、大将军	风湿性关节炎，跌打损伤，疮疡肿毒
小酸浆	*Physalis minima*	灯笼草	黄疸型肝炎，感冒发热，咽喉肿痛，肺脓疡，血尿，湿疹，疔肿
牛茄子	*Solanum capsicoides*	野颠茄	风湿腰腿痛，跌打损伤，胃脘痛，骨髓炎，瘰疬，脚癣，痈疮肿毒
马蹄金	*Dichondra micrantha*	黄胆草	肝炎，胆囊炎，痢疾，肾炎水肿，泌尿系统感染，扁桃体炎，跌打损伤
白花泡桐	*Paulownia fortunei*	泡桐木	筋骨疼痛，疮疡肿毒，红崩白带，气管炎，慢性肝炎，骨折，风湿
独脚金	*Striga asiatica*	独脚疳、疳积草	小儿疳积，小儿夏季热，小儿腹泻，黄疸型肝炎

续表

中文名	种拉丁名	别名	用药功效
狗肝菜	*Dicliptera chinensis*		感冒高热，风湿关节炎，眼结膜炎，小便不利，带状疱疹，疖肿
大叶紫珠	*Callicarpa macrophylla*		吐血，咯血，鼻出血，便血，外伤出血，跌打肿痛，风湿骨痛
尖齿臭茉莉	*Clerodendrum lindleyi*	过墙风	风湿性关节炎，脚气，水肿，白带异常，支气管炎，湿疹，皮肤瘙痒
马鞭草	*Verbena officinalis*	燕子尾	外感发热，湿热黄疸，水肿，痢疾，白喉，淋病，闭经，痈肿疮毒
牡荆	*Vitex negundo* var. *cannabifolia*	五指风	感冒，头痛，牙痛，风湿痹痛，疮肿，烧伤，慢性支气管炎，胃痛，痢疾
紫背金盘	*Ajuga nipponensis*	苦地胆	肺热咳嗽，疮疖出血，跌打肿痛，外伤出血，烧烫伤，毒蛇咬伤
益母草	*Leonurus japonicus*	燕艾	月经不调，胎漏难产，瘀血腹痛，崩中漏下，尿血，便血，痈肿疮疡
紫苏	*Perilla frutescens* var. *frutescens*		风寒感冒，头痛，咳嗽，胸腹胀满，咳嗽哮喘，下肢水肿，肠鸣腹胀
野生紫苏	*Perilla frutescens* var. *purpurascens*	白苏	风寒感冒，头痛，咳嗽，胸腹胀满
半枝莲	*Scutellaria barbata*		疔疮肿毒，咽喉肿痛，毒蛇咬伤，跌扑伤痛，水肿，黄疸，肝硬化腹水
鸭跖草	*Commelina communis*	竹叶草、竹叶菜	风热感冒，高热不退，咽喉肿痛，水肿尿少，热淋涩痛，痈肿疔毒
温郁金	*Curcuma wenyujin*	莪术、温莪术	血瘀腹痛，肝脾肿大，心腹胀痛，癥瘕积聚，跌打损伤，饮食积滞
葱	*Allium fistulosum*		轻症风寒感冒，痈肿疮毒，痢疾脉微，寒凝腹痛，鼻塞，小便不利
蒜	*Allium satiuum*	大蒜	脘腹冷痛，水肿胀满，痈疽肿毒，白秃癣疮，蛇虫咬伤
韭	*Allium tuberosum*	扁菜	肾虚阳痿，胸痹疼痛，吐血，尿血，痢疾，痔疮，痈疮肿毒，跌打损伤
天门冬	*Asparagus cochinchinensis*	天冬	燥热咳嗽，阴虚劳嗽，热病伤阴，内热消渴，肠燥便秘，咽喉肿痛
野百合	*Lilium brownii*	天蒜根	阴虚久咳，痰中带血，虚烦惊悸，失眠多梦，精神恍惚
山麦冬	*Liriope spicata*	麦门冬、野韭菜	肺燥干咳，虚劳咳嗽，津伤口渴，心烦失眠，肠燥便秘
多花黄精	*Polygonatum cyrtonema*	黄精、老虎姜	脾胃虚弱，体倦乏力，口干食少，肺虚燥咳，精血不足，内热消渴
金钱蒲	*Acorus gramineus*	石菖蒲、野菜	癫痫，惊厥，痰厥，胃痛，腹痛，风寒湿痹，痈疽肿毒，跌打损伤
石菖蒲	*Acorus tatarinowii*		痰厥，热病神昏，健忘，胃痛，腹痛，风寒湿痹，痈疽肿毒，跌打损伤
天南星	*Arisaema heterophyllum*	南星	顽痰咳嗽，中风痰壅，半身不遂，跌打损伤，破伤风，痈肿，蛇虫咬伤
大百部	*Stemona tuberosa*	百部、对叶百部	风寒咳嗽，百日咳，肺结核，老年咳喘，虫积腹痛，皮肤疥癣，湿疹
黄独	*Dioscorea bulbifera*	黄药子	瘿瘤，咳嗽痰喘，咳血，吐血，瘰疬，疮疡肿毒，毒蛇咬伤
蒲葵	*Livistona chinensis*	扇叶葵	慢性肝炎，癥瘕积聚，食道癌，茸毛膜上皮癌，恶性葡萄胎，白血病
仙茅	*Curculigo orchioides*	独角仙茅	阳痿精冷，小便失禁，崩漏，心腹冷痛，腰脚冷痹，痈疽，瘰疬
裂果薯	*Schizocapsa plantaginea*	水田七	咽喉肿痛，胃肠溃疡，风湿关节炎，跌打损伤，疮疡肿毒，外伤出血

续表

中文名	种拉丁名	别名	用药功效
白及	*Bletilla striata*	猴狼	刀斧砍伤，烧烫伤，咳血吐血，外伤出血，疮疡肿毒，皮肤皲裂
流苏石斛	*Dendrobium fimbriatum*	石斛	阴伤津亏，口干烦渴，食少干呕，病后虚热，目暗不明
美花石斛	*Dendrobium loddigesii*	石斛、果上叶	阴伤津亏，口干烦渴，食少干呕，病后虚热，目暗不明
石仙桃	*Pholidota chinensis*	石穿盘	肺热咳嗽，肺结核咳血，淋巴结结核，小儿疳积，胃肠溃疡，慢性骨髓炎
绶草	*Spiranthes sinensis*	盘龙参	病后体虚，神经衰弱，肺结核咯血，咽喉肿痛，糖尿病，毒蛇咬伤
香附子	*Cyperus rotundus*	香附	肝郁气滞，脘腹胀痛，消化不良，胸脘痞闷，刀伤出血，寒疝腹痛
牛筋草	*Eleusine indica*	狗牙根	风湿关节炎，黄疸型肝炎，痢疾，跌打损伤，外伤出血，狗咬伤
淡竹叶	*Lophatherum gracile*	山鸡米	热病烦渴，小便赤涩淋痛，口舌生疮

二、药用动物资源

在我国传统医学中，应用动物药的历史悠久，最早的本草著作《神农本草经》收录僵蚕、地龙等动物药67种，对其应用及疗效均有明确记载。《本草纲目》中收录动物药增至440种，并将其分为虫、鳞、介、禽、兽、人各部。近代《中国药用动物志》更是收录了多达1581种动物药，在临床各科广泛使用。

根据《环江县毛南族自治县县志》的不完全统计，环江县有野生动物108种，分属于19个目45科。其中哺乳纲有41种，隶属6目16科；鸟纲有59种，隶属11目25科；爬行纲有6种，隶属1目3科；两栖纲有2种，隶属1目1科。这些野生动物中属于国家重点保护的珍稀动物有26种，如蟒蛇、猕猴、穿山甲、林麝、豹猫、白鹇、眼镜王蛇、虎纹蛙等。

根据第三、第四次全国中药资源普查结果统计，环江县有药用动物371种，隶属于15纲45目139科，其中绝大部分种类在广西各地均有分布，包括野生种354种，养殖种17种。

三、药用矿物资源

中国的矿物入药由来已久，最早的本草学专著《神农本草经》中收录矿物药46种。明代李时珍所著的《本草纲目》中，仅金石部就收录矿物药161种，附录72种，书中对每种矿物的来源、产地、形态、功效等都做了详细说明。矿物药药源常备、疗效显著，我国历代医药业者均非常重视其临床应用，在医疗、养生和保健等方面发挥着重大的作用。

相比药用植物资源和药用动物资源，环江县的药用矿物资源相对较少。根据第三、第四次全国中药资源普查结果统计，环江县有药用矿物8种，即钟乳石、钟乳鹅管石、石灰、代赭石、自然铜、滑石、伏龙肝、黄土。

第六章　药用资源应用

一、市场流通

环江县药用植物种类丰富，但市场流通量较少。通过对当地药材市场调查，发现每年交易量超过1000 kg大宗药材有6种，如青天葵*Nervilia fordii*（2013年共收购约2000 kg）、板蓝（2013年共收购约2500 kg）、鸡血藤（2013年共收购约5000 kg）、槲蕨*Drynaria roosii*（2015年共收购约30000 kg）、何首乌*Fallopia multiflora*（2015年收购3000~4000 kg）、百部*Stemona japonica*（2015年收购2000~3000 kg）等。在市场流通的药材中，也有一些珍稀濒危药用植物，如石斛属*Dendrobium*植物及青天葵、短萼黄连、金线莲等，此类药材以销往药厂及药材市场（如广西玉林中药材市场）为主。当地居民及民间医生对野生药材的使用也较广泛、频繁。

环江县的栽培药用植物种类较多，共有231种，占全县药用植物总种数的11.59%，但主要是庭院少量种植以家用为主，大规模种植较少。通过访问调查发现，当地种植规模较大的有杜仲*Eucommia ulmoides*、山豆根、栀子、板蓝、佛手等。

二、传统知识

中医药传统知识是基于中华各民族传统的、世代相传并持续发展、具有现实或潜在防治疾病价值和商业价值的医药卫生知识，这些知识包括养生知识、疾病知识、疗法知识、针灸知识、诊法知识、方剂知识等，是我国中医药传统知识的重要组成部分。虽然中华人民共和国成立后，国家重视中医药发展，但是中医药传统知识仍然面临着中医西化、后继无人等严重问题。

环江县是毛南族自治县，本土的毛南族医药、瑶族医药等也日趋凋零，民族传统医药知识的传承问题也异常严峻，其原因一是很多毛南族医药传男不传女，传内不传外，一旦毛南医药家族里人丁单薄，或者后人改行不再从事医生职业就会直接导致本家族的传统医药失传；二是传统的个体民族医药难以与现代化的大医院抗衡，慢慢在市场竞争中淘汰。

基于以上原因，走访调查收集到的传统知识材料较少，仅记录到传统知识6项，其中来自驯乐苗族乡1项，是以走马胎治疗风湿筋骨痛；来自龙岩乡的2项，如用芭蕉心治疗脱肛症，独脚莲治疗腮腺炎。此外还有来自明伦镇的1项，来自环江县城的2项。

第七章　药用资源保护与管理

一、保护与管理现状

环江县处于低纬度地区，气候温暖，雨量丰沛，既有以岩溶地貌为主的木论国家级自然保护区（保护对象为中亚热带喀斯特森林生态系统），又有石灰岩非岩溶区的九万大山国家级自然保护区（保护对象为中亚热带典型常绿阔叶林森林生态系统），生态环境复杂多样，形成了丰富的物种多样性，因而药用资源较为丰富。根据已有的调查数据统计，木论国家级自然保护区共有维管植物207科682属1446种（包括种下等级），其中蕨类植物有35科66属192种，裸子植物7科12属14种，被子植物165科604属1240种。这些药用植物种类在保护区范围内的保护状况良好，极少受到人为干扰的影响。

而在保护区外，植物资源的管理现状却不容乐观。环江县许多山地资源实行分林到户。由于人们生活水平的不断提高，建生桉、杉木林、松树林等人工植被不断增加，而天然植被面积正不断减少，野生动植物的栖息地正在不断缩小，生存环境已受到极大威胁，导致了野生资源骤减或大量流失。在这些人工林下，药用资源种类相对极少。种植区内一些农药、杀虫剂、除草剂等化学药剂的使用，也严重污染了生态环境，对周边动植物的生存、生长造成了极大影响。与此同时，由于人为的过度采挖，掠夺式的开发利用，中药资源破坏严重，一些药用部位为根和茎的中药资源更是遭到了毁灭性的破坏。

二、存在的主要问题

1. 环境易被破坏，野生中药资源生境受到威胁

随着经济的发展，人民生活水平的不断提高，对自然资源的索取也不断加剧。在中山及低山地带，随着植树造林的面积增加，天然植被面积正不断减少，特别是杉木林、马尾松林等人工植被密度大，成年的人工林下几乎没有草本植物生长，间接导致了药用资源的大量流失。近年来，除草剂及农药化肥的使用也严重破坏生态环境，野生动植物的生存受到威胁。

2. 资源开发利用低，种植规模小，管理缺乏科学性

目前，环江县的药用资源暂无产业开发利用，多以民用及外销为主。近年来，环江县政府开始重视发展中药材种植业，扶持和鼓励当地企业及农民发展适合当地种植的中药材。环江县地处山区，耕地面积有限，不适合大面积的中药材规范化种植。尽管县政府与科研单位合作，因地制宜，通过野生抚育、林药套种、生态种植等方式种植中药材，大力推广林下套种阴生中草药生态栽培模式，然而人工种植中药材规模仍偏小，种植地分散于各个乡镇和山区，采收和运输极不方便。由于缺乏中药材研究和

种植管理方面的专业技术人员，对药用植物资源的研究开发缺乏科学的指导以及销售的引导，因此群众对中药材种植的积极性也不高。

3. 中草药加工和制药企业缺失，中草药产业链无法形成

环江县中药材加工和制药业发展相对滞后，中药材加工工艺简单粗陋，仅依靠药材收购商进行初步的清洗、晒干和切片等，部分毛南族药医具有炮制药材的能力，但只供给自家配方药使用。除了中药材深加工能力不足，环江县还缺乏正规的制药企业，没有大型的制药厂，有影响力的中成药品种更是无从谈起。此外，中草药产业链无法形成，种植出来的药材无法加工和开发出高附加值的产品，只能低价卖给收购商，药材市场波动过大，收购价过低时就会影响药农种植药材的积极性。

4. 中草药产业人才队伍缺乏，民族医药发展存在诸多严峻问题

环江县缺乏中草药产业相关专业人员，从业人员过少，产业难以发展壮大。同时，环江县本土的毛南族医药发展存在着诸多问题，比如毛南医药管理机构尚不完善，无法充分发挥毛南族医药的潜在价值；毛南族医药存在严重的传承危机，已经呈现出民族医药后继无人的颓势，其原因一是许多毛南族医药传男不传女，传内不传外，一旦毛南医药家族里人丁单薄，或者后人改行不再从事医生职业就会直接导致本家族的传统医药失传；二是现代医疗对毛南族医药的冲击过大，渐渐在市场竞争中落入下风甚至被淘汰，特别是现代医疗改革，居民凭借医保卡只能到当地卫生院或大医院治疗才能报销，加快了毛南族医药市场的萎缩。

三、发展策略与建议

环江县具有丰富的中药资源，如何可持续开发利用这些资源是当前所面临的主要问题。这些中药资源不仅是环江县的重要发展资源，更是我国中医药事业传承和发展的物质基础，是关系国计民生的战略性资源。目前，我国对生物多样性保护高度重视，中医药和民族医药发展也得到了党中央、国务院的大力支持。在国家高度重视生物多样性保护的新形势下，必须坚持政府引导和市场主导，坚持产业发展与生态保护持续健康发展，坚持统筹布局与突出特色相结合，坚持规模发展与全面发展相结合的发展思路。具体建议如下。

1. 加强县域内中药资源的科学研究和调查工作

环江县中药资源丰富，但资源的种类、分布情况、资源量等都有待进一步深入调查。因此，加强县域内中药资源的科学研究和调查工作，彻底摸清中药资源的本底资料，有助于资源的有效利用和中药产业的科学规划。

2. 合理开发中药资源，加强中药资源的综合利用

环江县中药资源的利用主要是售往药材市场或制药厂，以及当地中医和民族医生使用。但是，这些利用方式均以掠夺性采集野生资源为主，通常不经过深加工，对药材的利用不完全，资源浪费严重，对中药资源破坏极大。因此，要加强中药资源的综合利用，提高利用率，减少对资源的破坏。要做到物尽其用，在提取了药用有效成

分之后，根据剩余药渣所含的物质提取其他物质，如甜味剂、食用色素、香料、芳香油等。

3. 统一规划，提高科技含量，建立中药材种植基地

目前环江县县域内中药栽培以农户散种为主，市场上什么药材价格高，短期内收益显著就种植什么，盲目跟风市场，缺乏统一的规划管理，难以形成产业化。可在县级层面上进行统一的规划种植，聘请种植管理方面的专业技术人员指导种植户，建立无公害药材栽培基地，科学地管理栽培药用植物。同时与药企和药厂合作，形成良好的认购关系。此外，以《国家基本药物及重大疾病原料药目录》为依据，通过推进种植技术创新、完善标准化种植技术体系，重点开展山豆根、栀子、板蓝等环江县大宗、道地药材的规模化种植，形成标准化、规范化的中药材生产基地，一方面为国家中医药民族医药产业提供安全、有效、质量可控的原料药材，另一方面提高环江县大宗、道地药材的地理标志影响力。

4. 建立药用资源保护及生态种植基地

野生药用植物资源日渐枯竭，保护工作迫在眉睫，需依托现有自然保护区，开展药用植物资源就地保护及种群恢复工作。如九万大山国家级自然保护区、木论国家级自然保护区，药用植物资源丰富、气候环境独特，可开展九万大山国家级自然保护区、木论国家级自然保护区特色、优势中药材种质资源收集与保存，因地制宜，通过人工规模化栽种珍稀、名贵或市场紧缺药材，扶持和建立生态种植基地，建立示范区。同时环江县还面临严重的石漠化问题，绿化是石漠化生态治理的主要手段，鼓励和扶持种植石山适生中药材，既丰富药材资源的种类，提高药材的品质，又具有重要的社会、生态和经济效益。

5. 建立环江县药用植物资源动态监测体系

建立药用资源动态监测站，并纳入国家整体动态监测网络，开展环江县区域内野生中药资源变化、中药材产量、流通量、质量、价格等信息的采集、统计、分析、发布，为政府、医药企业和中药材种植户提供信息服务，为政府"三农"决策、医药企业采购及经营、中药材种植户调整种植计划提供信息服务。

6. 打造毛南族医药传承中心

充分挖掘毛南族传统医药资源，利用现代技术手段开展毛南族医药研究，出台相关优惠政策，培养毛南族医药传承人才团队，振兴毛南族医药。整理毛南族药物资源，重点开展《环江毛南族药物志》的编写，组建民族医院，任用民间良医，发掘民间方剂、传承民间民族医术，发扬毛南医的民族特色诊疗技艺。

7. 开发环江县健康旅游产业

依托九万大山天然药谷、牛角寨瀑布群、环江喀斯特自然遗产等得天独厚的自然和品牌优势，特别是整合县内优越独特的喀斯特自然风光，建成一个融中医药文化、世界自然遗产、养生保健、健康娱乐旅游为一体的观光、体验旅游区。

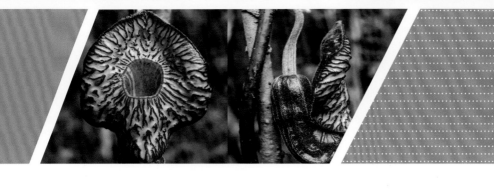

各论

八股绳

【基原】为石杉科有柄马尾杉*Phlegmariurus hamiltonii* (Spreng.) L. Love et D. Love var. *petiolatus* (C. B. Clarke) Ching 的全草。

【别名】大伸筋草。

【形态特征】附生草本。茎簇生。成熟枝下垂，二回至多回二叉分枝，长20~75 cm。叶螺旋状排列；营养叶平展或斜向上开展，革质，椭圆状披针形，中脉明显，全缘有柄。孢子囊穗顶生；孢子叶椭圆状披针形，排列稀疏全缘，中脉明显；孢子囊生于孢子叶腋，肾形，2瓣开裂，黄色。

【分布】附生于溪边、路旁、林下的树干或岩石上。产于广西、广东、云南、湖南、四川、重庆、福建等地。

【性能主治】全草有活血通络、利湿消肿的作用。主治跌打损伤，腰痛，水肿。

【采收加工】全年均可采收，鲜用或晒干。

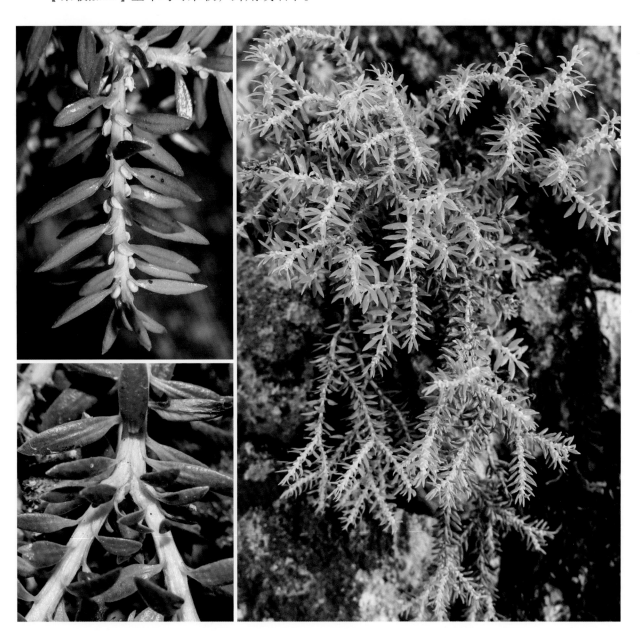

舒筋草

【基原】为石松科藤石松*Lycopodiastrum casuarinoides* (Spring) Holub 的地上部分。

【别名】吊壁伸筋、浸骨风、伸筋草。

【形态特征】攀缘藤本植物。地上圆柱状主枝可达数米；侧枝柔软，多回二叉分枝；小枝扁平，柔软下垂，常分化为营养枝和孢子枝。叶片革质，钻形，基部下延贴生枝上。孢子囊穗每簇6~12个，排成复圆锥状，顶生，具直立小柄；孢子囊内藏于孢子叶腋，圆肾形；孢子表面粗糙，具颗粒状纹饰。

【分布】生于灌木丛中及疏林中，常攀缘于林中树冠上。产于华南、华东、华中及西南大部分省区。

【性能主治】地上部分味微甘，性温。有舒筋活血、祛风湿的作用。主治风湿关节痛，跌打损伤，月经不调，盗汗，夜盲症。

【采收加工】全年均可采收，除去杂质，晒干。

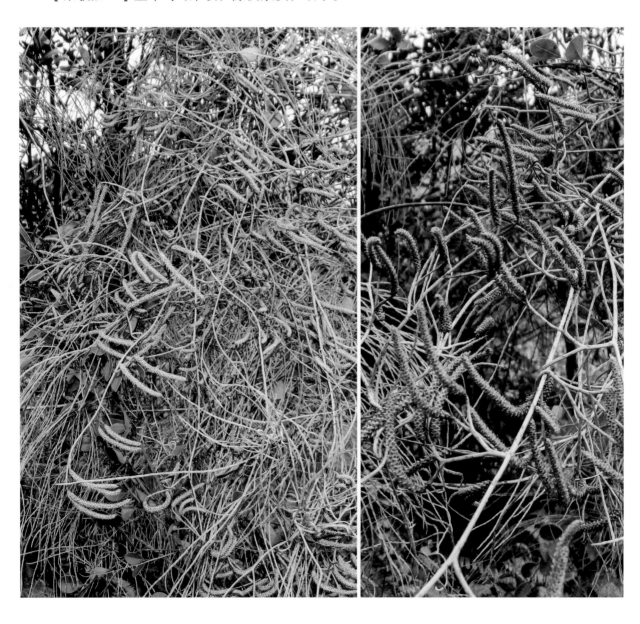

伸筋草

【基原】为石松科石松*Lycopodium japonicum* Thunb. 的全草。

【别名】绿毛伸筋、小伸筋、舒筋草。

【形态特征】多年生草本。主茎横卧；侧枝斜升。叶稀疏；叶片薄而软，钻形或针形。孢子囊穗圆柱形，长2~5 cm，有柄，通常2~6个生于总柄顶部成总状囊穗序，远高出不育枝；孢子叶阔卵形，先端急尖，具芒状长尖头，纸质。孢子囊内藏于孢子叶腋，圆肾形。

【分布】生于林下、灌木丛中、路边或岩石上。产于我国东北、华北以外的其他省区。

【性能主治】全草味微苦、辛，性温。有祛风除湿、舒筋活络的作用。主治关节酸痛、屈伸不利。

【采收加工】夏、秋季茎叶茂盛时采收，除去杂质，晒干。

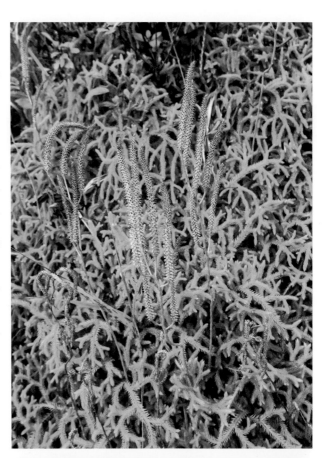

铺地蜈蚣

【基原】为石松科垂穗石松*Palhinhaea cernua* (L.) Franco et Vasc. 的全草。

【别名】灯笼草、小伸筋。

【形态特征】蔓生草本。主茎向上叉状分枝，质柔软，常匍匐于地上。主茎上的叶螺旋状排列，线形，先端尖锐；孢子叶覆瓦状排列，阔卵形。孢子囊穗单生于小枝顶端，短圆柱形，熟时通常下垂；孢子囊圆肾形，生于小枝顶部，成熟则开裂，放出黄色孢子。

【分布】生于林下、林缘及灌木丛中阴处或岩石上。产于广西、广东、云南等地。

【性能主治】全草味苦、辛，性温。有祛风散寒、除湿消肿、舒筋活血、止咳、解毒的作用。主治风寒湿痹，关节酸痛，皮肤麻木，水肿，跌打损伤，黄疸，咳嗽，疱疹，烫伤。

【采收加工】夏季采收，连根拔起，去净泥土、杂质，晒干。

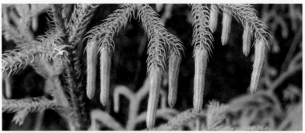

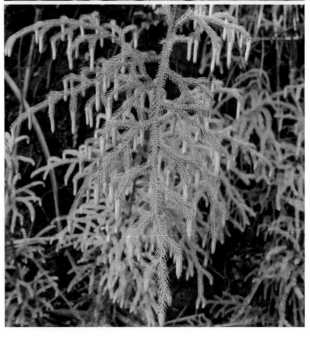

翠云草

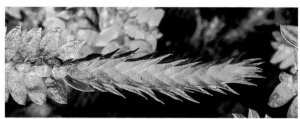

【基原】为卷柏科翠云草 *Selaginella uncinata* (Desv.) Spring 的全草。

【别名】细风藤、金猫草、铁皮青。

【形态特征】草本植物。主茎伏地蔓生，节上生不定根。主茎上的叶较大，叶片卵形或卵状椭圆形；分枝上的叶二型，排成一平面，叶片边缘具白边，全缘。孢子叶穗单生于枝顶，四棱柱形；孢子叶一型，密生，卵状三角形，边缘全缘；大孢子灰白色或暗褐色；小孢子淡黄色。

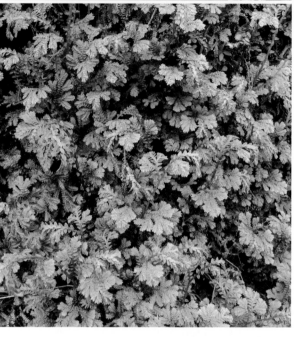

【分布】生于常绿阔叶林下。产于广西、广东、贵州、重庆、湖南、湖北、安徽等地。

【性能主治】全草味淡、微苦，性凉。有清热利湿、解毒、止血的作用。主治黄疸，痢疾，泄泻，水肿，淋病，筋骨痹痛，吐血，咳血，便血，外伤出血，痔瘘，烧烫伤，毒蛇咬伤。

【采收加工】全年均可采收，洗净，鲜用或晒干。

笔筒草

【基原】为木贼科节节草 *Equisetum ramosissimum* Desf. 的全草。

【别名】竹节菜、土木贼。

【形态特征】多年生草本。根状茎直立，横走或斜升，黑棕色。地上枝多年生；一型，主枝多在下部分枝，常形成簇生状，有脊5~14条；鞘筒下部灰绿色，上部灰棕色；侧枝较硬，圆柱状，有脊5~8条。孢子囊穗短棒状或椭圆形，顶端有小尖突，无柄。

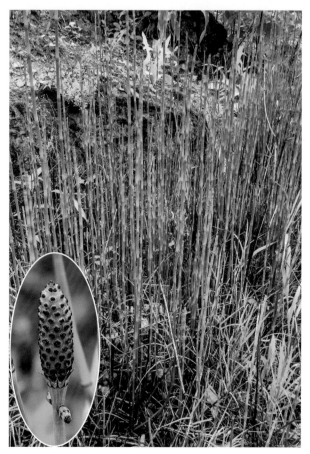

【分布】生于林中、灌木丛中或溪边。产于广西、广东、云南、贵州等地。

【性能主治】全草味甘、苦，性平。有祛风清热、除湿利尿的作用。主治目赤肿痛，翳膜遮睛，淋浊，鼻出血，便血，尿血，牙痛。

【采收加工】全年均可采收，以4~5月生长茂盛时采收最好。

瓶尔小草

【**基原**】为瓶尔小草科瓶尔小草*Ophioglossum vulgatum* L. 的全草。

【**别名**】一枝枪、一枝箭、矛盾草。

【**形态特征**】植株高10~26 cm。根状茎短而直立，具肉质粗根。营养叶1片，微肉质到草质，卵状长圆形，长4~6 cm，宽1.5~2.4 cm，先端钝尖，基部略下延，无柄，全缘，网脉明显。孢子叶于初夏从营养叶腋间抽出，长9~18 cm；孢子囊穗远高于营养叶之上。

【**分布**】生于林下、路边、石缝中。产于广西、贵州、云南、四川、湖北、陕西等地。

【**性能主治**】全草味微甘、酸，性凉。有清热解毒、消肿止痛的作用。主治小儿肺炎，疔疮肿毒，毒蛇咬伤；外用治急性结膜炎，角膜云翳，眼睑缘炎。

【**采收加工**】夏、秋季采收，洗净，鲜用或晒干。

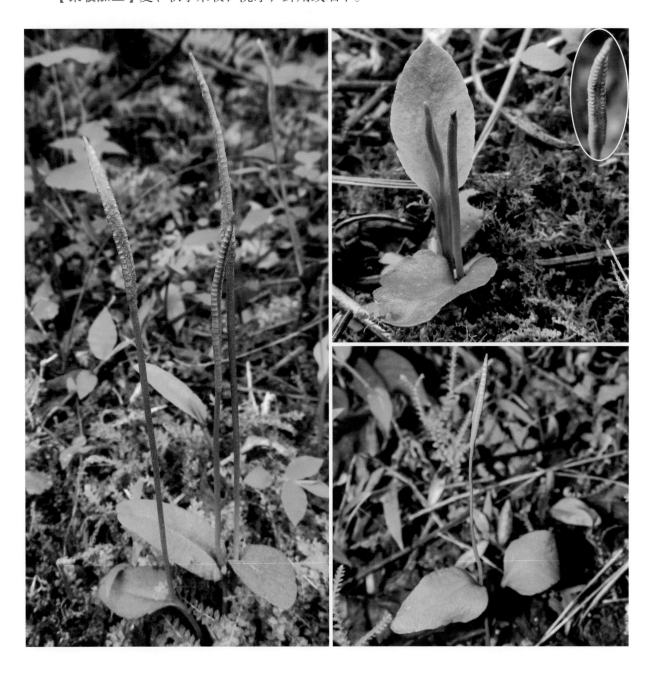

马蹄蕨

【基原】为观音座莲科福建观音座莲*Angiopteris fokiensis* Hieron. 的根状茎。

【别名】马蹄树、马蹄附子、马蹄香。

【形态特征】植株高约2 m。根状茎肥大肉质，直立，突出地面高约20 cm，宿存的叶柄基部聚生成莲座状。叶簇生，奇数二回羽状，具粗壮的长柄，叶轴及叶柄具瘤状突起，叶缘具小齿，叶脉开展，在背面明显。孢子囊群长圆形，棕色，由10~15个孢子囊组成。

【分布】生于林中湿润处及山谷沟旁。产于广西、广东、贵州、湖北等地。

【性能主治】根状茎味苦、性凉。有清热凉血、祛瘀止血、镇痛安神的作用。主治疟腮，痈肿疮毒，毒蛇咬伤，跌打肿痛，外伤出血，崩漏，乳痈，风湿痹痛，产后腹痛，心烦失眠。

【采收加工】全年均可采收，洗净，去须根，切片，鲜用或晒干。

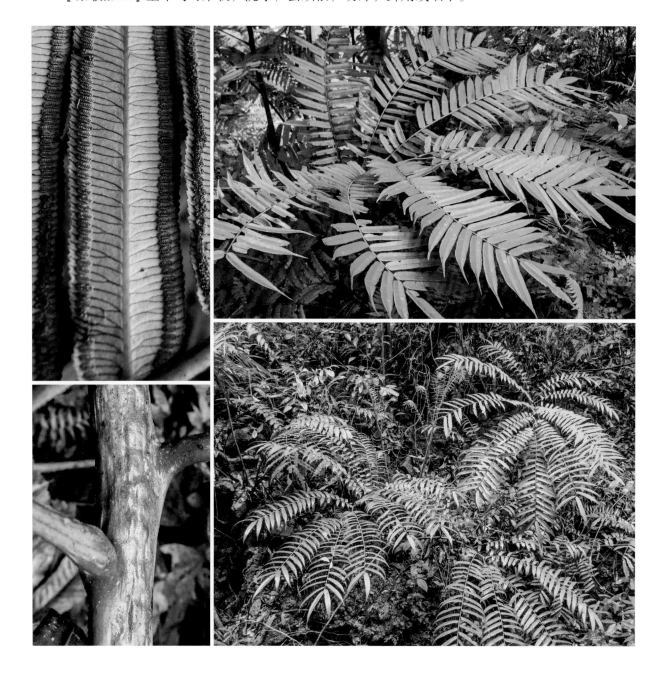

紫萁贯众

【基原】为紫萁科紫萁*Osmunda japonica* Thunb. 的根状茎和叶柄残基。

【别名】高脚贯众、老虎台。

【形态特征】多年生草本。根状茎短粗，或成短树干状而稍弯。叶簇生，直立；叶柄禾秆色；叶片三角状广卵形，顶部一回羽状，其下为二回羽状；羽片3~5对，对生，长圆形。孢子叶与营养叶等高或稍高，羽片和小羽片均短缩；小羽片线形，沿中肋两侧背面密生孢子囊。

【分布】生于林下或溪边。产于广西、广东、四川、云南、贵州、山东等地。

【性能主治】根状茎和叶柄残基味苦、性微寒；有小毒。有清热解毒、止血、杀虫的作用。主治疫毒感冒，热毒泻痢，痈疮肿毒，吐血，鼻出血，便血，崩漏，虫积腹痛。

【采收加工】春、秋季采收，洗净，除去须根，晒干。

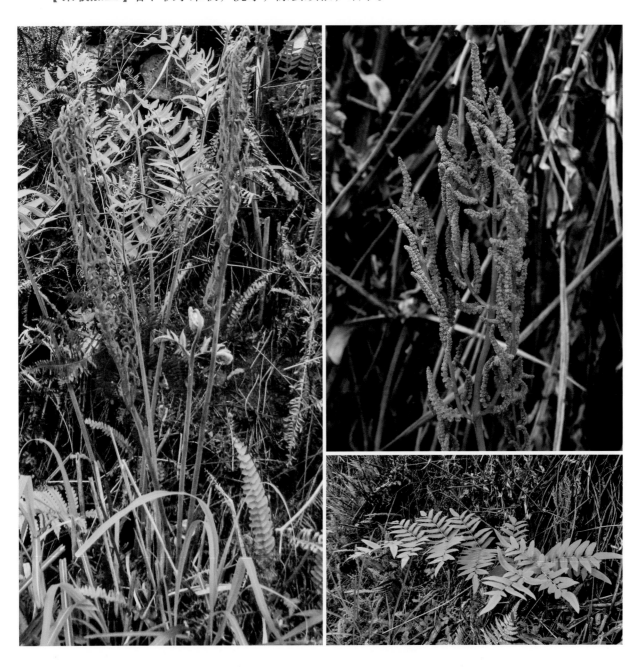

海金沙

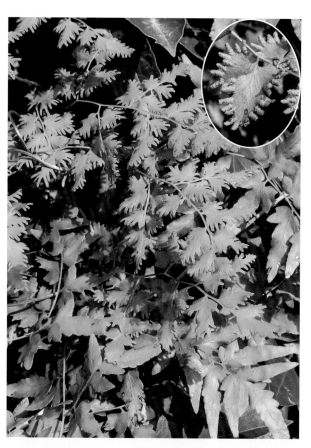

【基原】为海金沙科海金沙*Lygodium japonicum* (Thunb.) Sw. 的成熟孢子。

【别名】金沙藤、望骨风。

【形态特征】攀缘草本，可长达4 m。茎细弱。叶轴上面有2条狭边；羽片多数，对生于叶轴上的短距两侧，平展；叶为一回至二回羽状复叶；小叶卵状披针形，边缘有齿或不规则分裂；能育羽片卵状三角形，长宽几相等。孢子囊生于能育羽片的背面，排列稀疏；孢子表面有小疣。

【分布】生于林缘或灌木丛中。产于广西、广东、四川、湖南、江西、福建等地。

【性能主治】成熟孢子味甘、咸，性寒。有清利湿热、通淋止痛的作用。主治热淋，石淋，血淋，膏淋，尿道涩痛。

【采收加工】秋季孢子未脱落时采收藤叶，晒干，搓揉或打下孢子，除去藤叶。

金沙藤

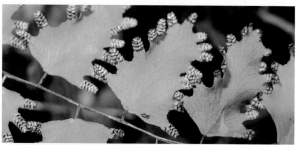

【基原】为海金沙科小叶海金沙*Lygodium microphyllum* (Cav.) R. Br. 的地上部分。

【别名】金沙藤、牛吊西、金沙草。

【形态特征】植株蔓攀状。叶二回羽状；羽片对生于叶轴的距上，距长2~4 mm，顶端密生红棕色毛；不育羽片生于叶轴下部，奇数羽状，或顶生小羽片有时二叉状，小羽片4对，互生；能育羽片长圆形，奇数羽状，小羽片互生，叶柄端有关节。孢子囊穗排列于叶缘，线形，黄褐色。

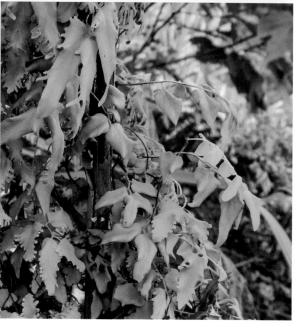

【分布】生于溪边灌木丛中。产于广西、广东、海南、云南、福建等地。

【性能主治】地上部分味甘，性寒。有清热解毒、利水通淋的作用。主治热淋，砂淋，石淋，血淋，膏淋，尿道涩痛，湿热黄疸，风热感冒，咳嗽，咽喉肿痛，泄泻，痢疾。

【采收加工】夏、秋季采收，除去杂质，晒干。

金花草

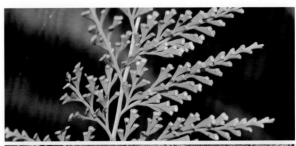

【基原】为鳞始蕨科乌蕨Sphenomeris chinensis (L.) Maxon 的全草。

【别名】大叶金花草、小叶野鸡尾。

【形态特征】植株高30~70 cm。根状茎横走，密生深褐色钻形鳞片。叶近生；叶片纸质，两面无毛，长卵形或披针形，四回羽状深裂；羽片15~20对，互生，密接，有短柄，斜展，卵状披针形。孢子囊群小，生在裂片先端或1条小脉顶端；囊群盖灰棕色，倒卵形或长圆形。

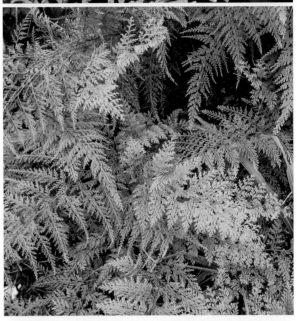

【分布】生于林下或灌木丛中阴湿地。产于广西、海南、四川、湖南、湖北、福建等地。

【性能主治】全草味苦，性寒。有清热解毒、利湿的作用。主治感冒发热，咳嗽，扁桃体炎，腮腺炎，肠炎，痢疾，肝炎，食物中毒，农药中毒；外用治烧烫伤，皮肤湿疹。

【采收加工】全年均可采收，夏、秋季采收较佳，洗净，鲜用或晒干。

井边茜

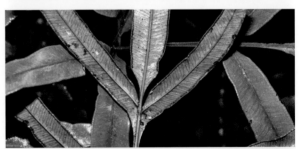

【基原】为凤尾蕨科剑叶凤尾蕨Pteris ensiformis Burm. f. 的全草。

【别名】凤凰草、凤尾草、凤冠草。

【形态特征】多年生草本。根状茎细长，斜升或横卧，被黑褐色鳞片。叶密生，二型；叶片长圆状卵形，营养叶比能育叶短；能育叶的羽片疏离，通常为2~3叉，中央的分叉最长；顶生羽片基部不下延，下部2对羽片有时为羽状；叶干后草质，灰绿色至褐绿色，无毛。

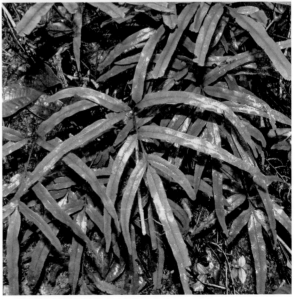

【分布】生于溪边、草地或灌木丛中。产于广西、广东、浙江、江西、福建等地。

【性能主治】全草味甘、苦、微辛，性凉。有清热解毒、利尿的作用。主治黄疸型肝炎，痢疾，乳腺炎，小便不利。

【采收加工】全年均可采收，洗净，鲜用或晒干。

凤尾草

【基原】为凤尾蕨科井栏凤尾蕨 *Pteris multifida* Poir. 的全草。

【别名】井栏边草、井边凤尾、井栏草。

【形态特征】多年生草本。根状茎短而直立，先端被黑褐色鳞片。叶多数，密而簇生，二型；营养叶卵状长圆形，一回羽状，羽片常3对，线状披针形，边缘有不整齐的尖齿；孢子叶狭线形，其上部几对的羽片基部下延，在叶轴两侧形成狭翅。孢子囊群沿叶缘连续分布。

【分布】生于井边、沟边、墙缝及石灰岩缝隙中。产于全国各地。

【性能主治】全草味淡、微苦，性寒。有清热利湿，凉血止血、解毒止痢的作用。主治痢疾，胃肠炎，肝炎，泌尿系统感染，感冒发烧，咽喉肿痛，白带异常，崩漏，农药中毒；外用治外伤出血，烧烫伤。

【采收加工】全年均可采收，洗净，鲜用或晒干。

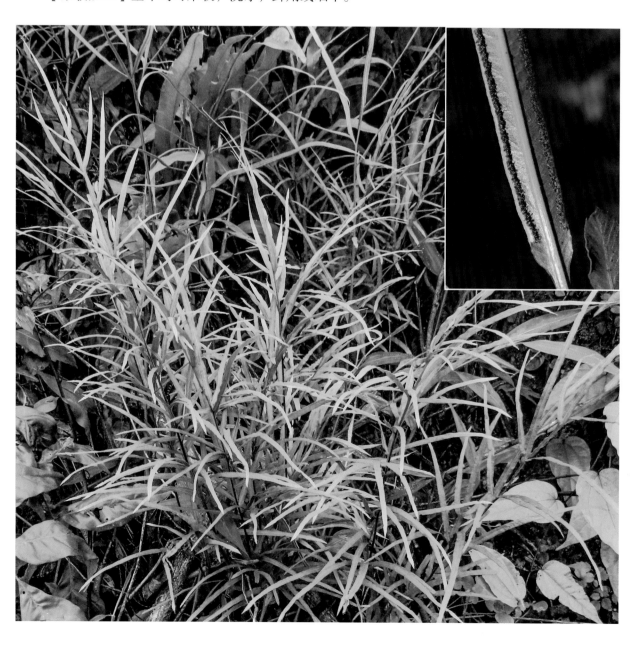

蜈蚣草

【基原】为凤尾蕨科蜈蚣草*Pteris vittata* L. 的全草或根状茎。

【别名】蜈蚣蕨、斩草剑、黑舒筋草。

【形态特征】多年生草本。根状茎直立，密被黄褐色鳞片。叶簇生；叶片倒披针状长圆形，一回羽状；顶生羽片与侧生羽片同形，互生或有时近对生，下部羽片较疏离，中部羽片最长，狭线形；不育的叶缘具密齿。在成熟的植株上除下部缩短的羽片不育外，几乎全部羽片能育。

【分布】生于钙质土上或石灰岩石山石缝中。产于我国秦岭南坡以南各省区。

【性能主治】全草或根状茎味淡，性平。有祛风活血、解毒杀虫的作用。主治流行性感冒，痢疾，风湿疼痛，跌打损伤；外用治蜈蚣咬伤，疥疮。

【采收加工】全年均可采收，洗净，鲜用或晒干。

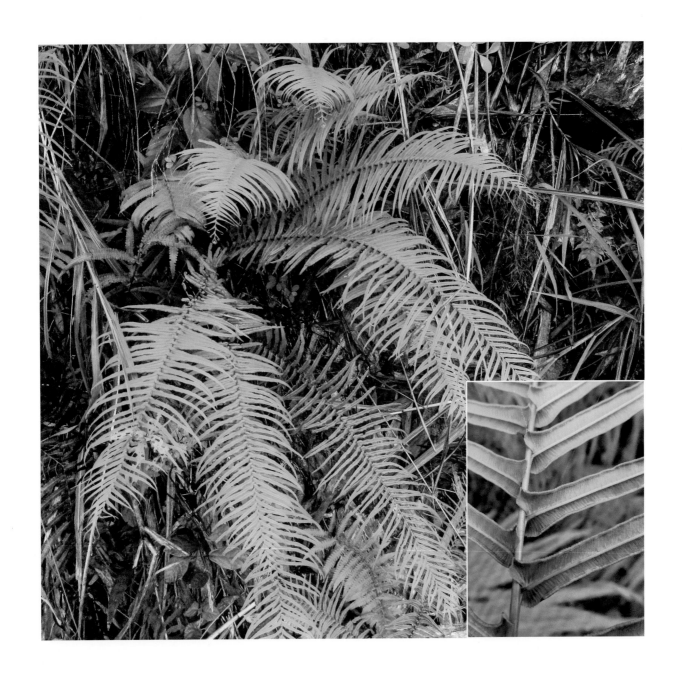

小叶金花草

【基原】为中国蕨科野雉尾金粉蕨Onychium japonicum (Thunb.) Kunze 的全草。

【别名】野鸡尾、小鸡尾草、柏香莲。

【形态特征】植株高25~60 cm。根状茎长而横走，疏被鳞片。叶散生；叶片几与叶柄等长，卵状三角形或卵状披针形，四回羽状细裂；羽片12~15对，互生，长圆披针形或三角状披针形，先端渐尖，并具羽裂尾头，三回羽裂。孢子囊群长3~6 mm；囊群盖线形或短长圆形，全缘。

【分布】生于山坡路旁、林下沟边或灌木丛阴处。产于长江以南各地，北至河北，西至甘肃南部。

【性能主治】全草味苦，性寒。有清热解毒、利湿、止血的作用。主治风热感冒，肺热咳嗽，急性肠胃炎，痢疾，黄疸，吐血，便血，尿血，农药中毒，砷中毒，木薯中毒，烧烫伤。

【采收加工】夏、秋季采收，晒干。

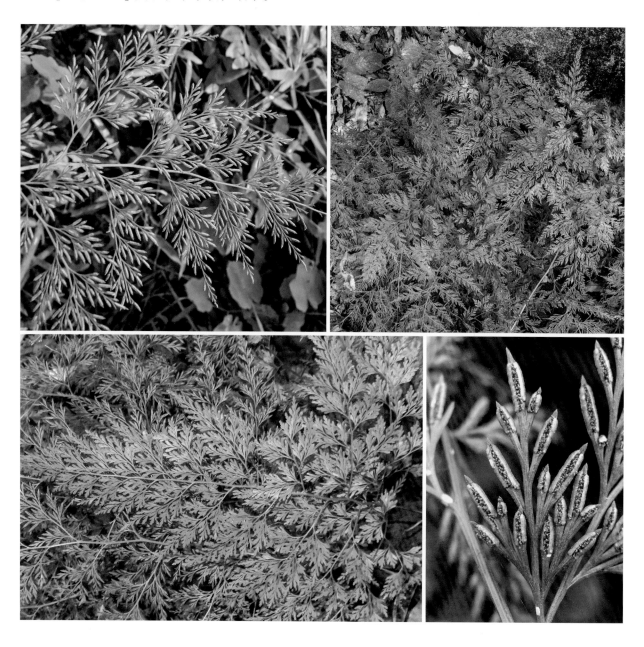

岩风子

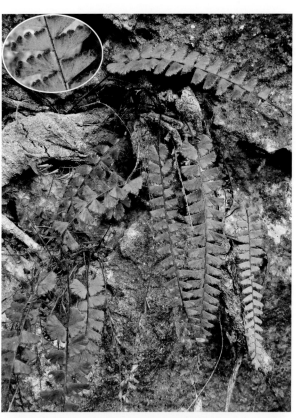

【基原】为铁线蕨科假鞭叶铁线蕨*Adiantum malesianum* Ghatak 的全草。

【形态特征】多年生草本，植株高15~20 cm。根状茎短而直立，密被棕色鳞片。叶簇生；叶柄栗黑色，基部被棕色鳞片，通体被长毛；叶片线状披针形，一回羽状；羽片约25对，基部1对羽片不缩小，近团扇形。叶轴先端往往延长成鞭状，落地生根。孢子囊群每羽片5~12个。

【分布】生于山坡灌木丛中、岩石上或石缝中。产于广西、广东、海南、贵州、四川等地。

【性能主治】全草味苦，性凉。有利水通淋、清热解毒的作用。主治淋症，水肿，乳痈，疮毒。

【采收加工】夏、秋季采收，洗净，晒干。

书带蕨

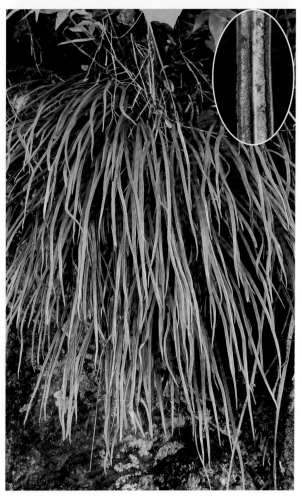

【基原】为书带蕨科书带蕨*Haplopteris flexuosa* (Fée) E. H. Crane 的全草。

【别名】晒不死、柳叶苇、小石韦。

【形态特征】多年生草本。根状茎横走，密被黄褐色鳞片。叶近生，常密集成丛；叶柄短，下部浅褐色，基部被小鳞片；叶片薄草质，线形，边缘反卷，遮盖孢子囊群。孢子囊群线形，生于叶缘内侧；叶片下部和先端不育。孢子长椭圆形，无色透明，单裂缝。

【分布】附生于林中树干或岩石上。产于广西、广东、海南、四川、湖北、江苏、浙江、江西等地。

【性能主治】全草味苦、涩，性凉。有疏风清热、舒筋止痛、健脾消疳、止血的作用。主治小儿急惊风，小儿疳积，风湿痹痛，跌打损伤，妇女干血痨，咯血，吐血。

【采收加工】全年或夏、秋季采收，洗净，鲜用或晒干。

单叶双盖蕨

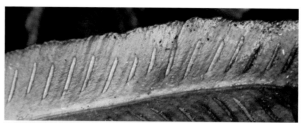

【基原】为蹄盖蕨科单叶双盖蕨*Diplazium subsinuatum* (Wall. ex Hook. et Grev.) Tagawa 的全草。

【别名】手甲草、斩蛇剑、石上剑。

【形态特征】多年生草本。根状茎横走，被黑色或棕褐色鳞片。叶远生；叶柄淡灰色，基部被褐色鳞片；叶片披针形或线状披针形，边缘全缘或稍呈波状；中脉两面均明显，小脉斜展，直达叶边。孢子囊群线形，常分布于叶片上半部，每组小脉常有1条；囊群盖熟时膜质，浅褐色。

【分布】生于溪旁、林下酸性土壤或岩石上。产于广西、广东、湖南、云南、贵州等地。

【性能主治】全草味微苦、涩，性寒。有凉血止血、利尿通淋的作用。主治目赤肿痛，尿路结石，热淋尿血。

【采收加工】全年均可采收，除去杂质，晒干。

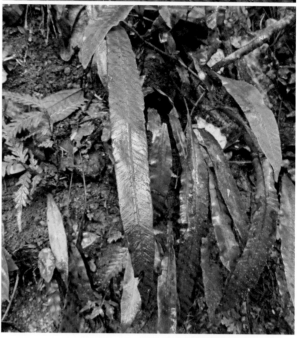

华南毛蕨

【基原】为金星蕨科华南毛蕨*Cyclosorus parasiticus* (L.) Farwell. 的全草。

【别名】密毛毛蕨、冷蕨棵、大风寒。

【形态特征】植株高达70 cm。根状茎横走，连同叶柄基部被深棕色披针形鳞片。叶近生；叶柄深禾秆色，基部以上偶有柔毛；叶片长圆披针形，先端羽裂，尾状渐尖头，基部不变狭，二回羽裂。孢子囊群圆形，生侧脉中部以上，每裂片1~6对；囊群盖小，膜质，棕色，上面密生柔毛。

【分布】生于林下或溪边湿地。产于广西、广东、海南、云南、湖南、福建、台湾、江西等地。

【性能主治】全草味辛、微苦，性平。有祛风、除湿的作用。主治风湿痹痛，感冒，痢疾。

【采收加工】夏、秋季采收，晒干。

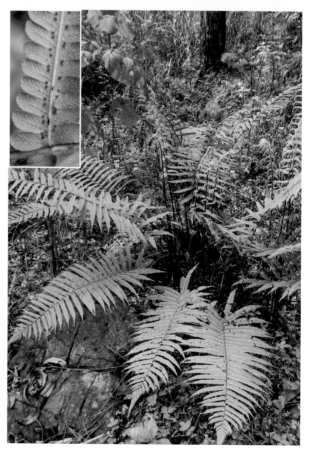

倒挂草

【基原】为铁角蕨科倒挂铁角蕨*Asplenium normale* D. Don 的全草。

【别名】青背连。

【形态特征】植株高15~40 cm。根状茎直立或斜升，密被黑褐色鳞片。叶簇生；叶柄栗褐色至紫黑色，基部疏被鳞片；叶片草质至薄纸质，两面无毛，披针形，一回羽状；羽片20~44对，互生，平展，无柄，中部羽片同大。孢子囊群椭圆形，棕色，远离主脉伸达叶边，彼此疏离。

【分布】生于密林下、溪边石上或路边阴湿地。产于广西、广东、云南、贵州、湖南等地。

【性能主治】全草味微苦，性平。有清热解毒、止血的作用。主治肝炎，痢疾，外伤出血，蜈蚣咬伤。

【采收加工】全年均可采收，洗净，鲜用或晒干。

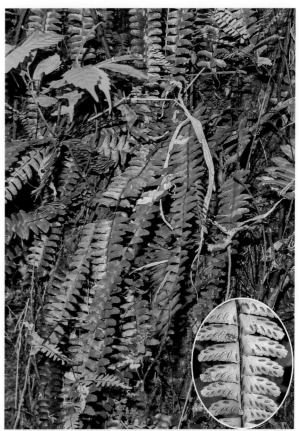

铁杆地柏枝

【基原】为铁角蕨科北京铁角蕨*Asplenium pekinense* Hance 的全草。

【别名】地柏枝、小叶鸡尾草、山蕨岩。

【形态特征】植株高8~20 cm。根状茎短而直立，先端密被鳞片。叶簇生；叶片披针形，二回羽状或三回羽裂；羽片9~11对，下部羽片对生，向上互生；小羽片2~3对，互生，边缘羽状深裂，裂片3~4片，先端圆截形并有齿，两侧全缘。孢子囊群近椭圆形；囊群盖同形，灰白色，全缘。

【分布】生于林下岩石上或岩石缝中。产于广西、广东、台湾、福建、浙江、江苏等地。

【性能主治】全草味甘、微辛，性平。有化痰止咳、清热解毒、止血的作用。主治感冒咳嗽，肺结核，痢疾，腹泻，热痹，肿毒，疮痈，跌打损伤，外伤出血。

【采收加工】4月采挖带根茎全草，洗净，鲜用或晒干。

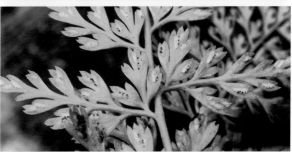

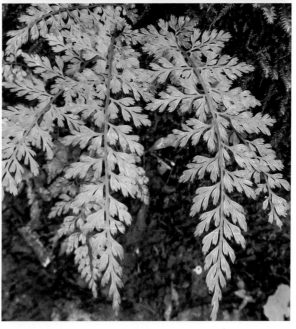

石上铁角蕨

【基原】为铁角蕨科石生铁角蕨*Asplenium saxicola* Ros. 的全草。

【别名】粤铁角蕨、鸡心草。

【形态特征】植株高20~50 cm。根状茎短而直立，密被鳞片。叶近簇生；叶柄基部密被鳞片；叶片阔披针形，先端渐尖且为羽状，顶生一片多少呈三叉状，向下为一回羽状；羽片5~12对，下部羽叶对生，向上互生。孢子囊群狭线形，单生于小脉上侧或下侧，偶有不完全的双生；囊群盖狭线形。

【分布】生于密林下潮湿岩石上或石缝中。产于广西、广东、湖南、贵州、云南、四川等地。

【性能主治】全草味淡，性平。有清热润肺、解毒消肿的作用。主治肺结核，疮疖痈肿，膀胱炎，跌打损伤。

【采收加工】夏、秋季采收，洗净，晒干。

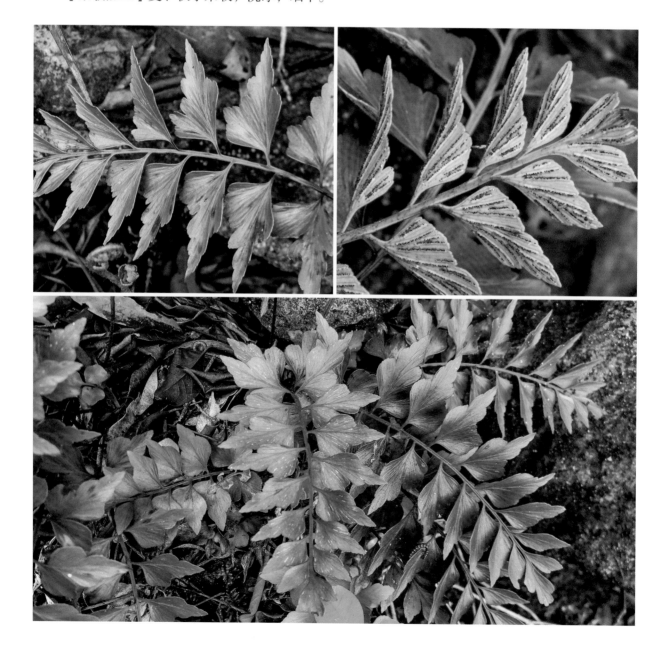

斩妖剑

【基原】为铁角蕨科狭翅巢蕨*Neottopteris antrophyoides* (Christ) Ching 的全草。

【别名】真武剑、大石韦、大瓦韦。

【形态特征】植株高50~70 cm。根状茎直立，粗短，木质，先端密被鳞片。叶簇生，辐射状生于根状茎顶部，中空如鸟巢；叶片厚纸质，无毛，带状披针形至带状倒披针形，近于无柄，基部两侧有狭翅。孢子囊群线形，生于小脉上侧，叶片中部以下不育；囊群盖线形，浅棕色。

【分布】生于林中树上或潮湿的石上。产于广西、广东、云南、贵州等地。

【性能主治】全草味微苦，性凉。有利尿通淋、解毒消肿的作用。主治急慢性肾炎，尿路感染，风湿痹痛，疮疡肿毒，毒蛇咬伤。

【采收加工】夏、秋季采收，洗净，鲜用或晒干。

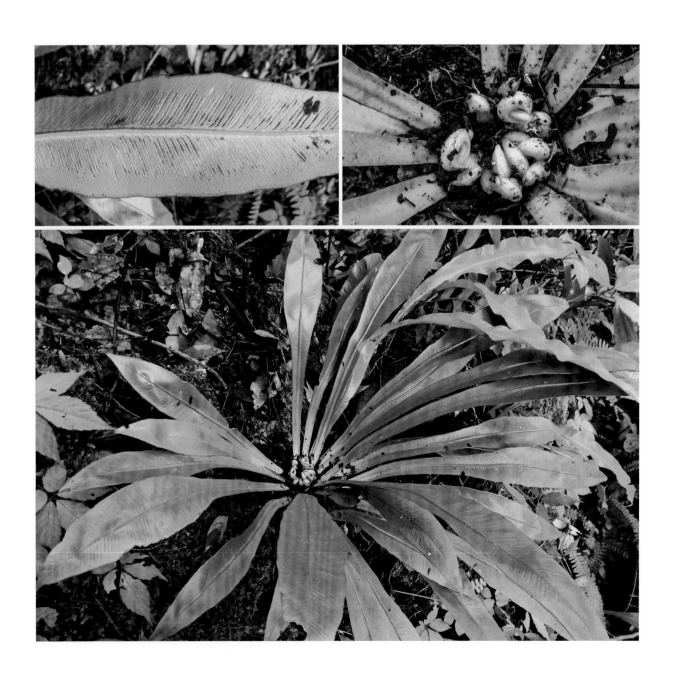

镰羽贯众

【基原】为鳞毛蕨科镰羽贯众*Cyrtomium balansae* (Christ) C. Chr. 的根茎。

【别名】巴兰贯众。

【形态特征】植株高25~60 cm。根茎直立，密被披针形棕色鳞片。叶簇生；叶柄被鳞片；叶片披针形或宽披针形，一回羽状；羽片12~18对，互生，镰状披针形，先端渐尖或近尾状，边缘具齿；叶片纸质，腹面光滑，背面疏生棕色小鳞片或秃净。孢子囊位于中脉两侧各成2行；囊群盖圆形，盾状。

【分布】生于山谷溪沟边或林下阴湿处。产于广西、海南、安徽、福建、浙江、江西、湖南、贵州等地。

【性能主治】根茎味苦，性寒。有清热解毒、驱虫的作用。主治流行性感冒，肠道寄生虫病。

【采收加工】全年均可采挖，除去泥沙及叶，鲜用或晒干。

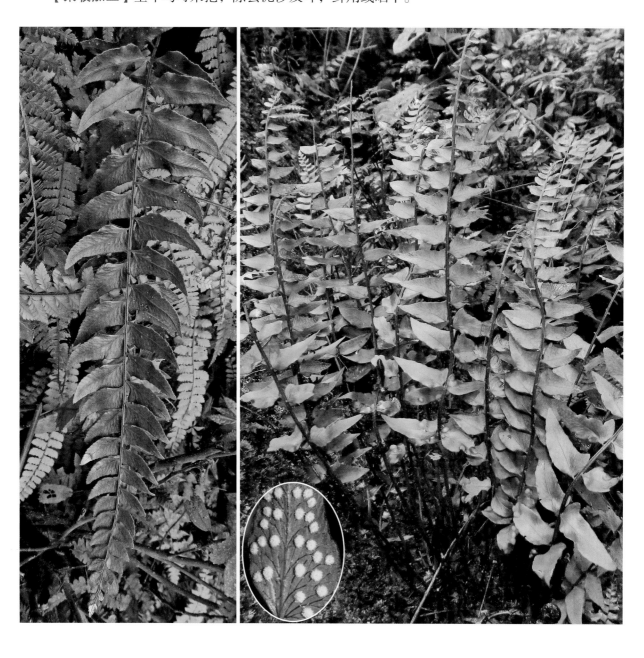

小贯众

【基原】为鳞毛蕨科贯众*Cyrtomium fortunei* J. Sm. 的根状茎、叶柄残基。

【别名】昏鸡头、鸡脑壳、鸡公头。

【形态特征】植株高25~50 cm。根茎直立，密被棕色鳞片。叶簇生；叶柄禾秆色，密生棕色鳞片；叶片长圆状披针形，一回羽状；侧生羽片7~16对，互生，披针形，多少上弯成镰状，先端渐尖，少数成尾状；顶生羽片狭卵形。孢子囊群遍布羽片背面；囊群盖圆形。

【分布】生于林下或石灰岩缝中。产于广西、广东、云南、江西、福建、湖南等地。

【性能主治】根状茎、叶柄残基味苦，性微寒；有小毒。有清热平肝、解毒杀虫、止血的作用。主治头晕目眩，高血压，痢疾，尿血，便血，崩漏，白带异常，钩虫病。

【采收加工】全年均可采收，秋季采收较好，除去须根和部分叶柄，晒干。

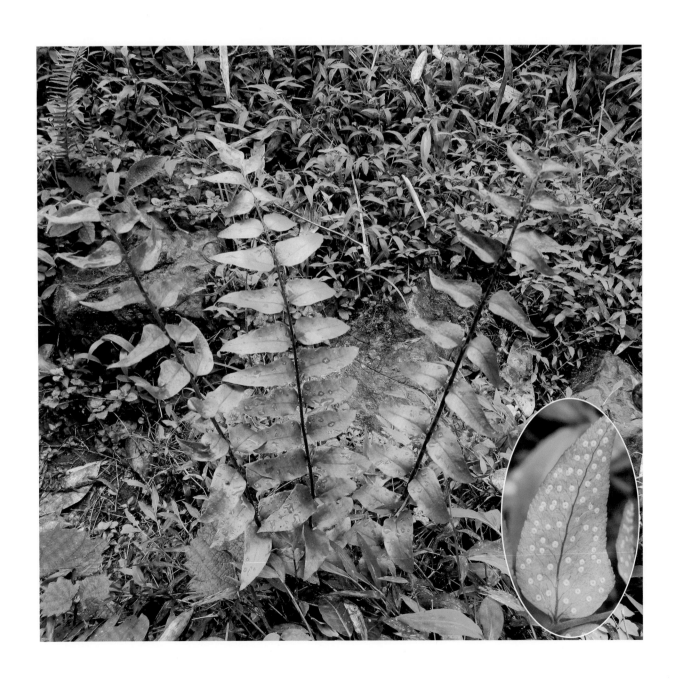

肾蕨

【基原】为肾蕨科肾蕨*Nephrolepis cordifolia* (L.) C. Presl 的地下块茎。

【别名】马骝卵、石黄皮、蜈蚣草。

【形态特征】附生或土生植物。根茎直立，被淡棕色鳞片；根下生肉质多汁的球茎。叶丛生；叶柄暗褐色，密被淡棕色鳞片；叶片披针形，光滑，无毛，一回羽状；羽片多数，无柄，互生，覆瓦状排列，披针形。孢子囊群生于羽片两缘的小脉顶端；囊群盖肾形，棕褐色。

【分布】生于石山溪边、路旁或林下。产于广西、广东、海南、云南等地。

【性能主治】块茎味甘、淡、微涩，性凉。有清热利湿、止咳通淋、消肿解毒的作用。主治感冒发热，肺热咳嗽，黄疸，淋浊，小便涩痛，泄泻，痢疾，带下，疝气，乳痈，瘰疬，烫伤。

【采收加工】全年均可采收，去除鳞片，洗净，鲜用或晒干。

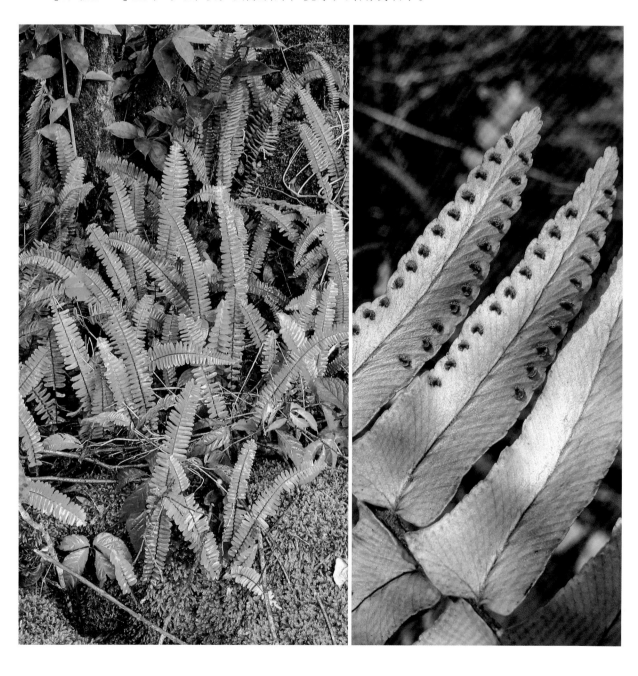

羊七莲

【基原】为水龙骨科线蕨 *Colysis elliptica* (Thunb.) Ching 的全草。

【别名】雷松草。

【形态特征】多年生草本，植株高20~60 cm。根状茎长而横走，密生棕褐色鳞片。叶远生，近二型；叶柄禾秆色，基部密生鳞片；叶片长圆状卵形或卵状披针形，一回羽裂；羽片6~11对，狭长披针形或线形。孢子囊群线形，在每侧脉间各排列成1行，伸达叶边，无囊群盖。

【分布】生于山坡林下或溪边岩石上。产于广西、云南、贵州、湖南、江苏、浙江等地。

【性能主治】全草味微苦，性凉。有活血散瘀、清热利尿的作用。主治跌打损伤，尿路感染，肺结核。

【采收加工】全年均可采收，洗净，鲜用或晒干。

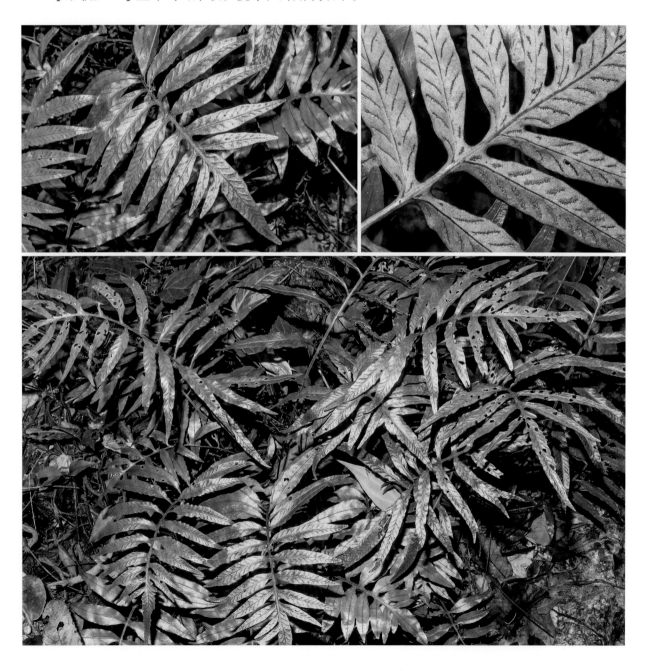

鱼鳖金星

【基原】为水龙骨科抱石莲*Lepidogrammitis drymoglossoides* (Baker) Ching 的全草。

【别名】抱石蕨、瓜子草、瓜子莲。

【形态特征】多年生小型附生草本。根状茎细长，横走，纤细如丝，疏被鳞片。叶远生，二型，肉质；营养叶长圆形至卵形，圆头或钝圆头，基部楔形全缘，几无柄；孢子叶倒披针形或舌状，有时与营养叶同形，背面疏被鳞片。孢子囊群圆形，沿主脉两侧各有1行，位于主脉与叶边之间。

【分布】附生于林下阴湿树干或岩石上。产于广西、广东、贵州、陕西、甘肃等地。

【性能主治】全草味甘、苦，性寒。有清热解毒、祛风化痰、凉血祛瘀的作用。主治小儿高热，肺结核，内、外伤出血，风湿关节痛，跌打损伤；外用治疗疮肿毒。

【采收加工】全年均可采收，洗净，鲜用或晒干。

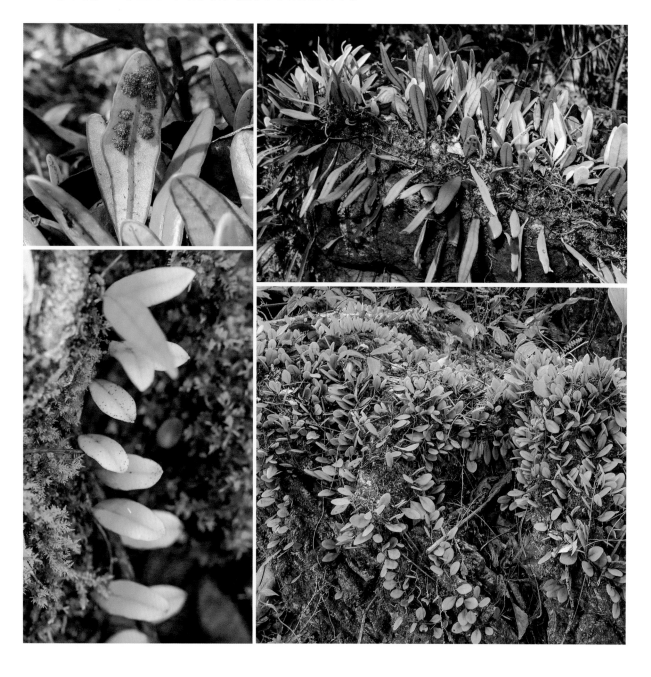

大叶骨牌草

【基原】为水龙骨科江南星蕨*Microsorum fortunei* (T. Moore) Ching 的全草。

【别名】七星剑、斩蛇剑、一包针。

【形态特征】植株高约50 cm。根状茎长，横走，肉质，顶部被棕褐色鳞片。叶远生；叶片厚纸质，直立，带状披针形，顶端长渐尖，基部渐狭，下延于叶柄并形成狭翅，全缘，有软骨质的边；中脉两面均明显隆起，侧脉不明显。孢子囊群大，圆形，靠近主脉各排列成1行或不整齐的2行。

【分布】生于山坡林下、溪边树干或岩石上。产于广西、湖南、陕西、江苏、安徽等地。

【性能主治】全草味苦，性寒。有清热利湿、凉血解毒的作用。主治热淋，小便不利，痔疮出血，瘰疬结核，痈肿疮毒，毒蛇咬伤，风湿疼痛，跌打骨折。

【采收加工】全年均可采收，洗净，鲜用或晒干。

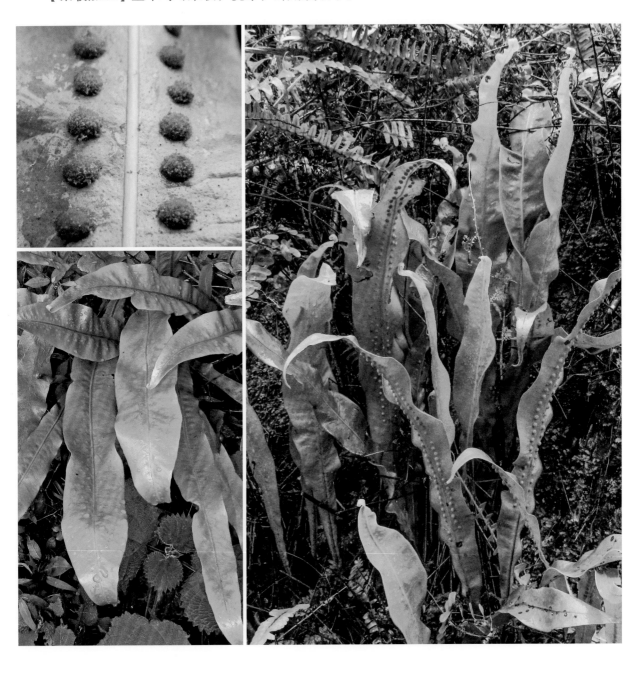

友水龙骨

【基原】为水龙骨科友水龙骨Polypodiodes amoena (Wall. ex Mett.) Ching 的根状茎。

【别名】猴子蕨、水龙骨、土碎补。

【形态特征】附生草本。根状茎横走，密被暗棕色鳞片。叶疏生，厚纸质；叶柄禾秆色；叶片卵状披针形，羽状深裂，基部略收缩，顶端羽裂渐尖；裂片20~25对，披针形，边缘具齿。孢子囊群圆形，在裂片中脉两侧各排列成1行，着生于内藏小脉顶端，位于中脉与叶缘间，无囊群盖。

【分布】附生于石上或树干基部。产于广西、云南、湖南、贵州、四川、西藏、江西等地。

【性能主治】根状茎味甘、苦，性平。有清热解毒、祛风除湿的作用。主治风湿关节疼痛，咳嗽，小儿高烧；外用治背痈，无名肿毒，骨折。

【采收加工】全年均可采收，洗净，鲜用或晒干。

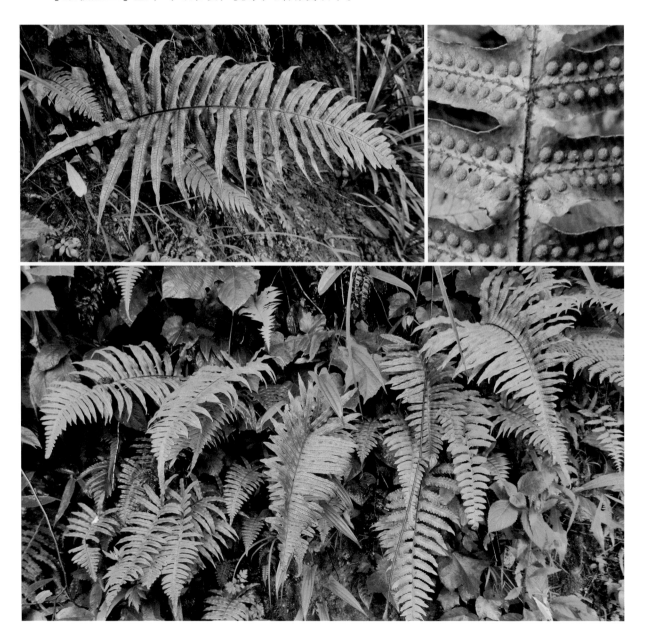

石韦

【基原】为水龙骨科石韦 *Pyrrosia lingua* (Thunb.) Farwell 的叶。

【别名】石耳朵、蛇舌风、小叶下红。

【形态特征】植株高10~30 cm。根状茎长而横走，密被淡棕色鳞片。叶远生，近二型；叶片具长柄，革质，披针形至矩圆状披针形，腹面绿色，有小凹点，背面密被灰棕色星状毛。孢子叶常远比营养叶高而狭窄；孢子囊群沿着叶背侧脉整齐排列，初为星状毛包被，成熟后开裂外露而呈砖红色。

【分布】附生于林中树干或溪边石上。产于华东、中南、西南地区。

【性能主治】叶味苦、甘，性微寒。有利尿通淋、清肺止咳、凉血止血的作用。主治热淋，血淋，石淋，小便不通，淋漓涩痛，肺热喘咳，吐血，鼻出血，尿血，崩漏。

【采收加工】全年均可采收，除去根状茎和根，晒干或阴干。

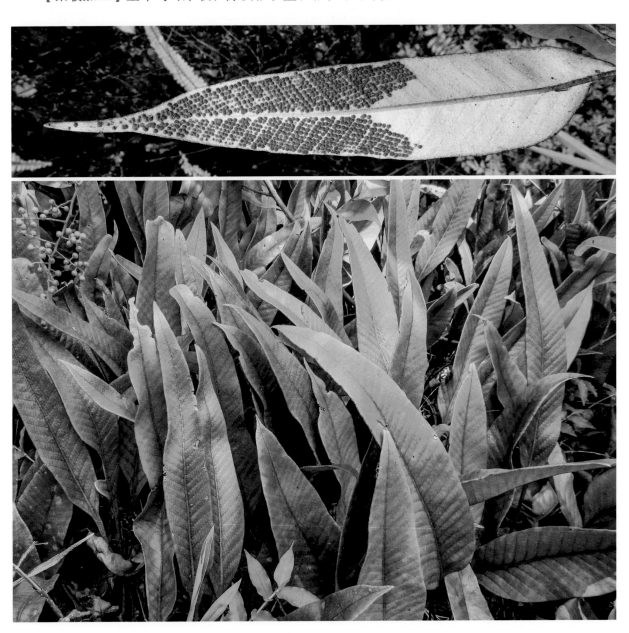

骨碎补

【基原】为槲蕨科槲蕨*Drynaria roosii* Nakaike 的根状茎。

【别名】猴子姜、飞蛾草。

【形态特征】附生草本，植株高25~40 cm。根状茎横走，粗壮肉质，为扁平的条状或块状，密被鳞片。叶二型；营养叶枯棕色，厚干膜质，覆盖于根状茎上。孢子叶高大而绿色，中部以上深羽裂；裂片7~13对，披针形；孢子囊群生于内藏小脉的交叉处，在主脉两侧各有2~3行。

【分布】附生于树干或岩石上。产于广西、广东、海南、云南、江西、湖北、江苏等地。

【性能主治】根状茎味苦，性温。有疗伤止痛、补肾强骨、消风祛斑的作用。主治跌仆闪挫，筋骨损伤，肾虚腰痛，筋骨痿软，耳鸣耳聋，牙齿松动；外用治斑秃，白癜风。

【采收加工】全年均可采收，除去泥沙，干燥，或再燎去鳞片。

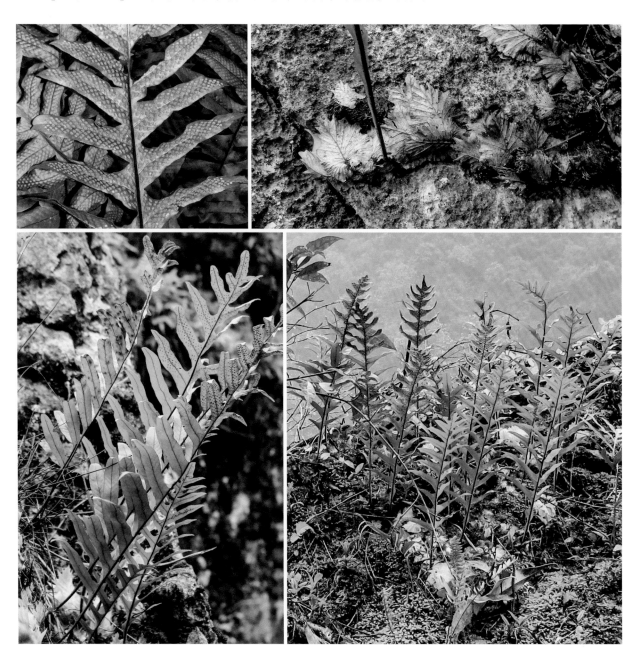

南方红豆杉

【基原】为红豆杉科南方红豆杉*Taxus wallichiana* Zucc. var. *mairei* (Lemée et H. Lév.) L. K. Fu et Nan Li 的种子。

【别名】红豆杉、酸把果。

【形态特征】常绿乔木，高达30 m。树皮纵裂成长条薄片剥落。叶2列，弯镰状条形，长2~4.5 cm，宽3~5 mm，背面中脉带明晰可见，其色泽与气孔带相异，呈淡黄绿色或绿色，绿色边带较宽。种子倒卵圆形，生于杯状红色肉质的假种皮中。花期2~3月，种子10~11月成熟。

【分布】生于天然林中或栽培。产于广西、云南、湖南、湖北、四川、甘肃等地。

【性能主治】种子有驱虫的作用。主治食积，蛔虫病。

【采收加工】秋季种子成熟时采收，鲜用或晒干。

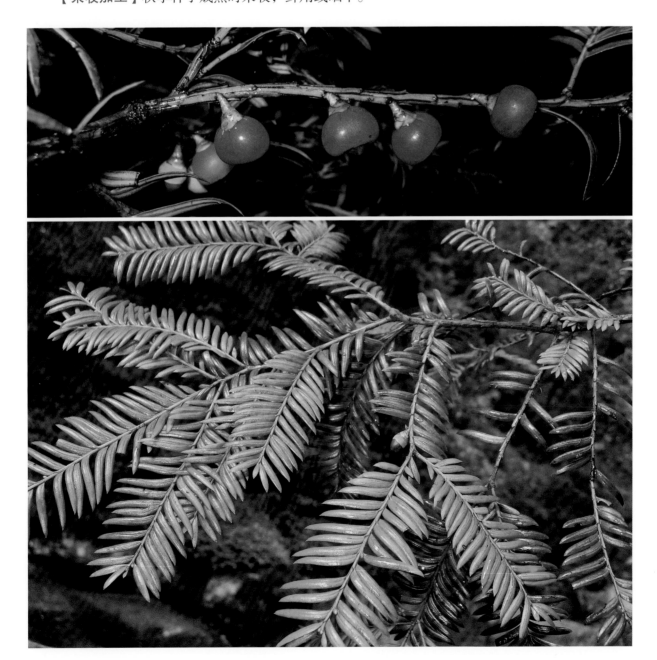

小叶买麻藤

【基原】为买麻藤科小叶买麻藤Gnetum parvifolium (Warb.) W. C. Cheng 的藤茎。

【别名】五层风、大节藤、麻骨风。

【形态特征】常绿木质藤本。茎节膨大呈关节状，皮孔明显，横断面有5层黑色圆圈，呈蛛网状花纹。叶片革质，长卵形，先端急尖或渐尖而钝，基部宽楔形或微圆。成熟种子长椭圆形或窄矩圆状倒卵圆形，几无梗；假种皮红色。花期4~6月，种子9~11月成熟。

【分布】生于低海拔林中，常缠绕于其他树上。产于广西、广东、湖南、福建等地。

【性能主治】藤茎味苦，性微温。有祛风活血、消肿止痛、化痰止咳的作用。主治风湿性关节炎，腰肌劳损，筋骨酸软，跌打损伤，骨折，支气管炎，溃疡出血，小便不利，蜂窝组织炎。

【采收加工】全年均可采收，切段，鲜用或晒干。

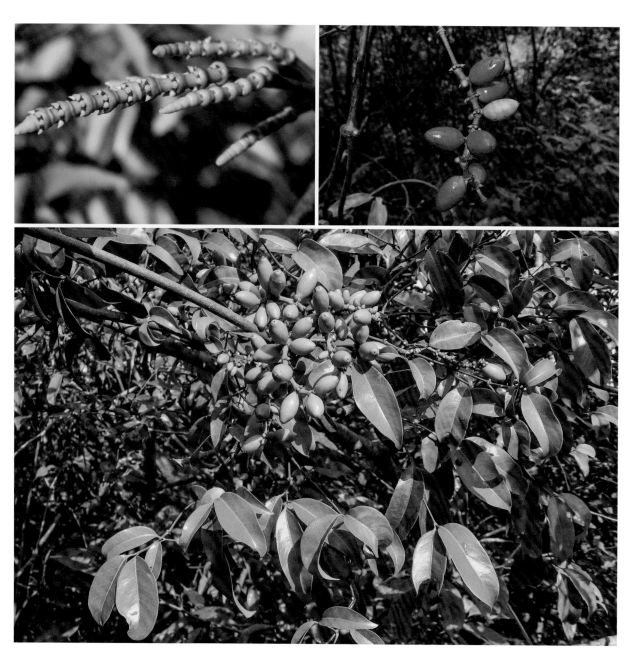

厚朴

【基原】为木兰科厚朴*Houpoëa officinalis* (Rehder et E. H. Wilson) N. H. Xia et C. Y. Wu 的干皮、枝皮、根皮及花蕾。

【别名】川朴、紫油厚朴。

【形态特征】落叶乔木。树皮褐色，不开裂。叶片大，近革质，长圆状倒卵形，先端具短急尖或圆钝，基部楔形，全缘而微波状，腹面绿色，无毛，背面灰绿色，被灰色柔毛，有白粉。花白色；花梗粗短，被长柔毛。聚合果长圆状卵圆形。种子三角状倒卵形。花期5~6月，果期8~10月。

【分布】生于山地林间。产于广西、广东、湖南、福建、江西等地。

【性能主治】干皮、枝皮及根皮味辛、苦，性温。有燥湿消痰、下气除满的作用。主治湿滞伤中，脘痞吐泻，食积气滞，腹胀便秘，痰饮喘咳。花蕾味苦，性微温。有芳香化湿、理气宽中的作用。主治脾胃湿阻气滞，胸脘痞闷胀满，纳谷不香。

【采收加工】枝皮和根皮4~6月剥取后直接阴干；干皮置沸水中微煮后，堆置阴湿处，"发汗"至内表面变紫褐色或棕褐色时，蒸软，取出，卷成筒状，晒干。

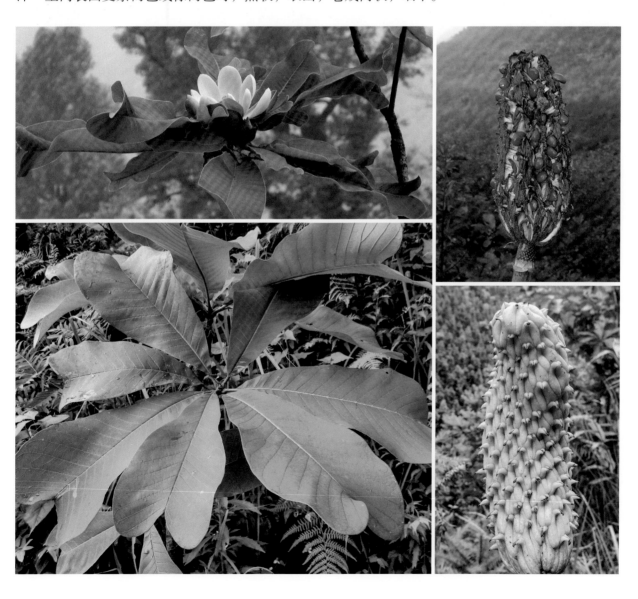

凹朴皮

【基原】为木兰科鹅掌楸*Liriodendron chinense* (Hemsl.) Sarg. 的树皮。

【别名】马挂木皮、双飘树。

【形态特征】乔木，高达40 m。叶马褂状，近基部每边具裂片，先端具2浅裂。花杯状，花被片9枚，外轮3枚绿色，萼片状，向外弯垂，内两轮6枚，直立，花瓣状倒卵形，具黄色纵条纹；心皮黄绿色。聚合果长7~9 cm；具翅的小坚果长约6 mm，顶端钝或钝尖。花期5月，果期9~10月。

【分布】生于山地林中。产于广西、湖南、四川、贵州、云南、陕西、安徽、浙江、江西、福建、湖北等地。

【性能主治】树皮味辛，性温。有祛风湿、散寒止咳的作用。主治风湿痹痛，风寒咳嗽。

【采收加工】夏、秋季采收，晒干。

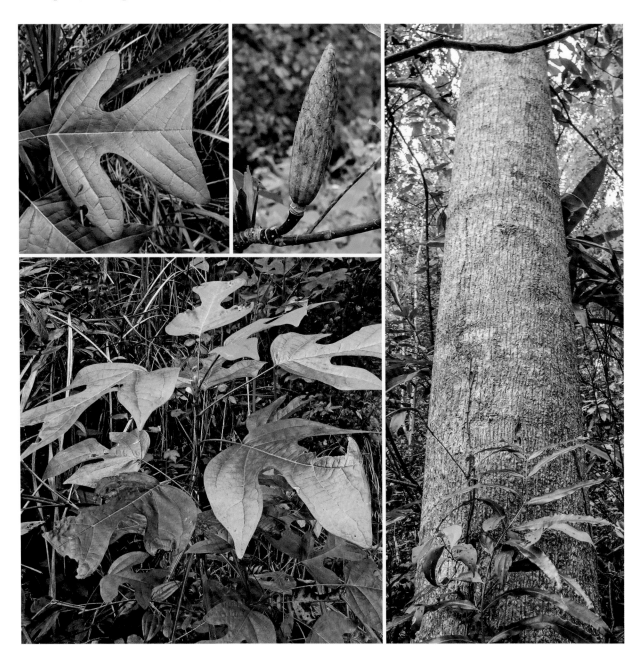

大钻

【基原】为五味子科黑老虎*Kadsura coccinea* (Lem.) A. C. Sm. 的根。

【别名】大叶钻骨风、过山风。

【形态特征】藤本，全株无毛。叶片革质，长圆形至卵状披针形，基部宽楔形或近圆形，全缘。花单生于叶腋，稀成对，雌雄异株。聚合果近球形，红色或暗紫色；小浆果倒卵形，外果皮革质，不显出种子。种子心形或卵状心形。花期4~7月，果期7~11月。

【分布】生于林中。产于广西、广东、香港、云南、贵州、四川、湖南等地。

【性能主治】根味辛、微苦，性温。有行气活血、祛风止痛的作用。主治胃痛，腹痛，风湿痹痛，跌打损伤，痛经，产后瘀血腹痛，疝气痛。

【采收加工】全年均可采收，洗净，晒干。

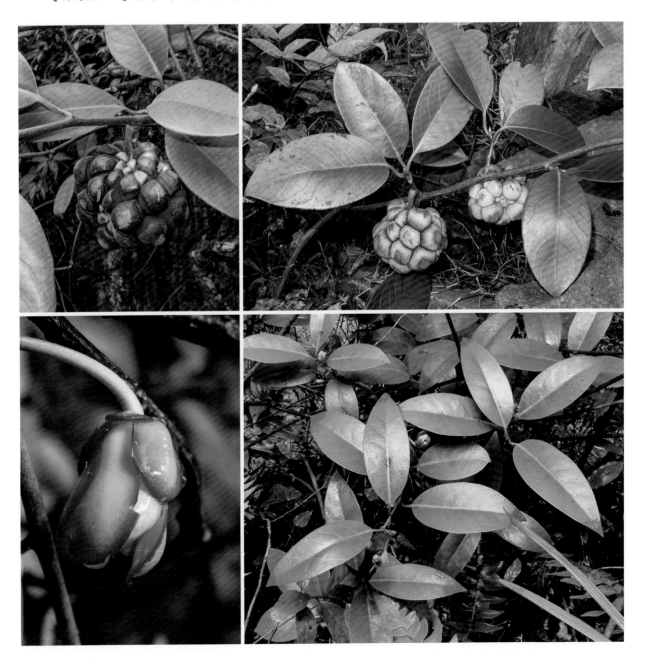

南五味子

【基原】为五味子科南五味子*Kadsura longipedunculata* Finet et Gagnep. 的根、根皮及茎。

【别名】钻骨风、小钻、风沙藤。

【形态特征】藤本。各部无毛。叶片长圆状披针形、倒卵状披针形或卵状长圆形，先端渐尖或尖，边缘具疏齿，腹面具淡褐色透明的腺点。花单生于叶腋，雌雄异株。聚合果球形；小浆果倒卵圆形，外果皮薄革质，干时显出种子。种子肾形或肾状椭圆形。花期6~9月，果期9~12月。

【分布】生于山坡、林中。产于广西、广东、云南、四川、湖南、湖北、安徽、浙江、江苏、江西、福建等地。

【性能主治】根、根皮及茎味辛、苦，性温。有活血理气、祛风活络、消肿止痛的作用。主治溃疡病，胃肠炎，中暑腹痛，月经不调，风湿性关节炎，跌打损伤。

【采收加工】全年均可采收，洗净，晒干。

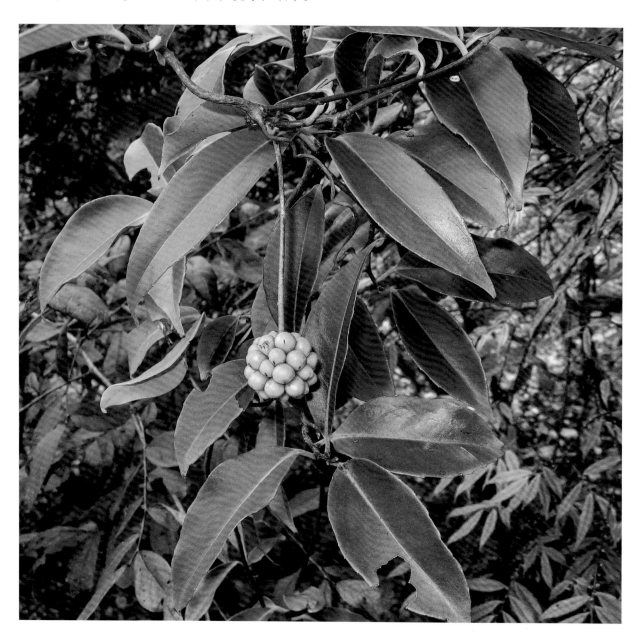

绿叶五味子

【基原】为五味子科绿叶五味子*Schisandra arisanensis* Hayata subsp. *viridis* (A. C. Sm.) R. M. K. Saunders 的藤茎或根。

【别名】过山风、内风消、小血藤。

【形态特征】落叶木质藤本。全株无毛。叶片纸质，卵状椭圆形，先端渐尖，基部钝或阔楔形，中上部边缘有胼胝质齿尖的粗齿或波状疏齿。雄蕊群倒卵圆形或近球形，花托椭圆状圆柱形。聚合果，成熟心皮红色；果皮具黄色腺点。种子肾形，种皮具皱纹或小瘤点。花期4~6月，果期7~9月。

【分布】生于沟谷边、山坡林下或灌木丛中。产于广西、广东、贵州、湖南、安徽等地。

【性能主治】藤茎或根味辛，性温。有祛风活血、行气止痛的作用。主治风湿骨痛，胃痛，疝气痛，月经不调，荨麻疹，带状疱疹。

【采收加工】全年均可采收，切片，鲜用或晒干。

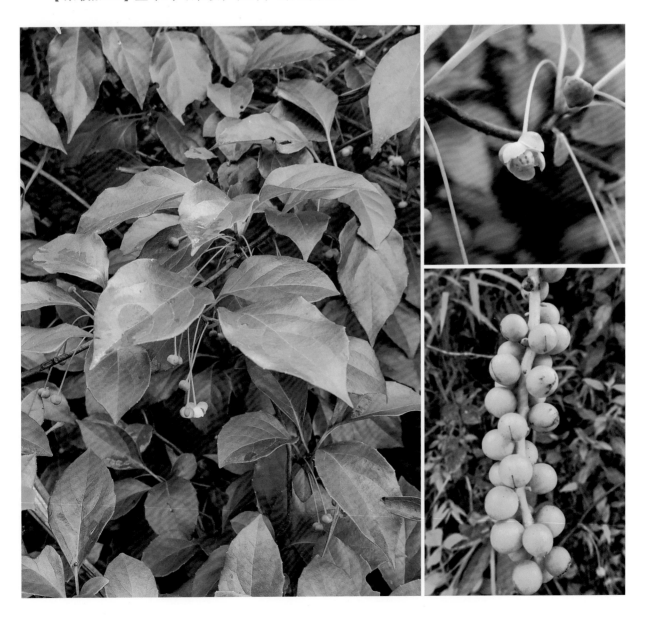

紫金血藤

【基原】为五味子科翼梗五味子 *Schisandra henryi* C. B. Clarke 的藤茎及根。

【别名】血藤、黄皮血藤、气藤。

【形态特征】落叶木质藤本。小枝具翅棱，被白粉。叶片宽卵形、长圆状卵形或近圆形，先端短渐尖，基部宽楔形或近圆形，下延成薄翅。雌雄同株，花被片黄色。小浆果红色，球形，直径4~5 mm。种子黄褐色，扁球形，或扁长圆形，种皮淡褐色，具乳头状突起或皱突起。花期5~7月，果期8~9月。

【分布】生于山坡林下或灌木丛中。产于广西、广东、云南、贵州、四川、湖南、湖北、浙江、河南、江西、福建等地。

【性能主治】藤茎及根味辛、涩，性温。有祛风除湿、行气止痛、活血止血的作用。主治风湿痹痛，心胃气痛，痨伤吐血，闭经，月经不调，跌打损伤，脓疮肿毒。

【采收加工】秋季采收，切片，晒干。

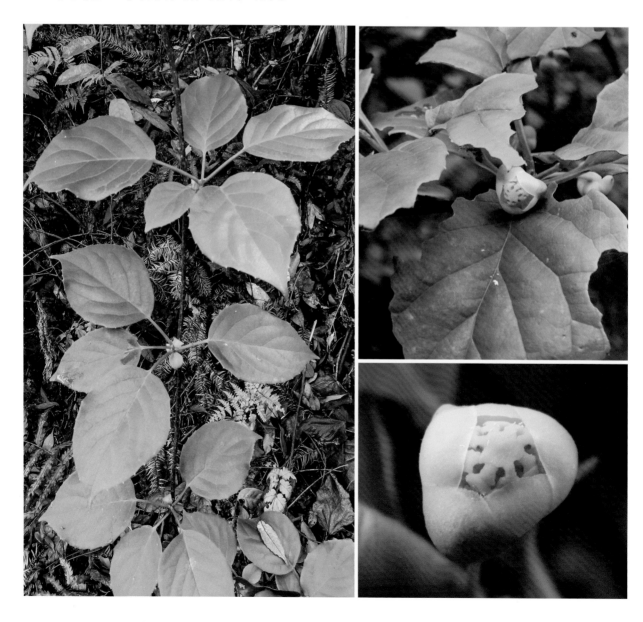

钻山风

【基原】为番荔枝科瓜馥木*Fissistigma oldhamii* (Hemsl.) Merr. 的根及藤茎。

【别名】山龙眼藤、广香藤、小香藤。

【形态特征】攀缘灌木。小枝、叶背和叶柄均被黄褐色柔毛。叶片革质，倒卵状椭圆形或长圆形，先端圆形或急尖，基部近圆形。花大，长约2.5 cm，常1~3朵集成密伞花序。果圆球状，直径约1.8 cm，密被黄棕色茸毛；果梗长不及2.5 cm。花期4~9月，果期7月至翌年2月。

【分布】生于低海拔山地林下或山谷水旁灌木丛中。产于广西、广东、云南、湖南、浙江、江西、福建、台湾等地。

【性能主治】根及藤茎味微辛，性平。有祛风镇痛、活血化瘀的作用。主治坐骨神经痛，风湿性关节炎，跌打损伤。

【采收加工】全年均可采收，切段，晒干。

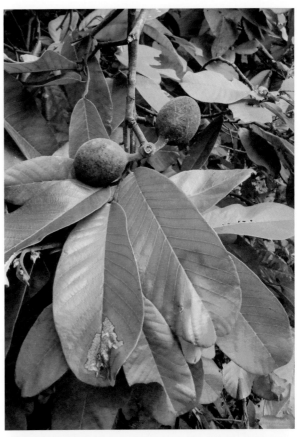

香叶树

【基原】为樟科香叶树*Lindera communis* Hemsl. 的枝叶或茎皮。

【别名】冷青子、千年树、土冬青。

【形态特征】常绿灌木或小乔木。叶互生；叶片披针形、卵形或椭圆形，羽状脉；侧脉每边5~7条。伞形花序具5~8朵花，单生或2个并生于叶腋，花序梗极短；雄花黄色，雌花黄色或黄白色。果卵形，也有时略小而近球形，无毛，熟时红色。花期3~4月，果期9~10月。

【分布】生于干燥沙质土壤，散生或混生于常绿阔叶林中。产于广西、广东、云南、贵州、湖南、湖北、四川、江西、浙江、陕西等地。

【性能主治】枝叶或茎皮味涩、微辛，性微寒。有解毒消肿、散瘀止痛的作用。主治跌打肿痛，外伤出血，疮痈疖肿。

【采收加工】全年均可采收枝叶及茎，取枝叶并剥取茎皮，晒干。

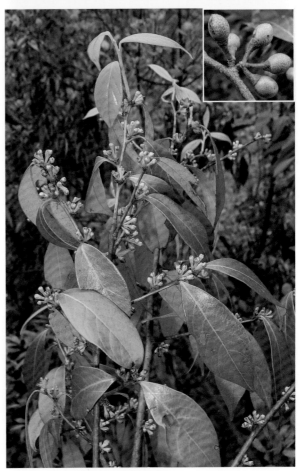

山胡椒

【基原】为樟科山胡椒*Lindera glauca* (Sieb. et Zucc.) Bl. 的果实及根。

【别名】牛筋条、山花椒、牛筋条根。

【形态特征】落叶灌木或小乔木。树皮平滑，灰色或灰白色。叶互生；叶片纸质，宽椭圆形、椭圆形、倒卵形至狭倒卵形，腹面深绿色，背面淡绿色，被白色柔毛。伞形花序腋生；雄花花被片黄色，椭圆形；雌花花被片黄色，椭圆形或倒卵形。果熟时红色。花期3~4月，果期7~8月。

【分布】生于山坡、林缘。产于广西、广东、湖南、湖北、四川、福建、台湾、安徽、浙江、江苏、江西等地。

【性能主治】果实味辛，性温。有温中散寒、行气止痛、平喘的作用。主治脘腹冷痛，哮喘。根味辛，性温。有祛风通络、理气活血、利湿消肿、化痰止咳的作用。主治风湿痹痛，跌打损伤，胃脘疼痛，脱力劳伤，支气管炎，水肿。

【采收加工】秋季采收果实，晾干。根秋季采挖，晒干。

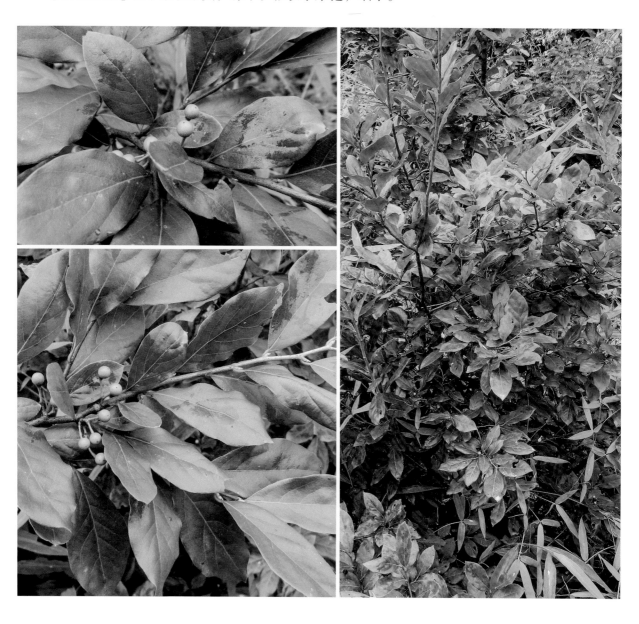

荜澄茄

【基原】为樟科山鸡椒*Litsea cubeba* (Lour.) Pers. 的果实。

【别名】山苍子、山香椒、豆豉姜。

【形态特征】落叶灌木或小乔木。幼树树皮黄绿色，光滑；老树树皮灰褐色。小枝细长，绿色，无毛，枝、叶具芳香味。叶互生；叶片纸质，披针形或长圆形，腹面深绿色，背面粉绿色，两面均无毛。伞形花序单生或簇生。幼果绿色，熟时黑色。花期2~3月，果期7~8月。

【分布】生于向阳的山地、灌木丛中、林缘、路旁。产于广西、广东、云南、湖南、四川、浙江、福建、台湾等地。

【性能主治】果实味辛，性温。有温中散寒、行气止痛的作用。主治胃寒呕逆，脘腹冷痛，寒疝腹痛，寒湿瘀滞，小便浑浊。

【采收加工】秋季果实成熟时采收，除去杂质，晒干。

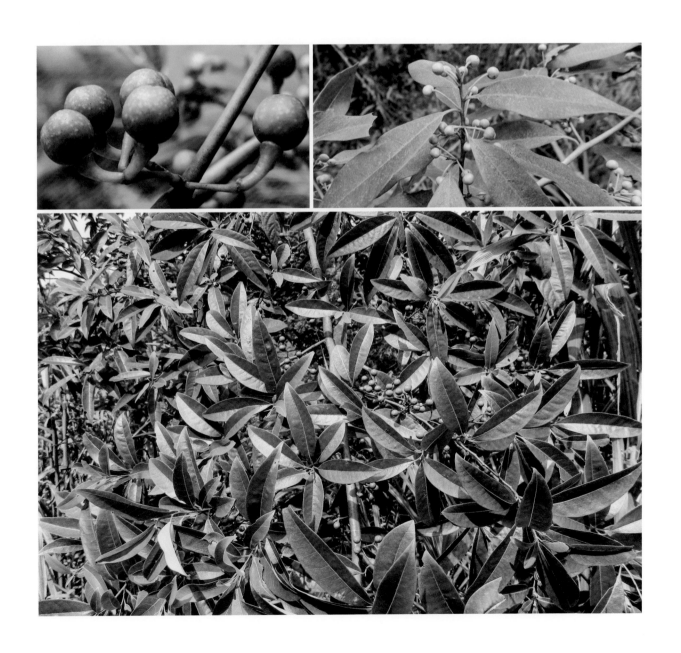

三叶青藤

【基原】为青藤科红花青藤*Illigera rhodantha* Hance 的地上部分。

【别名】毛青藤、三姐妹藤。

【形态特征】藤本。茎具沟棱，幼枝被金黄褐色茸毛。指状复叶互生，有小叶3片；叶柄密被金黄褐色茸毛。聚伞花序组成的圆锥花序腋生，狭长，密被金黄褐色茸毛；萼片紫红色；花瓣与萼片同形。果具4翅；翅较大的舌形或近圆形。花期6~11月，果期12月至翌年4~5月。

【分布】生于山谷密林或疏林灌木丛中。产于广西、广东、云南。

【性能主治】地上部分味微甘、辛、涩，性温。有祛风散瘀、消肿止痛的作用。主治风湿性关节疼痛，跌打肿痛，小儿麻痹后遗症。

【采收加工】种植后2~3年，于夏、秋季采收，洗净，切段，晒干。

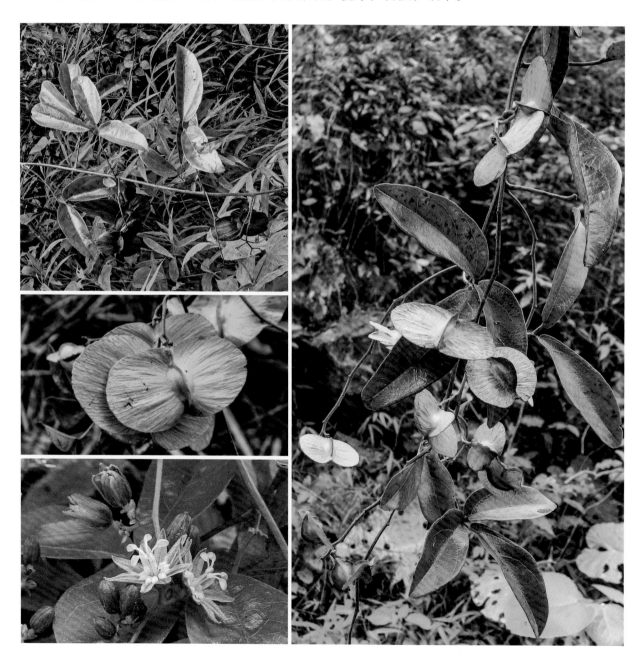

打破碗花花

【基原】为毛茛科打破碗花花*Anemone hupehensis* (Lemoine) Lemoine 的全草。

【别名】野棉花、大头翁、山棉花。

【形态特征】多年生草本。基生叶3~5片，有长柄，通常为三出复叶，有时1~2片或全部为单叶；小叶卵形或宽卵形，顶端急尖或渐尖，基部圆形或心形，花葶直立，疏被柔毛；聚伞花序二回至三回分枝，有较多花。聚合果球形，直径约1.5 cm；瘦果长约3.5 mm，有细柄，密被绵毛。花期7~10月。

【分布】生于低山或丘陵的草坡或沟边。产于广西北部、广东北部、云南东部、贵州、四川、陕西南部等地。

【性能主治】全草味辛、苦，性平；有小毒。有去湿、杀虫的作用。主治体癣，脚癣。

【采收加工】夏、秋季茎叶茂盛时采挖，除去泥沙，晒干。

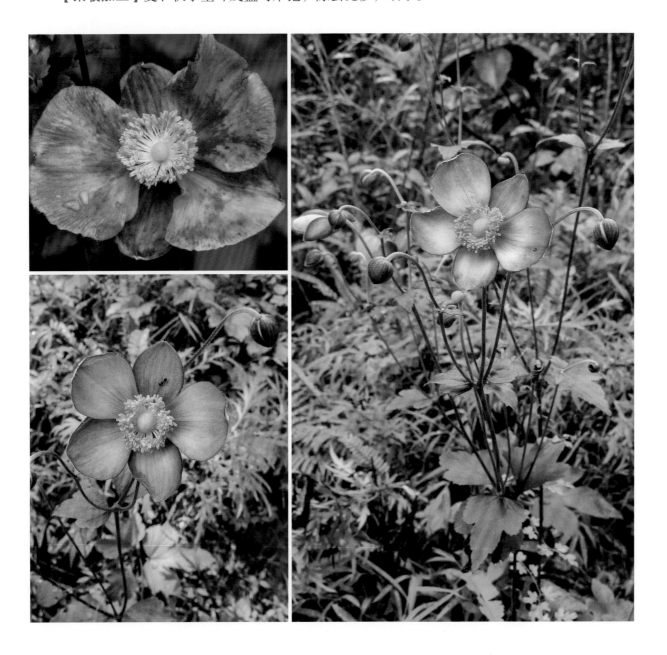

川木通

【基原】为毛茛科钝齿铁线莲*Clematis apiifolia* DC. var. *argentilucida* (H. Lév. et Vaniot) W. T. Wang 的藤茎。

【别名】山木通、木通、棉花藤。

【形态特征】藤本。小枝及花序梗、花梗密生贴伏短柔毛。三出复叶；小叶片卵形或宽卵形，小叶片较大，长5~13 cm，宽3~9 cm，背面密生短柔毛，边缘有少数钝齿。圆锥状聚伞花序多花；萼片开展，白色，狭倒卵形，有短柔毛。瘦果纺锤形或狭卵形。花期7~9月，果期9~10月。

【分布】生于山坡林中或沟边。产于贵州、广西北部、广东北部、云南、四川等地。

【性能主治】藤茎味淡、苦，性寒；有小毒。有清热利尿，通经下乳的作用。主治水肿，淋病，小便不通，关节痹痛，闭经，乳少。

【采收加工】秋季采收，刮去外皮，切片，晒干。

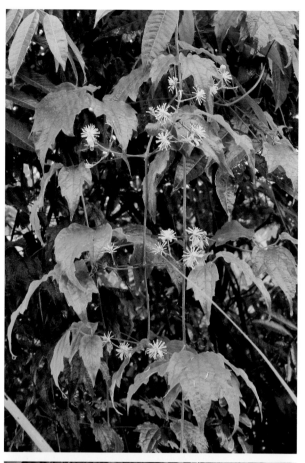

威灵仙

【基原】为毛茛科威灵仙*Clematis chinensis* Osbeck 的根。

【别名】铁脚威灵仙、百条根、老虎须。

【形态特征】木质藤本。茎、小枝近无毛或疏生短柔毛。一回羽状复叶有5片小叶；小叶纸质，窄卵形至披针形，全缘，两面均近无毛。常为圆锥状聚伞花序，腋生或顶生，多花；萼片4片，开展，白色，长圆形或长圆状倒卵形。瘦果卵形至宽椭圆形，有柔毛。花期6~9月，果期8~11月。

【分布】生于山坡、山谷灌木丛中或沟边、路旁草丛中。产于广西、广东、贵州、四川、湖南、湖北、浙江、江苏、河南、陕西等地。

【性能主治】根味辛、咸，性温。有祛风除湿、通经络的作用。主治风湿痹痛，肢体麻木，筋脉拘挛，屈伸不利。

【采收加工】秋季采挖，除去泥沙，晒干。

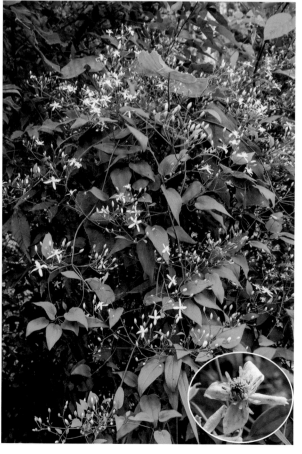

柱果铁线莲

【基原】为毛茛科柱果铁线莲*Clematis uncinata* Champ. ex Benth. 的根及叶。

【别名】铁脚威灵仙、黑木通、一把扇。

【形态特征】藤本。干时常带黑色；除花柱有羽状毛及萼片外面边缘有短柔毛外，其余光滑。一回至二回羽状复叶，小叶纸质或薄革质，宽卵形、卵形、长圆状卵形至卵状披针形。圆锥状聚伞花序腋生或顶生，多花；萼片4片，白色。瘦果圆柱状钻形，无毛。花期6~7月，果期7~9月。

【分布】生于山地、山谷、溪边的灌木丛中或林边，或石灰岩灌木丛中。产于广西、广东、云南、贵州、四川、湖南、浙江、江苏宜兴、江西、福建等地。

【性能主治】根及叶味辛，性温。有祛风除湿、舒筋活络、镇痛的作用。根主治风湿关节痛，牙痛，骨鲠喉。叶外用治外伤出血。

【采收加工】夏、秋季采收，分别晒干。

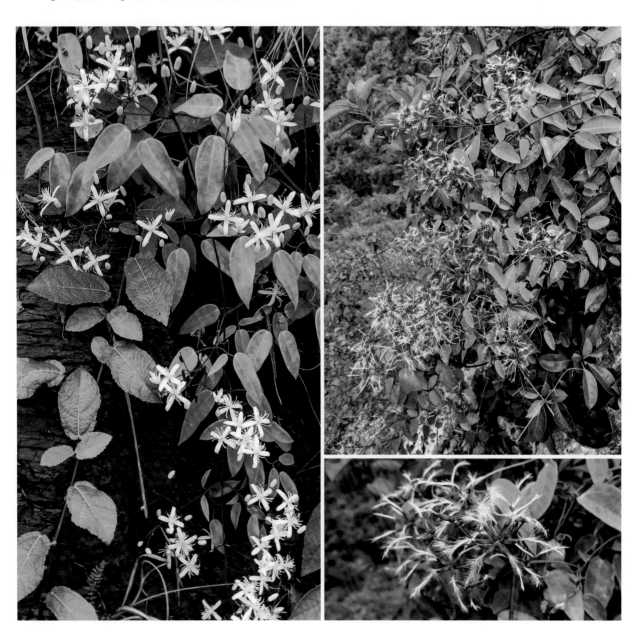

黄连

【基原】为毛茛科短萼黄连 *Coptis chinensis* Franch. var. *brevisepala* W. T. Wang et P. G. Xiao 的根状茎。

【形态特征】多年生草本。根状茎灰褐色，呈连珠状的圆柱形，分枝少，多弯曲，密生多数须根。叶均基生，具细柄；叶片无毛，掌状全裂。花黄绿色。花期2~4月，果期3~6月。

【分布】生于山地林中或山谷阴处。产于广西、贵州、湖南、四川、陕西等地。

【性能主治】根状茎味苦，性寒。有清热解毒、燥湿、泻火的作用。主治湿热痞满，呕吐吞酸，黄疸，高热神昏，心火亢盛，血热吐血，目赤，牙痛；外用治湿疹，耳道流脓。

【采收加工】秋季采挖，去除须根及泥沙，晒干。

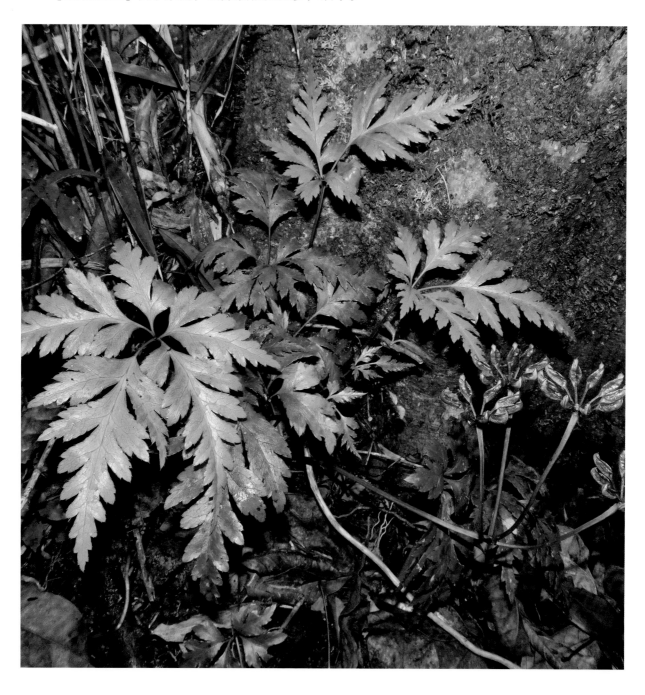

还亮草

【基原】为毛茛科还亮草*Delphinium anthriscifolium* Hance 的全草。

【别名】芫荽七、牛疔草、还魂草。

【形态特征】一年生草本。叶二回至三回近羽状复叶，间或三出复叶，近基部叶在开花时常枯萎；叶片菱状卵形或三角状卵形，羽片2~4对。总状花序具2~15朵花；花瓣紫色，无毛。菁葵果长1.1~1.6 cm。种子扁球形，上部有螺旋状生长的横膜翅。花期3~5月，果期4~7月。

【分布】生于丘陵或低山的山坡草丛中或溪边草地。产于广西、广东、贵州、湖南、江西、福建、浙江、江苏、安徽、河南、山西南部等地。

【性能主治】全草味辛、苦，性温；有毒。有祛风除湿、通络止痛、化食、解毒的作用。主治风湿痹痛，半身不遂，食积腹胀，荨麻疹，痈疮癣癞。

【采收加工】夏、秋季采收，洗净，切段，鲜用或晒干。

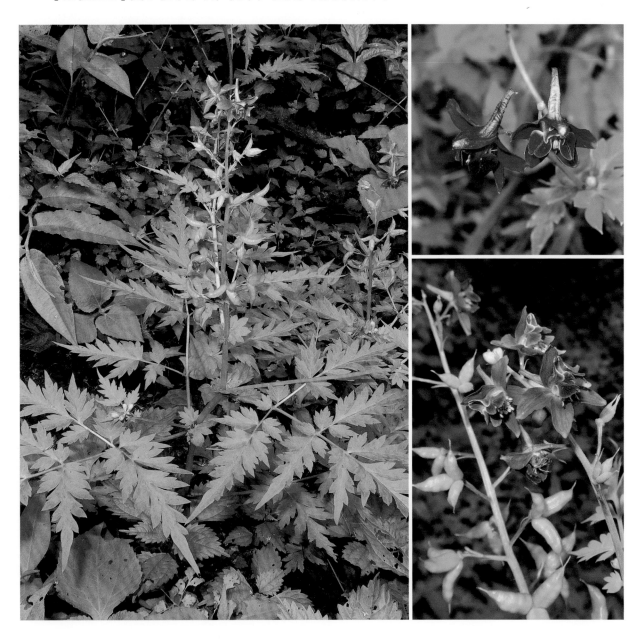

茴茴蒜

【基原】为毛茛科茴茴蒜*Ranunculus chinensis* Bunge 的全草。

【别名】鸭脚板、山辣椒、青果草。

【形态特征】一年生草本。茎直立，多分枝，中空，密生开展的淡黄色糙毛。基生叶与下部叶均为三出复叶，叶片宽卵形至三角形；上部叶较小且叶柄较短，叶片三全裂，裂片有粗齿或再分裂。花序疏生多花；萼片5片，狭卵形，外面被柔毛；花瓣5片，宽卵圆形，黄色；雄蕊多数。瘦果扁平。花果期5~9月。

【分布】生于平原与丘陵、溪边、田旁的水湿草地。产于全国各地。

【性能主治】全草味辛、苦，性温；有小毒。有消炎退肿、截疟、杀虫的作用。主治肝炎，肝硬化腹水，疟疾，疮癞，牛皮癣。

【采收加工】夏季采收，鲜用或晒干。

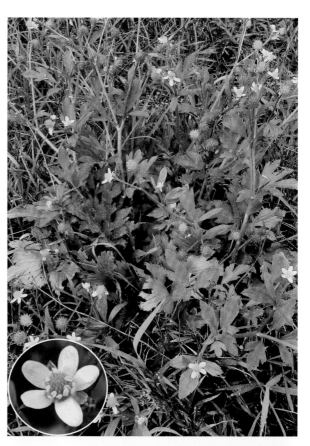

盾叶唐松草

【基原】为毛茛科盾叶唐松草*Thalictrum ichangense* Lecoy. ex Oliv. 的全草、根。

【别名】倒地挡、岩扫把、龙眼草。

【形态特征】植株全部无毛。根状茎斜，密生须根；茎高14~32 cm。基生叶有长柄，为一回至三回三出复叶；小叶草质，顶生小叶卵形、宽卵形、宽椭圆形或近圆形茎生叶渐变小。复单歧聚伞花序有稀疏分枝；花梗丝形；萼片白色，卵形。瘦果近镰形。花期5~7月。

【分布】生于山地沟边、灌木丛中或林中。产于广西、贵州、云南、四川、湖北、浙江、陕西、辽宁等地。

【性能主治】全草、根味苦，性寒；有小毒。有清热解毒、除湿、通经、活血的作用。主治黄疸，蛔虫病引起的腹痛，跌打损伤，骨折肿痛，泄泻。

【采收加工】秋季采收根和全草，分别晒干。

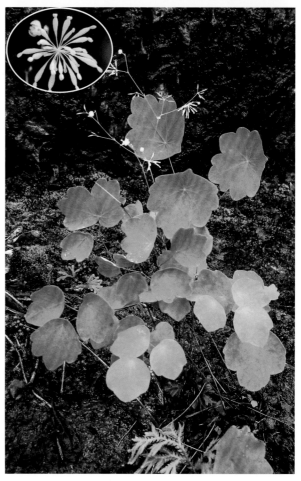

八角莲

【基原】为小檗科八角莲*Dysosma versipellis* (Hance) M. Cheng 的根状茎。

【别名】鬼臼叶、一把伞、独脚莲。

【形态特征】多年生草本。茎直立，不分枝，无毛，淡绿色。茎生叶2片，互生，薄纸质，盾状，近圆形，裂片阔三角形、卵形或卵状长圆形。花深红色，5~8朵簇生于离叶基部不远处，下垂；萼片6片，长圆状椭圆形，先端急尖，外面被短柔毛，内面无毛。花期3~6月，果期5~9月。

【分布】生于山坡林下、灌木丛中、溪旁阴湿处、竹林下或石灰岩石山常绿阔叶林下。产于广西、广东、云南、贵州等地。

【性能主治】根状茎味苦、辛，性平。有清热解毒、化痰散结、祛瘀消肿的作用。主治痈肿疔疮，瘰疬，咽喉肿痛，跌打损伤。

【采收加工】秋、冬季采挖，鲜用或晒干。

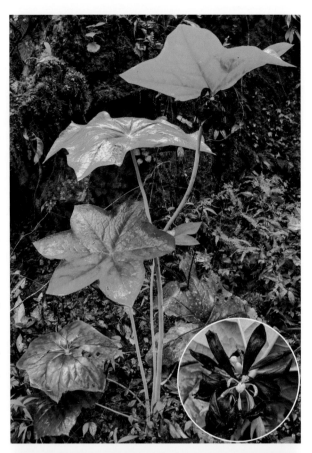

淫羊藿

【基原】为小檗科三枝九叶草*Epimedium sagittatum* (Sieb. et Zucc.) Maxim. 的叶。

【别名】仙灵脾、牛角花、三叉风。

【形态特征】多年生草本。根状茎粗短，节结状，质硬，多须根。一回三出复叶基生和茎生，小叶3片；小叶革质，卵形至卵状披针形，但叶片大小变化大，先端急尖或渐尖，叶缘具刺齿。圆锥花序顶生，通常无毛，偶被少数腺毛；花较小，花瓣囊状，淡棕黄色，先端钝圆。蒴果。花期4~5月，果期5~7月。

【分布】生于山坡草丛中、疏林下或水沟石缝中。产于广西、广东、福建、江西等地。

【性能主治】叶味辛、甘，性温。有补肾阳、强筋骨、祛风湿的作用。主治肾阳虚衰，阳痿遗精，筋骨痿软，风湿痹痛，麻木拘挛。

【采收加工】夏、秋季叶茂盛时采收，晒干或阴干。

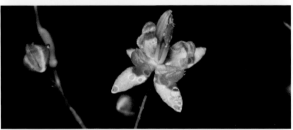

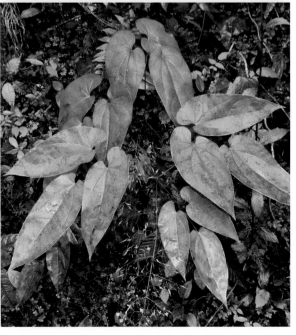

衡州乌药

【基原】为防己科樟叶木防己 *Cocculus laurifolius* DC. 的根。

【别名】木防己、山桂枝、牛十八。

【形态特征】直立灌木或小乔木，很少呈藤状。枝有条纹，嫩枝稍有棱角，无毛。叶片薄革质，椭圆形、卵形或长椭圆形至披针状长椭圆形，较少倒披针形。聚伞花序或聚伞形圆锥花序，腋生。核果近圆球形，稍扁，长6~7 mm；果核骨质，背部有不规则的小横肋状皱纹。花期春、夏季，果期秋季。

【分布】生于灌木丛中或疏林中。产于我国南部各省区，北至湖南西南部、贵州南部和西藏吉隆。

【性能主治】根味辛、甘，性温。有顺气宽胸、祛风止痛的作用。主治胸膈痞胀，疝气，脘腹疼痛，风湿腰腿痛，跌打伤痛，神经痛。

【采收加工】春季或冬季采挖，除去须根，洗净，切段，晒干。

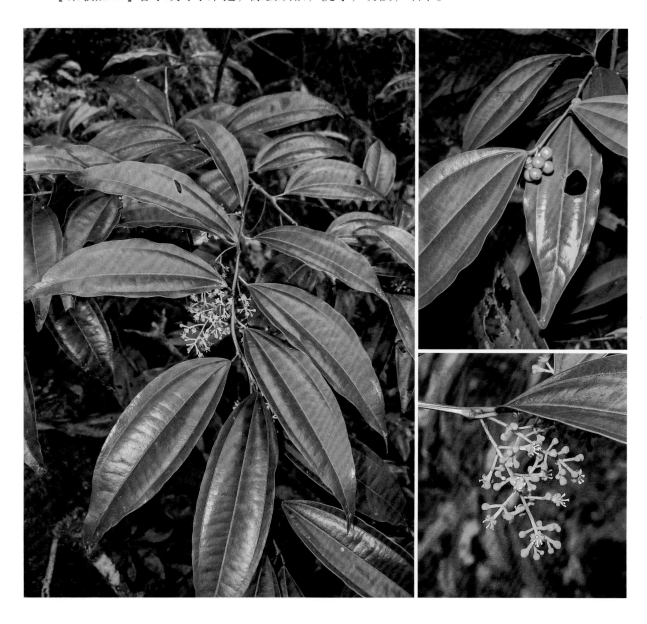

百解藤

【基原】为防己科粉叶轮环藤*Cyclea hypoglauca* (Schauer) Diels 的根。

【别名】金线风、凉粉藤、金锁匙。

【形态特征】藤本。老茎木质，小枝纤细。植株除叶腋有簇毛外无毛。叶片阔卵状三角形至卵形，顶端渐尖，基部截平至圆，边缘全缘而稍反卷，两面无毛或背面被稀疏而长的白毛。花序腋生，雄花序为间断的穗状花序状，花序轴常不分枝或有时基部有短小分枝，纤细而无毛。核果熟时红色，无毛。花期5~7月，果期7~9月。

【分布】生于林缘和山地灌木丛中。产于广西、广东、海南、湖南、江西、福建、云南等地。

【性能主治】根味苦，性寒。有清热解毒、祛风止痛的作用。主治风热感冒，咽喉肿痛，牙痛，气管炎，痢疾，尿道感染，风湿性关节痛，疮疡肿毒。

【采收加工】全年均可采收，除去须根或枝叶，洗净，切段，晒干。

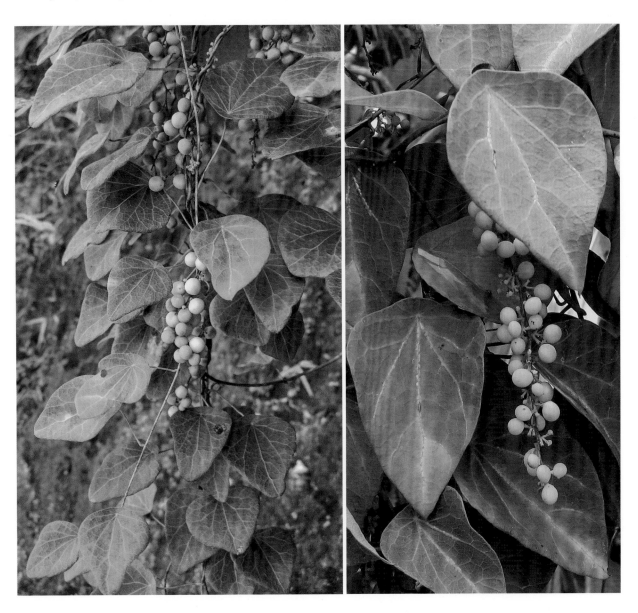

苍白秤钩风

【基原】为防己科苍白秤钩风 *Diploclisia glaucescens* (Blume) Diels 的藤茎、根。

【别名】蛇总管、追骨风、穿墙风。

【形态特征】木质大藤本。茎长可达20余米或更长。叶柄自基生至明显盾状着生，通常比叶片长很多；叶片厚革质，背面常有白霜。圆锥花序狭而长，常几个至多个簇生于老茎和老枝上，多少下垂；花淡黄色，微香。核果熟时黄红色，长圆状狭倒卵圆形，下部微弯。花期4月，果期8月。

【分布】生于林中。产于广西、云南、广东、海南等地。

【性能主治】藤茎微苦，性寒。有清热解毒、祛风除湿的作用。主治风湿骨痛，咽喉肿痛，胆囊炎，痢疾，尿路感染，毒蛇咬伤。根味苦，性凉。有祛风除湿、活血止痛、利尿解毒的作用。主治风湿痹痛，跌打损伤，小便淋涩，毒蛇咬伤。

【采收加工】藤茎全年均可采收，割取藤茎，鲜用或晒干。根全年均可采挖，以秋季采者为佳。挖取根部及割取老茎，除去泥土，砍成10~30 cm长的小段，晒干。

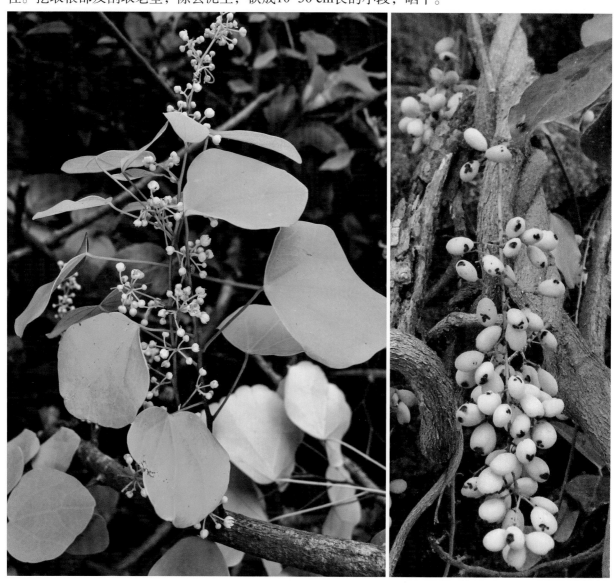

白药子

【基原】为防己科金线吊乌龟*Stephania cephalantha* Hayata 的块根。

【别名】白药、白药根、山乌龟。

【形态特征】草质、落叶、无毛藤本。块根团块状或近圆锥状，有时不规则，褐色，生有许多突起的皮孔。叶片纸质，三角状扁圆形至近圆形，顶端具小突尖，基部圆或近截平，边全缘或多少浅波状。雄花序梗丝状，常于腋生、具小型叶的小枝上总状花序式排列。核果熟时红色，倒卵形。花期4~5月，果期6~7月。

【分布】生于村边、旷野、林缘等土层深厚肥沃的地方。分布地区南至广西和广东，西南至四川东部和东南部及贵州东部和南部，西北至陕西汉中地区，东至浙江、江苏和台湾。

【性能主治】块根味苦、辛，性寒；有小毒。有清热解毒、祛风止痛、凉血止血的作用。主治咽喉肿痛，热毒痈肿，风湿痹痛，腹痛，泻痢，吐血，鼻出血，外伤出血。

【采收加工】全年均可采挖或秋末冬初采挖，除去须根、泥土，洗净，切片，晒干。

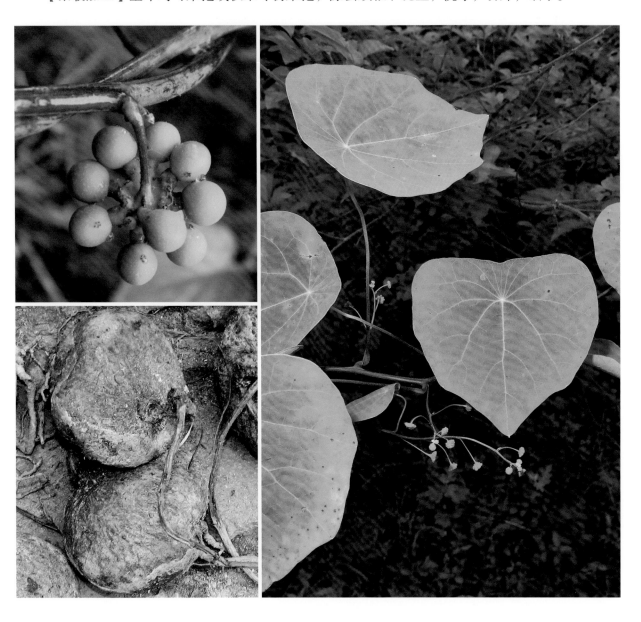

金果榄

【基原】为防己科青牛胆*Tinospora sagittata* (Oliv.) Gagnep. 的块根。

【别名】山慈姑、金牛胆、地苦胆。

【形态特征】草质藤本。具连珠状块根，膨大部分常为不规则球形，黄色。叶片纸质至薄革质，披针状箭形或有时披针状戟形，通常仅在脉上被短硬毛，有时腹面或两面近无毛。花序腋生，常数个或多个簇生，聚伞花序或分枝成疏花的圆锥状花序。核果熟时红色，近球形；果核近半球形。花期4月，果期秋季。

【分布】生于林下、林缘、竹林中及草地上。产于广西、广东、海南、贵州、湖南、四川、江西、福建、湖北、陕西、西藏等地。

【性能主治】块根味苦，性寒。有清热解毒、利咽、止痛的作用。主治咽喉肿痛，痈疽疔毒，泄泻，痢疾，脘腹热痛。

【采收加工】秋、冬季采挖，除去须根，洗净，晒干。

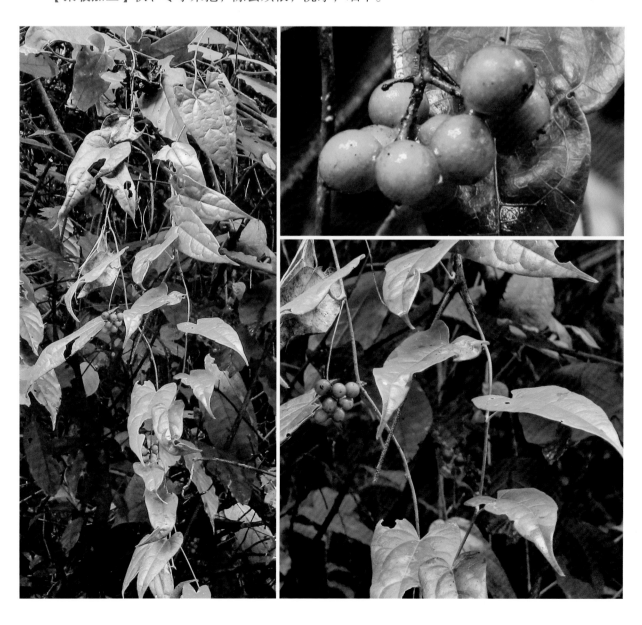

鼻血雷

【基原】为马兜铃科管花马兜铃*Aristolochia tubiflora* Dunn 的根、全草。

【别名】天然草、一点血、南木香。

【形态特征】草质藤本。根细长，黄褐色。茎无毛，干后有槽纹。嫩枝、叶柄折断后渗出微红色汁液。叶片纸质或近膜质，卵状心形或卵状三角形。花单生或2朵聚生于叶腋；花被基部膨大呈球形，向上急剧收狭成长管，管口扩大呈漏斗状。蒴果长圆柱形。种子卵形或卵状三角形。花期4~8月，果期10~12月。

【分布】生于林下阴湿处。产于广西、广东、贵州、四川、湖南、湖北、江西、福建、浙江、河南等地。

【性能主治】根、全草味苦、辛，性寒。有清热解毒、行气止痛的作用。主治毒蛇咬伤，疮疡疖肿，胃疼痛，腹泻，风湿关节疼痛，痛经，跌打损伤。

【采收加工】冬季采挖，洗净，切段，鲜用或晒干。

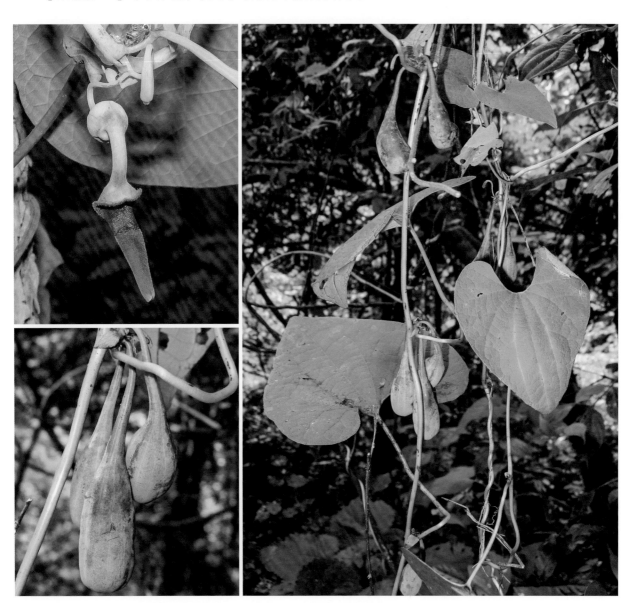

尾花细辛

【基原】为马兜铃科尾花细辛*Asarum caudigerum* Hance 的全草。

【别名】马蹄金、土细辛、金耳环。

【形态特征】多年生草本。全株被散生柔毛。根状茎粗壮，有多条纤维状不定根。叶片阔卵形、三角状卵形或卵状心形，基部耳状或心形。花被绿色，被紫红色圆点状短毛丛；花被裂片上部卵状长圆形，先端骤窄成细长尾尖，尾长可达1.2 cm。果实近球状，具宿存花被。花期4~5月，广西可晚至11月。

【分布】生于林下、溪边和路旁阴湿地。产于广西、广东、云南、贵州、四川、湖南等地。

【性能主治】全草味辛、微苦，性温；有小毒。有温经散寒、消肿止痛、化痰止咳的作用。主治头痛，风寒感冒，咳嗽哮喘，口舌生疮，风湿痹痛，跌打损伤，毒蛇咬伤，疮疡肿毒。

【采收加工】全年均可采收，阴干。

大块瓦

【基原】为马兜铃科地花细辛*Asarum geophilum* Hemsl. 的根、根状茎或全草。

【别名】花叶细辛、摘耳根、矮细辛。

【形态特征】多年生草本。全株散生柔毛。根状茎横走。叶片圆心形或宽卵形，基部心形，腹面散生短毛或无毛，背面初时被密生黄棕色柔毛。花紫色，常向下弯垂，有毛；花被与子房合生部分球状或卵状，表面密生紫色点状毛丛。果实卵状，棕黄色，直径约12 mm，具宿存花被。花期4~6月。

【分布】生于密林下或山谷湿地。产于广西、广东、贵州南部等地。

【性能主治】根、根状茎、全草味辛，性温。有疏风散寒、宣肺止咳、消肿止痛的作用。主治风寒头痛，鼻渊，痰饮咳喘，风寒湿痹，毒蛇咬伤。

【采收加工】4~5月挖取全草，除去泥土，置通风处，阴干。

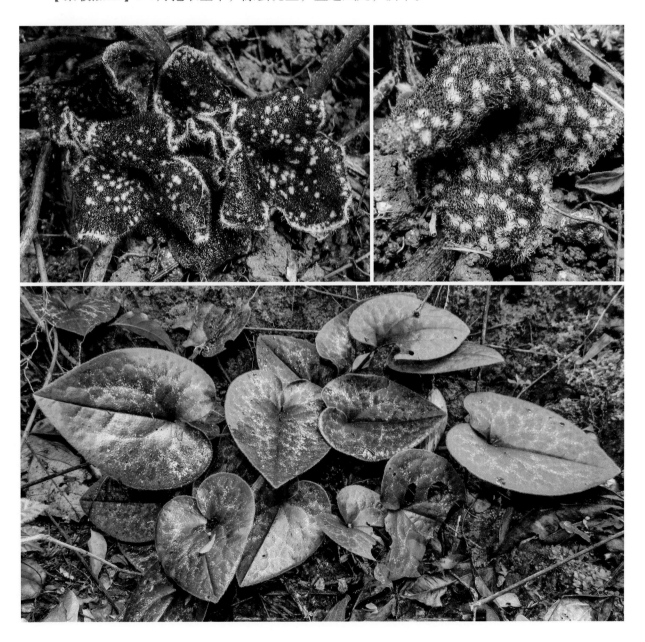

山蒟

【基原】为胡椒科山蒟*Piper hancei* Maxim. 的茎叶或根。

【别名】酒饼藤、爬岩香、石蒟。

【形态特征】攀缘藤本。除花序轴和苞片柄外，其余部位均无毛。叶片纸质或近革质，卵状披针形或椭圆形，顶端短尖或渐尖，基部渐狭或楔形。花单性，雌雄异株，聚集成与叶对生的穗状花序；花序梗与叶柄等长或略长，花序轴被毛。浆果球形，熟时黄色。花期3~8月。

【分布】生于山地溪涧边、密林或疏林中，攀缘于树上或石上。产于广西、广东、云南、贵州、湖南、江西、福建、浙江等地。

【性能主治】茎叶或根味辛，性温。有祛风除湿、活血消肿、行气止痛、化痰止咳的作用。主治风湿痹痛，胃痛，痛经，跌打损伤，风寒咳喘，疝气痛。

【采收加工】秋季采收，切段，晒干。

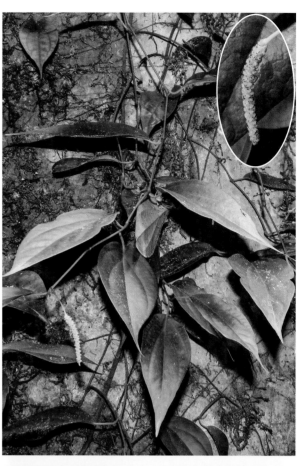

石南藤

【基原】为胡椒科石南藤*Piper wallichii* (Miq.) Hand.-Mazz. 的带叶茎枝。

【别名】搜山虎、风藤、巴岩香。

【形态特征】攀缘藤本。枝被疏毛或脱落变无毛，初时呈淡黄色，有纵棱。叶片硬纸质，干时变淡黄色，无明显腺点，椭圆形，先端长渐尖，基部渐狭或钝圆，腹面无毛，背面被长短不一的疏粗毛。花单性，雌雄异株，聚集成与叶对生的穗状花序。浆果球形，有疣状突起。花期5~6月。

【分布】生于林中阴处或湿润地，攀爬于石壁上或树上。产于广西、云南、贵州等地。

【性能主治】带叶茎枝味辛，性温。有祛风湿、强腰膝、止咳、止痛的作用。主治风湿痹痛，腰膝无力，痛经，风寒感冒，咳嗽气喘。

【采收加工】秋季割取，晒干，扎成小把。

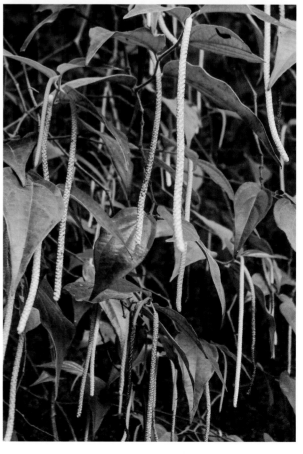

鱼腥草

【基原】为三白草科蕺菜*Houttuynia cordata* Thunb. 的全草或地上部分。

【别名】侧耳根、猪鼻孔、臭草。

【形态特征】腥臭草本。茎下部伏地，节上轮生小根，上部直立，无毛或节上被毛，有时稍带紫红色。叶片薄纸质，有腺点，背面尤甚，卵形或阔卵形，顶端短渐尖，基部心形，两面有时除叶脉被毛外余均无毛，背面常呈紫红色。花序长约2 cm，无毛；总苞片长圆形或倒卵形。蒴果。花期4~7月。

【分布】生于沟边、林下潮湿处。产于我国中部、东南部至西南部各省区，东起台湾，西南至云南、西藏，北达陕西、甘肃。

【性能主治】全草或地上部分味辛，性微寒。有清热解毒、消痈排脓、利尿通淋的作用。主治肺痈吐脓，痰热喘咳，热痢，热淋，痈肿疮毒。

【采收加工】夏季茎叶茂盛花穗多时采割，除去杂质，晒干。

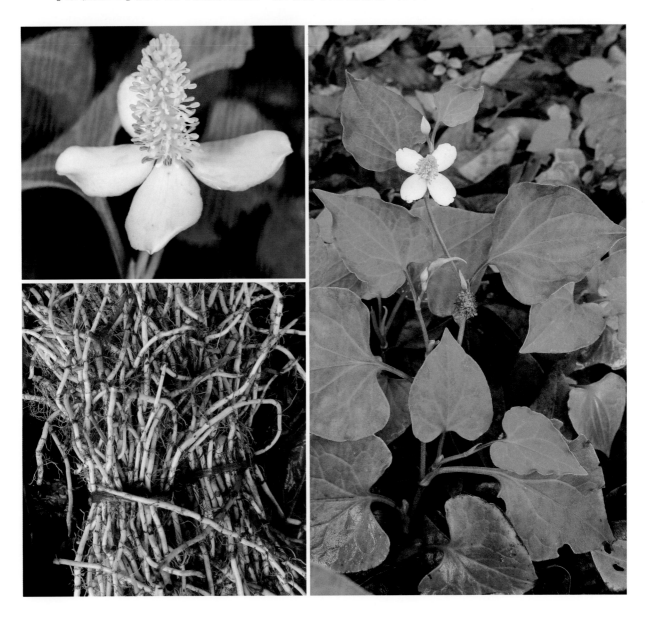

三白草

【基原】为三白草科三白草*Saururus chinensis* (Lour.) Baill. 的地上部分。

【别名】水木通、五路白、三点白。

【形态特征】湿生草本。茎粗壮，有纵而长的粗棱和沟槽，下部伏地，常带白色，上部直立，绿色。叶片纸质，密生腺点，阔卵形至卵状披针形，顶端短尖或渐尖，基部心形或斜心形，两面均无毛。花序白色，花序梗无毛，但花序轴密被短柔毛；苞片近匙形，无毛或有疏缘毛，被柔毛。花期4~6月。

【分布】生于低湿沟边、塘边或溪旁。产于广西、广东、山东、河南、河北等地。

【性能主治】地上部分味甘、辛，性寒。有利尿消肿、清热解毒的作用。主治水肿，小便不利，淋漓涩痛，带下；外用治疮疡肿毒，湿疹。

【采收加工】全年均可采收，洗净，晒干。

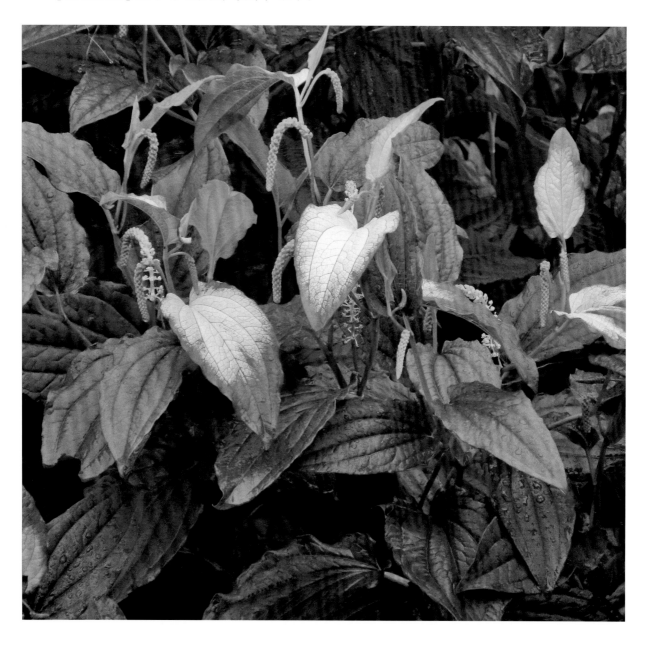

肿节风

【基原】为金粟兰科草珊瑚 *Sarcandra glabra* (Thunb.) Nakai 的全株。

【别名】九节茶、九节风、接骨莲。

【形态特征】常绿小灌木。叶片革质，椭圆形、卵形至卵状披针形，边缘具粗锐齿，齿尖有1个腺体，两面均无毛；叶柄基部合生成鞘状。穗状花序顶生，通常分枝，多少成圆锥花序状；花黄绿色；子房球形或卵形，无花柱。核果球形，直径3~4 mm，熟时亮红色。花期6月，果期8~10月。

【分布】生于山谷林下阴湿处。产于广西、广东、云南、贵州、四川、湖南、江西、福建、台湾、安徽、浙江等地。

【性能主治】全株味苦、辛，性平。有清热凉血、活血消斑、祛风通络的作用。主治血热紫斑、紫癜，风湿痹痛，跌打损伤。

【采收加工】夏、秋季采收，除去杂质，晒干。

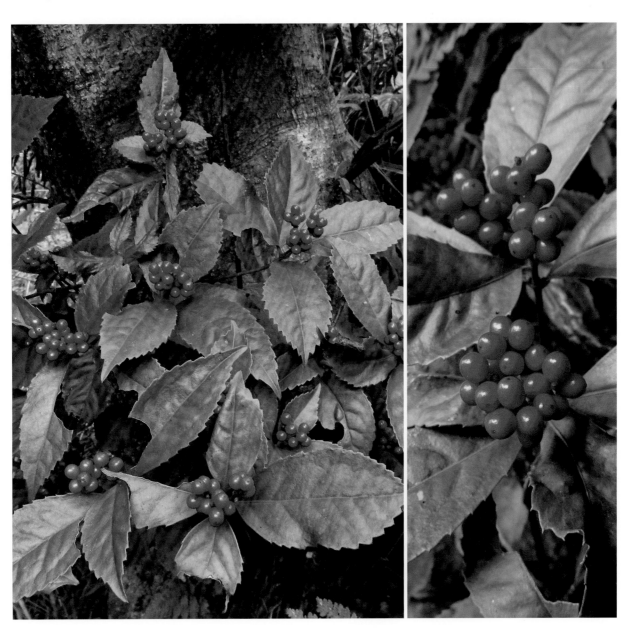

荠

【基原】为十字花科荠Capsella bursa-pastoris (L.) Medik. 的全草、花序或种子。

【别名】护生草、荠花、荠实。

【形态特征】一年生或二年生草本。基生叶丛生呈莲座状，大头羽状分裂，顶裂片卵形至长圆形，侧裂片长圆形至卵形；茎生叶窄披针形或披针形，基部箭形，抱茎，边缘有缺刻或齿。总状花序顶生及腋生；花瓣白色，卵形，有短爪。短角果倒三角形或倒心状三角形，扁平，顶端微凹。花果期4~6月。

【分布】生于山坡、田边及路旁。产于全国大部分地区。

【性能主治】全草味甘、淡，性凉。有凉肝止血、平肝明目、清热利湿的作用。主治吐血，鼻出血，咯血，尿血，崩漏，目赤疼痛，眼底出血，高血压病，赤白痢疾，肾炎水肿，乳糜尿。花序味甘，性凉。有凉血止血、清热利湿的作用。主治痢疾，崩漏，尿血，吐血，咯血，鼻出血，小儿乳积，赤白带下。种子味甘，性平。有祛风明目的作用。主治目痛，青盲翳障。

【采收加工】全草3~5月采收，洗净，晒干。花序4~5月采收，晒干。种子在6月果实成熟时，采摘果枝，晒干，揉出种子。

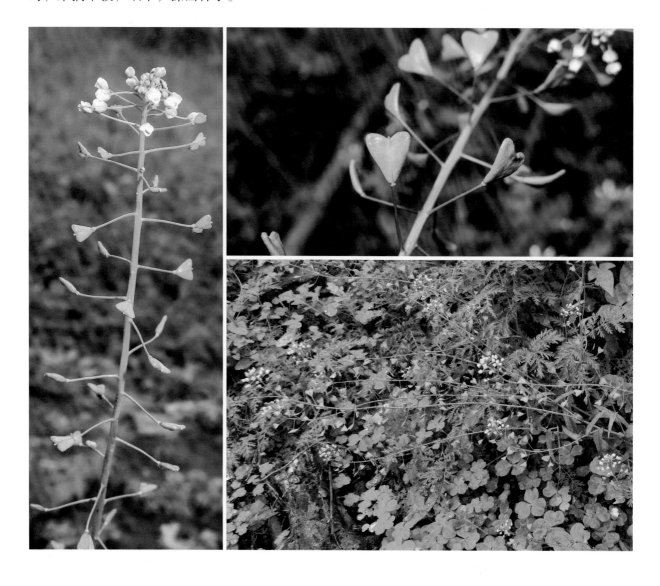

地白草

【基原】为堇菜科七星莲*Viola diffusa* Ging. ex DC.的全草。

【别名】白菜仔、狗儿草、黄瓜菜。

【形态特征】一年生草本。全体均被糙毛或白色柔毛，或近无毛。匍匐枝先端具莲座状叶丛，通常生不定根。基生叶丛生，呈莲座状，或于匍匐枝上互生；叶片卵形或卵状长圆形，边缘具钝齿及缘毛。花淡紫色或浅黄色。蒴果长圆形，顶端常具宿存的花柱。花期3~5月，果期5~8月。

【分布】生于山地林下、林缘、草坡、溪谷旁、岩石缝隙中。产于广西、云南、四川等地。

【性能主治】全草味苦、辛，性寒。有清热解毒、散瘀消肿的作用。主治疮疡肿毒，肺热咳嗽，百日咳，黄疸型肝炎，带状疱疹，烧烫伤，跌打损伤，毒蛇咬伤。

【采收加工】夏、秋季采收，洗净，鲜用或晒干。

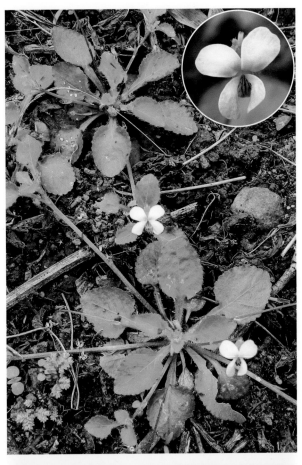

大金不换

【基原】为远志科华南远志*Polygala chinensis* L. 的全草。

【别名】大金牛草、肥儿草、蛇总管。

【形态特征】一年生直立草本。主根粗壮，橘黄色。茎基部木质化，分枝圆柱形，被卷曲短柔毛。叶互生；叶片纸质，倒卵形、椭圆形或披针形，全缘，微反卷，绿色，疏被短柔毛。总状花序腋上生，稀腋生；花小而密集，花瓣淡黄色或白色带淡红色。蒴果倒心形，边缘有睫毛。花期4~10月，果期5~11月。

【分布】生于山坡草地或灌木丛中。产于广西、广东、云南、福建、海南等地。

【性能主治】全草味辛、甘，性平。有祛痰、消积、散瘀、解毒的作用。主治咳嗽咽痛，小儿疳积，跌打损伤，瘰疬，痈肿，毒蛇咬伤。

【采收加工】春、夏季采收，切段，晒干。

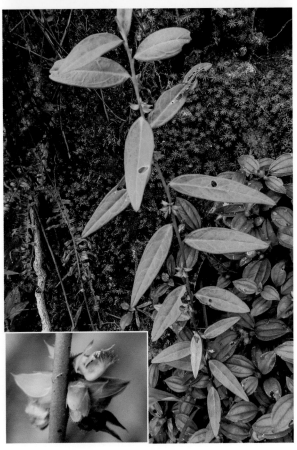

黄花倒水莲

【基原】为远志科黄花倒水莲*Polygala fallax* Hemsl. 的根。

【别名】黄花参、观音串、黄花远志。

【形态特征】灌木或小乔木。根粗壮，多分枝；表皮淡黄色。单叶互生；叶片膜质，披针形至椭圆状披针形，全缘，腹面深绿色，背面淡绿色，两面均被短柔毛。总状花序顶生或腋生；花瓣黄色，侧生花瓣长圆形。蒴果阔倒心形至圆形，绿黄色。种子圆形，密被白色短柔毛。花期5~8月，果期8~10月。

【分布】生于山谷、林下、水旁阴湿处。产于广西、广东、云南、湖南、江西、福建等地。

【性能主治】根味甘、微苦，性平。有补益、强壮、祛湿、散瘀的作用。主治产后或病后体虚，急慢性肝炎，腰腿酸痛，子宫脱垂，脱肛，神经衰弱，月经不调，尿路感染，风湿骨痛，跌打损伤。

【采收加工】秋、冬季采挖，切片，晒干。

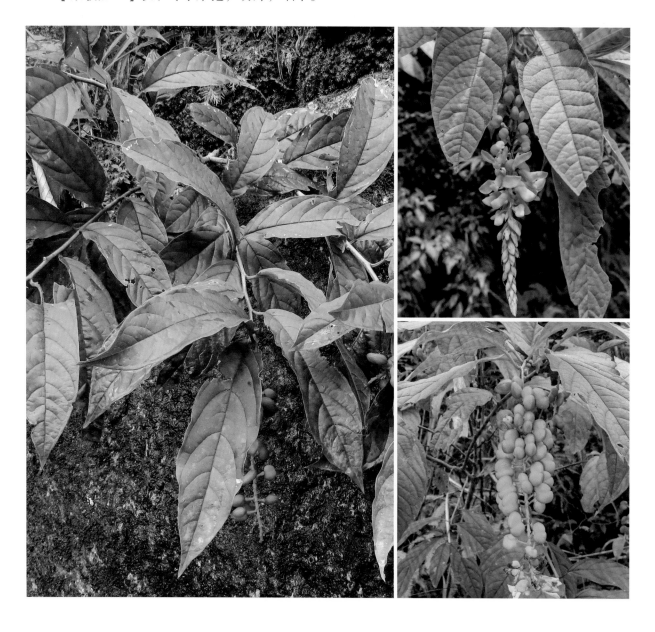

瓜子金

【基原】为远志科瓜子金*Polygala japonica* Houtt. 的全草。

【别名】银不换、小金不换、蓝花草。

【形态特征】多年生草本。单叶互生；叶片厚纸质或亚革质，卵形或卵状披针形，全缘，腹面绿色，背面淡绿色，两面均无毛或被短柔毛。总状花序与叶对生，或腋外生；花瓣3片，白色至紫色。蒴果圆形，具喙状突尖，边缘具有横脉的阔翅，无缘毛。花期4~5月，果期5~8月。

【分布】生于山坡草地或田埂上。产于东北、华北、西北、华东、华中和西南地区。

【性能主治】全草微辛、苦，性平。有镇咳、化痰、活血、止血、安神、解毒的作用。主治咳嗽痰多，咽喉肿痛；外用治跌打损伤，疔疮疖肿，蛇虫咬伤。

【采收加工】春末花开时采挖，晒干。

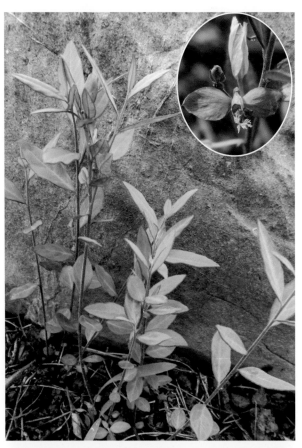

木本远志

【基原】为远志科长毛籽远志*Polygala wattersii* Hance 的根或叶。

【别名】山桂花、华石兰、西南远志。

【形态特征】灌木或小乔木。叶片近革质，椭圆形、椭圆状披针形或倒披针形，全缘，波状，腹面绿色，背面淡绿色，两面均无毛。总状花序2~5个簇生于小枝近顶端的数个叶腋内；花瓣黄色，稀白色或紫红色。蒴果倒卵形或楔形，边缘具狭翅。种子卵形，密被长毛。花期4~6月，果期5~7月。

【分布】生于石山阔叶林中或灌木丛中。产于广西、广东、江西、湖南、湖北、四川、云南、西藏等地。

【性能主治】根、叶味辛、甘，性温。有解毒、散瘀的作用。主治无名肿毒，跌打损伤。

【采收加工】叶春、夏季采收，鲜用或晒干。根秋后采挖，鲜用或切片，晒干。

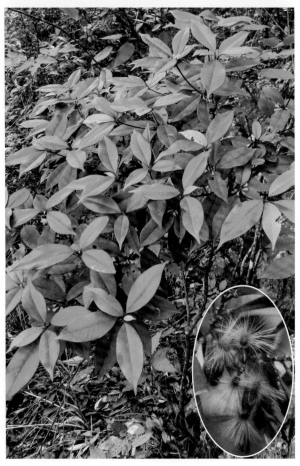

吹云草

【基原】为远志科齿果草*Salomonia cantoniensis* Lour. 的全草。

【别名】一碗泡、斩蛇剑、过山龙。

【形态特征】一年生直立草本。根纤细，芳香。茎细弱，多分枝，具狭翅。单叶互生；叶片膜质，卵状心形或心形，先端钝，具短尖头，基部心形，全缘或微波状，绿色，无毛。穗状花序顶生，多花；花瓣3片，淡红色。蒴果肾形，两侧具2列三角状尖齿。种子2粒，卵形。花期7~8月，果期8~10月。

【分布】生于山坡林下、灌木丛中或草地。产于华东、华中、华南和西南地区。

【性能主治】全草味微辛，性平。有解毒消肿、散瘀止痛的作用。主治痈肿疮疡，无名肿毒，喉痹，毒蛇咬伤，跌打损伤，风湿关节痛，牙痛。

【采收加工】夏、秋季采收，洗净，鲜用或晒干。

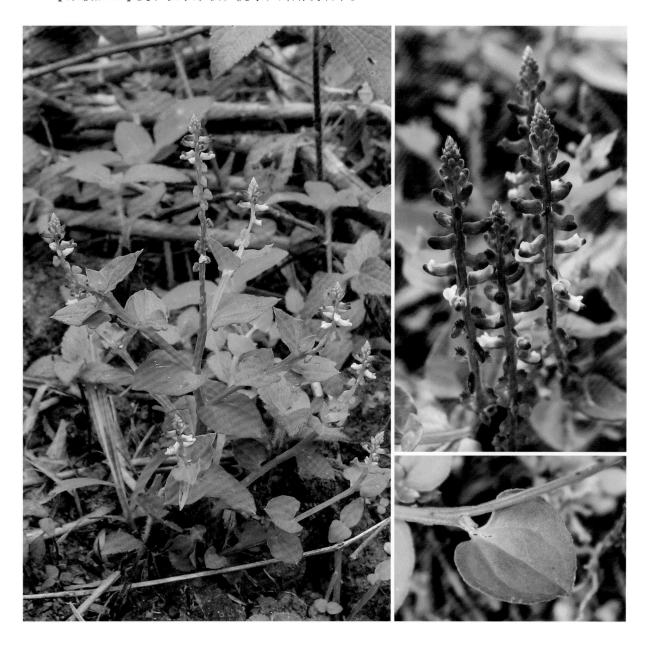

马牙半支

【基原】为景天科凹叶景天Sedum emarginatum Migo 的全草。

【别名】旱半支、马牙苋、山半支。

【形态特征】多年生草本。叶对生；叶片匙状倒卵形至宽卵形，先端圆，有微缺，基部渐狭，有短距。聚伞状花序顶生，有多花，常有3个分枝；花无梗；萼片5片，披针形至狭长圆形；花瓣5片，黄色，线状披针形至披针形。蓇葖果略叉开，腹面有浅囊状隆起。种子细小，褐色。花期5~6月，果期6月。

【分布】生于山坡阴湿处。产于广西、云南、四川、湖南、湖北、江西、安徽、浙江等地。

【性能主治】全草味苦、酸，性凉。有清热解毒、凉血止血、利湿的作用。主治痈疖，疔疮，带状疱疹，瘰疬，咯血，吐血，鼻出血，便血，痢疾，淋病，黄疸，崩漏，带下。

【采收加工】夏、秋季采收，鲜用或晒干。

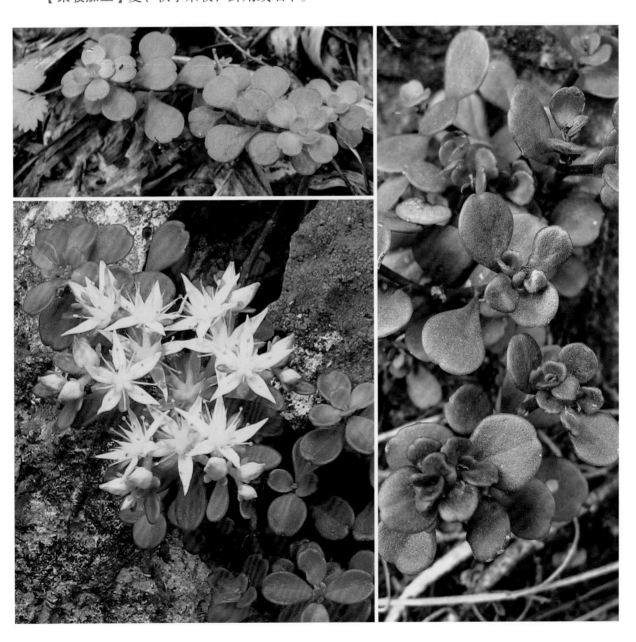

鸡肫草

【基原】为虎耳草科鸡肫草*Parnassia wightiana* Wall. ex Wight et Arn. 的全草。

【别名】白侧耳、水侧耳、黄梅花草。

【形态特征】多年生草本。叶基生；叶片宽心形，基部弯缺深浅不等，边薄，全缘，腹面深绿色，背面淡绿色。花单生于茎顶；萼片卵状披针形或卵形；密被紫褐色小点；花瓣白色，长圆形、倒卵形或琴形。蒴果倒卵球形，熟时褐色，具多数种子。种子长圆形，褐色，有光泽。花期7~8月，果期9月开始。

【分布】生于山谷疏林下、山坡杂草中、沟边和路边等处。产于广西、广东、贵州、湖南、湖北、云南、四川、西藏、陕西等地。

【性能主治】全草味淡，性凉。有补肺止咳、止血、利湿的作用。主治肺热咳嗽，咯血，吐血，肾结石，胆结石，白带异常，湿热疮毒。

【采收加工】8~9月采收，鲜用或晒干。

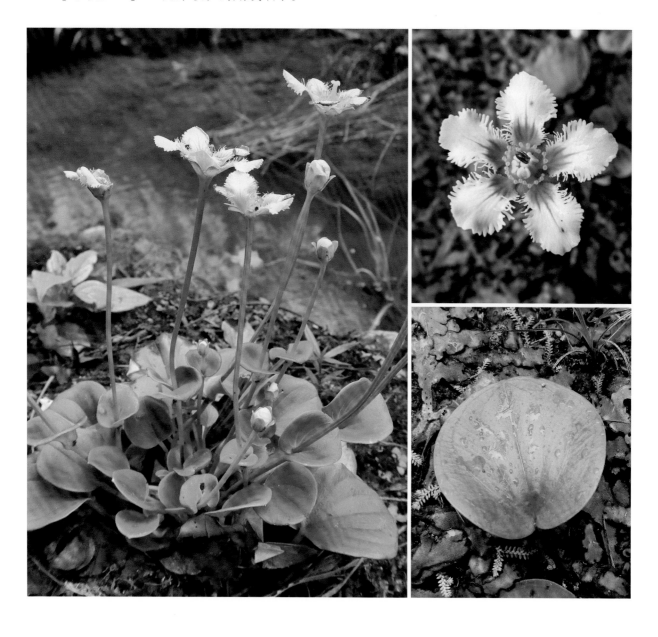

虎耳草

【基原】为虎耳草科虎耳草*Saxifraga stolonifera* Curtis 的全草。

【别名】石荷叶、天荷叶、老虎耳。

【形态特征】多年生草本。匍匐枝细长，密被卷曲长腺毛，具鳞片状叶。基生叶具长柄；叶片近心形、肾形至扁圆形，裂片边缘具不规则的齿和腺睫毛，背面通常红紫色，两面均被腺毛，有斑点。聚伞花序圆锥状；花瓣5片，白色，中上部具紫红色斑点，基部具黄色斑点。花期5~8月，果期7~11月。

【分布】生于林下、草丛和阴湿岩隙中。产于广西、广东、云南、贵州、四川、江西、福建、台湾、湖南、湖北、安徽、江苏、浙江、河南、河北、陕西、甘肃等地。

【性能主治】全草味辛、苦，性寒；有小毒。有疏风、清热、凉血解毒的作用。主治风热咳嗽，肺痈，吐血，风火牙痛，风疹瘙痒，痈肿丹毒，痔疮肿痛，毒虫咬伤，外伤出血。

【采收加工】全年均可采收，鲜用或晒干。

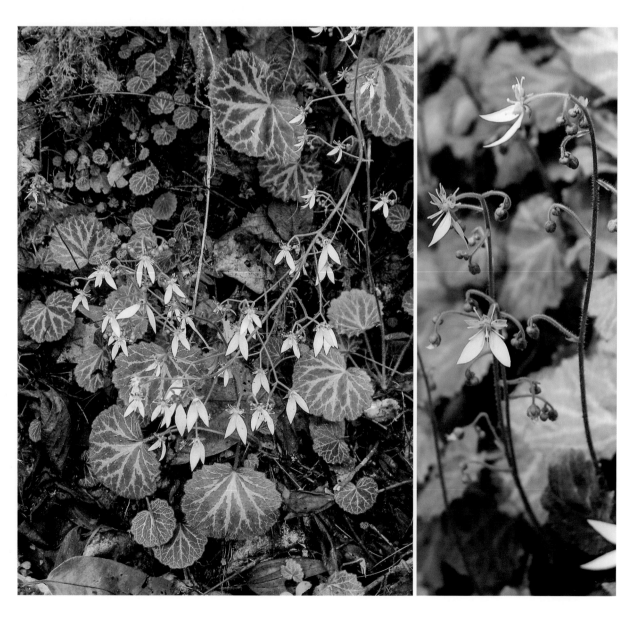

荷莲豆菜

【基原】为石竹科荷莲豆草*Drymaria cordata* (L.) Willd. ex Schult. 的全草。

【别名】水蓝青、水冰片、穿线蛇。

【形态特征】一年生披散草本。茎丛生，匍匐，无毛，基部分枝，节部常生不定根。叶片卵状心形；托叶数片，白色，刚毛状。聚伞花序顶生；苞片披针形，边缘膜质；花梗被白色腺毛；萼片草质，边缘膜质，被腺柔毛；花瓣白色。蒴果卵形，3裂至基部。花期4~10月，果期6~12月。

【分布】生于山谷、杂木林缘。产于广西、广东、云南、贵州、四川、湖南、海南等地。

【性能主治】全草味苦，性凉。有清热利湿、消食化痰的作用。主治痈疮疖肿，黄疸，水肿，小便不利，小儿疳积，咳嗽痰多。

【采收加工】夏、秋季采收，鲜用或晒干。

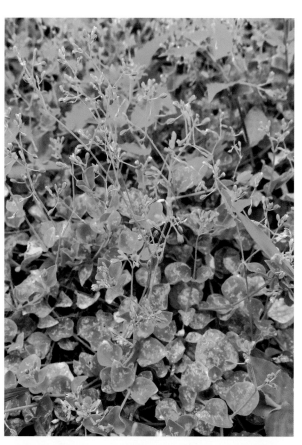

鹅肠草

【基原】为石竹科鹅肠菜*Myosoton aquaticum* (L.) Moench 的全草。

【别名】抽筋草、伸筋藤、伸筋草。

【形态特征】二年生或多年生草本。茎上升，多分枝，上部被腺毛。叶片卵形或宽卵形，有时边缘具毛；上部叶常无柄或具短柄，疏生柔毛。顶生二歧聚伞花序；苞片叶状，边缘具腺毛；花瓣白色，2深裂至基部，裂片线形或披针状线形。蒴果卵圆形。种子近肾形，褐色，具小疣。花期5~8月，果期6~9月。

【分布】生于河流两旁冲积沙地的低湿处或灌木丛林缘和水沟旁。产于我国南北各省区。

【性能主治】全草味甘、酸，性平。有清热解毒、散瘀消肿的作用。主治肺热喘咳，痢疾，痈疽，痔疮，牙痛，月经不调，小儿疳积。

【采收加工】春季生长旺盛时采收，鲜用或晒干。

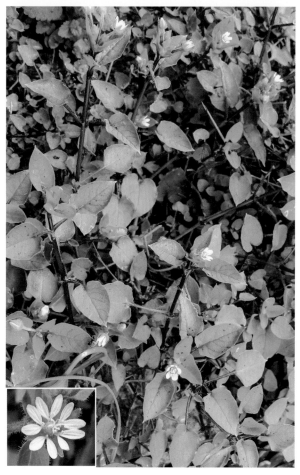

漆姑草

【基原】为石竹科漆姑草 *Sagina japonica* (Sw.) Ohwi 的全草。

【别名】牛毛粘、瓜糙草、蛇牙草。

【形态特征】一年生小草本。茎丛生，上部被稀疏腺柔毛。叶片线形，顶端急尖。花单生枝端；花梗被稀疏短柔毛；萼片卵状椭圆形，顶端尖或钝，外面疏生短腺柔毛，边缘膜质；花瓣狭卵形，白色。蒴果卵圆形。种子圆肾形，褐色，表面具尖瘤状突起。花期4~5月，果期5~6月。

【分布】生于河岸沙质地或路旁草地。产于东北、华北、西北、华东、华中和西南等地区。

【性能主治】全草味苦、辛，性凉。有凉血解毒、杀虫止痒的作用。主治漆疮，秃疮，湿疹，丹毒，瘰疬，无名肿毒，毒蛇咬伤，鼻渊，龋齿痛，跌打内伤。

【采收加工】4~5月采收，鲜用或晒干。

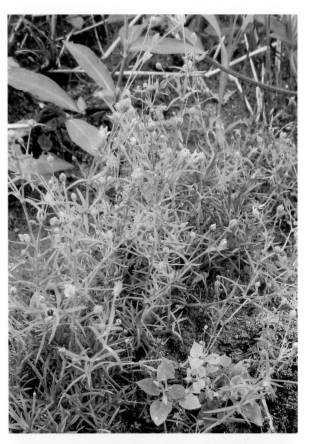

土人参

【基原】为马齿苋科土人参 *Talinum paniculatum* (Jacq.) Gaertn. 的根。

【别名】假人参、土洋参、土参。

【形态特征】一年生肉质草本。主根棕褐色，有分支，外皮黑褐色，断面乳白色。叶互生或近对生；叶片稍肉质，倒卵形或倒卵状长椭圆形。圆锥花序顶生或腋生；花瓣粉红色或淡紫红色，长椭圆形、倒卵形或椭圆形。蒴果近球形，种子黑褐色或黑色。花期6~8月，果期9~11月。

【分布】生于田野、路边、山坡沟边等阴湿处。产于广西、广东、贵州、云南、四川等地。

【性能主治】根味甘、淡，性平。有补气润肺、止咳、调经的作用。主治气虚倦，食少，泄泻，肺痨咳血，眩晕，潮热，盗汗，自汗，月经不调，带下，产妇乳汁不足。

【采收加工】8~9月采挖，洗净，除去细根，晒干或刮去外皮，蒸熟，晒干。

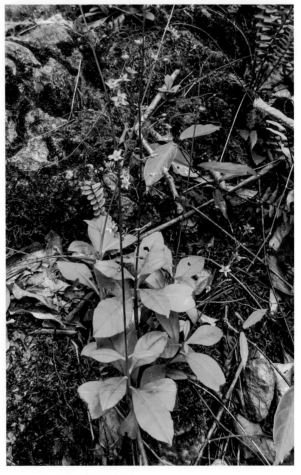

金荞麦

【基原】为蓼科金荞麦*Fagopyrum dibotrys* (D. Don) H. Hara 的根状茎。

【别名】野荞麦、荞麦三七、金锁银开。

【形态特征】多年生草本。根状茎木质化，黑褐色。叶片三角形，边缘全缘，两面均具乳头状突起或被柔毛；托叶鞘筒状，膜质，褐色，无缘毛。伞房状花序，顶生或腋生；苞片卵状披针形，顶端尖，边缘膜质，花被5深裂，白色，花被片长椭圆形。瘦果宽卵形，熟时黑褐色，无光泽。花期7~9月，果期8~10月。

【分布】生于山谷湿地、山坡灌木丛中。产于陕西、华东、华中、华南及西南等地区。

【性能主治】根状茎味微辛、涩，性凉。有清热解毒、排脓祛瘀的作用。主治肺痈吐脓，肺热喘咳，乳蛾肿痛。

【采收加工】冬季采挖，除去茎和须根，洗净，晒干。

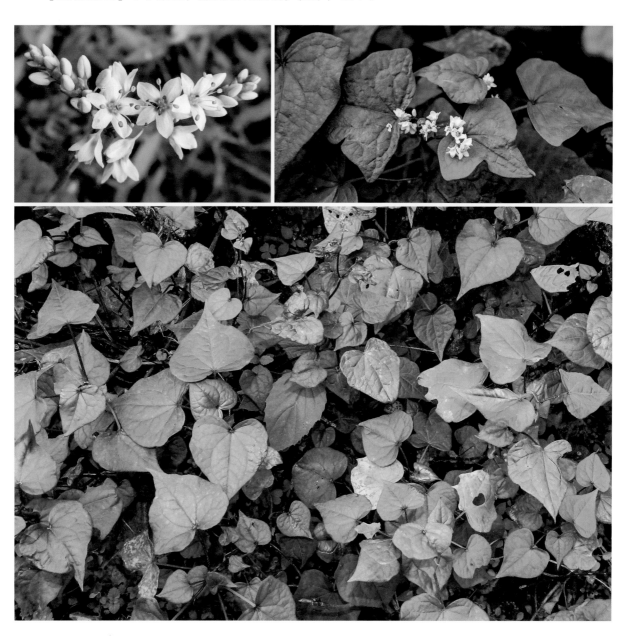

石莽草

【基原】为蓼科头花蓼*Polygonum capitatum* Buch.-Ham. ex D. Don 的全草。

【别名】省订草、雷公须、火眼丹。

【形态特征】多年生草本。茎丛生，匍匐，多分枝，疏生腺毛或近无毛。一年生枝近直立，疏生腺毛。叶片卵形或椭圆形，全缘，边缘具腺毛，两面均疏生腺毛，腹面有时具黑褐色新月形斑点。花序头状；花被5深裂，淡红色。瘦果长卵形，熟时黑褐色，外表密生小点，微有光泽。花期6~9月，果期8~10月。

【分布】生于山坡、山谷湿地。产于广西、广东、云南、贵州、四川、湖南、湖北等地。

【性能主治】全草味苦、辛，性凉。有清热利湿、活血止痛的作用。主治痢疾，肾盂肾炎，膀胱炎，尿路结石，风湿痛，跌打损伤，痄腮，疮疡，湿疹。

【采收加工】全年均可采收，鲜用或晒干。

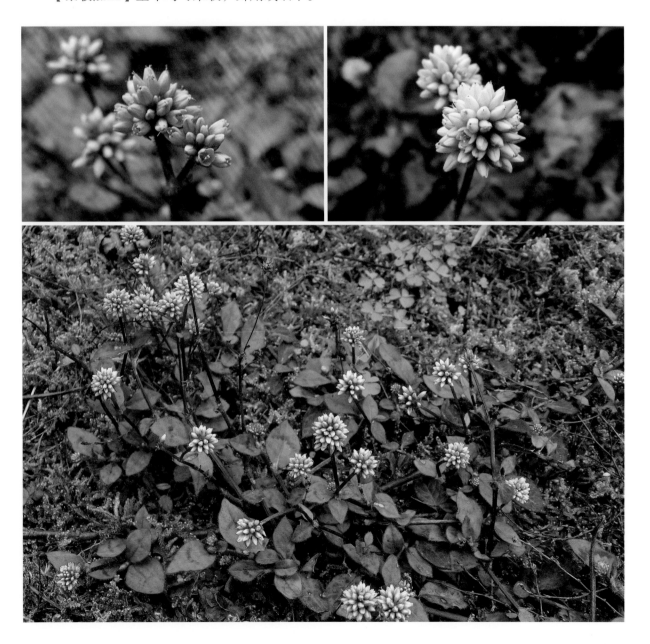

火炭母

【基原】为蓼科火炭母*Polygonum chinense* L. 的全草。

【别名】火炭毛、乌炭子、运药。

【形态特征】多年生草本。茎直立，通常无毛。叶片卵形或长卵形，边缘全缘，两面均无毛，有时背面沿叶脉疏生短柔毛。花序头状，通常数个排列成圆锥状，顶生或腋生；花序梗具腺毛；花被5深裂，白色或淡红色，裂片卵形，果时增大呈肉质，熟时蓝黑色。瘦果宽卵形，黑色。花期7~9月，果期8~10月。

【分布】生于山谷湿地、山坡草地。产于陕西南部、甘肃南部、华东、华中、华南和西南等地区。

【性能主治】全草味酸、涩，性凉；有毒。有清热解毒、利湿止痒、明目退翳的作用。主治痢疾，肠炎，扁桃体炎，咽喉炎；外用治角膜薄翳，子宫颈炎，霉菌性阴道炎，皮炎，湿疹。

【采收加工】夏、秋季采收，除去泥沙，晒干。

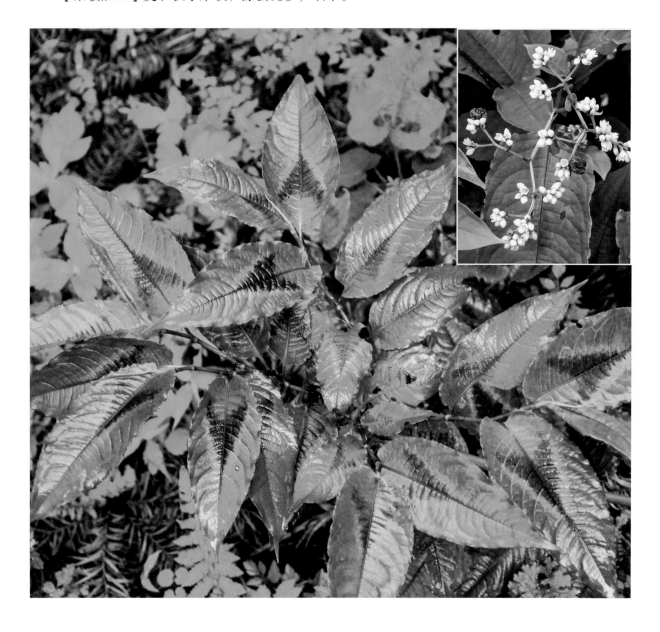

杠板归

【基原】为蓼科杠板归 *Polygonum perfoliatum* L. 的地上部分。

【别名】方胜板、刺犁头、蛇不过。

【形态特征】一年生草本。茎攀缘，多分枝，沿棱具稀疏的倒生皮刺。叶片三角形，薄纸质，腹面无毛，背面沿叶脉疏生皮刺。总状花序呈短穗状，不分枝顶生或腋生，花被5深裂，白色或淡红色，果时增大呈肉质，熟时深蓝色。瘦果球形，黑色，有光泽，包于宿存花被内。花期6~8月，果期7~10月。

【分布】生于田边、路旁、山谷湿地。产于广西、广东、云南、贵州、四川、海南、江西、福建、台湾、湖南、湖北、安徽、浙江、江苏、山东、河南、河北、陕西、甘肃、黑龙江等地。

【性能主治】全草味酸，性微寒。有利水消肿、清解热毒、止咳的作用。主治肾炎水肿，上呼吸道感染，百日咳，泻痢，湿疹，疖肿，毒蛇咬伤。

【采收加工】夏、秋季采收，鲜用或晾干。

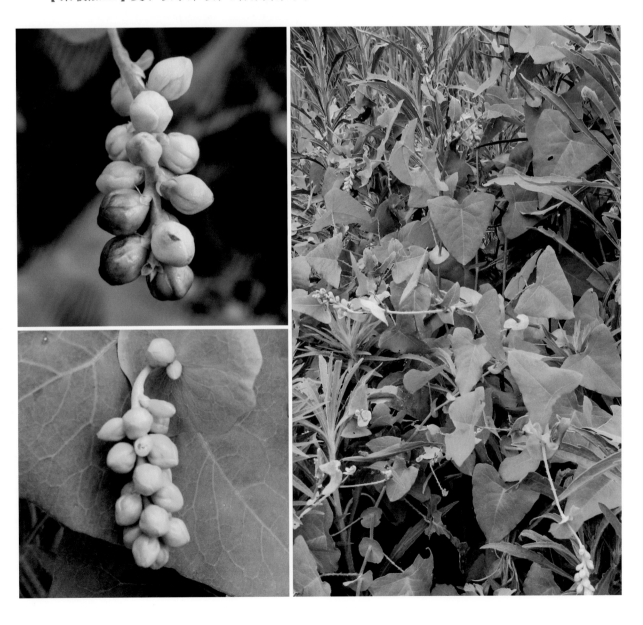

小萹蓄

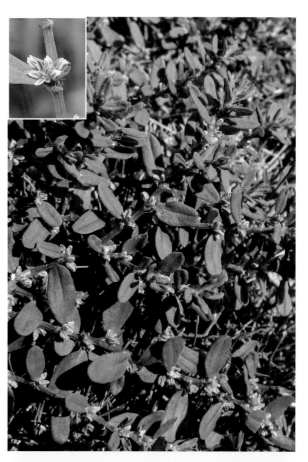

【基原】为蓼科习见蓼*Polygonum plebeium* R. Br. 的全草。

【别名】姑巴草、扁竹、水米草。

【形态特征】一年生草本。茎平卧，自基部分枝，通常小枝的节间比叶片短。叶片窄椭圆形或倒披针形，两面均无毛，侧脉不明显；托叶鞘膜质，白色，透明，顶端撕裂。花3~6朵簇生于叶腋，遍布全植株；花被5深裂，绿色，边缘白色或淡红色。瘦果宽卵形，黑褐色，包于宿存花被内。花期5~8月，果期6~9月。

【分布】生于田边、路旁、水边湿地。除西藏外，分布于全国各地。

【性能主治】全草味苦，性凉。有清热解毒、通淋利尿、化湿杀虫的作用。主治热淋，石淋，黄疸，痢疾，恶疮疥癣，蛔虫病。

【采收加工】开花时采收，晒干。

赤胫散

【基原】为蓼科赤胫散*Polygonum runcinatum* Buch.-Ham. ex D. Don var. *sinense* Hemsl. 的全草。

【别名】土竭力、花蝴蝶、花脸荞。

【形态特征】多年生草本。茎近直立或上升，有毛或近无毛，节部通常具倒生的伏毛。叶片三角状卵形，两面均疏生糙伏毛，具短缘毛；下部叶叶柄具狭翅。头状花序小，花序梗具腺毛；苞片长卵形，边缘膜质；花被淡红色或白色。瘦果卵形，熟时黑褐色。花期4~8月，果期6~10月。

【分布】生于山坡草地、山谷路旁。产于广西、云南、贵州、四川、西藏、湖南、湖北、台湾等地。

【性能主治】全草味苦、微酸、涩，性平。有清热解毒、活血舒筋的作用。主治痢疾，泄泻，赤白带下，闭经，痛经，乳痈，疮疖，无名肿毒，毒蛇咬伤，跌打损伤，劳伤腰痛。

【采收加工】夏、秋季采收，鲜用或扎把晒干。

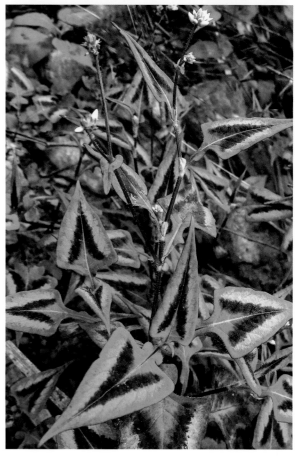

虎杖

【基原】为蓼科虎杖*Reynoutria japonica* Houtt. 的根状茎及根。

【别名】花斑竹、酸筒杆、酸汤梗。

【形态特征】多年生草本。根状茎粗壮，横走；茎直立，具小突起，无毛，散生红色或紫红色斑点。叶片宽卵形或卵状椭圆形，近革质，两面均无毛，沿叶脉具小突起。花单性，雌雄异株，花序圆锥状；花被5深裂，淡绿色，雄花花被片具绿色中脉，无翅。瘦果卵形，熟时黑褐色。花期8~9月，果期9~10月。

【分布】生于山坡灌木丛中、山谷、路旁、田边湿地。产于华东、华中、华南及四川、云南、贵州、陕西南部、甘肃南部等地。

【性能主治】根状茎及根味咸，性寒。有消痰软坚散结、利水消肿的作用。主治瘿瘤，瘰疬，睾丸肿痛，痰饮水肿。

【采收加工】夏、秋季采收，晒干。

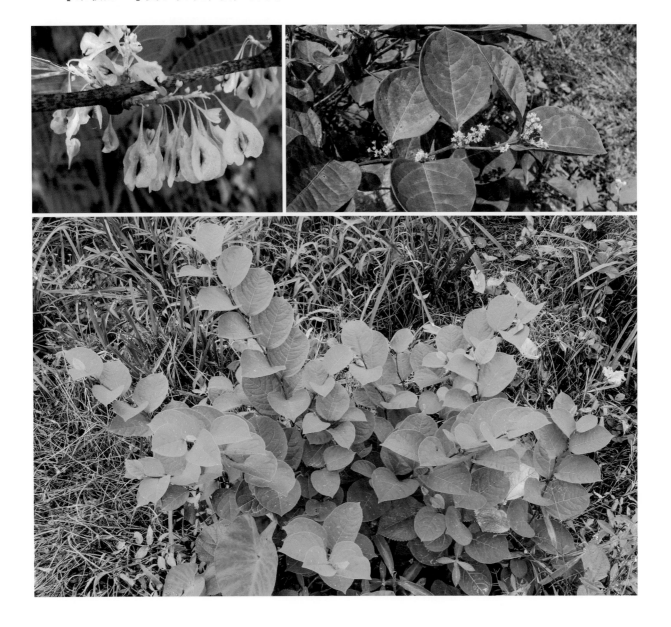

商陆

【基原】为商陆科商陆*Phytolacca acinosa* Roxb. 或垂序商陆*P. americana* L. 的根。

【别名】土冬瓜、抱母鸡、土母鸡。

【形态特征】多年生草本。根肥大，肉质，倒圆锥形，外皮淡黄色或灰褐色，内面黄白色。茎直立，肉质，绿色或红紫色。叶片薄纸质，椭圆形、长椭圆形或披针状椭圆形。总状花序顶生或与叶对生，密生多花；花白色后逐渐变为淡红色。浆果扁球形，熟时深红紫色或黑色。花期5~8月，果期6~10月。

【分布】生于沟谷、山坡林下、林缘路旁。除东北、内蒙古、青海、新疆外，分布于全国各地。

【性能主治】根味苦，性寒；有毒。有逐水消肿、通利二便的作用。主治水肿胀满，二便不通；外用治痈肿疮毒。

【采收加工】秋季至翌年春季采挖，除去须根和泥沙，切块或切片，晒干或阴干。

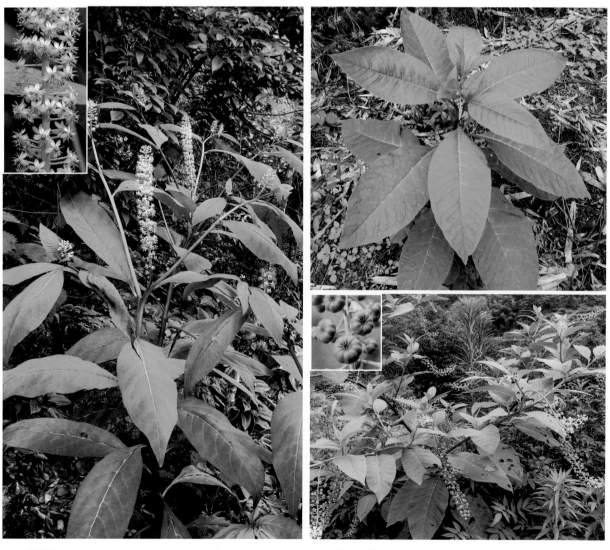

商陆*P. acinosa*　　　　　　　　　　　　　　　垂序商陆*P. americana*

土荆芥

【基原】为藜科土荆芥*Dysphania ambrosioides* (L.) Mosyakin et Clemants 的地上部分。

【别名】鹅脚草、红泽兰、天仙草。

【形态特征】一年生或多年生草本。有强烈香味。茎被柔毛。叶片矩圆状披针形至披针形，边缘具稀疏不整齐的大齿，腹面无毛，背面有散生油点并沿叶脉稍有毛。花常3~5朵团集，生于上部叶腋，花绿色。胞果扁球形，完全包于花被内。花果期长。

【分布】生于村旁、路边、河岸等处。产于广西、广东、四川、江西、福建等地。

【性能主治】地上部分味辛，性温；有大毒。有杀虫、祛风、痛经、止痛的作用。主治钩虫病，蛔虫病，风湿痹痛，闭经，痛经。

【采收加工】夏、秋季果实完全成熟时采收，除去杂质，阴干。

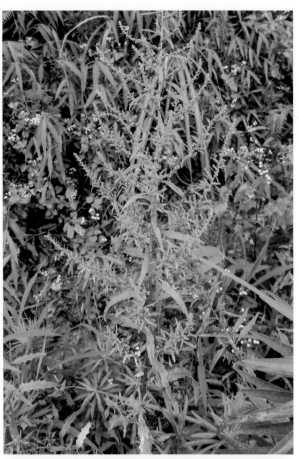

牛膝

【基原】为苋科牛膝*Achyranthes bidentata* Blume 的根。

【别名】怀牛膝、山苋菜、对节草。

【形态特征】多年生草本。根圆柱形，土黄色。茎有棱角或四方形，绿色或稍带紫色，分枝对生。叶片椭圆形或椭圆状披针形，先端尾尖，两面均有柔毛。穗状花序顶生及腋生；有白色柔毛；花多数，密生。花期7~9月，果期9~10月。

【分布】生于山坡林下。除东北以外，分布于全国各地。

【性能主治】根味苦、甘、酸，性平。有逐瘀通经、补肝肾、强筋骨、利尿通淋、引血下行的作用。主治闭经，痛经，腰膝酸痛，筋骨无力，淋证，水肿，头痛，眩晕，牙痛，口疮。

【采收加工】冬季茎叶枯萎时采挖，除去须根及泥沙，将顶端切齐，晒干。

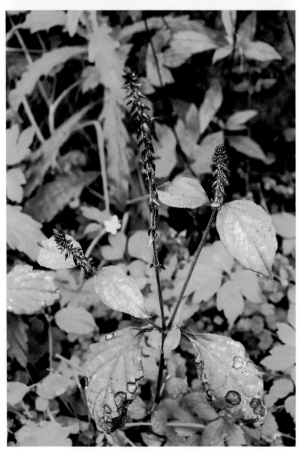

土牛膝

【基原】为苋科柳叶牛膝*Achyranthes longifolia* (Makino) Makino 的根及根状茎。

【别名】杜牛膝。

【形态特征】多年生草本。茎有棱角或四方形，绿色或稍带紫色，分枝对生。本种和牛膝相近，区别为叶片披针形或宽披针形，长10~20 cm，宽2~5 cm，顶端尾尖；小苞片针状，长约3.5 mm，基部有2枚耳状薄片，仅有缘毛。花果期9~11月。

【分布】生于山坡、沟边。产于广西、广东、云南、贵州、湖南、江西、湖北等地。

【性能主治】根及根状茎味甘、微苦、微酸，性寒。有活血化瘀、泻火解毒、利尿通淋的作用。主治闭经，跌打损伤，风湿关节痛，白喉，咽喉肿痛，疮痈，淋证，水肿。

【采收加工】秋季或冬、春季采挖，除去茎叶及须根，洗净，晒干或用硫黄熏后晒干。

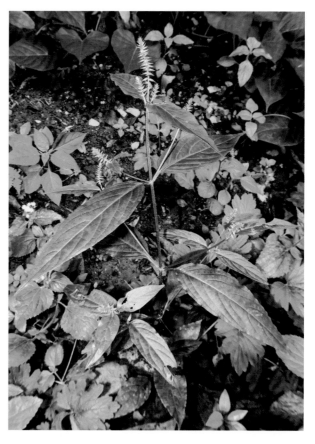

节节花

【基原】为苋科莲子草*Alternanthera sessilis* (L.) R. Br. ex DC. 的全草。

【别名】耐惊菜、蓬子草、满天星。

【形态特征】多年生草本。茎上升或匍匐，绿色或稍带紫色。叶片形状及大小有变化，条状披针形、矩圆形、倒卵形、卵状矩圆形，全缘或有不明显细齿，两面均无毛或疏生柔毛。腋生头状花序1~4个，无花序梗，初为球形，后渐成圆柱形；花密生，白色。花期5~7月，果期7~9月。

【分布】生于村边的草坡、水沟、田边或沼泽潮湿处。产于广西、广东、云南等地。

【性能主治】全草味微甘，性寒。有凉血散瘀、清热解毒、除湿通淋的作用。主治便血，湿热黄疸，痢疾，牙龈肿痛，咽喉肿痛，乳痈，痈疽肿毒，湿疹，淋证，跌打损伤，毒蛇咬伤。

【采收加工】夏、秋季采收，洗净，晒干。

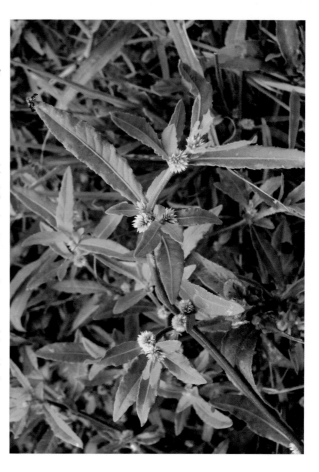

九层风

【基原】为苋科浆果苋*Deeringia amaranthoides* (Lam.) Merr. 的茎枝。

【别名】川牛膝、苋菜藤、地苓苋。

【形态特征】攀缘灌木。茎多下垂分枝。叶片卵形或卵状披针形，顶端渐尖或尾尖，基部常不对称。总状花序腋生及顶生，再形成多分枝的圆锥花序；花被片椭圆形，淡绿色或带黄色，果时带红色。浆果近球形，红色，有3条纵沟。种子扁压状肾形，黑色，光亮。花果期10月至翌年3月。

【分布】生于山坡林下或灌木丛中。产于广西、广东、云南、贵州、四川、西藏、台湾等地。

【性能主治】茎枝味淡，性平。有祛风利湿、通经活络的作用。主治风湿性关节炎，肠炎腹泻，痢疾。

【采收加工】全年均可采收，洗净，鲜用或晒干。

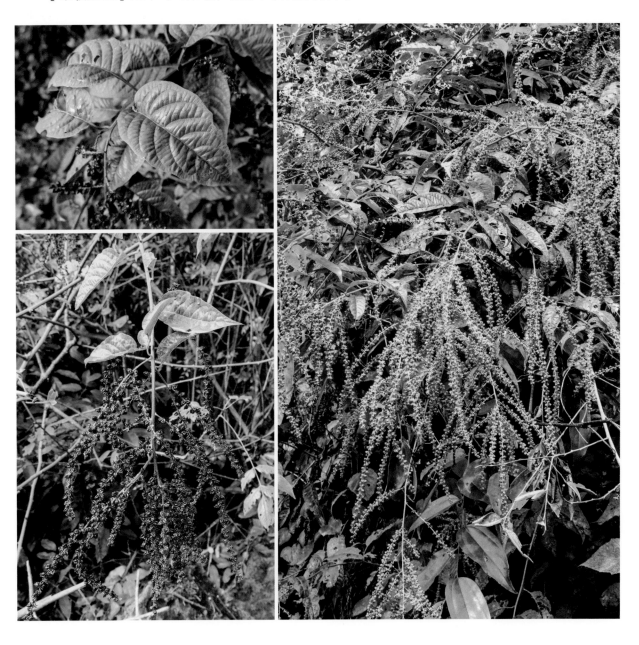

白花柴

【基原】为亚麻科米念芭*Tirpitzia ovoidea* Chun et How ex W. L. Sha 的枝或茎、叶。

【别名】米念巴、白花树、翠容叶。

【形态特征】灌木。叶片革质或厚纸质，全缘，腹面绿色，背面浅绿色，干后腹面灰绿色，背面淡黄色；中脉在表面微凹或平坦，背面突起。聚伞花序在茎和分枝上部腋生；花瓣5片，白色，旋转排列成管状。蒴果卵状椭圆形。种子褐色，具膜质翅；翅倒披针形，稍短于蒴果。花期5~10月，果期10~11月。

【分布】生于山谷、疏林中、岩石上、石灰岩山顶、山坡向阳处的灌木丛中、密林石上。产于广西。

【性能主治】枝或茎、叶味微甘，性平。有活血散瘀、舒筋活络的作用。主治跌打损伤，骨折，外伤出血。

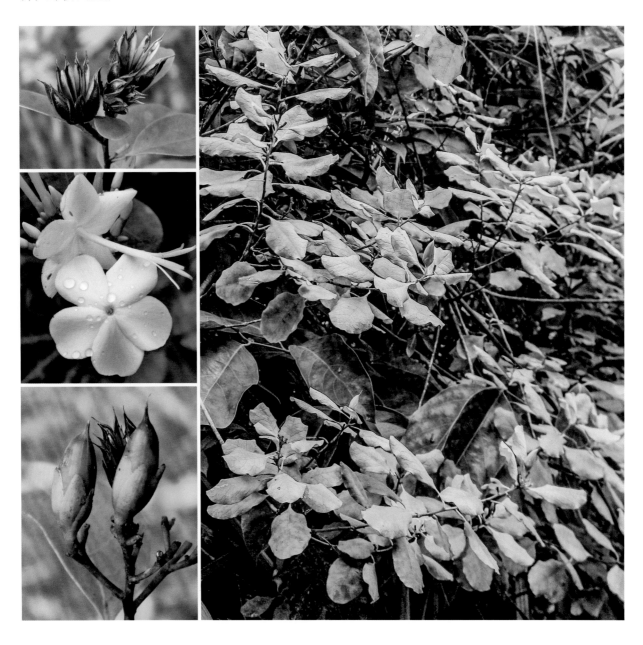

老鹳草

【基原】为牻牛儿苗科野老鹳草 *Geranium carolinianum* L. 的地上部分。

【别名】鹳嘴、老鸦嘴、贯筋。

【形态特征】一年生草本。茎直立或仰卧，密被倒向的短柔毛。基生叶早枯，茎生叶互生或最上部的对生；托叶披针形或三角状披针形；叶片圆肾形，掌状5~7裂近基部，裂片楔状倒卵形或菱形。花序腋生和顶生，每花序梗具2朵花，花瓣淡紫红色，倒卵形。蒴果被短糙毛。花期4~7月，果期5~9月。

【分布】生于平原和低山荒坡杂草丛中。产于广西、云南、四川、江西、湖南、湖北等地。

【性能主治】地上部分味辛、苦，性平。有祛风湿、通经络、止泻痢的作用。主治风湿痹痛，筋骨酸痛，麻木拘挛，泄泻痢疾。

【采收加工】夏、秋季果实近熟时采收，捆成把，晒干。

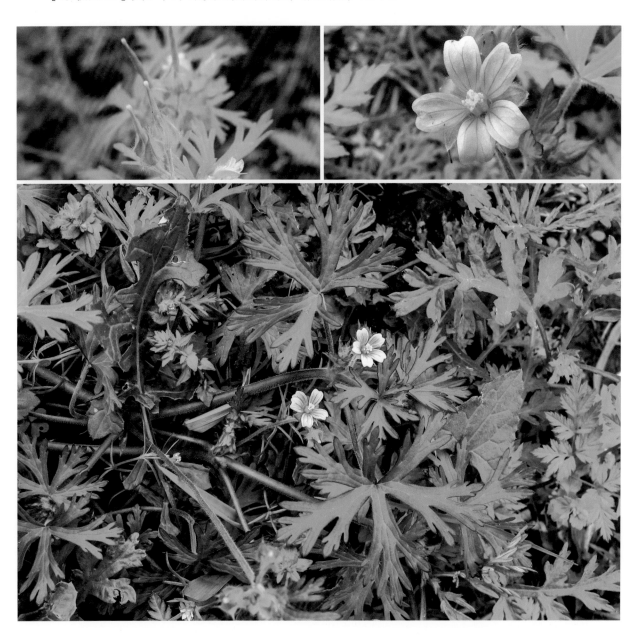

酢浆草

【基原】为酢浆草科酢浆草 *Oxalis corniculata* L. 的全草。

【别名】酸箕、酸咪咪、酸草。

【形态特征】草本。全株被柔毛。根状茎稍肥厚。茎细弱，多分枝。叶基生或茎上互生；托叶基部与叶柄合生；叶片两面均被柔毛或腹面无毛，沿脉被毛较密，边缘具贴伏的缘毛。花单生或数朵集为伞形花序状，腋生，花序梗淡红色，花瓣5片，黄色。蒴果长圆柱形。种子长卵形，褐色或红棕色。花果期2~9月。

【分布】生于山坡草地、河谷沿岸、路边、田边、荒地或林下阴湿处等。产于全国各地。

【性能主治】全草味酸，性寒。有清热利湿、凉血散瘀、解毒消肿的作用。主治湿热泄泻，痢疾，黄疸，淋证，带下，吐血，鼻出血，尿血，月经不调，跌打损伤，咽喉肿痛，痈肿疔疮，丹毒，湿疹，疥癣，痔疮，麻疹，烧烫伤，蛇虫咬伤。

【采收加工】全年均可采收，以夏、秋季有花果时采药效较好，除去泥沙，晒干。

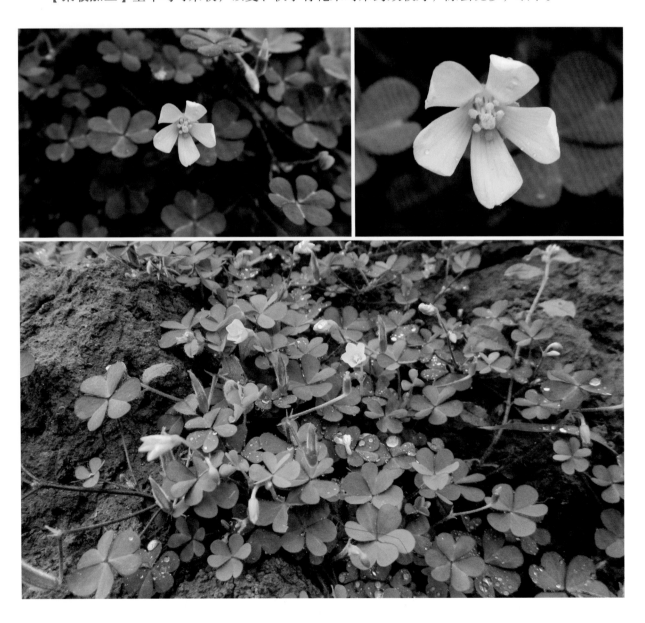

凤仙花

【基原】为凤仙花科凤仙花*Impatiens balsamina* L. 的花。

【别名】指甲花、金凤花、灯盏花。

【形态特征】一年生草本。茎粗壮，肉质，直立，下部节常膨大，具多数纤维状根。叶互生，最下部叶有时对生；叶片披针形、狭椭圆形或倒披针形。花单生或2~3朵簇生于叶腋，无花序梗；白色、粉红色或紫色，单瓣或重瓣。蒴果宽纺锤形，两端尖，密被柔毛。种子多数，圆球形，黑褐色。花期7~10月。

【分布】生于山坡草地、路边、田边。产于全国大部分地区。

【性能主治】花味甘、苦，性微温。有祛风除湿、活血止痛、解毒杀虫的作用。主治风湿肢体痿废，腰胁疼痛，妇女闭经腹痛，产后瘀血未尽，跌打损伤，骨折，痈疽疮毒，毒蛇咬伤，白带异常，鹅掌风，灰指甲。

【采收加工】夏、秋季开花时采收，鲜用或阴干、烘干。

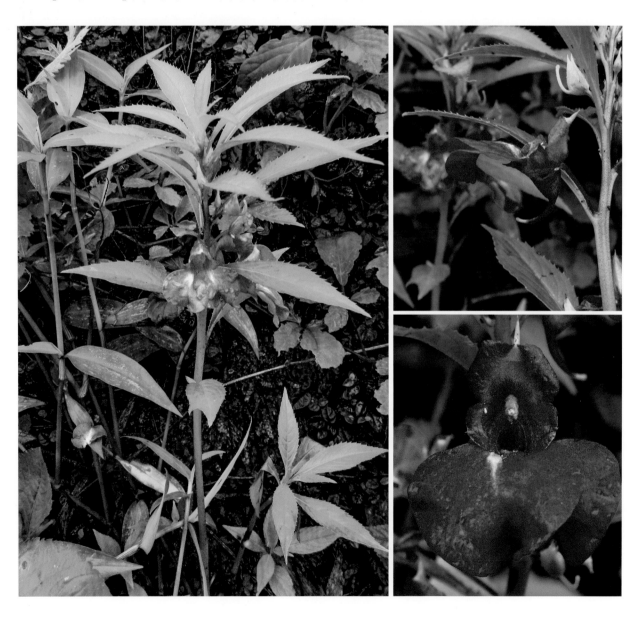

软皮树

【基原】为瑞香科白瑞香*Daphne papyracea* Wall. ex Steud. 的根皮、茎皮或全株。

【别名】雪花皮、雪花构、小拘皮。

【形态特征】常绿灌木，高1~1.5 m。树皮灰色。小枝圆柱形，纤细，灰褐色至灰黑色。叶片较薄，长圆形或长圆状披针形，侧脉不明显。花白色，多簇生于小枝顶端成头状花序。核果卵状球形、卵形或倒梨形。种子圆球形。花期11~12月，果期翌年4~5月。

【分布】生于山地和山谷密林下灌木丛中。产于广西、广东、贵州、四川、云南、湖南、湖北等地。

【性能主治】根皮、茎皮或全株味甘、辛，性微温；有小毒。有祛风止痛、活血调经的作用。主治风湿痹痛，跌打损伤，月经不调，痛经。

【采收加工】夏、秋季挖取全株，晒干，或剥取根皮及茎皮，洗净，晒干。

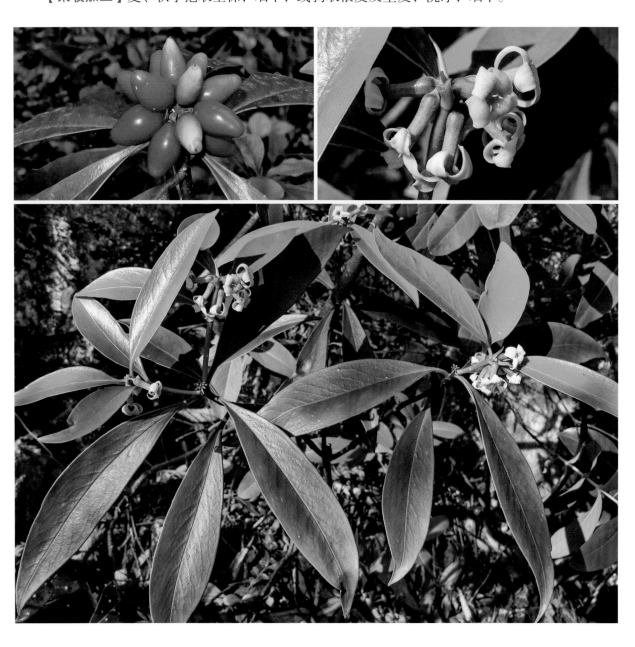

了哥王

【**基原**】为瑞香科了哥王*Wikstroemia indica* (L.) C. A. Mey. 的根或根皮。

【**别名**】九信菜、九信药、鸡仔麻。

【**形态特征**】灌木。小枝红褐色，无毛。叶对生；叶片纸质至近革质，倒卵形、椭圆状长圆形或披针形，干时棕红色，无毛，侧脉细密。花黄绿色，数朵组成顶生头状总状花序，花序梗长5~10 mm，无毛；花梗长1~2 mm；花近无毛，裂片4片，宽卵形至长圆形。果椭圆形，熟时红色至暗紫色。花果期夏秋间。

【**分布**】生于空旷林下或石山上。产于广西、广东、四川、湖南、浙江、江西、福建、台湾等地。

【**性能主治**】根或根皮味苦、辛，性微寒；有毒。有清热解毒、散瘀逐水的作用。主治支气管炎，肺炎，疖腮，淋巴结炎，风湿痛，晚期血吸虫病腹水，疮疖痈疽。

【**采收加工**】全年均可采挖，洗净，晒干，或剥取根皮，晒干。

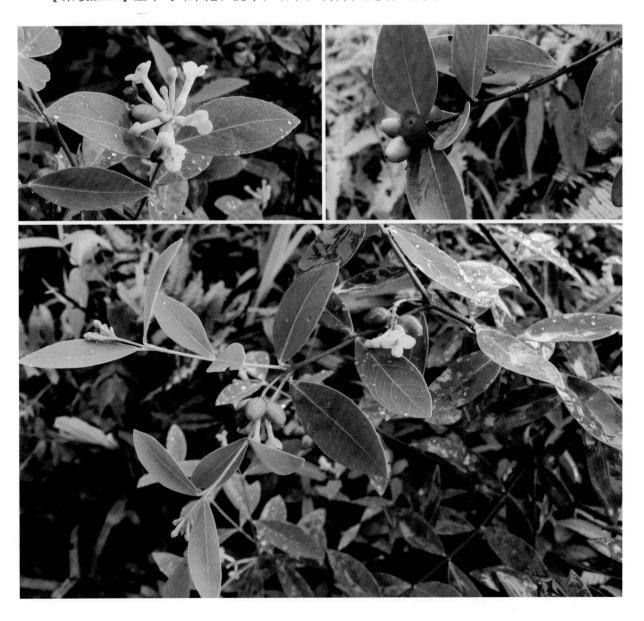

紫茉莉

【基原】为紫茉莉科紫茉莉 *Mirabilis jalapa* L. 的叶、果实。

【别名】胭脂花、胭粉豆、白粉果。

【形态特征】一年生草本。茎直立，多分枝，无毛或疏生细柔毛，节稍膨大。叶片卵形或卵状三角形，全缘，两面均无毛。花常数朵簇生于枝端；花紫红色、黄色、白色或杂色；花被筒高脚碟状。花午后开放，有香气，翌日午前凋萎。瘦果球形，熟时黑色，表面具皱纹。花期6~10月，果期8~11月。

【分布】我国南北各地常栽培，为观赏花卉，有时逸为野生。

【性能主治】叶味甘、淡，性微寒。有清热解毒、祛风渗湿、活血的作用。主治痈肿疮毒，疥癣，跌打损伤。果实味甘，性微寒。有清热化斑、利湿解毒的作用。主治生斑痣，脓疱疮。

【采收加工】叶生长茂盛花未开时采收，洗净，鲜用。9~10月果实成熟的采收，除去杂质，晒干。

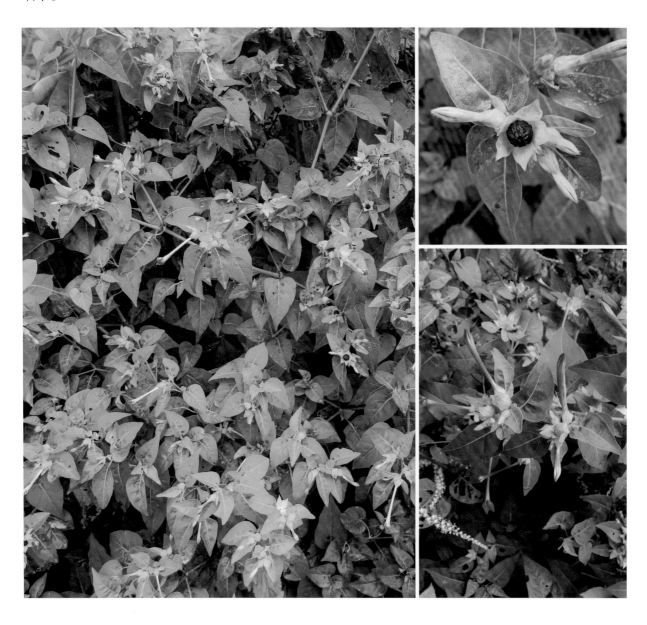

马桑

【基原】为马桑科马桑*Coriaria nepalensis* Wall. 的根。

【别名】乌龙须、黑龙须。

【形态特征】灌木。叶对生；叶片纸质至薄革质，椭圆形或阔椭圆形，全缘，两面均无毛或沿脉上疏被毛。总状花序生于二年生的枝条上；雄花序先于叶开放，多花密集，花序轴被腺状微柔毛；不育雌蕊存在；雌花序与叶同出。果球形，果期花瓣肉质增大包于果外，熟时由红色变为紫黑色。花期3~4月，果期5~6月。

【分布】生于山地灌木丛中。产于广西、云南、贵州、四川、湖北、陕西、甘肃、西藏等地。

【性能主治】根味苦，性凉；有毒。有祛风除湿、镇痛、杀虫的作用。主治风湿麻木，痈疮肿毒，风火牙痛，痰饮，痞块，瘰疬，跌打损伤，急性细菌性结膜炎，烧烫伤，狂犬咬伤。

【采收加工】冬季采挖，除去泥土，晒干。

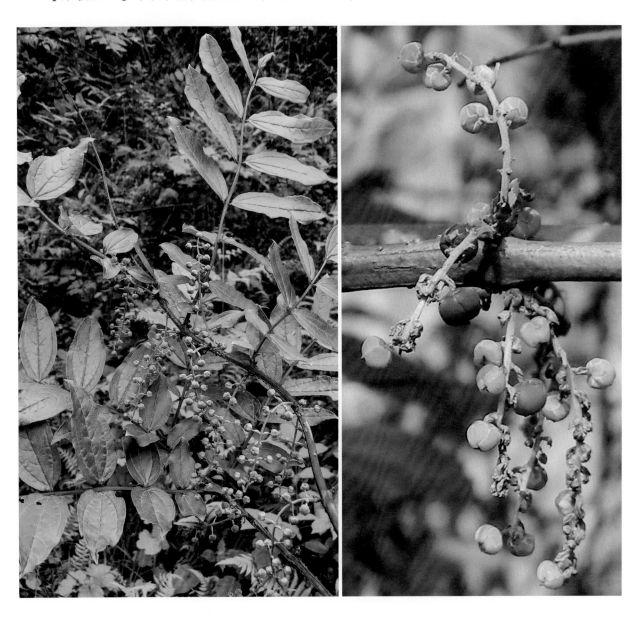

大黄树

【基原】为大风子科栀子皮*Itoa orientalis* Hemsl. 的根及树皮。

【别名】弄七、白走马胎、长叶子老重。

【形态特征】落叶乔木。叶椭圆形或卵状长圆形，腹面脉上有疏毛，背面密生短柔毛；叶柄有柔毛。花单性，雌雄异株，稀杂性；圆锥花序顶生，有柔毛；雌花比雄花大，单生于枝顶或叶腋。蒴果大，椭圆形，密被橙黄色茸毛，后变为无毛。种子周围有膜质翅。花期5~6月，果期9~10月。

【分布】生于山谷、山坡疏林中或密林中。产于广西、贵州、云南、四川等地。

【性能主治】根及树皮有祛风除湿、活血通络的作用。主治风湿痹痛，跌打损伤，肝炎，贫血。

【采收加工】秋、冬季挖取根部，洗净，切片，晒干。剥取树皮，晒干。

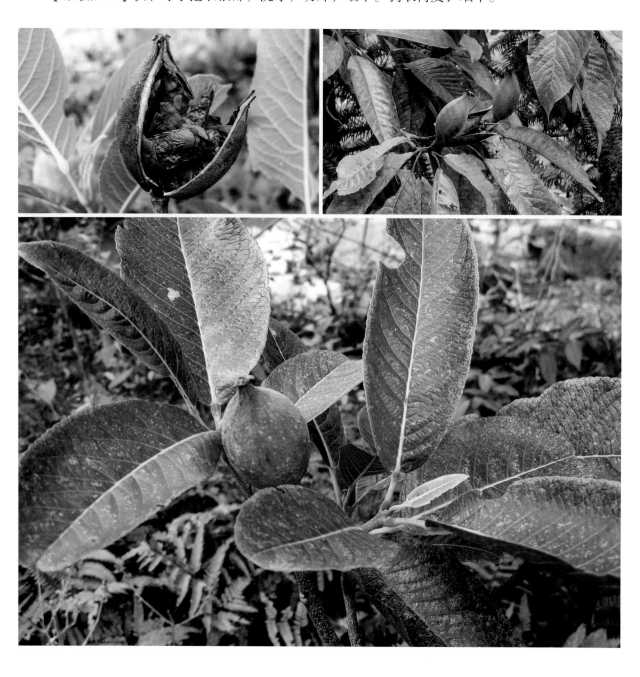

绞股蓝

【基原】为葫芦科绞股蓝 *Gynostemma pentaphyllum* (Thunb.) Makino 的全草。

【别名】盘王茶、五叶参。

【形态特征】常绿草质藤本。茎具纵棱及槽。鸟足状复叶具5~7片小叶；小叶膜质或纸质。卷须纤细，二歧，稀单一。花雌雄异株；雄花圆锥花序，花绿白色；雌花圆锥花序远较雄花短小，花萼及花冠似雄花。果肉质不裂，球形，熟后黑色。种子卵状心形。花期3~11月，果期4~12月。

【分布】生于沟谷林下、山坡或灌木丛中。产于我国南部。

【性能主治】全草味苦、微甘，性寒。有清热解毒、止咳祛痰、益气养阴、延缓衰老的作用。主治胸膈痞闷，痰阻血瘀，心悸气短，眩晕头痛，健忘耳鸣，自汗乏力，高脂血症，单纯性肥胖。

【采收加工】夏、秋季采收，除去杂质，洗净，晒干。

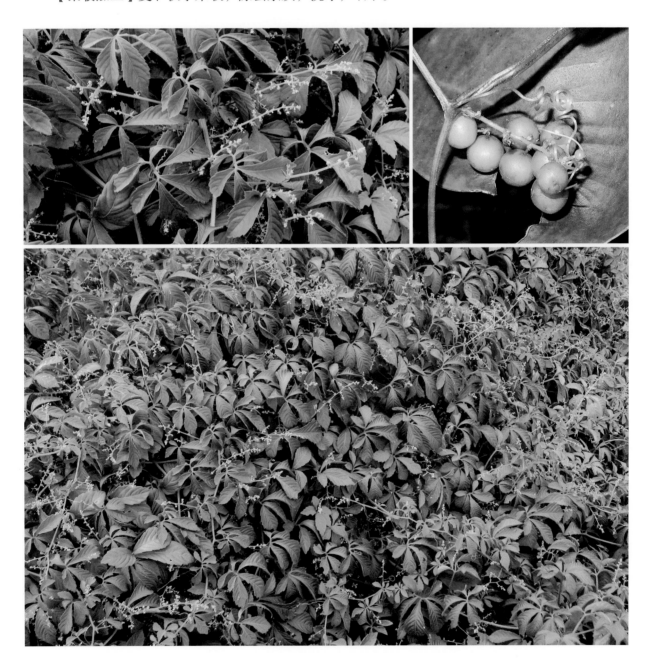

钮子瓜

【基原】为葫芦科钮子瓜*Zehneria maysorensis* (Wight et Arn.) Arn. 的全草或根。

【别名】野苦瓜、三角枫。

【形态特征】草质藤本。叶片宽卵形或稀三角状卵形，长、宽均为3~10 cm。雌雄同株；雄花常3~9朵生于总梗顶端呈近头状或伞房状花序，花白色。雌花单生，稀几朵生于花序梗顶端或极稀雌雄同序。果球状或卵状，浆果状。种子卵状长圆形，压扁状。花期4~8月，果期8~11月。

【分布】生于村边、林边或山坡潮湿处。产于广西、广东、云南、四川、贵州、福建等地。

【性能主治】全草或根味甘，性平。有清热解毒、通淋的作用。主治发热，惊厥，头痛，咽喉肿痛，疮疡肿毒，淋证。

【采收加工】夏、秋季采收，洗净，鲜用或晒干。

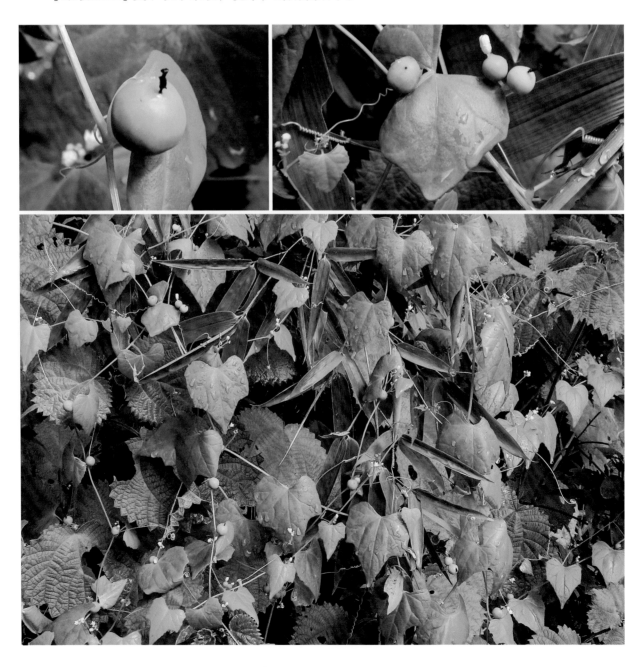

散血子

【基原】为秋海棠科紫背天葵 *Begonia fimbristipula* Hance 的叶。

【别名】红水葵、红天葵。

【形态特征】多年生草本。根状茎球状。基生叶常1片，先端急尖或渐尖状急尖，基部略偏斜，腹面绿色，常有白色小斑点，背面紫色。花葶高6~18 cm，二回至三回二歧聚伞状花序；花粉红色；雄花花被片4片，雌花花被片3片。蒴果具不等的3翅；种子极多数。花期4~5月，果期6月。

【分布】生于山坡、沟谷湿润的石壁上。产于广西、广东、浙江、湖南、福建、海南等地。

【性能主治】叶味甘、淡，性凉。有清热凉血、散瘀消肿、止咳化痰的作用。主治肺热咳嗽，中暑发烧，咯血，淋巴结结核，血瘀腹痛，扭挫伤，骨折，烧烫伤。

【采收加工】夏、秋季采收，洗净，晒干。

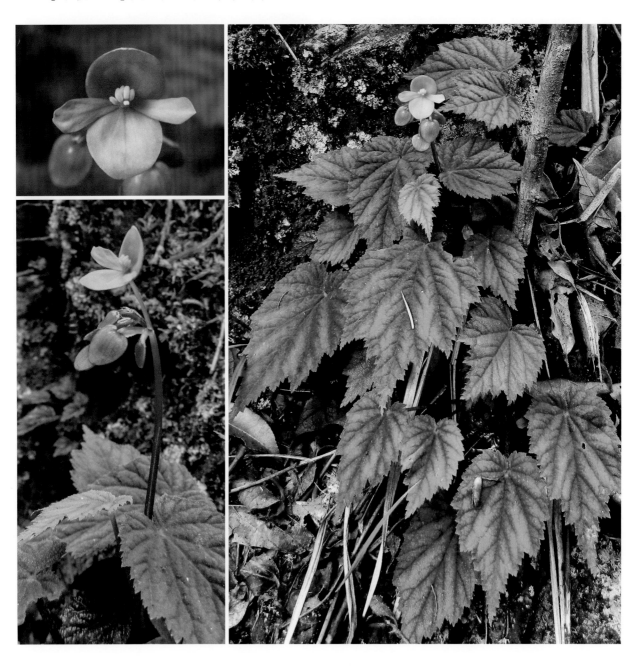

红孩儿

【基原】为秋海棠科裂叶秋海棠*Begonia palmata* D. Don 的根状茎。

【别名】红天葵、鸡爪莲、半边莲。

【形态特征】多年生具茎草本植物，高可达50 cm。根状茎匍匐，节膨大；茎直立，有明显的沟纹。叶片阔斜卵形，不规则浅裂，边缘具紫红色小齿和缘毛，背面淡绿色或淡紫色，叶柄被褐色长毛。聚伞花序，花粉红色或白色。蒴果具不等的3翅。花期6月开始，果期7月开始。

【分布】生于林下、溪谷边阴湿处。产于长江以南各地。

【性能主治】根状茎味酸、涩，性凉。有清热解毒、消肿止痛的作用。主治咽喉肿痛，风湿骨痛，跌打肿痛，牙痛，毒蛇咬伤，烧烫伤。

【采收加工】全年均可采挖，除去须根，洗净，干燥。

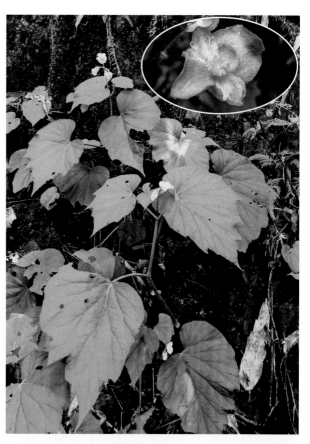

毛冬瓜

【基原】为猕猴桃科毛花猕猴桃*Actinidia eriantha* Benth. 的根、根皮及叶。

【别名】白洋桃、白毛桃、白葡萄。

【形态特征】大型落叶藤本。小枝、叶柄、花序和萼片密被乳白色或淡污黄色直展的茸毛或交织压紧的绵毛。枝髓白色，片层状。叶片软纸质。聚伞花序具1~3朵花；花瓣顶端和边缘橙黄色，中央和基部桃红色。果柱状卵珠形。花期5月上旬至6月上旬，果熟期11月。

【分布】生于山地草丛中或灌木丛中。产于广西、广东、湖南、贵州等地。

【性能主治】根、根皮及叶味微辛，性寒。有抗癌、解毒消肿、清热利湿的作用。根主治胃癌，乳腺癌，腹股沟淋巴结炎，皮炎。根皮外用治跌打损伤。叶外用治乳腺炎。

【采收加工】根全年均可采收，晒干或剥取根皮，晒干。叶夏、秋季采收，鲜用或晒干。

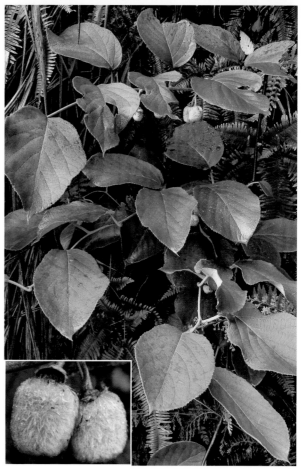

桃金娘

【基原】为桃金娘科桃金娘*Rhodomyrtus tomentosa* (Aiton) Hassk. 的根、果实。

【别名】金丝桃、山稔子、山菍。

【形态特征】灌木，高1~2 m。叶对生；叶片革质，椭圆形或倒卵形，先端圆或钝，常微凹入，有时稍尖，基部阔楔形，离基三出脉，网脉明显。花有长梗，常单生，紫红色；花瓣5片，倒卵形；雄蕊红色；子房下位，3室。浆果卵状壶形，熟时紫黑色；种子每室2列。花期4~5月。

【分布】生于丘陵坡地、灌木丛中。产于广西、广东、海南、云南、贵州、湖南、福建等地。

【性能主治】根味辛、甘，性平。有理气止痛、利湿止泻、益肾养血的作用。主治脘腹疼痛，消化不良，痢疾，崩漏，劳伤出血，跌打损伤，风湿痹痛，肾虚腰痛，浮肿，烧烫伤。果实味甘、涩，性平。有养血止血、涩肠固精的作用。主治病后血虚，吐血，鼻出血，便血，泄泻，痢疾，脱肛，耳鸣，遗精，血崩，月经不调，白带过多。

【采收加工】根全年均可采挖，洗净，切段，鲜用或晒干。果实秋季成熟时采收，晒干。

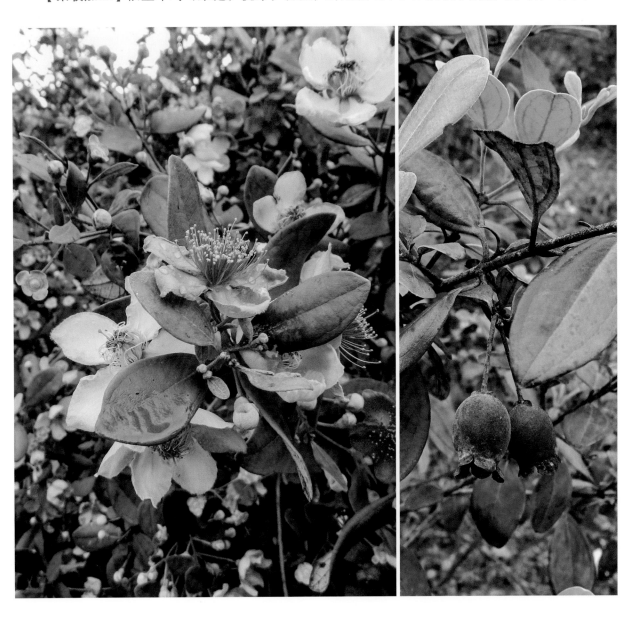

朝天罐

【基原】为野牡丹科朝天罐*Osbeckia opipara* C. Y. Wu et C. Chen 的根、枝叶。

【别名】抗劳草、公石榴。

【形态特征】灌木，高0.3~1.2 m。茎四棱形或稀六棱形，被糙伏毛。叶对生或有时3片轮生，叶片卵形至卵状披针形，两面除被糙伏毛外尚密被微柔毛及透明腺点，基出脉5条。圆锥花序顶生；花深红色至紫色。蒴果长卵形，宿萼长坛状，被刺毛。花果期7~9月。

【分布】生于山坡、山谷、水边、路旁、疏林中或灌木丛中。产于广西、贵州、台湾、长江流域以南各省区。

【性能主治】根味甘，性平。有止血、解毒的作用。主治咯血，痢疾，咽喉痛。枝叶味苦、甘，性平。有清热利湿、止血调经的作用。主治湿热泻痢，淋证，劳嗽，咯血，月经不调，白带异常。

【采收加工】根秋后采挖，洗净，切片，晒干。枝叶全年均可采收，切段，晒干。

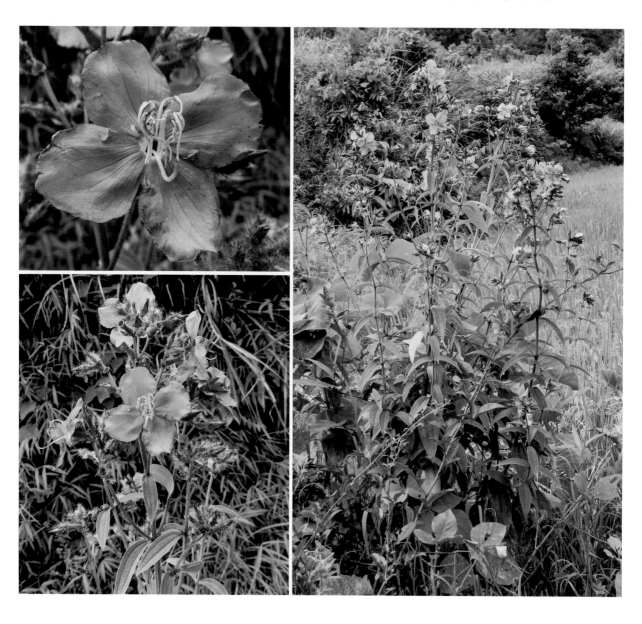

田基黄

【基原】为金丝桃科地耳草*Hypericum japonicum* Thunb. 的全草。

【别名】雀舌草、蛇查口、合掌草。

【形态特征】一年生草本。茎常四棱形，直立或外倾或匍匐于地而在基部生根，散布淡色腺点。叶小，无柄，卵形或广卵形，具3条主脉，有透明腺点。聚伞花序顶生；花瓣白色、淡黄色至橙黄色，无腺点。蒴果长圆形。种子淡黄色，圆柱形。花期3~8月，果期6~10月。

【分布】生于田边、草地、沟边较湿润处。产于长江以南各省区。

【性能主治】全草味苦、辛，性平。有清利湿热、散瘀消肿的作用。主治肝炎，疮疖痈肿。

【采收加工】春、夏季花开时采收全草，除去杂质，晒干。

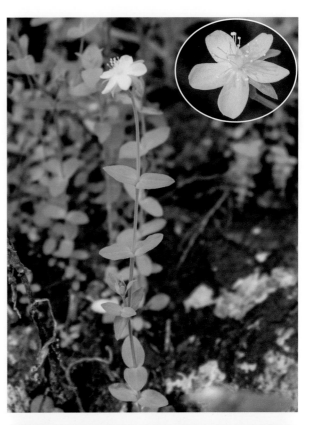

元宝草

【基原】为金丝桃科元宝草*Hypericum sampsonii* Hance 的全草。

【别名】对月草、大叶对口莲、穿心箭。

【形态特征】多年生草本。叶对生；叶片基部合生为一体而茎贯穿其中心，边缘密生黑色腺点，两面均散生黑色斑点和透明油点。花序伞房状顶生；花瓣淡黄色，椭圆状长圆形，边缘具无柄或近无柄的黑色腺体。蒴果卵形，散布有卵珠状黄褐色囊状腺体。花期6~7月，果期8~9月。

【分布】生于路旁、山坡、草地、灌木丛、田边、沟边等处。产于陕西至江南各省。

【性能主治】全草味辛、苦，性寒。有凉血止血、清热解毒、活血调经、祛风通络的作用。主治吐血，咯血，血淋，月经不调，痛经，白带异常，跌打损伤，风湿痹痛，腰腿痛；外用治头癣，口疮，目翳。

【采收加工】夏、秋季采收，洗净，鲜用或晒干。

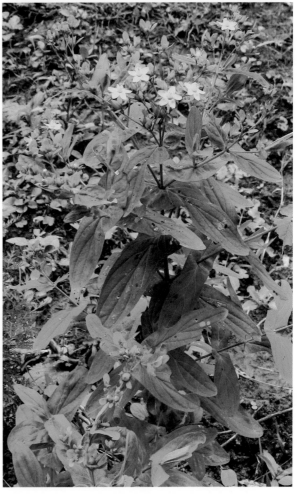

金丝桃

【基原】为金丝桃科金丝桃 *Hypericum monogynum* L. 的全株、果实。

【别名】山狗木、土连翘、五心花。

【形态特征】灌木。叶片倒披针形、椭圆形或长圆形，稀披针形或卵状三角形，上部叶有时平截至心形，近无柄。花序近伞房状，具1~30朵花；花金黄色至柠檬黄色；花柱长为子房的3.5~5倍，合生几达顶端。蒴果宽卵球形，稀卵状圆锥形或近球形。种子深红褐色。花期5~8月，果期8~9月。

【分布】生于路边、山坡或灌木丛中。产于广西、广东、湖南、浙江、江西、福建等地。

【性能主治】全株味苦，性凉。有清热解毒、散瘀止痛的作用。主治肝炎，肝脾肿大，急性咽喉炎，疮疖肿毒，跌打损伤。果实味甘，性凉。有润肺止咳的作用。主治虚热咳嗽，百日咳。

【采收加工】全株全年均可采收，洗净，晒干。果实秋季熟时采收，鲜用或晒干。

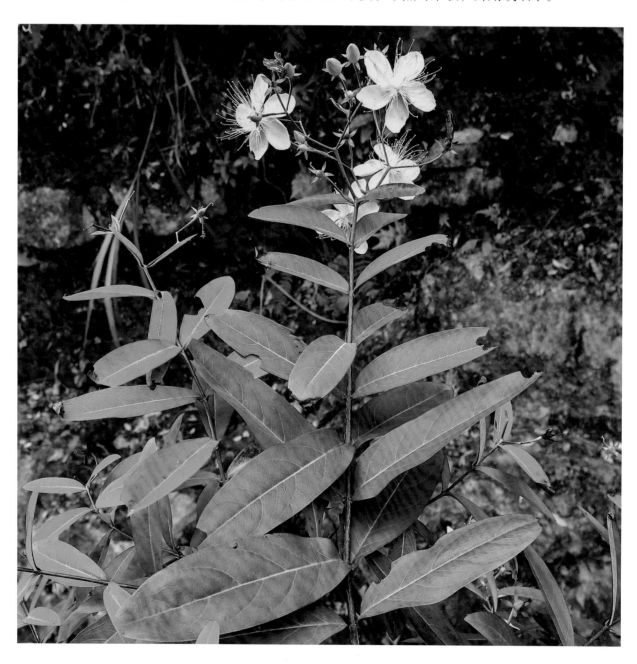

金丝李

【基原】为藤黄科金丝李*Garcinia paucinervis* Chun ex F. C. How 的枝叶、树皮。

【别名】碎棉、埋贵、米友波。

【形态特征】乔木。树皮灰黑色，具白色斑块。幼枝压扁状四棱形，暗紫色，干后具纵槽纹。叶片嫩时紫红色，膜质，老时近革质，椭圆形、椭圆状长圆形或卵状椭圆形。花杂性，同株；雄花的聚伞花序腋生和顶生。果熟时椭圆形或卵珠状椭圆形。种子1粒。花期6~7月，果期11~12月。

【分布】生于山地林中。产于广西、云南。

【性能主治】枝叶、树皮味甘、微涩，性平；有小毒。有清热解毒、消肿的作用。主治痈肿疮毒，烫伤。

【采收加工】全年均可采收，鲜用或晒干。

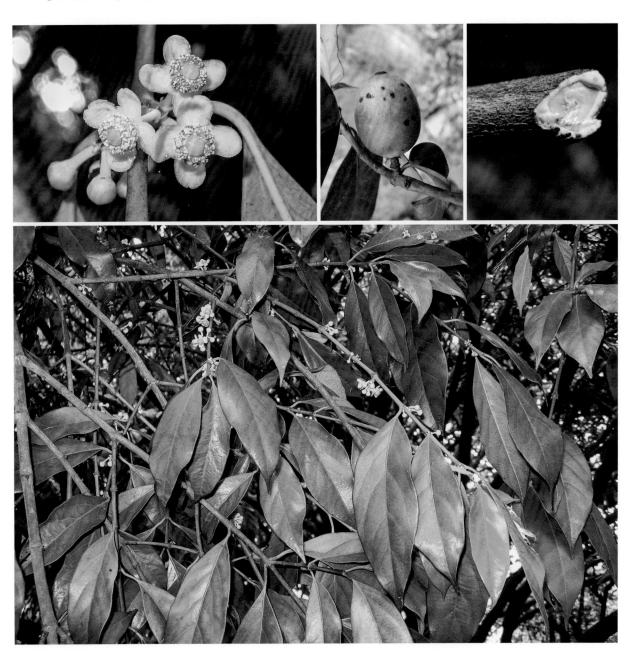

木芙蓉

【基原】为锦葵科木芙蓉*Hibiscus mutabilis* L. 的叶。

【别名】芙蓉木、芙蓉。

【形态特征】落叶灌木或小乔木，高2~5 m。小枝、叶柄、花梗和花萼均密被星状毛与直毛相混的细绵毛。叶片宽卵形至圆卵形或心形，常5~7裂，裂片三角形；叶柄长5~20 cm。花单生于枝端叶腋，初开时白色或淡红色，后变为深红色。蒴果扁球形，直径约2.5 cm。花期8~10月。

【分布】生于山坡路旁、草地、庭园中，常栽培。产于广西、广东、湖南、贵州、云南、山东、陕西、江西、湖北、四川等地。

【性能主治】叶味微辛，性平。有清热解毒、消肿止痛、凉血止血的作用。主治痈肿疮疖，缠身蛇丹，目赤肿痛，跌打损伤，烧烫伤。

【采收加工】夏、秋季采收，阴干，研粉。

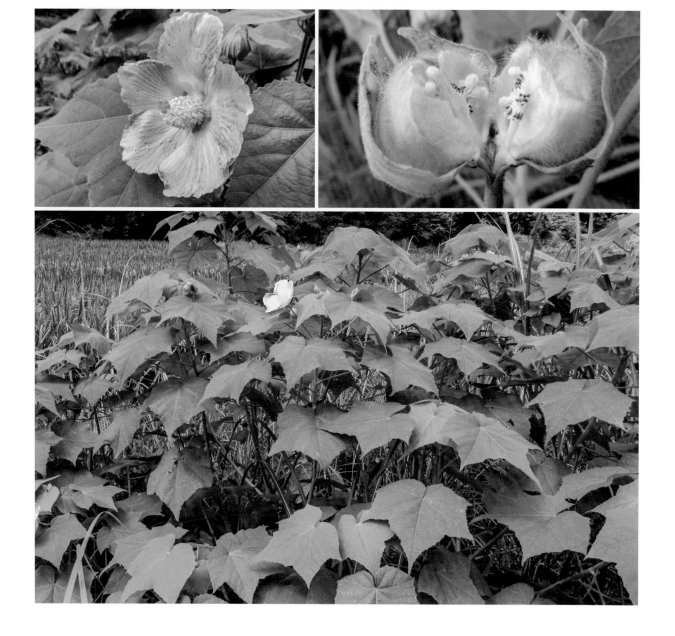

地桃花

【基原】为锦葵科地桃花*Urena lobata* L. 的地上部分。

【别名】野棉花、半边月。

【形态特征】直立亚灌木状草本。小枝被星状茸毛。茎下部叶近圆形，先端浅3裂，基部圆形或近心形，边缘具齿；中部叶卵形；上部叶长圆形至披针形。花腋生，单生或稍丛生，淡红色；花瓣5片，倒卵形，外面被星状柔毛。果实扁球形，分果爿被星状短柔毛和锚状刺。花期7~10月。

【分布】生于荒地、路边或疏林下。产于广西、福建等地。

【性能主治】地上部分味甘、辛，性凉。有祛风利湿、消热解毒、活血消肿的作用。主治感冒发烧，风湿骨痛，痢疾，水肿，淋病，白带异常，吐血，痈肿，外伤出血。

【采收加工】秋季采收，洗净，鲜用或晒干。

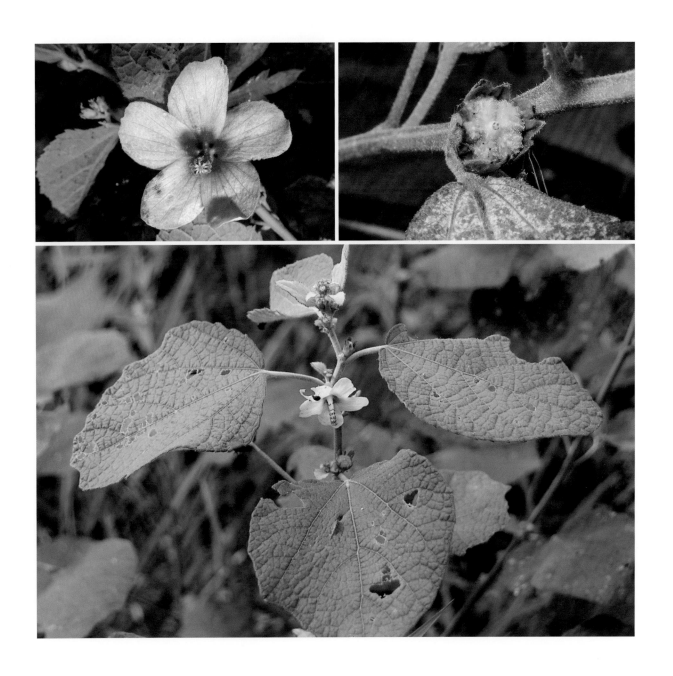

巴豆

【基原】为大戟科石山巴豆 *Croton euryphyllus* W. W. Sm. 的果实。

【别名】双眼龙、大叶双眼龙、江子。

【形态特征】灌木。嫩枝、叶和花序均被很快脱落的星状柔毛。叶片近圆形至阔卵形，顶端短尖或钝，有时尾状，基部心形，稀阔楔形，边缘具齿，齿间偶有具柄腺体。总状花序长达15 cm。蒴果近圆球状，密被短星状毛。种子椭圆状，暗灰褐色。花期4~5月。

【分布】生于疏林、灌木丛中。产于广西、云南、贵州、四川等地。

【性能主治】果实味辛，性热；有大毒。主治恶疮疥癣，疣痣；外用治蚀疮。

【采收加工】秋季果实成熟时采收，堆置2~3天，摊开，晒干。

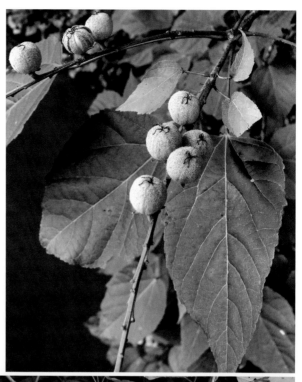

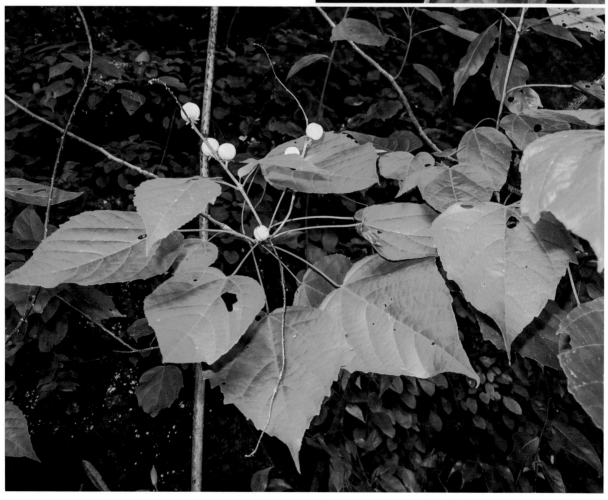

猫眼草

【基原】为大戟科乳浆大戟 *Euphorbia esula* L. 的全草。

【别名】猫眼棵、猫儿眼、肿手棵。

【形态特征】多年生草本。茎单生或丛生。叶片线形至卵形，变化极不稳定；总苞叶与茎生叶同形，苞叶常为肾形。花序单生于二歧分枝的顶端；总苞钟状，腺体4个，两端均具角；雄花多朵；雌花1朵。蒴果三棱状球形，熟时分裂为3个分果爿。种子卵球状。花果期4~10月。

【分布】生于山谷荒地、田边地头湿润的草丛中。除海南、贵州、云南和西藏外，全国其他省区均有分布。

【性能主治】全草味苦，性凉；有毒。有利尿消肿、拔毒止痒的作用。主治四肢浮肿，小便不利，疟疾；外用治颈淋巴结结核，疮癣瘙痒。

【采收加工】夏、秋季采收，晒干。

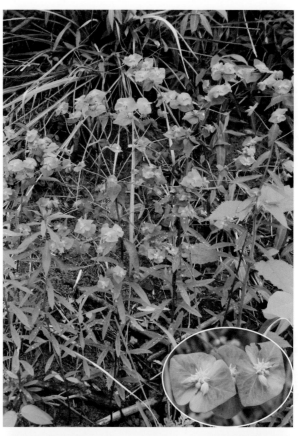

飞扬草

【基原】为大戟科飞扬草 *Euphorbia hirta* L. 的全草。

【别名】大飞扬、奶母草、奶汁草。

【形态特征】一年生草本。茎单一，自中部向上分枝或不分枝，被褐色或黄褐色的粗硬毛。叶对生；叶片先端极尖或钝，基部略偏斜，边缘于中部以上有细齿。花序多数，于叶腋处密集成头状，基部近无梗。蒴果三棱状，被短柔毛，熟时分裂为3个分果爿。花果期6~12月。

【分布】生于山坡、山谷、草丛中或灌木丛中，多见于砂质土。产于广西、湖南、广东、海南、江西、贵州和云南等地。

【性能主治】全草味辛、酸，性凉；有小毒。有清热解毒、止痒利湿、通乳的作用。主治肺痈，乳痈，疔疮肿毒，牙疳，痢疾，泄泻，热淋，血尿，湿疹，脚癣，皮肤瘙痒，产后少乳。

【采收加工】夏、秋季采收，洗净，晒干。

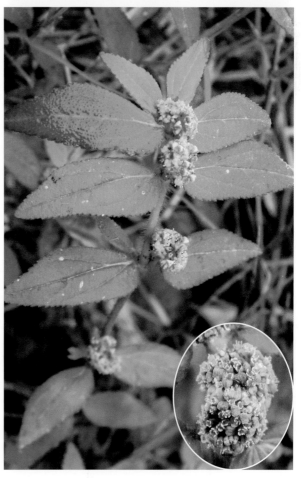

白饭树

【基原】为大戟科白饭树 *Flueggea virosa* (Roxb. ex Willd.) Voigt 的全株。

【别名】白倍子、鱼眼木、鹊饭树。

【形态特征】灌木，高1~6 m。小枝具纵棱槽，有皮孔，全株无毛。叶片纸质，椭圆形、长圆形、倒卵形或近圆形，顶端圆至急尖，有小尖头。花小，淡黄色，雌雄异株，多朵簇生于叶腋。蒴果浆果状，近圆球形。种子栗褐色，具光泽，有小疣状突起及网纹。花期3~8月，果期7~12月。

【分布】生于山地灌木丛中。产于西南、华南、华东各省区。

【性能主治】全株味苦，性凉；有小毒。有祛风湿、清湿热、化瘀止痛、杀虫止痒的作用。主治风湿痹痛，湿热带下，湿疹，脓疮，疮疖溃烂，跌打损伤。

【采收加工】全年均可采收，洗净，晒干。

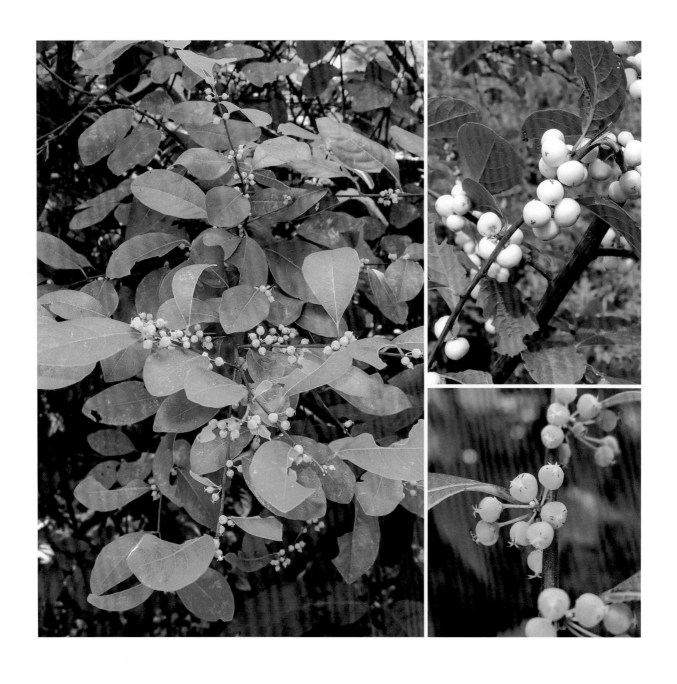

算盘子

【基原】为大戟科算盘子 *Glochidion puberum* (L.) Hutch. 的全株。

【别名】算盘珠、八瓣橘、馒头果。

【形态特征】直立灌木。小枝、叶背、花序和果均密被短柔毛。叶片长圆状披针形或长圆形，基部楔形，背面粉绿色。花小，雌雄同株或异株，2~4朵簇生于叶腋内；雌花生于小枝上部，雄花则生于小枝下部。蒴果扁球状，具8~10条纵沟，熟时带红色。花期4~8月，果期7~11月。

【分布】生于山坡、路边或草地向阳处的灌木丛中。产于广西、广东、四川、福建等地。

【性能主治】全株味微苦、微涩，性凉；有小毒。有清热利湿、消肿解毒的作用。主治痢疾，黄疸，疟疾，腹泻，感冒发热口渴，咽喉炎，淋巴结炎，白带异常，闭经，脱肛，大便下血，睾丸炎，瘰疬，跌打肿痛，蜈蚣咬伤，疮疖肿痛，外痔。

【采收加工】全年均可采收，洗净，晒干。

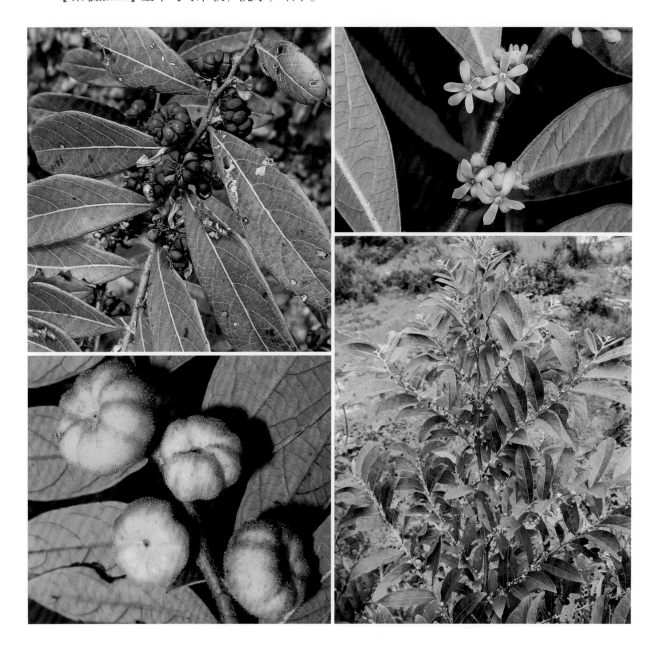

毛桐

【基原】为大戟科毛桐*Mallotus barbatus* (Wall.) Müll. Arg. 的根。

【别名】粗糠根、毛叶子。

【形态特征】小乔木。嫩枝、叶柄和花序均被黄棕色星状毛。叶片卵状三角形或卵状菱形，先端渐尖，基部圆或平截，边缘具齿或波状。花雌雄异株，总状花序顶生。蒴果球形，密被淡黄色星状毛及紫红色软刺。种子卵形，黑色，光滑。花期4~5月，果期9~10月。

【分布】生于林缘、灌木丛中。产于广西、广东、湖南、云南、贵州、四川等地。

【性能主治】根味微苦，性平。有清热利尿的作用。主治肠炎腹泻，消化不良，尿道炎，白带异常。

【采收加工】7~10月采挖，洗净，切片，晒干。

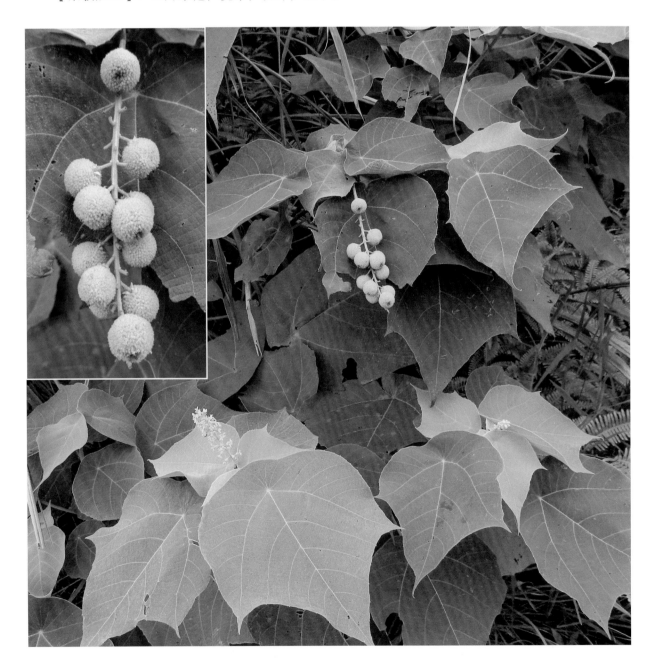

粗糠柴

【基原】为大戟科粗糠柴*Mallotus philippinensis* (Lam.) Müll. Arg. 的根。

【别名】铁面将军、香桂树、香檀。

【形态特征】小乔木或灌木。小枝、嫩叶和花序均密被黄褐色星状柔毛。叶片卵形、长圆形或卵状披针形；叶脉上具长柔毛，散生红色颗粒状腺体。花雌雄异株；总状花序顶生或腋生，单生或数个簇生。蒴果扁球形，密被红色颗粒状腺体和粉末状毛。花期4~5月，果期5~8月。

【分布】生于山地林中或林缘。产于广西、广东、海南、贵州、湖南、湖北、江西等地。

【性能主治】根味微苦、微涩，性凉。有清热利湿、解毒消肿的作用。主治湿热病，咽喉肿痛。

【采收加工】全年均可采挖，洗净，除去须根，干燥。

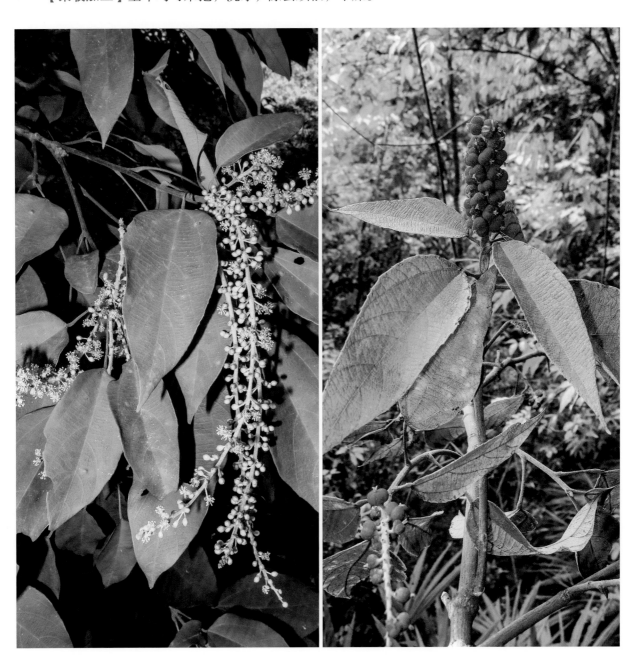

杠香藤

【基原】为大戟科石岩枫*Mallotus repandus* (Willd.) Müll. Arg. 的根、茎、叶。

【别名】黄豆树、倒挂茶、倒挂金钩。

【形态特征】攀缘状灌木。嫩枝、叶柄、花序和花梗均密生黄色星状柔毛，老枝无毛，常有皮孔。叶片卵形或椭圆状卵形。花雌雄异株，总状花序或下部有分枝；雄花序顶生，稀腋生；雌花序顶生。蒴果具2~3个分果爿，外表密生黄色粉末状毛并具颗粒状腺体。种子卵形。花期3~5月，果期8~9月。

【分布】生于山地疏林中或林缘。产于广西、广东、海南和台湾等地。

【性能主治】根、茎、叶味苦、辛，性温。有祛风除湿、活血通络、解毒消肿、驱虫止痒的作用。主治风湿痹病，腰腿疼痛，跌打损伤，痈肿疮疡，绦虫病，湿疹，顽癣，蛇虫咬伤。

【采收加工】根、茎全年均可采收，洗净，切片，晒干。叶夏、秋季采收，鲜用或晒干。

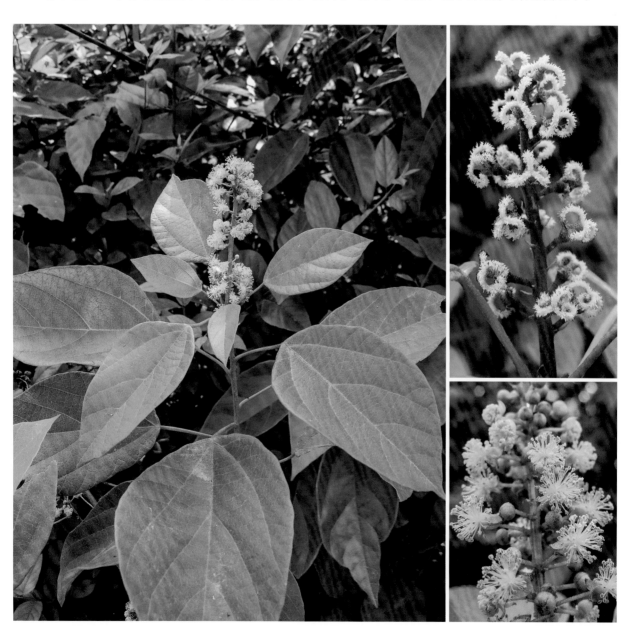

余甘子

【基原】为大戟科余甘子*Phyllanthus emblica* L. 的成熟果实。

【别名】牛甘果、紫荆皮。

【形态特征】乔木，高达23 m。枝被黄褐色柔毛。叶片线状长圆形，2列，顶端截平或钝圆，有锐尖头或微凹，基部浅心形而稍偏斜。多朵雄花和1朵雌花或全为雄花组成腋生的聚伞花序。蒴果核果状，圆球形，外果皮肉质，绿白色或淡黄白色。种子略带红色。花期4~7月，果期7~9月。

【分布】生于山地疏林、灌木丛、荒地或山沟向阳处。产于广西、广东、江西、贵州、云南、福建、台湾、海南、四川等地。

【性能主治】成熟果实味甘、酸、涩，性凉。有清热凉血、消食健胃、生津止咳的作用。主治血热血瘀，消化不良，口干，喉痛，咳嗽，腹胀。

【采收加工】冬季至翌年春季果实成熟时采收，晒干。

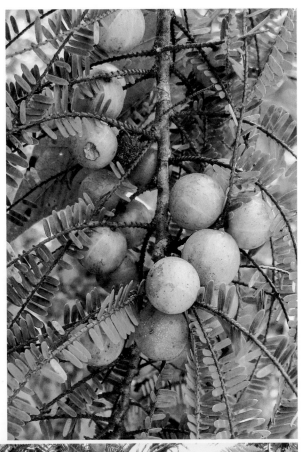

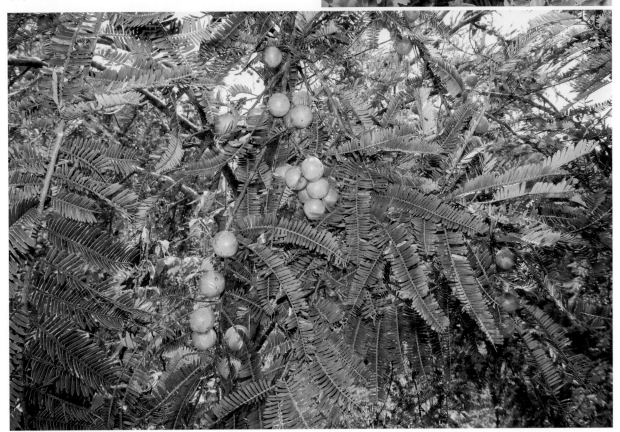

叶下珠

【基原】为大戟科叶下珠*Phyllanthus urinaria* L. 的全草。

【别名】夜关门、鱼蛋草。

【形态特征】一年生草本，高约30 cm。叶因叶柄扭转而呈羽状排列；叶片纸质，长圆形或倒卵形。雄花2~4朵簇生于叶腋；雌花单生于小枝中下部的叶腋内。蒴果无梗，近圆形，于叶下2列着生，熟时赤褐色，表面有小鳞状突起物，呈1列珠状，故名叶下珠。花期6~8月，果期9~10月。

【分布】生于山地疏林、灌木丛、荒地或山沟向阳处。产于广西、广东、贵州等地。

【性能主治】全草微苦、甘，性凉。有平肝清热、利水解毒的作用。主治肠炎，痢疾，传染性肝炎，肾炎水肿，尿道感染，小儿疳积，火眼目翳，口疮头疮，无名肿毒。

【采收加工】夏、秋季采收，除去杂质，晒干。

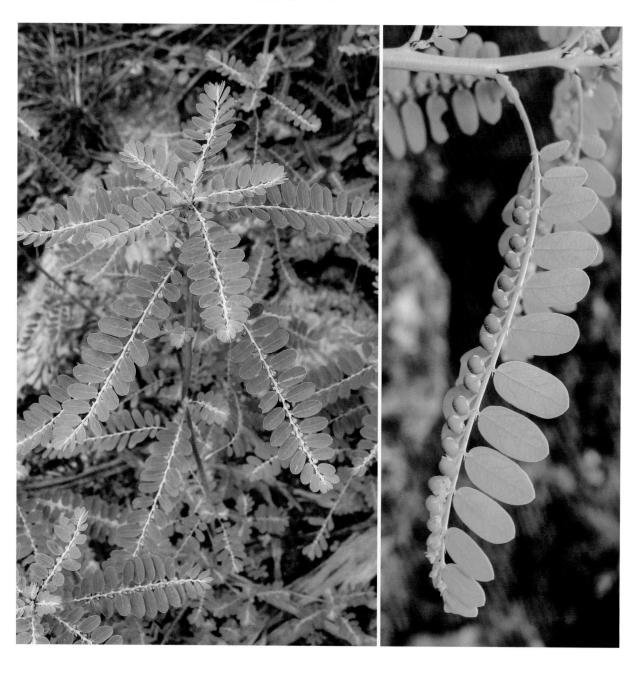

黄珠子草

【基原】为大戟科黄珠子草*Phyllanthus virgatus* G. Forst. 的全草。

【别名】珍珠草、野珠草。

【形态特征】一年生草本，高达60 cm。枝条通常自茎基部发出，上部扁平而具棱。全株无毛。叶片有小尖头，基部圆而稍偏斜；几无叶柄。通常2~4朵雄花和1朵雌花同簇生于叶腋。蒴果扁球形，直径2~3 mm，熟时紫红色，有鳞片状突起。花期4~5月，果期6~11月。

【分布】生于沟边草丛中或路旁灌木丛中。产于广西、广东、湖南、海南、福建、湖北等地。

【性能主治】全草味甘、苦，性平。有健脾消积、利尿通淋、清热解毒的作用。主治疳积，痢疾，淋病，乳痈，毒蛇咬伤。

【采收加工】夏、秋季采收，鲜用或晒干。

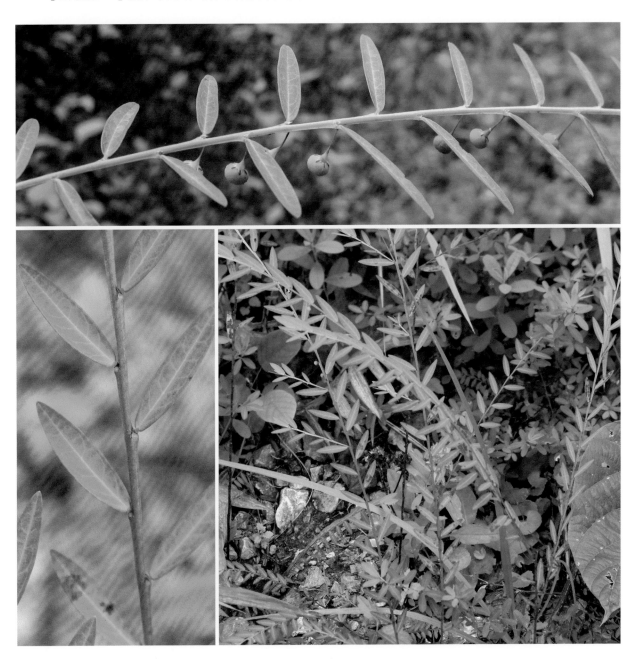

蓖麻子

【基原】为大戟科蓖麻*Ricinus communis* L. 的成熟种子。

【别名】红蓖麻、蓖麻仁。

【形态特征】灌木状草本，高达5 m。小枝、叶和花序通常被白霜。茎多液汁。叶片掌状7~11裂，边缘具齿；叶柄粗壮，中空，顶端具2个盘状腺体，基部具盘状腺体。花序总状；雄花生于花序下部，雌花生于花序上部。蒴果球形，果皮具软刺。种子椭圆形，表面光滑具斑纹。花期5~8月，果期7~10月。

【分布】生于村旁疏林或河流两岸冲积地，常有逸为野生。产于华南和西南地区。

【性能主治】种子味甘、辛，性平；有毒。有消肿拔毒、泻下通滞的作用。主治大便燥结，痈疽肿毒，喉痹，瘰疬。

【采收加工】秋季采摘成熟果实，晒干，除去果壳，收集种子。

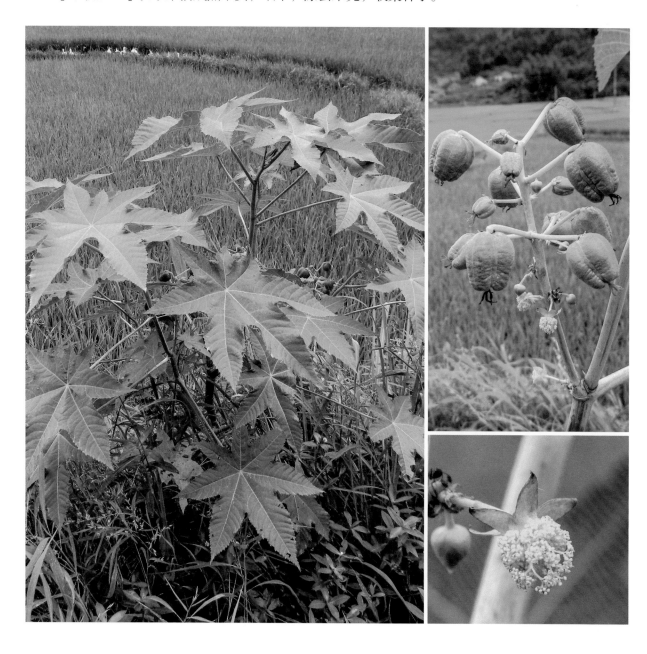

山乌桕

【基原】为大戟科山乌桕*Sapium discolor* (Champ. ex Benth.) Müll. Arg. 的根皮、树皮及叶。

【别名】红乌桕、红叶乌桕。

【形态特征】乔木或灌木。叶片椭圆形或长卵形，背面近缘常有数个圆形腺体；叶柄顶端具2个毗连的腺体。花单性，雌雄同株，密集成顶生总状花序；雌花生于花序轴下部，雄花生于花序轴上部或有时整个花序全为雄花。蒴果熟时黑色。种子近球形，外薄被蜡质的假种皮。花期4~6月。

【分布】生于山坡或山谷林中。产于广西、广东、贵州、云南、湖南、四川、江西等地。

【性能主治】根皮、树皮及叶味苦，性寒；有小毒。有泻下逐水、消肿散瘀的作用。根皮、树皮主治肾炎水肿，肝硬化腹水，二便不通。叶外用治跌打肿痛，毒蛇咬伤，带状疱疹，过敏性皮炎，湿疹。

【采收加工】根皮、树皮全年均可采收，晒干。叶夏、秋季采收，晒干。

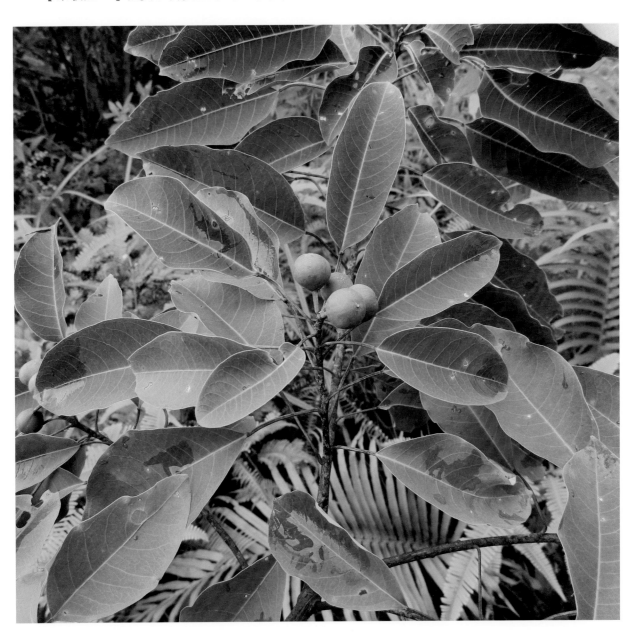

圆叶乌桕

【基原】为大戟科圆叶乌桕*Sapium rotundifolium* Hemsl. 的叶或果实。

【别名】妹妧。

【形态特征】灌木或乔木，无毛。叶互生；叶片厚近圆形，顶端圆，稀突尖，全缘；叶柄圆柱形，顶端具2个腺体。花单性，雌雄同株，密集成顶生的总状花序；雌花生于花序轴下部，雄花生于花序轴上部或有时整个花序全为雄花。蒴果近球形，直径约1.5 cm。花期4~6月。

【分布】生于阳光充足的石灰岩石山山坡或山顶。产于广西、广东、湖南、贵州和云南。

【性能主治】叶、果实味辛、苦，性凉。有解毒消肿、杀虫的作用。主治毒蛇咬伤，疥癣，湿疹，疮毒。

【采收加工】夏、秋季采收叶，鲜用或晒干。果熟时采摘，鲜用或晒干。

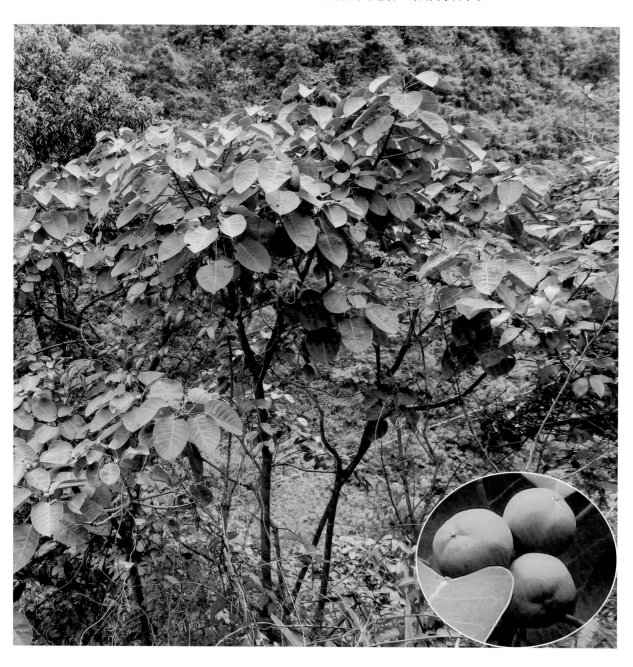

乌桕根

【基原】为大戟科乌桕*Sapium sebiferum* (L.) Roxb. 的根。

【别名】腊子树、桕子树、木子树。

【形态特征】乔木，高可达15 m。叶互生；叶片纸质，菱形、菱状卵形或稀菱状倒卵形，顶端骤然紧缩具长短不等的尖头；叶柄顶端具2个腺体。花单性，雌雄同株，聚集成顶生总状花序。蒴果梨状球形，熟时黑色，具3粒种子，分果爿脱落后而中轴宿存。种子扁球形，黑色。花期4~8月。

【分布】生于村边、路旁、山坡。产于西南、华东、中南及甘肃等地。

【性能主治】根味苦，性微温；有毒。有泻下逐水、消肿散结、解蛇虫毒的作用。主治水肿，臌胀，便秘，癥瘕积聚，疔毒痈肿，湿疹，疥癣，毒蛇咬伤。

【采收加工】全年均可采挖，除去杂质，洗净，切片，晒干。

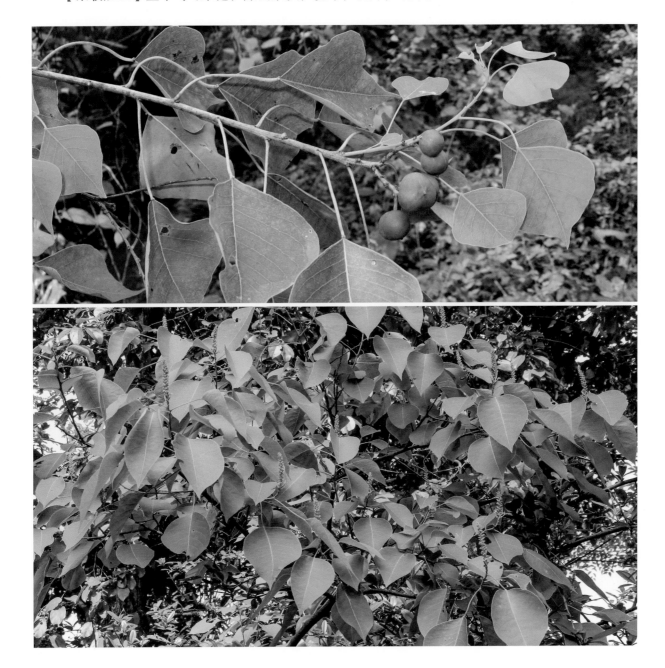

油桐

【基原】为大戟科油桐*Vernicia fordii* (Hemsl.) Airy Shaw 的种子油。

【别名】三年桐、光桐。

【形态特征】落叶乔木。树皮灰色，近光滑，枝条具明显的皮孔。叶片卵形或阔卵形；叶柄顶端有2个盘状、无柄的红色腺体。花雌雄同株，先叶或与叶同时开放；花瓣白色，基部有淡红色斑纹。核果球形或扁球形，光滑。种子3~5粒，种皮木质。花期3~4月，果期8~9月。

【分布】通常栽培于丘陵山地。产于广西、广东、湖南、贵州、云南、四川、江西等地。

【性能主治】种子所榨出的油味甘、辛，性寒；有毒。有涌吐痰涎、清热解毒、收湿杀虫、润肤生肌的作用。主治喉痹、痈疡、疥癣、烫伤、冻疮、皲裂。

【采收加工】根全年均可采挖，洗净，鲜用或晒干。叶秋季采收，鲜用或晒干。4~5月收集凋落的花，晒干。收集未熟而早落的果实，除去杂质，鲜用或晒干。

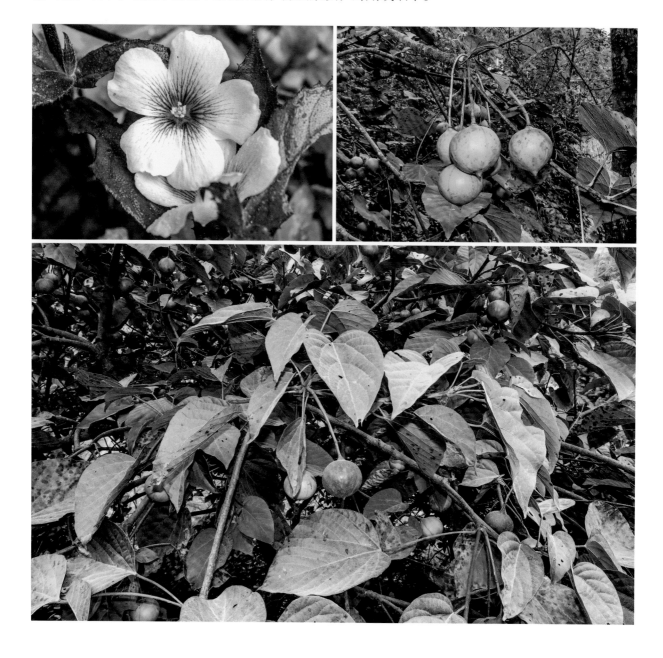

牛耳枫

【基原】为虎皮楠科牛耳枫*Daphniphyllum calycinum* Benth. 的全株。

【别名】假鸦胆子、羊屎子。

【形态特征】灌木，高1.5~4.0 m。叶片阔椭圆形或倒卵形，干后两面均绿色，腹面具光泽，背面多少被白粉，具细小乳突体；侧脉8~11对，在腹面清晰，在背突起。总状花序腋生，长2~3 cm。果卵圆形，被白粉，具小疣状突起，先端具宿存柱头，基部具宿萼。花期4~6月，果期8~11月。

【分布】生于灌木丛中、疏林中。产于广西、广东、福建、江西等地。

【性能主治】全株味辛、苦，性凉；有小毒。有清热解毒、活血舒筋的作用。主治感冒发热，泄泻，扁桃体炎，风湿关节痛，跌打肿痛，骨折，毒蛇咬伤，疮疡肿毒，乳腺炎，皮炎，无名肿毒。

【采收加工】全年均可采收，除去杂质，鲜用或晒干。

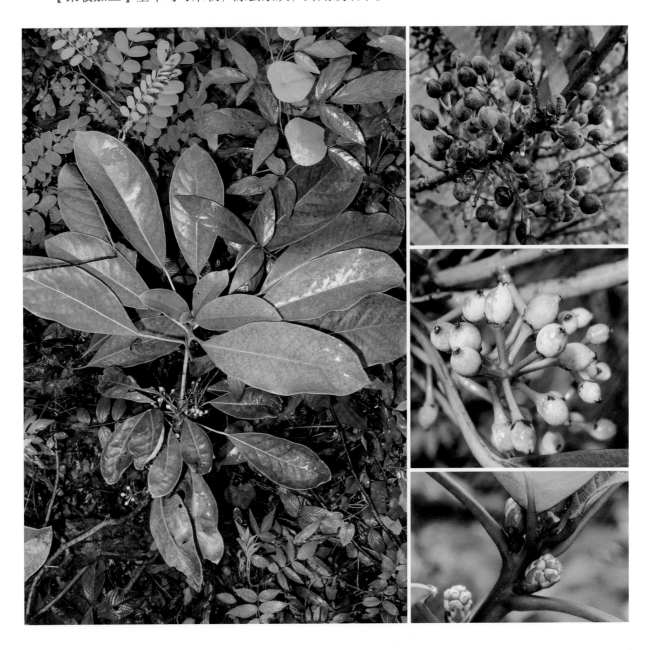

常山

【基原】为绣球花科常山*Dichroa febrifuga* Lour. 的根。

【别名】黄常山、鸡骨常山。

【形态特征】灌木，高1~2 m。小枝、叶柄和叶均无毛或有微柔毛。叶片形状大小变异大，椭圆形、椭圆状长圆形或披针形，两端渐尖，边缘具齿。伞房状圆锥花序顶生，有时叶腋有侧生花序；花蓝色或白色。浆果蓝色，干时黑色。种子长约1 mm，具网纹。花期2~4月，果期5~8月。

【分布】生于山谷、林缘、沟边、路旁等地。产于广西、广东、云南、贵州、四川、西藏、江西、福建、台湾、湖南、湖北、安徽、江苏、浙江、陕西、甘肃等地。

【性能主治】根味苦、辛，性寒；有毒。有涌吐痰涎、截疟的作用。主治痰饮停聚，胸膈痞塞，疟疾。

【采收加工】秋季采挖，除去须根，洗净，晒干。

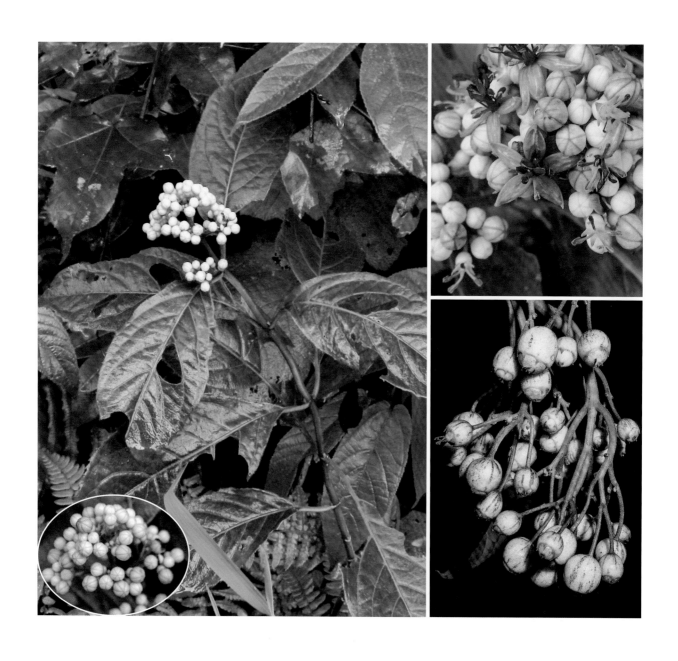

蛇莓

【基原】为蔷薇科蛇莓*Duchesnea indica* (Andrews) Focke 的全草和根。

【别名】落地杨梅、平地莓、地杨梅。

【形态特征】多年生草本。根茎短，粗壮。匍匐茎纤细，有柔毛。叶互生，三出复叶；小叶卵圆形，有齿。花单生于叶腋；花瓣倒卵形，黄色；花托在果期膨大，海绵质，鲜红色，有光泽。瘦果卵形，光滑或具不明显突起，鲜时有光泽。花期6~8月，果期8~10月。

【分布】生于山坡、路旁、潮湿的地方。产于广西、广东、云南、贵州、湖南、四川、江苏、浙江、河南、河北、辽宁等地。

【性能主治】全草味甘、苦，性寒。有清热解毒、散瘀消肿、凉血止血的作用。主治热病，惊痫，咳嗽，吐血，咽喉肿痛，痢疾，烧烫伤，感冒，黄疸，月经不调，跌打肿痛。根味苦、甘，性寒。有清热泻火、解毒消肿的作用。主治热病，小儿惊风，目赤红肿，痄腮，牙龈肿痛。

【采收加工】6~11月采收全草，晒干。夏、秋季采挖根，晒干。

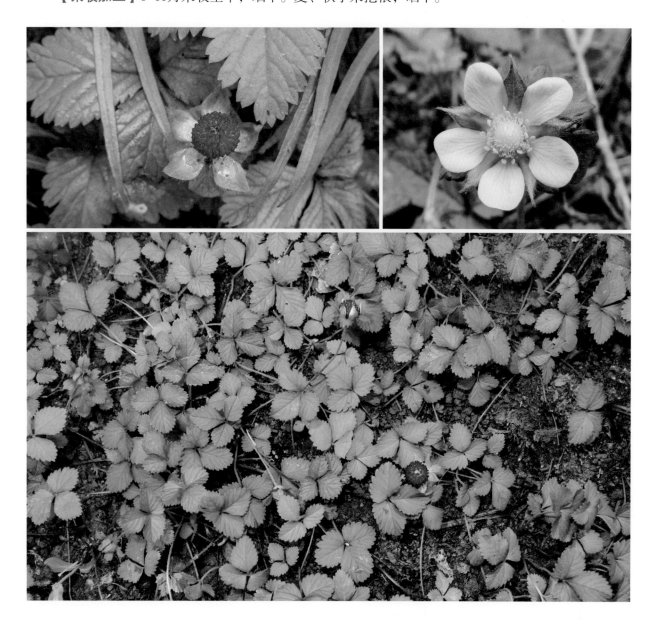

蓝布正

【基原】为蔷薇科柔毛路边青*Geum japonicum* Thunb. var. *chinense* F. Bolle 的全草。

【别名】野白、头晕草、柔毛水杨梅。

【形态特征】多年生草本。茎直立，高25~60 cm，被黄色短柔毛及粗硬毛。基生叶为大头羽状复叶，通常有小叶1~2对，下部茎生叶3小叶，上部茎生叶单叶，3浅裂。花序疏散，顶生数朵花，黄色。聚合果卵球形或椭球形；瘦果被长硬毛，顶端有小钩；果托被长硬毛。花果期5~10月。

【分布】生于山坡草地、路旁、灌木丛中及疏林下。产于广西、广东、贵州、湖南、湖北、四川、福建、山东、安徽、浙江、陕西、甘肃等地。

【性能主治】全草味甘、微苦，性凉。有益气健脾、补血养阴、润肺化痰的作用。主治气血不足，虚痨咳嗽，脾虚带下。

【采收加工】夏、秋季采收，洗净，晒干。

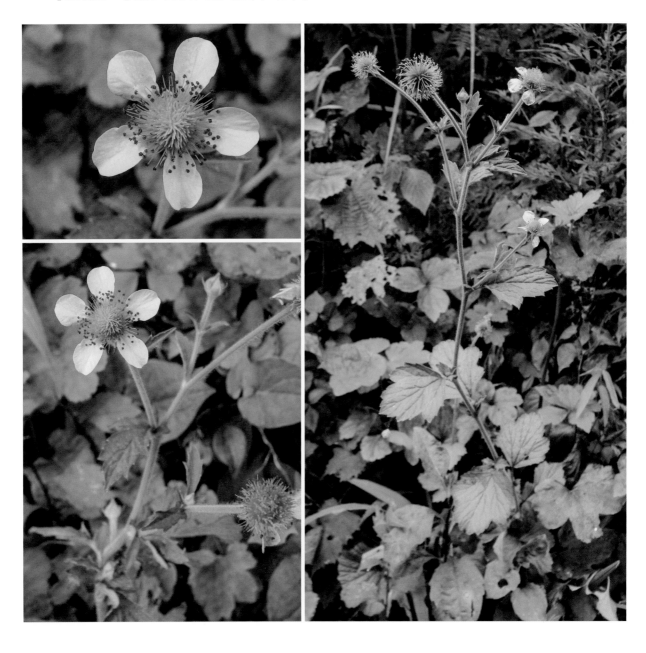

蛇含

【基原】为蔷薇科蛇含委陵菜*Potentilla kleiniana* Wight et Arn. 的全草。

【别名】五爪风、小龙牙、紫背龙牙。

【形态特征】一年生、二年生或多年生宿根草本。多须根。花茎上升或匍匐，常于节处生根并发育出新植株，被疏柔毛或开展长柔毛。基生叶为近鸟足状5小叶，下部茎生叶有5小叶，上部茎生叶有3小叶。聚伞花序密集于枝顶如假伞形，花黄色。瘦果近圆形，具皱纹。花果期4~9月。

【分布】生于山坡草地、田边、水边。产于广西、广东、四川、云南、贵州、湖南等地。

【性能主治】全草味苦，性微寒。有清热定惊、截疟、止咳化痰、解毒活血的作用。主治高热惊风，疟疾，肺热咳嗽，百日咳，痢疾，疮疖肿毒，咽喉肿痛，风火牙痛，带状疱疹，目赤肿痛，蛇虫咬伤，风湿麻木，跌打损伤，月经不调，外伤出血。

【采收加工】在5月和9~10月采收全草，抖净泥沙，拣去杂质，晒干。

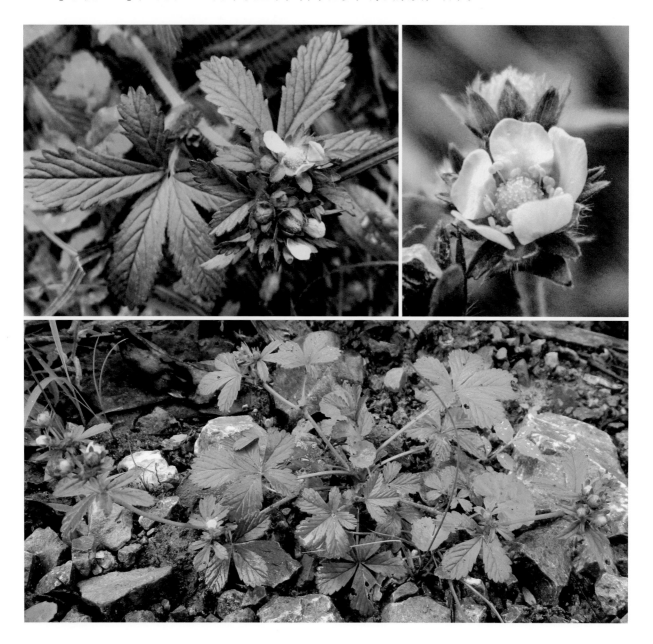

全缘火棘

【基原】为蔷薇科全缘火棘*Pyracantha atalantioides* (Hance) Stapf 的叶、果实。

【别名】火把果、救兵粮。

【形态特征】常绿灌木或小乔木。枝常有刺。叶片椭圆形或长圆形，稀长圆状倒卵形，全缘或有不明显细齿，背面微带白霜。花成复伞房花序，花梗和花萼外被黄褐色柔毛；花瓣白色，卵形；子房上部密生白色茸毛。梨果扁球形，熟时亮红色。花期4~5月，果期9~11月。

【分布】生于山坡或谷地林中。产于广西、广东、贵州、湖北、陕西等地。

【性能主治】叶味微苦，性凉。有清热解毒、止血的作用。主治疮疡肿痛，目赤，痢疾，便血，外伤出血。果实味甘、酸、涩，性平。有健脾消积、收敛止痢、止痛的作用。主治痞块，食积停滞，脘腹胀满，泄泻，痢疾，崩漏，带下，跌打损伤。

【采收加工】叶全年均可采收，鲜用。秋季采收成熟果实，晒干。

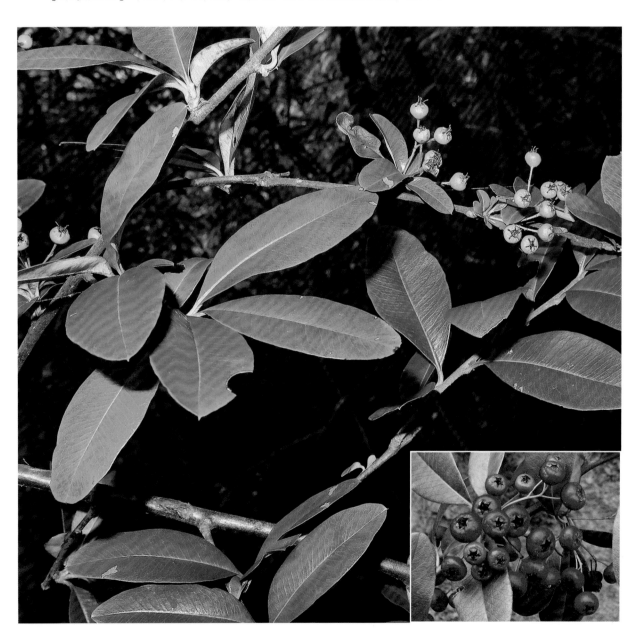

火棘

【基原】为蔷薇科火棘*Pyracantha fortuneana* (Maxim.) H. L. Li 的叶、果实。

【别名】火把果、救兵粮。

【形态特征】常绿灌木，高达3 m。侧枝短，先端成刺状。叶片倒卵形至倒卵状长圆形，先端圆钝或微凹，有时具短尖头，基部楔形，下延连于叶柄。花集成复伞房花序；萼筒钟状，无毛；萼片三角卵形，花瓣白色，近圆形。果实近球形，橘红色或深红色。花期3~5月，果期8~11月。

【分布】生于山地、丘陵阳坡灌木丛中、草地及河沟、路旁。产于广西、湖南、湖北等地。

【性能主治】叶味微苦，性凉。有清热解毒、止血的作用。主治疮疡肿痛，目赤，痢疾，便血，外伤出血。果实味甘、酸、涩，性平。有健脾消积、收敛止痢、止痛的作用。主治痞块，食积停滞，脘腹胀满，泄泻，痢疾，崩漏，带下，跌打损伤。

【采收加工】叶全年均可采收，鲜用，随采随用。秋季采收成熟的果实，晒干。

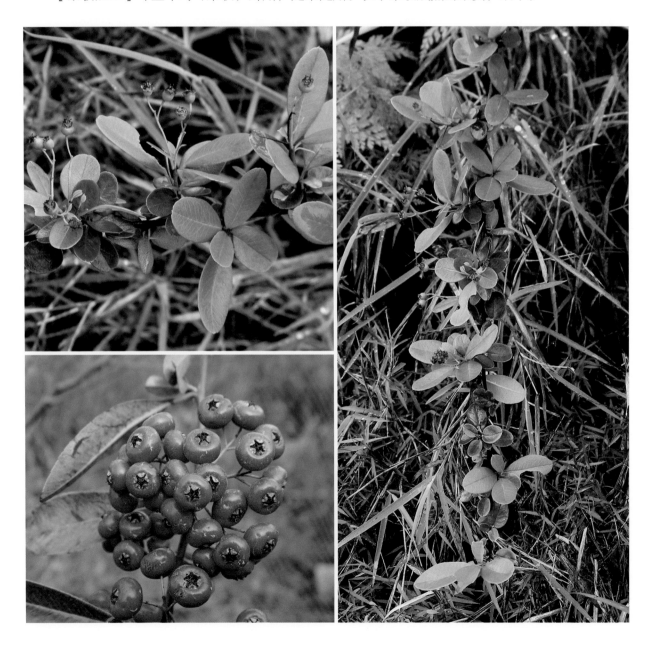

金樱根

【基原】为蔷薇科小果蔷薇*Rosa cymosa* Tratt. 的根。

【别名】倒钩笋、山木香、小金樱、红荆藤。

【形态特征】攀缘灌木。小枝圆柱形，有钩状皮刺。小叶3~5片，稀7片，卵状披针形或椭圆形，稀长圆状披针形，边缘有紧贴或尖锐的细齿。复伞房花序；花幼时密被长柔毛，老时渐无毛；花瓣白色，先端凹。果球形，熟时红色至黑褐色。花期5~6月，果期7~11月。

【分布】生于路旁、溪边灌木丛中或山坡疏林中。产于广西、广东、台湾、福建、安徽、浙江、江苏、湖南、贵州、云南、四川等地。

【性能主治】根味甘、酸、涩，性平。有清热解毒、利湿消肿、收敛止血、活血散瘀、固涩益肾的作用。主治滑精，遗尿，痢疾，泄泻，崩漏带下，子宫脱垂，痔疮。

【采收加工】全年均可采挖，除去泥沙，趁鲜砍成段或切厚片，晒干。

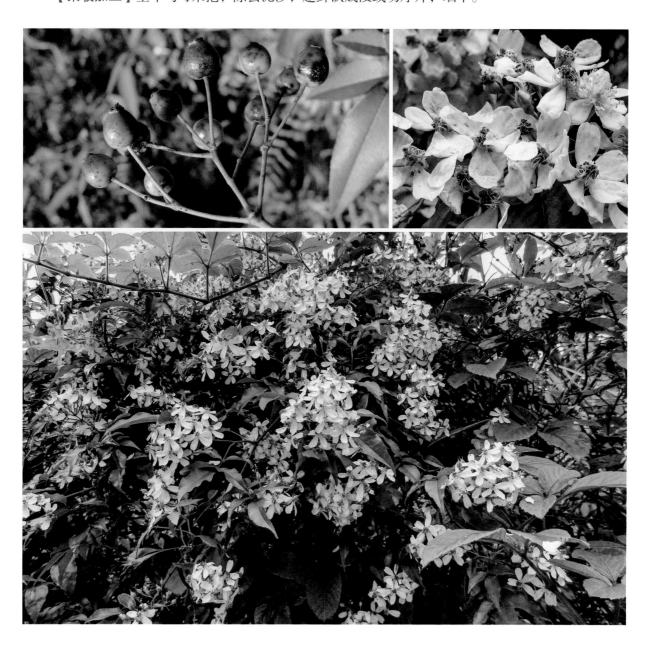

金樱子

【基原】为蔷薇科金樱子*Rosa laevigata* Michx. 的成熟果实。

【别名】刺糖果、倒挂金钩、黄茶瓶。

【形态特征】攀缘灌木。小枝粗壮，有疏钩刺，无毛，幼时被腺毛，老时逐渐脱落减少。三出复叶；小叶革质，椭圆状卵形，边缘有细齿。花单生于叶腋；花梗和萼筒密被腺毛；花瓣白色，宽倒卵形，先端微凹。果梨形，熟时红褐色，外面密被刺毛。花期4~6月，果期7~11月。

【分布】生于山野、田边、灌木丛中向阳处。产于广西、广东、湖南、四川、浙江、江西、安徽、福建等地。

【性能主治】成熟果实味酸、甘、涩，性平。有固精缩尿、固崩止带、涩肠止泻的作用。主治遗精滑精，遗尿尿频，崩漏带下，久泻久痢。

【采收加工】10~11月果实成熟变红时采收，晒干，除去毛刺。

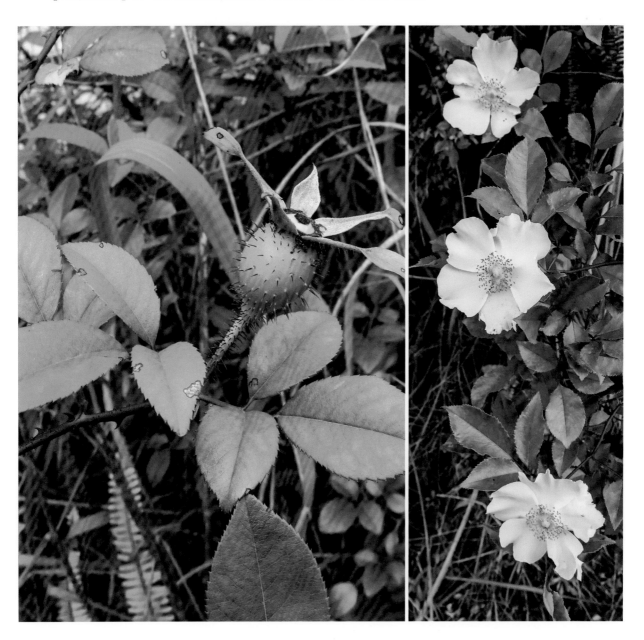

粗叶悬钩子

【基原】为蔷薇科粗叶悬钩子*Rubus alceifolius* Poir. 的根、叶。

【别名】候罕、牛暗桐、大叶蛇泡簕。

【形态特征】攀缘灌木。枝被黄灰色至锈色茸毛状长柔毛，有稀疏皮刺。单叶；叶片近圆形或宽卵形，顶端圆钝，基部心形，边缘不规则3~7浅裂。花排列成顶生狭圆锥花序或近总状，或成腋生头状花簇，稀为单生；花白色。果实近球形，肉质，熟时红色；核有皱纹。花期7~9月，果期10~11月。

【分布】生于山坡、路旁、山谷林中。产于广西、广东、云南、贵州、湖南、福建等地。

【性能主治】根、叶味苦、涩，性平。有清热利湿、止血、散瘀的作用。主治肝炎，痢疾，肠炎，乳腺炎，口腔炎，行军性血红蛋白尿，外伤出血，肝脾肿大，跌打损伤，风湿骨痛。

【采收加工】全年均可采收，洗净，晒干。

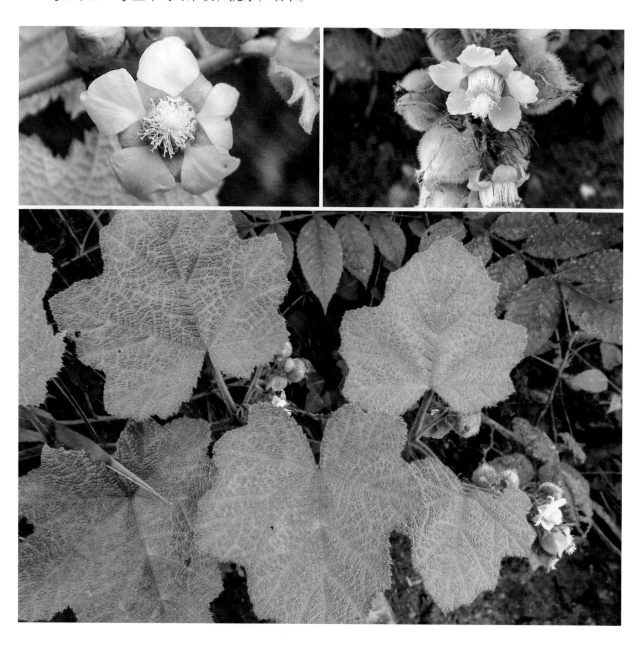

山莓

【基原】为蔷薇科山莓*Rubus corchorifolius* L. f. 的根和叶。

【别名】三角刺、五月泡、三月泡。

【形态特征】直立灌木，高1~3 m。枝具皮刺。单叶；叶片卵形或卵状披针形，基部微心形，沿中脉疏生小皮刺，边缘不分裂或3裂，通常不育枝上的叶3裂，有不规则的锐锯齿或重锯齿。花单生或少数生于短枝上；花白色。果近球形或卵圆形，成熟时红色；核具皱纹。花期2~3月，果期4~6月。

【分布】生于阳坡草地、山谷、溪边、荒地。产于华东、中南、西南等地。

【性能主治】根味苦、涩，性平。有活血、止血、祛风利湿的作用。主治吐血，便血，肠炎，痢疾，风湿关节痛，跌打损伤，月经不调，白带异常。叶味苦，性凉。有消肿解毒的作用。外用治痈疖肿毒。

【采收加工】秋季挖根，洗净，切片，晒干。春、秋季采收叶，洗净，切碎，晒干。

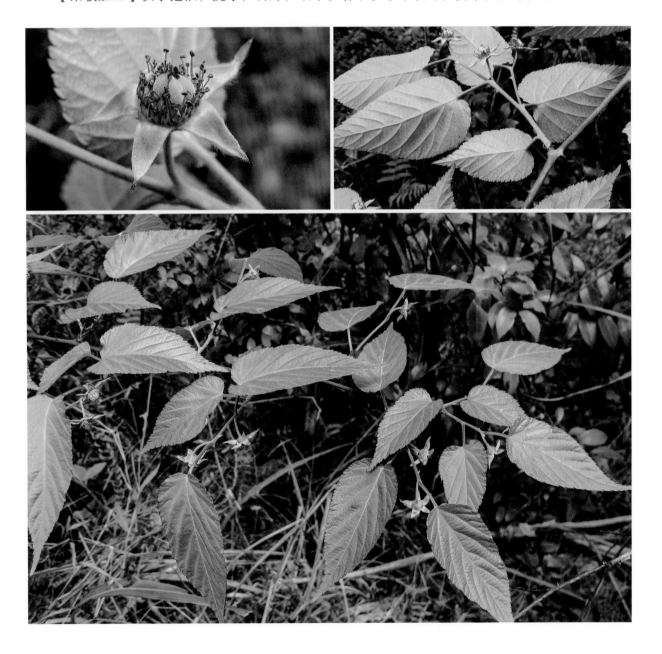

高粱泡叶

【基原】为蔷薇科高粱泡*Rubus lambertianus* Ser. 的叶。

【别名】十月莓、秧泡子。

【形态特征】半落叶藤状灌木。枝幼时被细柔毛或近无毛，有微弯的小皮刺。单叶；叶片宽卵形，稀长圆状卵形，中脉常疏生小皮刺。圆锥花序顶生，生于枝上部叶腋内的花序常近总状，有时仅数朵花簇生于叶腋；花瓣倒卵形，白色。果近球形，熟时红色。花期7~8月，果期9~11月。

【分布】生于路旁、山坡、山谷或林缘。产于广西、广东、云南、江西、湖南、河南、安徽、江苏、台湾等地。

【性能主治】叶味甘、苦，性平。有清热凉血、解毒疗疮的作用。主治感冒发热，咳血，便血，崩漏，创伤出血，瘰疬溃烂，皮肤糜烂，黄水疮。

【采收加工】夏、秋季采收，晒干。

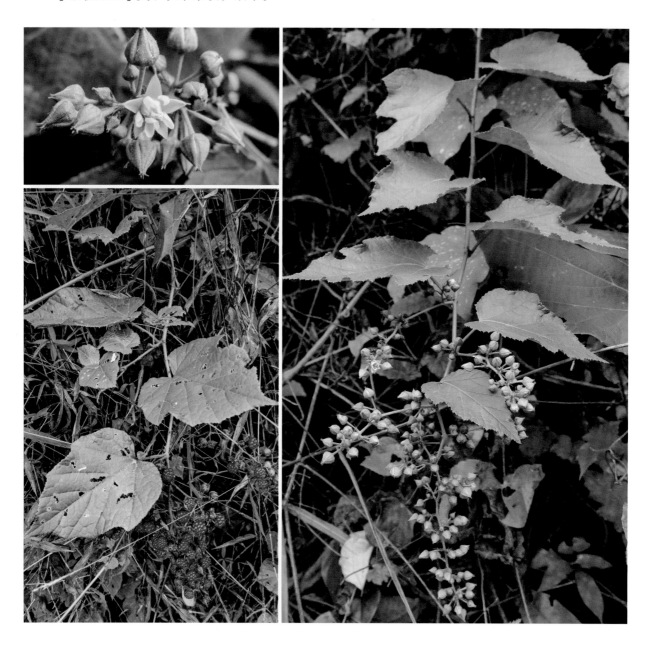

倒触伞

【基原】为蔷薇科空心泡*Rubus rosifolius* Sm. 的根或嫩枝叶。

【别名】托盘子、覆盆子、蔷薇莓。

【形态特征】直立或攀缘灌木，高2~3 m。小枝圆柱形，疏生皮刺。小叶5~7片，卵状披针形或披针形，两面疏生柔毛，老时几无毛，有浅黄色发亮的腺点，下面沿中脉有稀疏小皮刺。花常1~2朵顶生或腋生；花白色。果卵球形或长圆状卵圆形，红色。花期3~5月，果期6~7月。

【分布】生于草地、山地林中阴处。产于广西、广东、湖南、贵州、安徽、浙江、江西、台湾、福建、四川等地。

【性能主治】根或嫩枝叶味微辛、苦、涩，性平。有清热、止咳、收敛止血、解毒、接骨的作用。主治肺热咳嗽，百日咳，牙痛，小儿惊风，月经不调，跌打损伤，筋骨痹痛，烧烫伤。

【采收加工】夏季采收嫩枝叶，鲜用或晒干。秋、冬季采挖根，洗净，晒干。

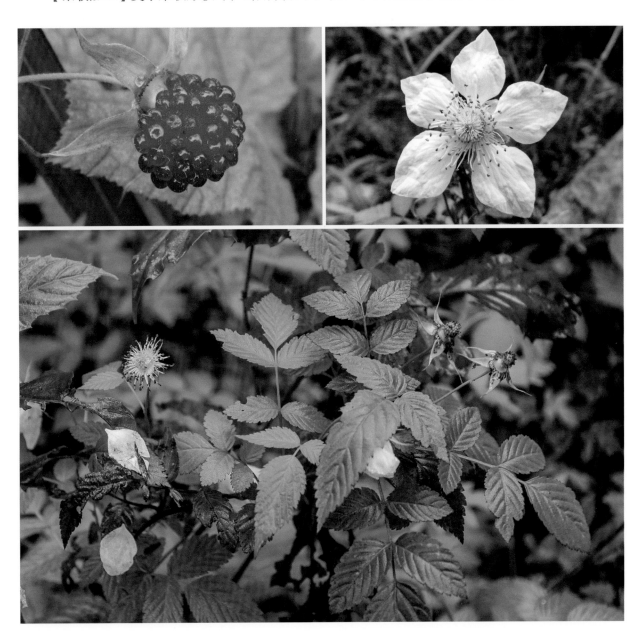

海红豆

【基原】为含羞草科海红豆*Adenanthera pavonina* L. 的种子。

【别名】红豆、大红扁豆、相思子、孔雀豆。

【形态特征】落叶乔木。嫩枝被微柔毛。二回羽状复叶。总状花序单生于叶腋或在枝顶排列成圆锥花序；花白色或黄色，有香味；花萼与花梗同被金黄色柔毛；花瓣披针形，无毛。荚果狭长圆形，盘旋状，开裂后果瓣旋卷。种子近圆形至椭圆形，鲜红色，有光泽。花期4~7月；果期7~10月。

【分布】生于山沟、溪边、林中或栽培于庭园。产于广西、广东、台湾、福建、云南、贵州等地。

【性能主治】种子味微苦、辛，性微寒；有小毒。有疏风清热、燥湿止痒、润肤养颜的作用。主治面部黑斑，痤疮，皱鼻，头面游风，花斑癣。

【采收加工】秋季果熟时采摘果实，打下种子，晒干。

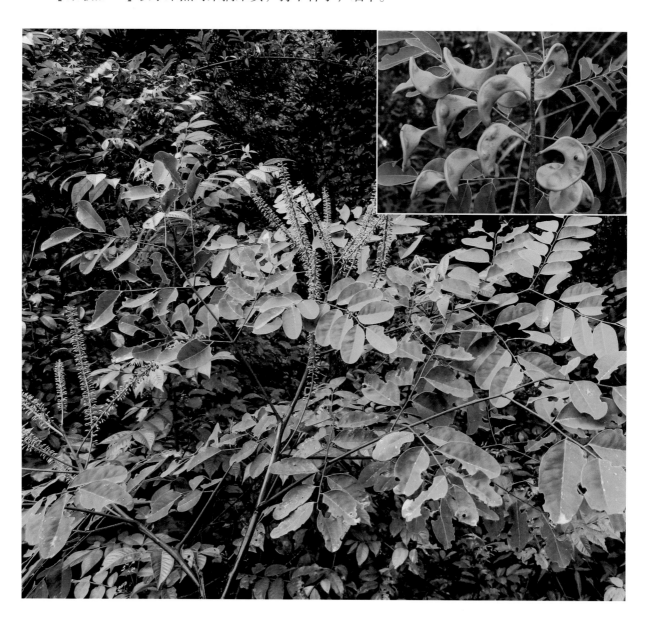

九龙藤

【基原】为云实科龙须藤*Bauhinia championii* (Benth.) Benth. 的藤茎。

【别名】燕子尾、过岗龙、过江龙。

【形态特征】攀缘灌木。藤茎圆柱形，稍扭曲，表面粗糙，断面皮部棕红色，木部浅棕色，有4~9圈深棕红色环纹，形似舞动的龙而得名。单叶互生；叶片卵形或心形，先端2浅裂或不裂，裂片尖。总状花序；花瓣白色，具瓣柄，瓣片匙形。荚果扁平，果瓣革质。花期6~10月，果期7~12月。

【分布】生于石山灌木丛中或山地林中。产于广西、广东、湖南、贵州、浙江等地。

【性能主治】藤茎味苦，性平。有祛风除湿、活血止痛、健脾理气的作用。主治风湿关节炎，腰腿痛，跌打损伤，胃痛，痢疾，月经不调，胃及十二指肠溃疡，老年人病后虚弱，小儿疳积。

【采收加工】全年均可采收，除去枝叶，切片，鲜用或晒干。

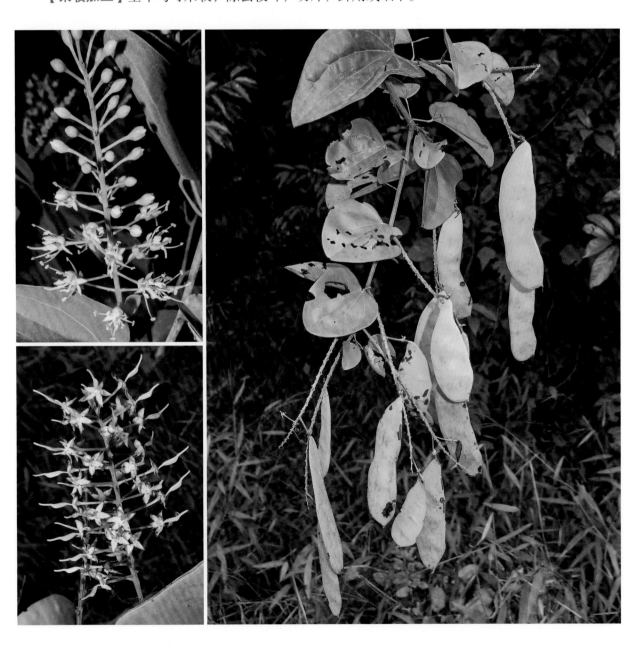

云实

【基原】为云实科云实 *Caesalpinia decapetala* (Roth) Alston 的根或茎。

【别名】铁场豆、马豆、阎王刺根。

【形态特征】藤本。树皮暗红色。枝、叶轴和花序均被柔毛和钩刺。二回羽状复叶长20~30 cm；羽片3~10对，基部有刺1对；小叶8~12对，长圆形。总状花序顶生，具多花；花瓣黄色，膜质，圆形或倒卵形。荚果长圆状舌形，栗褐色，先端具尖喙。花果期4~10月。

【分布】生于山坡灌木丛中、平原、山谷及河边。产于广西、广东、云南、四川、湖北、江西、江苏、河南、河北等地。

【性能主治】根或茎味苦、辛，性温。有解表散寒、祛风除湿的作用。主治感冒咳嗽，身痛，腰痛，喉痛，牙痛，跌打损伤，腹股沟溃疡，慢性气管炎。

【采收加工】全年均可采收，洗净，切片，晒干。

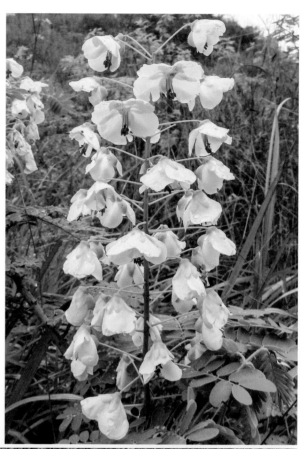

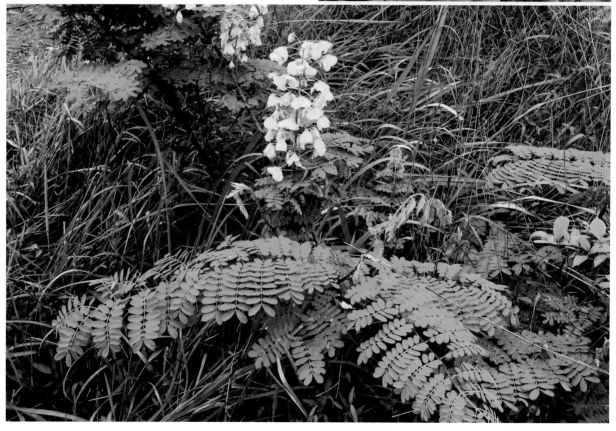

皂荚

【基原】为云实科皂荚*Gleditsia sinensis* Lam. 的棘刺、不育果实。

【别名】皂角、猪牙皂、刀皂。

【形态特征】落叶乔木。枝刺粗壮，长达16 cm，基部圆柱形，具圆锥状分枝。叶为一回羽状复叶；叶片纸质，卵状披针形至长圆形。花杂性，黄白色，组成总状花序；花序腋生或顶生。荚果带状，直或扭曲，果瓣革质，褐棕色或红褐色，常被白色粉霜。花期3~5月，果期5~12月。

【分布】生于山坡林中或谷地，常栽培于庭园。产于广西、湖南、浙江、江西、云南等地。

【性能主治】棘刺味辛，性温。有消肿脱毒、排脓、杀虫的作用。主治痈疽初起或脓成不溃；外用治疥癣麻风。果实味辛、咸，性温；有小毒。有祛痰开窍、散结消肿的作用。主治中风口噤，昏迷不醒，癫痫痰盛，关窍不通，喉痹痰阻，顽痰喘咳，大便燥结；外用治痈肿。

【采收加工】棘刺全年均可采收，趁鲜切片，干燥。不育果实秋季采收，干燥。

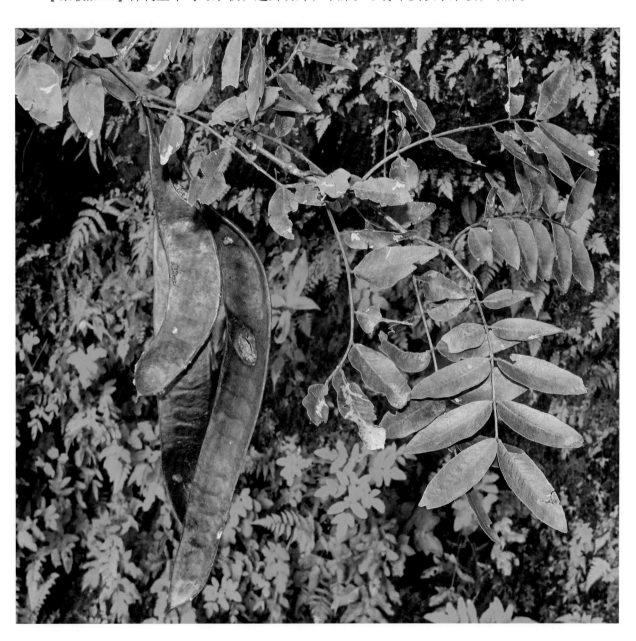

老虎刺

【基原】为云实科老虎刺*Pterolobium punctatum* Hemsl. 的根。

【别名】倒爪刺、假虎刺、绣花针。

【形态特征】木质藤本或攀缘性灌木。小枝具下弯的短钩刺。羽片9~14对；小叶19~30对，对生；小叶片狭长圆形。总状花序腋生或于枝顶排列成圆锥状；花瓣稍长于花萼，倒卵形，顶端稍呈啮蚀状。荚果发育部分菱形，翅一边直另一边弯曲。种子椭圆形。花期6~8月，果期9月至翌年1月。

【分布】生于山坡阳处、路旁。产于广西、广东、云南、贵州、四川、湖南、湖北等地。

【性能主治】根味苦、辛，性温。有消炎、解热、止痛的作用。主治黄疸型肝炎，胃痛，风湿关节炎，淋巴腺炎，急性细菌性结膜炎，牙周炎，咽喉炎。

【采收加工】全年均可采收，除去杂质，晒干。

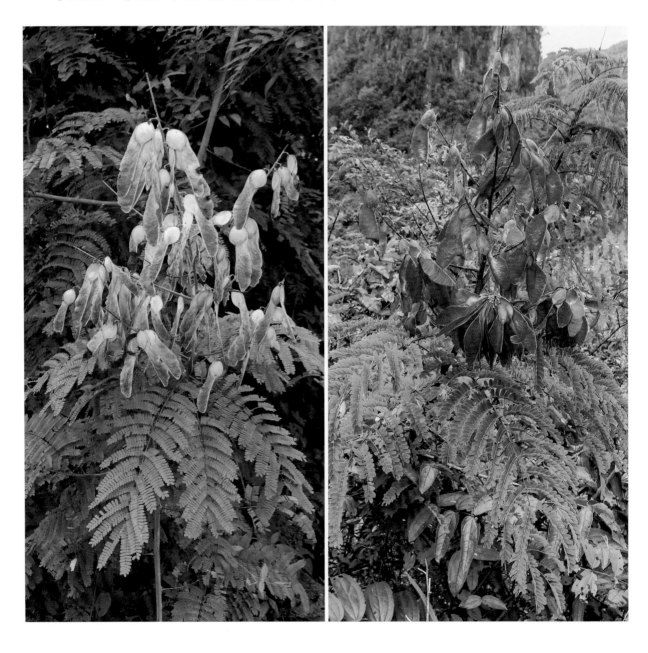

决明子

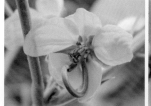
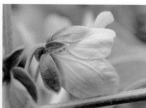

【基原】为云实科决明*Senna tora* (L.) Roxb. 的成熟种子。

【别名】草决明、假绿豆、枕头子。

【形态特征】一年生亚灌木状草本。叶柄无腺体；叶轴上每对小叶间有棒状的腺体1个；小叶3对，膜质，倒卵形或倒卵状长椭圆形，顶端圆钝而有小尖头。花腋生，通常2朵聚生；花瓣黄色，下面2片略长。荚果细长，近四棱柱形，长达15 cm。种子菱形，光亮。花果期8~11月。

【分布】生于山坡、河边或栽培。产于广西、广东、湖南、四川、安徽等地。

【性能主治】成熟种子味甘、苦、咸，性微寒。有清热明目、润肠通便的作用。主治目赤涩痛，畏光多泪，目暗不明，头痛眩晕，大便秘结。

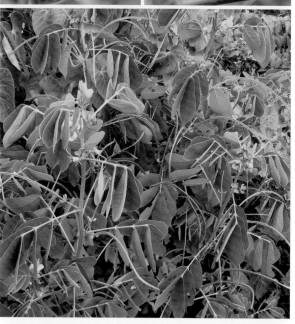

【采收加工】秋季采收成熟果实，晒干，留下种子，除去杂质。

响铃豆

【基原】为蝶形花科响铃豆*Crotalaria albida* B. Heyne ex Roth 的根及全草。

【别名】黄花地丁、小响铃、马口铃。

【形态特征】多年生直立草本。茎基部常木质，分枝细弱。叶片倒卵形、长圆状椭圆形或倒披针形，先端钝或圆，基部楔形。总状花序顶生或腋生，有花20~30朵；花冠淡黄色，旗瓣椭圆形，先端具束状柔毛，基部胼胝体可见。荚果短圆柱形。种子6~12粒。花果期5~12月。

【分布】生于路旁、荒地、山坡林下。产于广西、广东、云南、湖南、贵州、四川等地。

【性能主治】根及全草味苦、辛，性凉。有清热解毒、止咳平喘的作用。主治尿道炎，膀胱炎，肝炎，胃肠炎，痢疾，支气管炎，肺炎，哮喘；外用治痈肿疮毒，乳腺炎。

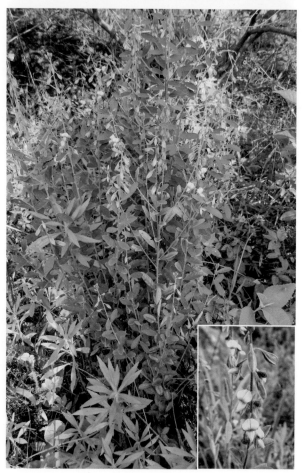

【采收加工】夏、秋季采收，洗净，切碎，晒干。

藤黄檀

【基原】为蝶形花科藤黄檀*Dalbergia hancei* Benth. 的根。

【别名】大香藤、降香。

【形态特征】藤本。枝纤细，小枝有时变钩状或旋扭。小叶3~6对，狭长圆形或倒卵状长圆形。总状花序远较复叶短，数个总状花序常再集成腋生短圆锥花序；花冠绿白色，芳香。荚果扁平，长圆形或带状，基部收缩为细果颈，通常有1粒种子。种子肾形，极扁平。花期4~5月。

【分布】生于山坡灌木丛中或山谷溪旁。产于广西、广东、海南、贵州、四川、安徽、浙江、江西等地。

【性能主治】根味辛，性温。有理气止痛、舒筋活络、强壮筋骨的作用。主治胸胁痛，胃脘痛，腹痛，腰腿痛，关节痛，劳伤疼痛，跌打损伤。

【采收加工】夏、秋季采挖，洗净，切片，晒干。

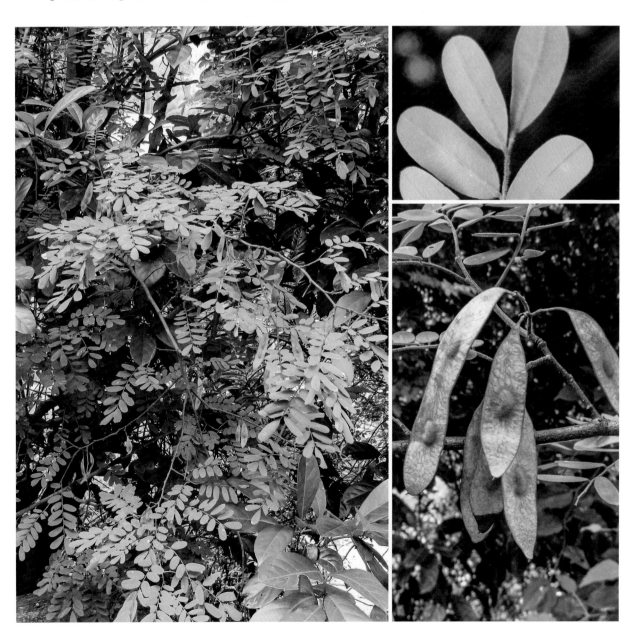

假木豆

【基原】为蝶形花科假木豆*Dendrolobium triangulare* (Retz.) Schindl. 的根或叶。

【别名】千斤拔、野蚂蝗、假绿豆。

【形态特征】灌木，高1~2 m。嫩枝三棱形，密被灰白色丝状毛，老时变无毛。三出复叶；顶生小叶较大，倒卵状长圆形或椭圆形。花序腋生，稀顶生；花冠白色或淡黄色，旗瓣宽椭圆形，冀瓣和龙骨瓣长圆形。荚果密被伏丝状毛，有荚节3~6个。种子椭圆形。花期8~10月，果期10~12月。

【分布】生于旷野、丘陵、山地、沟边的林中或灌木丛中。产于广西、广东、海南、贵州、云南、福建、台湾等地。

【性能主治】根或叶味辛、甘，性寒。有清热凉血、舒筋活络、健脾利湿的作用。主治咽喉肿痛，内伤吐血，跌打损伤，骨折，风湿骨痛，瘫痪，泄泻，小儿疳积。

【采收加工】全年均可采收，鲜用或晒干。

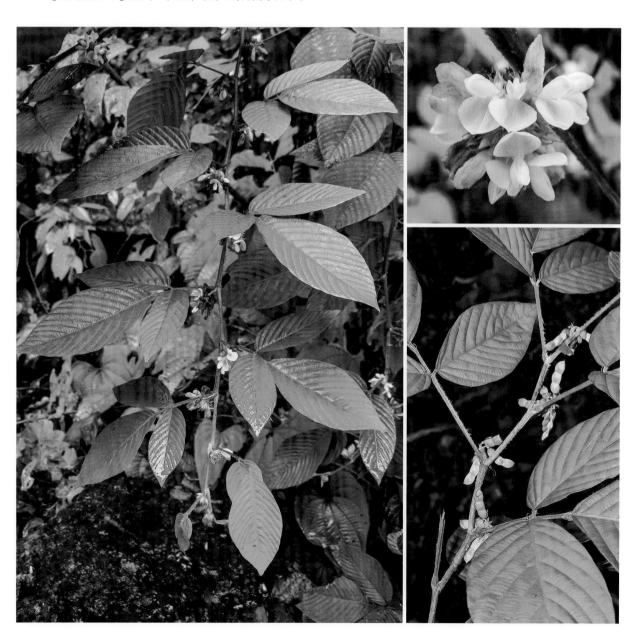

千斤拔

【基原】为蝶形花科大叶千斤拔*Flemingia macrophylla* (Willd.) Kuntze ex Prain 的根。

【别名】蔓性千斤拔、一条根。

【形态特征】直立灌木，高0.8~2.5 m。幼枝有明显纵棱，密被紧贴丝质柔毛。叶具指状3小叶；托叶大，披针形。总状花序常数个聚生于叶腋，常无花序梗；花多而密集；花梗极短；花萼钟状，被丝质短柔毛。荚果椭圆形，褐色，略被短柔毛，先端具小尖喙。花期6~9月，果期10~12月。

【分布】生长于旷野草地上、灌木丛中、山谷、路旁或疏林阳处。产于广西、广东、海南、云南、贵州、四川、江西、福建、台湾等地。

【性能主治】根味甘、微涩，性平。有祛风利湿、强筋壮骨、消瘀解毒的作用。主治风湿痹痛，腰腿痛，腰肌劳损，白带异常，慢性肾炎，痈肿，跌打损伤。

【采收加工】秋季采挖，洗净，切片，晒干，也可鲜用。

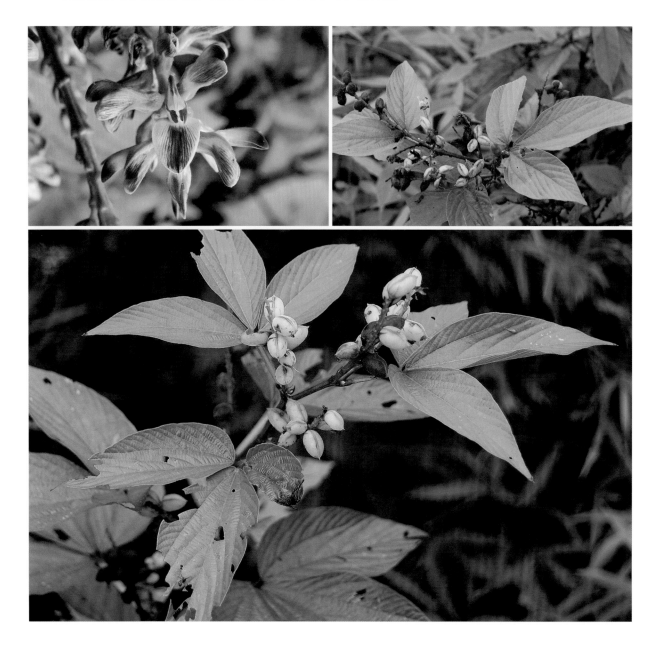

鸡眼草

【基原】为蝶形花科鸡眼草*Kummerowia striata* (Thunb.) Schindl. 的全草。

【别名】人字草、三叶人字草、夜关门。

【形态特征】一年生草本。茎披散或平卧，多分枝，茎和枝上被倒生的白色细毛。三出羽状复叶；小叶全缘，两面沿中脉及边缘有白色粗毛。花小，单生或2~3朵簇生于叶腋；花冠粉红色或紫色。荚果圆形或倒卵形，稍侧扁，先端短尖，被小柔毛。花期7~9月，果期8~10月。

【分布】生于路旁、田中、林中及山坡草地。产于我国西南、东北、华北、华东、中南等地区。

【性能主治】全草味甘、辛、微苦，性平。有清热解毒、健脾利湿、活血止血的作用。主治感冒发热，暑湿吐泻，黄疸，痈疖疮疡，痢疾，血淋，鼻出血，跌打损伤，赤白带下。

【采收加工】7~8月采收，鲜用或晒干。

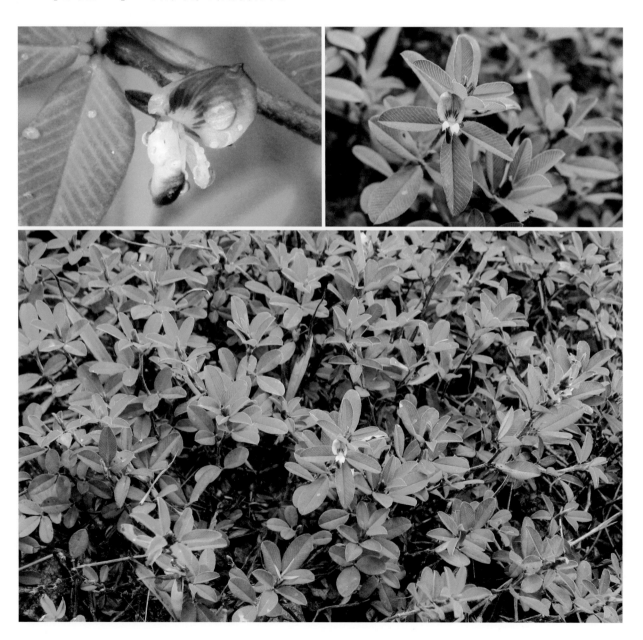

铁扫帚

【基原】为蝶形花科截叶铁扫帚 *Lespedeza cuneata* (Dum. Cours.) G. Don 的地上部分。

【别名】夜关门、苍蝇翼、铁马鞭。

【形态特征】小灌木。茎直立或斜升，被毛，上部分枝；分枝斜上举。叶密集；小叶楔形或线状楔形，先端截形或近截形，具短尖，基部楔形，腹面近无毛，背面密被白色伏毛。总状花序腋生；花淡黄色或白色。荚果宽卵形或近球形，被伏毛。花期7~8月，果期9~10月。

【分布】生于草地、荒地或路旁阳处。产于广西、广东、云南、湖南、陕西、甘肃、山东、台湾、河南、湖北、四川、西藏等地。

【性能主治】地上部分味苦、辛，性凉。有补肝肾、益肺阴、散瘀消肿的作用。主治遗精，遗尿，白浊，带下，哮喘，胃痛，劳伤，小儿疳积，泻痢，跌打损伤，视力减退，目赤，乳痈。

【采收加工】夏、秋季采挖，洗净，切碎，晒干。

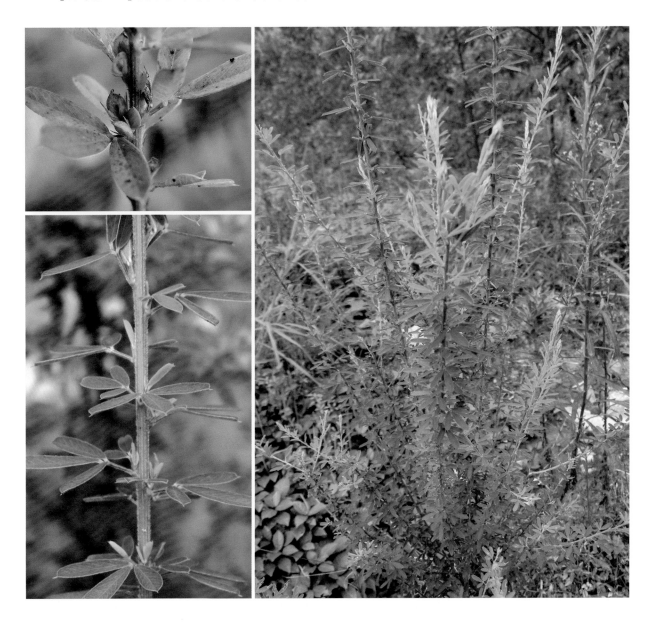

鹿藿

【基原】为蝶形花科鹿藿*Rhynchosia volubilis* Lour. 的根和茎叶。

【别名】鹿豆、荳豆、野绿豆。

【形态特征】缠绕草质藤本。全株各部多少被灰色至淡黄色柔毛。叶为羽状或有时近指状3小叶；顶生小叶菱形或倒卵状菱形。总状花序1~3个腋生；花冠黄色，旗瓣近圆形，有宽而内弯的耳，冀瓣倒卵状长圆形，基部一侧具长耳，龙骨瓣具喙。荚果长圆形。花期5~8月，果期9~12月。

【分布】生于山坡、路旁、草丛中。产于广西、广东、贵州、湖南、福建、浙江、江西等地。

【性能主治】根味苦，性平。有活血止痛、解毒、消积的作用。主治痛经，瘰疬，疖肿，小儿疳积。茎叶味苦、酸，性平。有祛风除湿、活血、解毒的作用。主治风湿痹痛，头痛，牙痛，腰脊疼痛，瘀血腹痛，产褥热，瘰疬，痈肿疮毒，跌打损伤，烧烫伤。

【采收加工】秋季挖根，除去泥土，洗净，鲜用或晒干。5~6月采收茎叶，鲜用或晒干

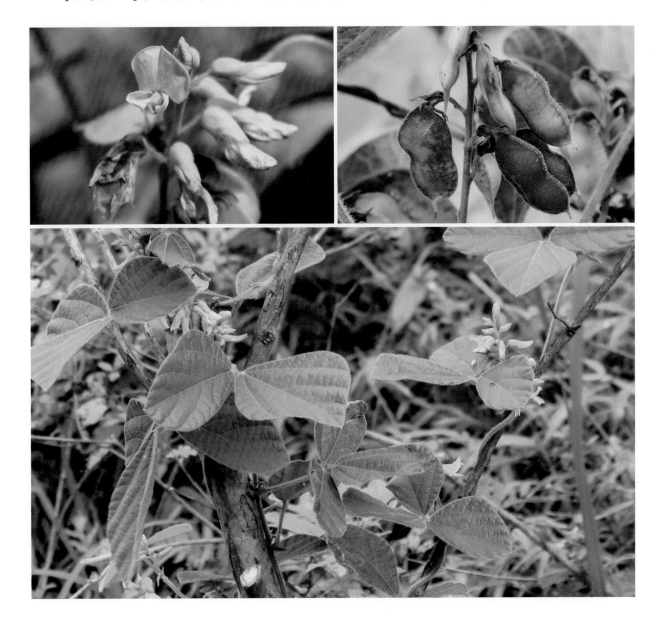

枫香树

【基原】为金缕梅科枫香树*Liquidambar formosana* Hance 的果序、树脂。

【别名】九孔子、白胶香。

【形态特征】落叶乔木。树脂有芳香气味。单叶互生；叶片通常初冬时变黄色，至翌年春季落叶前变红色。短穗状雄花序常多个排成总状，雄蕊多数，花丝不等长；雌花序头状，花序梗长3~6 cm，花柱长6~10 mm，先端常卷曲。果序头状，木质。花期3~4月，果期9~10月。

【分布】生于山坡疏林、村边、路旁。产于我国秦岭及淮河以南各省区，南起广西、广东，东至台湾，西至四川、云南及西藏，北至河南、山东。

【性能主治】果序味苦，性平。有祛风活络、利水通经的作用。主治关节痹痛，麻木拘挛，水肿胀满，乳少闭经。树脂味辛、微苦，性平。有活血止痛、解毒、生肌、凉血的作用。主治跌扑损伤，痈疽肿痛，吐血，鼻出血，外伤出血。

【采收加工】果序冬季果实成熟后采收，除去杂质，干燥。7~8月割裂树干，使树脂流出，10月至翌年4月采收树脂，阴干。

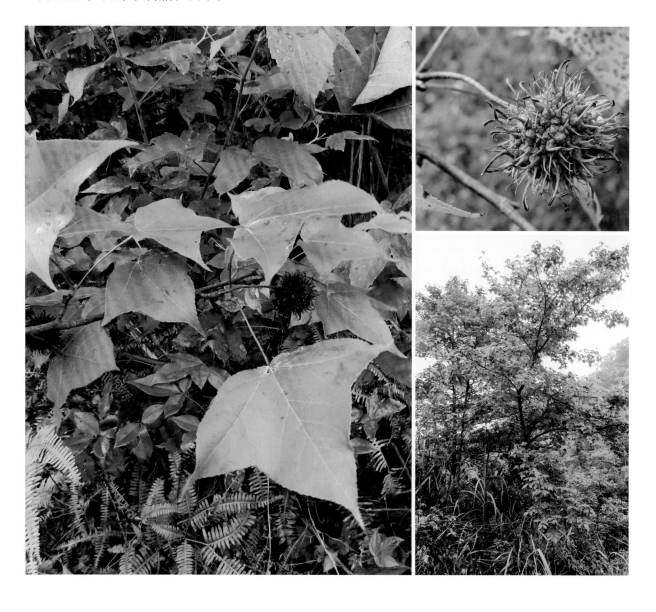

檵花

【基原】为金缕梅科檵木*Loropetalum chinense* (R. Br.) Oliv. 的花。

【别名】突肉根、白花树、螺砚木。

【形态特征】灌木或小乔木。叶片革质，卵形，长2~5 cm，宽1.5~2.5 cm，背面被星毛。花3~8朵簇生，有短花梗，白色，比新叶先开放，或与嫩叶同时开放；苞片线形；萼筒杯状，被星状毛；花瓣4片，带状；雄蕊4枚；子房完全下位。蒴果卵圆形，先端圆。种子圆卵形，黑色，发亮。花期3~4月。

【分布】生于丘陵及山地的向阳处。产于我国南部、西南部和中部。

【性能主治】花味甘、涩，性平。有清热、止血的作用。主治鼻出血，外伤出血。

【采收加工】夏季采收，鲜用或晒干。

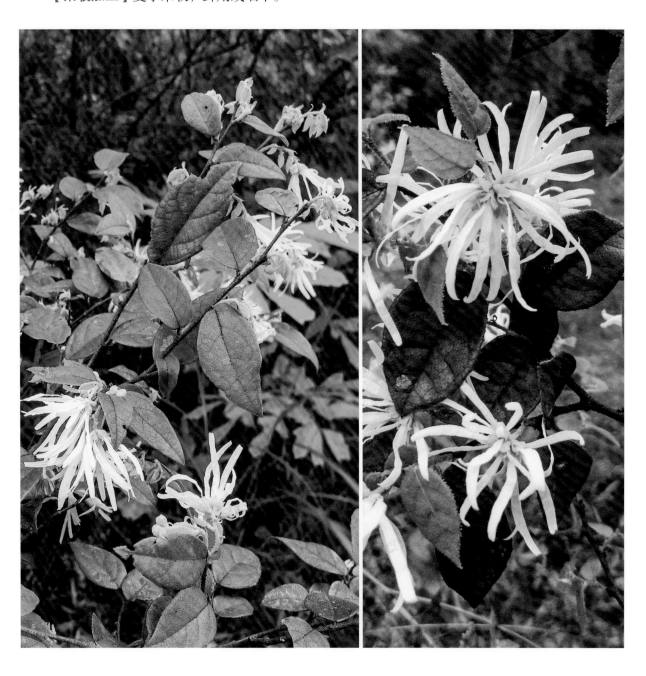

杜仲

【基原】为杜仲科杜仲*Eucommia ulmoides* Oliv. 的树皮、叶。

【别名】扯丝皮、丝棉皮、玉丝皮。

【形态特征】落叶乔木，高约20 m。树皮含橡胶，折断时有多数细丝相连。单叶互生；叶片卵形至长圆形，边缘有齿。雌雄异株，花生于当年枝的基部，先叶开放或与新叶同时从鳞芽抽出，雄花簇生，雌花单生；苞片倒卵形。翅果长椭圆形，扁平，先端2裂。花期4~5月，果期9月。

【分布】生于山地或疏林里。产于广西、云南、贵州、四川、湖南、湖北、河南、陕西、甘肃等地。

【性能主治】树皮味甘，性温。有强筋骨、补肝肾、安胎的作用。主治肾虚腰痛，筋骨无力，胎动不安，高血压。叶味微辛，性温。有补肝肾、强筋骨的作用。主治肝肾不足，筋骨痿软。

【采收加工】4~6月剥取树皮，刮去粗皮，堆置至内皮呈紫褐色，晒干。夏、秋季枝叶茂盛时采收叶，晒干或低温烘干。

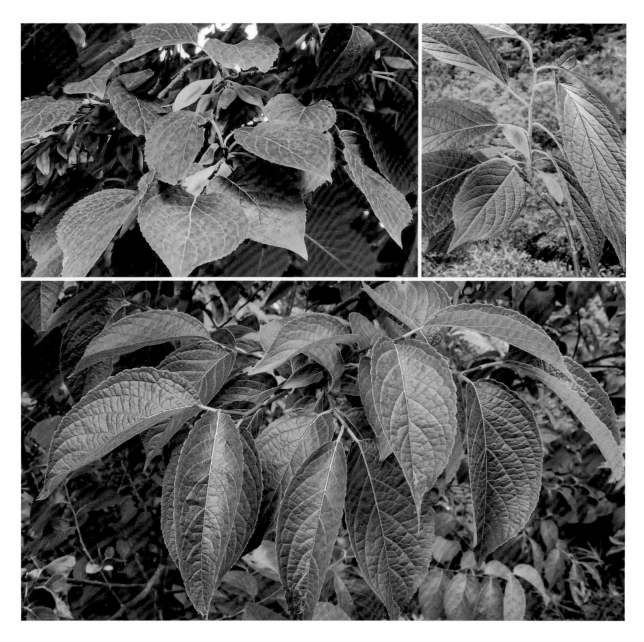

杨梅

【基原】为杨梅科杨梅*Myrica rubra* (Lour.) Siebold et Zucc. 的果实。

【别名】机子、圣生梅、山杨梅。

【形态特征】常绿乔木。小枝及芽均被圆形腺体。叶片革质，常密集于小枝上部。花雌雄异株；雄花序单独或数个丛生于叶腋；雌花序常单生于叶腋。核果球状，表面具乳头状突起，外果皮肉质，成熟时深红色或紫红色；核常为阔椭圆形或圆卵形，内果皮极硬，木质。花期4月，果期6~7月。

【分布】生于山坡或山谷林中，喜酸性土壤。产于广西、广东、湖南、贵州、云南等地。

【性能主治】果实味酸、甘，性温。有生津解烦、和中消食、解酒、止血的作用。主治烦渴，呕吐，胃痛，食欲不振，食积腹痛，饮酒过量，头痛，跌打损伤，骨折，烧烫伤。

【采收加工】夏季果实成熟时采收，鲜用或烘干。

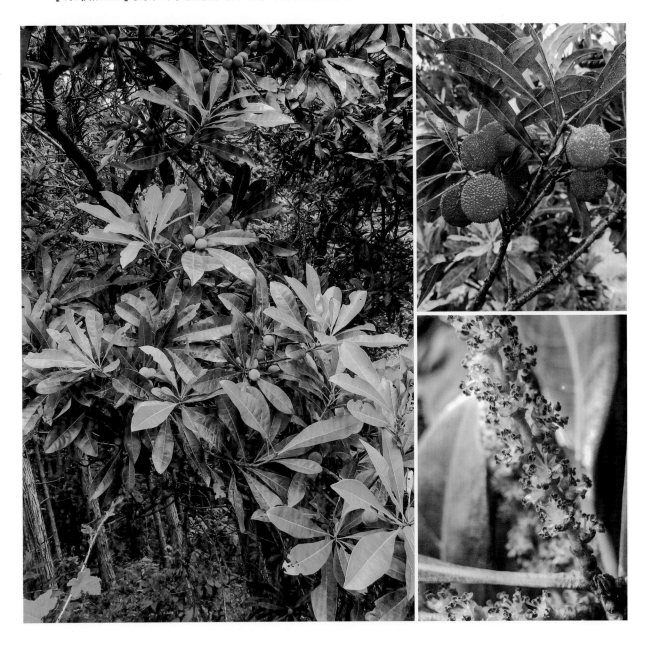

谷皮藤

【基原】为桑科藤构*Broussonetia kaempferi* Sieb. var. *australis* T. Suzuki 的全株。

【别名】藤葡蟠、黄皮藤。

【形态特征】蔓生藤状灌木。小枝显著伸长。叶互生，螺旋状排列；叶片呈近对称的卵状椭圆形，基部心形或截形，边缘锯齿细，齿尖具腺体。花雌雄异株；雄花序短穗状，长1.5~2.5 cm；雌花集生为球形头状花序，花柱线形，延长。聚花果直径1 cm。花期4~6月，果期5~7月。

【分布】生于沟边、山坡或灌木丛中。产于广西、广东、云南、四川、湖南、湖北等地。

【性能主治】全株味微甘，性平。有清热养阴、平肝、益肾的作用。主治肺热咳嗽，头晕目眩，高血压。

【采收加工】4~11月采挖，洗净，鲜用或晒干。

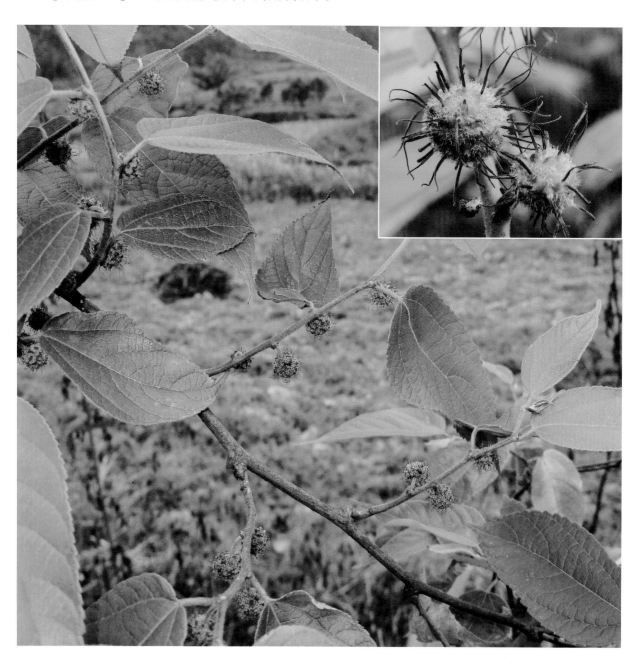

楮实子

【基原】为桑科构树*Broussonetia papyrifera* (L.) L' Her. ex Vent. 的成熟果实。

【别名】谷木、褚、楮树。

【形态特征】乔木。枝粗而直；小枝密生柔毛。叶片广卵形至长椭圆状卵形，边缘具粗齿，不裂或3~5裂，幼树叶常有明显分裂，腹面粗糙且疏生糙毛，背面密被茸毛。花雌雄异株，雄花序为柔荑花序，雌花序球形头状。聚花果熟时橙红色，肉质。花期4~5月，果期6~7月。

【分布】生于石灰岩山地，或栽于村旁、田园。产于中国南北各地。

【性能主治】成熟果实味甘，性寒。有明目、补肾、强筋骨、利尿的作用。主治腰膝酸软，肾虚目昏，阳痿。

【采收加工】秋季果实成熟时采收，洗净，晒干，除去灰白色膜状宿萼和杂质。

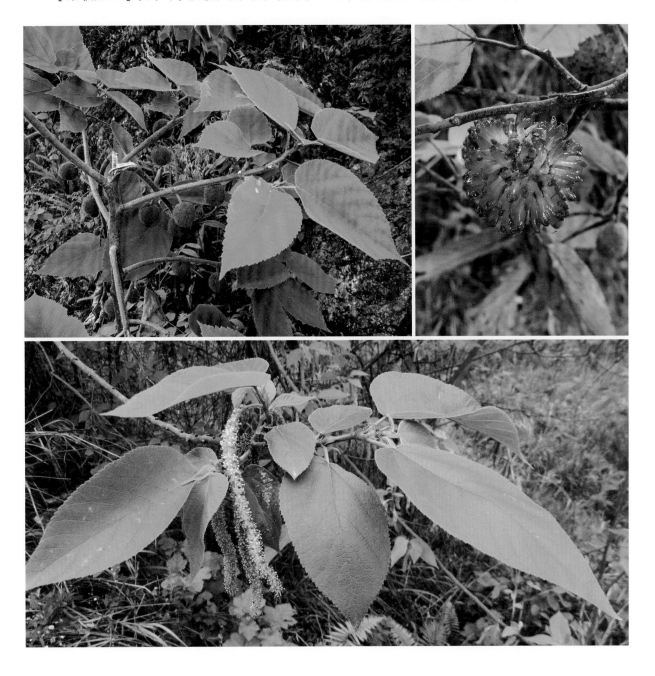

穿破石

【基原】为桑科柘*Maclura tricuspidata* Carrière 的根。

【别名】奴拓、黄龙脱皮、千层皮。

【形态特征】落叶灌木或小乔木。小枝有棘刺。叶片卵形或菱状卵形，偶为3裂；叶柄长1~2 cm。雌雄异株，雌雄花序均为球形头状花序，单生或成对腋生，具短花序序梗；雄花序直径约0.5 cm；雌花序直径1~1.5 cm；子房埋于花被片下部。聚花果近球形，肉质，熟时橘红色。花期5~6月，果期6~7月。

【分布】生于山坡、溪边灌木丛中、山谷或林缘。产于西南、中南、华东、华北各省区。

【性能主治】根味淡、微苦，性凉。有祛风通络、清热除湿、解毒消肿的作用。主治风湿痹痛，跌打损伤，肺结核，胃和十二指肠溃疡，淋浊，臌胀，闭经，劳伤咳血，疔疮痈肿。

【采收加工】全年均可采收，除去泥土、须根等，洗净，切片，鲜用或晒干。

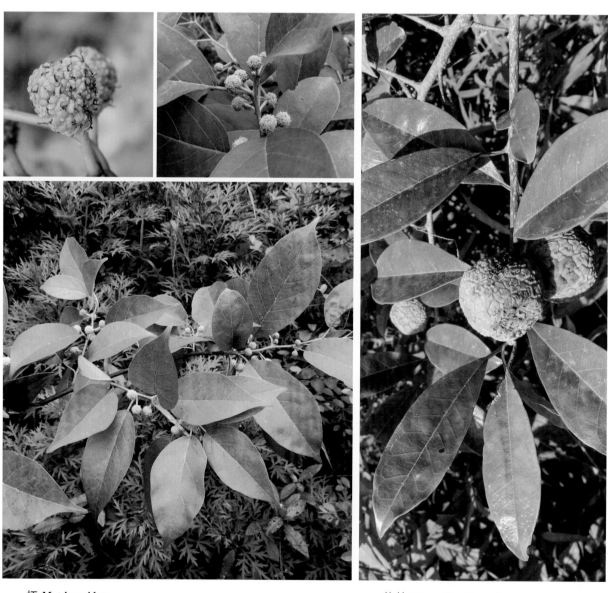

柘 *M. tricuspidata*

构棘 *M. cochinchinensis*

黄毛榕

【基原】为桑科黄毛榕*Ficus esquiroliana* H. Lév.的根皮。

【别名】土黄芪、麻婆风、老鸦风。

【形态特征】小乔木或灌木。幼枝中空，被褐黄色硬长毛。叶互生；叶片纸质，广卵形，先端急渐尖呈尾状，基部浅心形，分裂或不分裂。雄花生于榕果内壁口部；雌花花被4片，子房球形。榕果腋生，圆锥状椭圆形，表面疏被或密生浅褐长毛，顶部脐状突起。瘦果斜卵圆形，表面有瘤体。花期5~7月，果期7月。

【分布】生于沟谷阔叶林中。产于广西、广东、贵州、西藏、四川、云南、海南、台湾等地。

【性能主治】根皮味甘，性平。有益气健脾、活血祛风的作用。主治中气虚弱，阴挺，脱肛，水肿，风湿痹痛。

【采收加工】全年均可采收，洗净晒干。

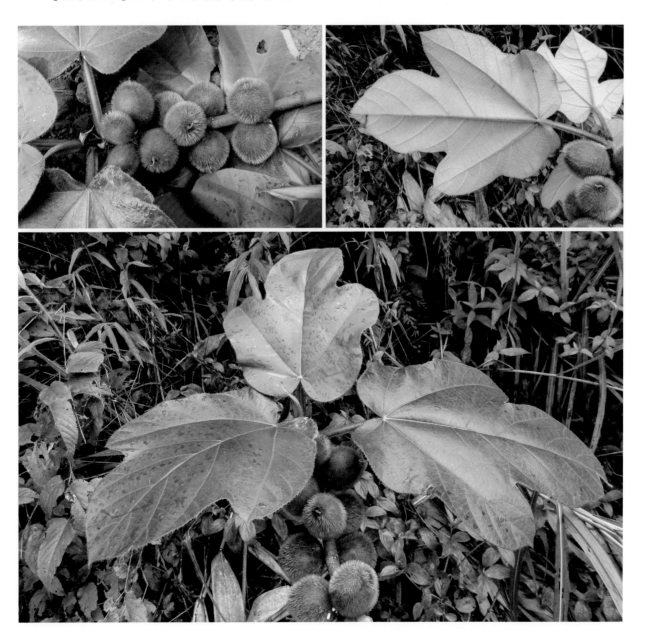

木馒头

【基原】为桑科薜荔*Ficus pumila* L. 的果实。

【别名】凉粉果、王不留行、爬山虎。

【形态特征】常绿攀缘灌木。叶二型；不结果枝上的叶小而薄，卵状心形；结果枝上的叶较大，革质，卵状椭圆形。榕果单生于叶腋，长4~8 cm，直径3~5 cm，顶部截平，略具短钝头或为脐状突起，内生众多细小的黄棕色圆球状瘦果；瘿花果梨形；雌花果近球形。花期5~6月，果期9~10月。

【分布】生于树上或石灰岩山坡上。产于广西、广东、云南、贵州、四川、湖南、福建、台湾、江西、安徽、江苏、浙江、陕西等地。

【性能主治】果实味甘、性凉。有补肾固精、活血、催乳的作用。主治遗精，阳痿，乳汁不通，闭经。

【采收加工】秋季采收将熟的果实，剪去果梗，投入沸水中浸泡，鲜用或晒干。

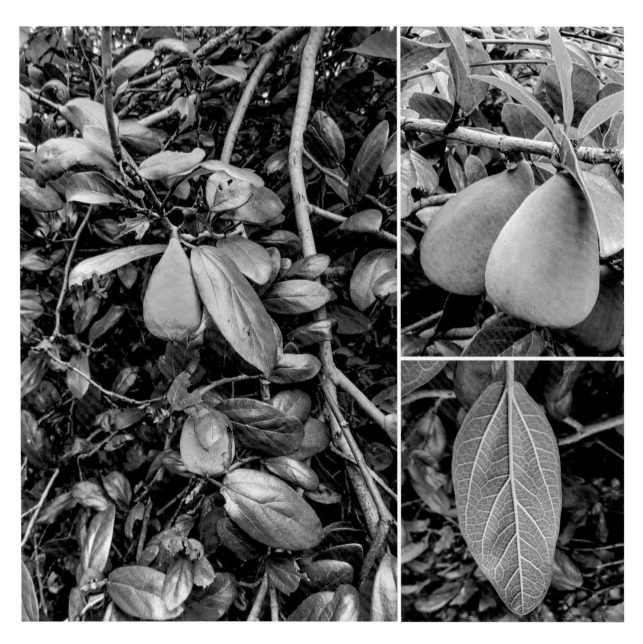

地瓜果

【基原】为桑科地果榕*Ficus tikoua* Bureau 的果实。

【别名】地石榴、地瓜、地枇杷果。

【形态特征】匍匐木质藤本。茎上生细长不定根，节膨大。幼枝偶有直立的。叶片倒卵状椭圆形，腹面被短刺毛；叶柄长1~2 cm。榕果成对或簇生于匍匐茎上，常埋于土中，球形至卵球形，基部收缩成狭柄，熟时深红色，表面多圆形瘤点。瘦果卵球形，表面有瘤体。花期5~6月，果期7月。

【分布】生于荒地、草坡或岩石缝中。产于广西、湖南、湖北、贵州、云南、西藏、四川、甘肃、陕西等地。

【性能主治】果实味甘，性微寒。有清热解毒、涩精止遗的作用。主治咽喉肿痛，遗精滑精。

【采收加工】夏季采收尚未成熟的榕果，晒干。

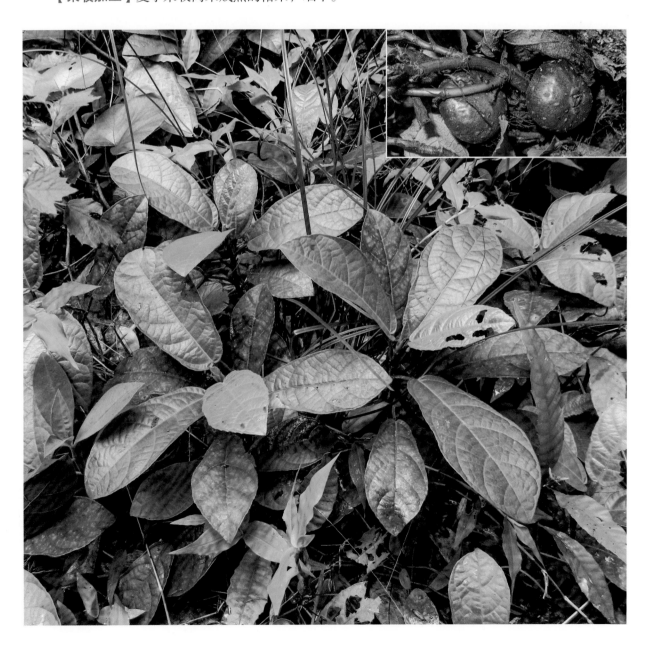

冬里麻

【基原】为荨麻科水麻*Debregeasia orientalis* C. J. Chen 的枝叶。

【别名】水麻叶、水麻柳、水苏麻。

【形态特征】灌木，高达1~4 m。小枝纤细，暗红色。叶片纸质或薄纸质，干时硬膜质，长圆状狭披针形或条状披针形，腹面常有泡状隆起；基出脉3条，侧出2条达中部边缘，近直伸。花序雌雄异株，稀同株，二回二歧分枝或二叉分枝。瘦果小浆果状，倒卵形，鲜时橙黄色。花期3~4月，果期5~7月。

【分布】生于溪谷河流两岸潮湿处。产于广西、台湾、湖南、湖北、贵州、云南、四川、甘肃南部、陕西南部等地。

【性能主治】枝叶味辛、微苦，性凉。有疏风止咳、清热透疹、化瘀止血的作用。主治外感咳嗽，小儿急惊风，麻疹不透，跌打伤肿，外伤出血。

【采收加工】夏、秋季采收，鲜用或晒干。

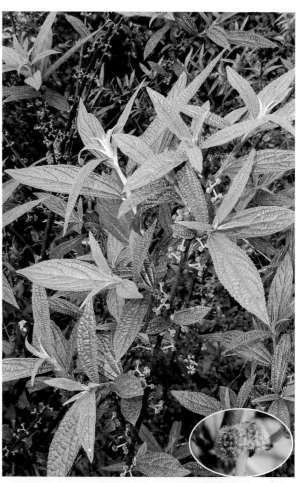

糯米藤

【基原】为荨麻科糯米团*Gonostegia hirta* (Blume ex Hassk.) Miq. 的全草。

【别名】猪粥菜、拉粘草。

【形态特征】多年蔓生草本。茎蔓生、铺地或渐升，上部四棱形。叶对生；叶片狭卵形至披针形，全缘。雌雄异株，团伞花序腋生，直径2~9 mm；雄花花蕾呈陀螺状；雌花花被菱状狭卵形，果期呈卵形，有10条纵肋。瘦果卵球形，宿存花被无翅。花期5~9月，花期8~9月。

【分布】生于山坡灌木丛中、沟边草地。产于广西、广东、云南、河南、陕西等地。

【性能主治】全草味甘、苦，性凉。有清热解毒、止血、健脾的作用。主治疔疮，痈肿，瘰疬，痢疾，白带异常，小儿疳积，外伤出血。

【采收加工】全年均可采收，鲜用或晒干。

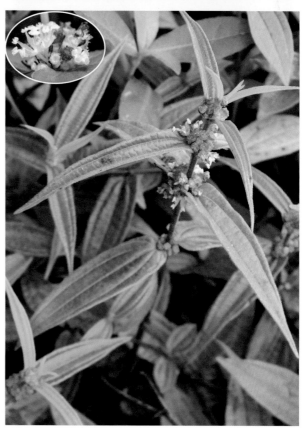

雪药

【基原】为荨麻科毛花点草*Nanocnide lobata* Wedd. 的全草。

【别名】遍地红、狗断肠、透骨消。

【形态特征】一年生或多年生草本。茎柔软，铺散丛生，被下弯微硬毛。叶片宽卵形至三角状卵形；茎下部的叶较小，扇形。雄花序常生于茎上部叶腋，稀雄花散生于雌花序下部；雌花序成团状聚伞花序，生于枝顶叶腋或茎下部叶腋内。瘦果卵形，有疣状突起。花期4~6月，果期6~8月。

【分布】生于山谷溪边、路旁阴湿草丛中。产于广西、贵州、浙江、江苏、安徽等地。

【性能主治】全草味苦辛，性凉。有通经活血的作用。主治肺病咳嗽，跌打损伤。

【采收加工】春、夏季采收，鲜用或晒干。

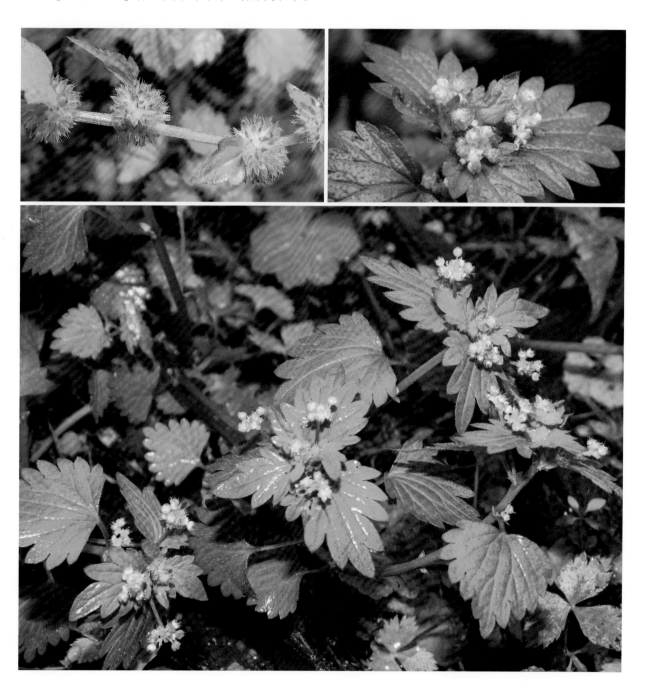

接骨风

【基原】为荨麻科基心叶冷水花 *Pilea basicordata* W. T. Wang ex C. J. Chen 的全草。

【别名】登赫赫。

【形态特征】多年生草本。全株光滑无毛。叶交互对生；叶片肉质，干时厚纸质，生于茎的上部，长圆状卵形，先端渐尖或短尾状渐尖，基部心形或深心形，边缘自中部以上啮蚀状波状或近全缘，钟乳体纺锤形，在两面明显，叶脉在两面近平坦，基出脉3条。聚伞花序腋生；花小，红色。花期3~4月，果期4~5月。

【分布】生于石灰岩山坡杂木林阴处石上。产于广西。

【性能主治】全草味微辛、涩，性凉。有清热解毒、散瘀消肿的作用。主治疮疖，跌打肿痛，骨折，烧烫伤。

【采收加工】全年均可采收，鲜用或晒干。

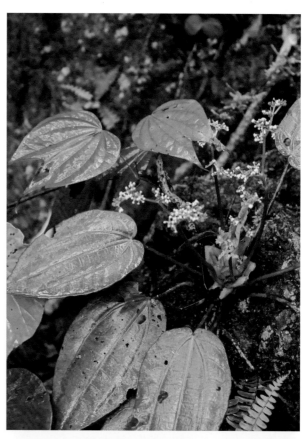

透明草

【基原】为荨麻科小叶冷水花 *Pilea microphylla* (L.) Liebm. 的全草。

【别名】玻璃草、小叶冷水麻。

【形态特征】纤细小草本。茎肉质，多分枝，干时常变蓝绿色，密布条形钟乳体。叶很小，同对的不等大，叶脉羽状。雌雄同株，有时同序，聚伞花序密集成近头状；雄花具梗，花被片4片，外面近先端有短角状突起；雌花花被片3片，稍不等长。瘦果卵形，熟时褐色，光滑。花期夏、秋季，果期秋季。

【分布】生于路边石缝或墙角阴湿处。原产于南美洲热带地区，在我国广西、广东、福建、台湾、浙江、江西等地为归化种。

【性能主治】全草味淡、涩，性凉。有清热解毒的作用。主治痈疮肿痛，丹毒，无名肿毒，烧烫伤，毒蛇咬伤。

【采收加工】夏、秋季采收，鲜用或晒干。

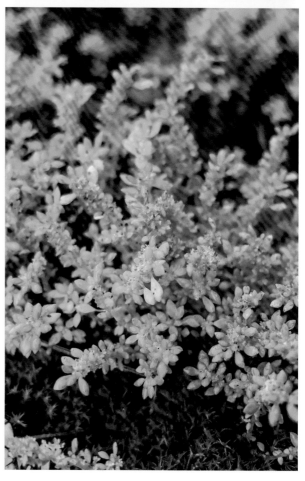

过山枫

【基原】为卫矛科过山枫*Celastrus aculeatus* Merr. 的藤茎。

【别名】南蛇藤。

【形态特征】藤状灌木。小枝具明显的淡色皮孔。单叶互生；叶片长方形或近椭圆形，边缘上部具浅齿。聚伞花序腋生或侧生，常具3朵花，花序梗仅长2~5 mm；花单性，黄绿色或黄白色。蒴果近球形，直径7~8 mm，室背开裂，宿萼明显增大；假种皮红色。花期3~4月，果期8~9月。

【分布】生于山地灌木丛中或路边疏林中。产于广西、广东、云南、江西、浙江、福建等地。

【性能主治】藤茎微苦，性平。有清热解毒、祛风除湿的作用。主治风湿痹痛。

【采收加工】全年均可采收，除去杂质，晒干。

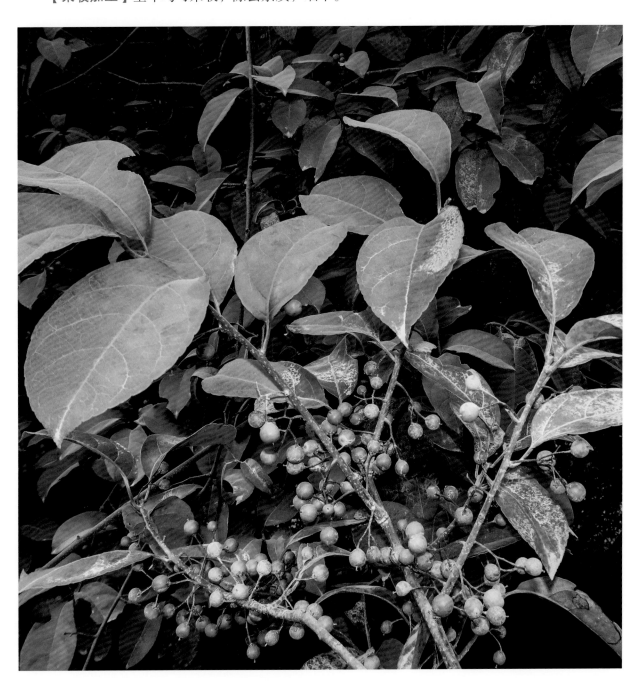

五瓣寄生

【基原】为桑寄生科离瓣寄生*Helixanthera parasitica* Lour. 的带叶茎枝。

【别名】油桐寄生、榕树寄生、桂花寄生。

【形态特征】灌木。小枝披散状，枝和叶均无毛。叶片卵形至卵状披针形，长5~12 cm，干后暗黑色。总状花序1~2个腋生或生于小枝已落叶的叶腋部；花瓣5片，红色或淡黄色，被乳头状毛；花冠于蕾时下半部膨胀，具5条拱起的棱。果长圆形，被乳头状毛。花期1~7月，果期5~8月。

【分布】生于山地林中，寄生于锥属、樟属、榕属等多种植物上。产于广西、广东、云南、贵州、福建等地。

【性能主治】带叶茎枝味苦、甘，性平。有祛风湿、止咳、止痢的作用。主治风湿痹痛，咳嗽，痢疾。

【采收加工】全年均可采收，扎成束，晾干。

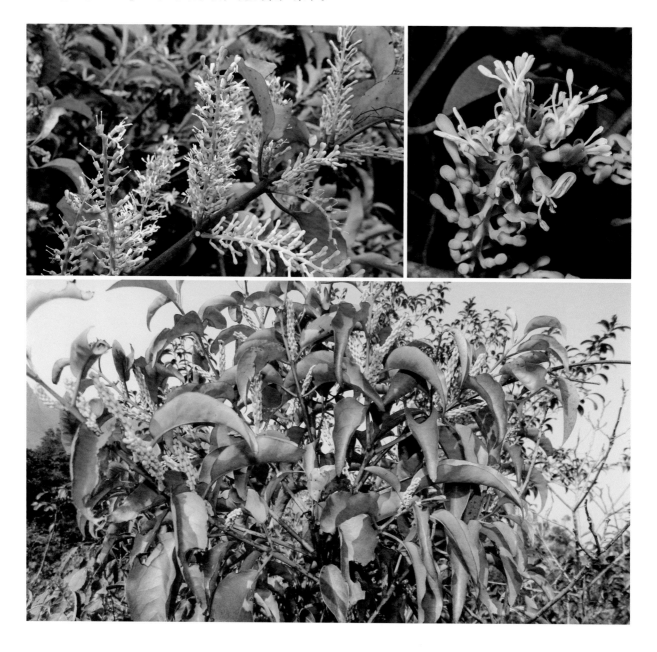

杉寄生

【基原】为桑寄生科鞘花*Macrosolen cochinchinensis* (Lour.) Tiegh. 的茎枝、叶。

【别名】龙眼寄生、樟木寄生。

【形态特征】灌木，高0.5~1.3 m。全株无毛。小枝灰色，具皮孔。叶片革质，阔椭圆形至披针形，顶端急尖或渐尖，羽状叶脉，中脉在背面隆起。总状花序，具花4~8朵；花冠橙色，花冠筒膨胀，具6棱。果近球形，熟时橙色，果皮平滑。花期2~6月，果期5~8月。

【分布】生于疏林、灌木丛中或沟谷。产于广西、广东、云南、贵州、四川、福建等地。

【性能主治】茎枝味苦，性平。有祛风湿、补肝肾、活血止痛、止咳的作用。主治风湿痹痛，腰膝酸痛，头晕目眩，脱发，痔疮肿痛，咳嗽，咳血，跌打损伤。叶有祛风解表、利水消肿的作用。主治感冒发热，水肿。

【采收加工】全年均可采收，鲜用或晒干。

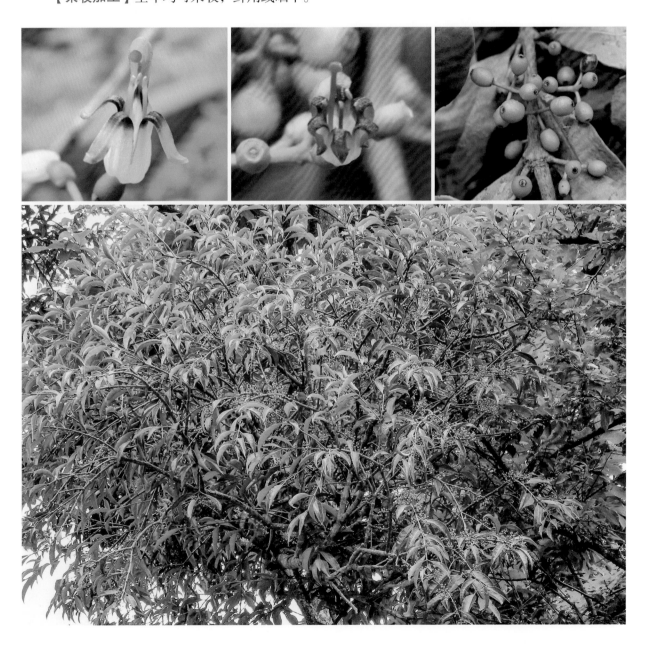

大苞寄生

【基原】为桑寄生科大苞寄生*Tolypanthus maclurei* (Merr.) Danser 的带叶茎枝。

【别名】油茶寄生、榔榆寄生、大萼桑寄生。

【形态特征】灌木，高0.5~1 m。嫩枝被黄褐色星状毛；枝条披散状。叶互生或近对生，或3~4片簇生于短枝上；叶片长圆形或长卵形。密簇聚伞花序腋生，具花3~5朵；苞片大，长卵形，离生，淡红色；花冠红色或橙色，花冠筒上半部膨胀，具5条纵棱，纵棱之间具横皱纹。果椭圆形。花期4~7月，果期8~10月。

【分布】生于山地林中，寄生于油茶、柿树、紫薇或杜鹃属、杜英属、冬青属等植物上。产于广西、广东、贵州、湖南、江西、福建等地。

【性能主治】带叶茎枝味苦、甘，性微温。有补肝肾、强筋骨、祛风除湿的作用。主治头目眩晕，腰膝酸痛，风湿麻木。

【采收加工】夏、秋季采收，扎成束，晾干。

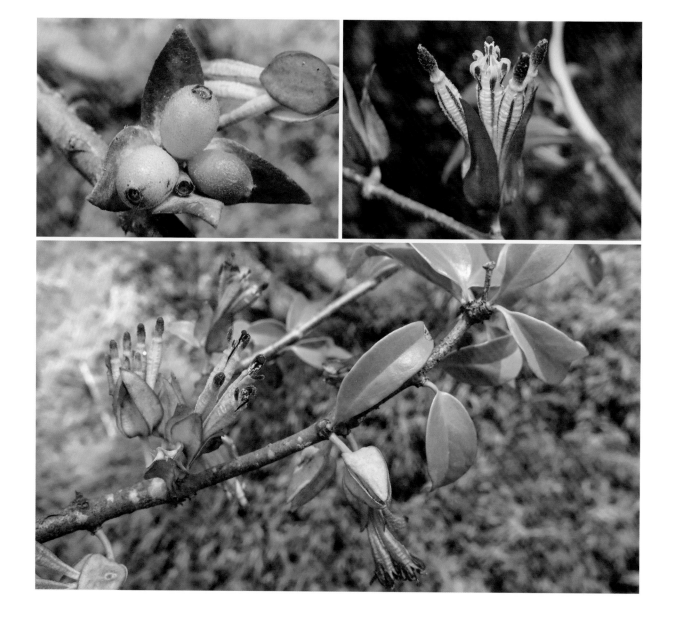

黎辣根

【基原】为鼠李科长叶冻绿*Rhamnus crenata* Sieb. et Zucc. 的根或根皮。

【别名】苦李根、铁包金、一扫光。

【形态特征】落叶灌木或小乔木。幼枝带红色，密被锈色柔毛。叶互生；叶片倒卵形或长圆形，边缘具细齿，背面及沿脉被柔毛。聚伞花序腋生，被柔毛；花黄绿色；萼片三角形，与萼管等长；花瓣近圆形；雄蕊与花瓣等长。核果倒卵球形，熟时紫黑色。花期5~8月，果期7~11月。

【分布】生于山地林下或灌木丛中。产于广西、广东、湖南、云南、贵州、四川、浙江、江西、福建等地。

【性能主治】根或根皮味苦、辛，性平；有毒。有清热解毒、杀虫利湿的作用。主治疥疮，顽癣，疮疖，湿疹，荨麻疹，跌打损伤。

【采收加工】秋后采收，鲜用或切片晒干，或剥皮晒干。

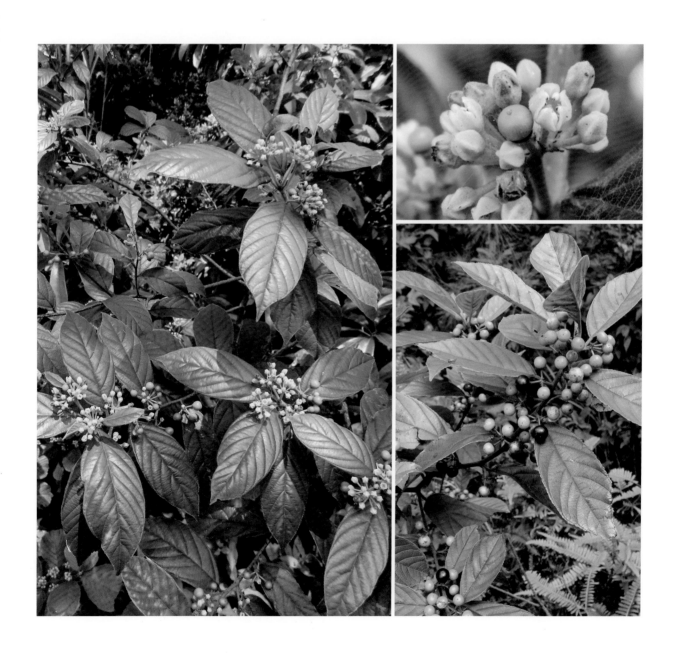

乌蔹莓

【基原】为葡萄科乌蔹莓*Cayratia japonica* (Thunb.) Gagnep. 的全草。

【别名】五爪龙、母猪藤。

【形态特征】草质藤本。小枝圆柱形，有纵棱纹，卷须二叉至三叉分枝，相隔 2 节间与叶对生。叶为鸟足状 5 小叶，中央小叶长椭圆形或椭圆披针形，侧生小叶椭圆形或长椭圆形。花序腋生，复二歧聚伞花序。果实近球形，直径约 1 cm，有种子 2~4 粒。花期 3~8 月，果期 8~11 月。

【分布】生于沟谷林中或山坡灌木丛中。产于广西、广东、云南、贵州、湖南、湖北等地。

【性能主治】全草味苦、酸，性寒。有解毒消肿、清热利湿的作用。主治热毒痈肿，疔疮，丹毒，咽喉肿痛，蛇虫咬伤，水火烫伤，风湿痹痛，黄疸，泻痢，白浊，尿血。

【采收加工】夏、秋季采收，切段，鲜用或晒干。

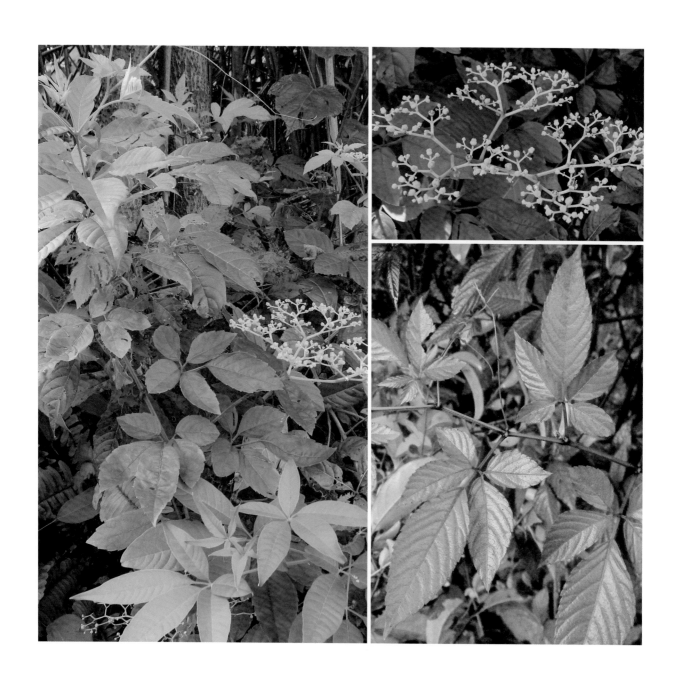

黄皮

【基原】为芸香科黄皮*Clausena lansium* (Lour.) Skeels 的叶及种子。

【别名】黄弹。

【形态特征】小乔木。小枝、叶轴、花序轴密被突起的油腺点及短毛。奇数羽状复叶；小叶5~11片，卵形或卵状椭圆形，两侧不对称，边缘波浪状或具浅圆裂齿。圆锥花序顶生，花白色。果圆形、椭圆形或阔卵形，淡黄色至暗黄色，果肉乳白色，有种子1~4粒。花期4~5月，果期7~8月。

【分布】生于山坡林下，多为栽培。产于广西、广东、贵州、云南、福建、台湾等地。

【性能主治】叶味苦、辛，性凉。有疏风解表、除痰行气的作用。主治感冒发热，咳嗽哮喘，气胀腹痛，疟疾，小便不利，热毒疥癣。种子味辛、微苦，性温。有理气、散结、消滞、止痛的作用。主治食滞胃痛，睾丸肿痛。

【采收加工】根全年均可采收，鲜用或晒干。种子夏、秋季采收，鲜用或晒干。

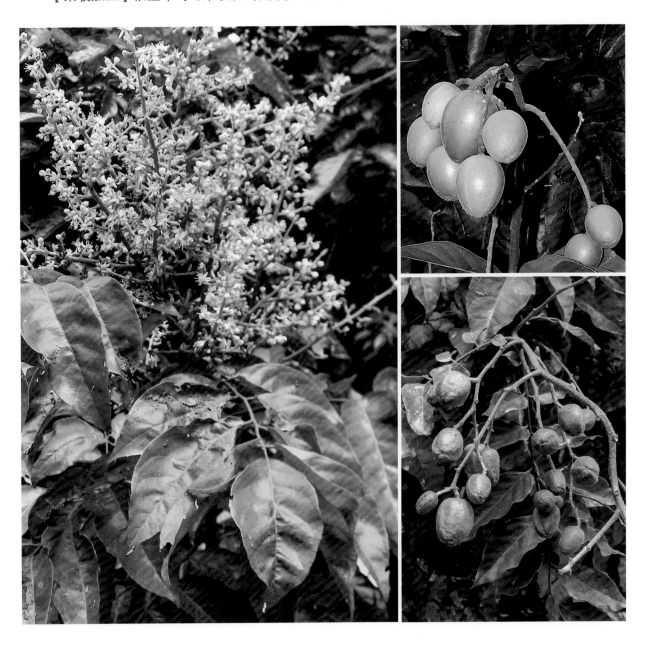

九里香

【基原】为芸香科千里香*Murraya paniculata* (L.) Jack. 的叶和带叶嫩枝。

【别名】四季青、九树香、十里香。

【形态特征】小乔木，高达12 m。树干及小枝白灰色或淡黄灰色，略有光泽。幼苗期的叶为单叶；成长叶有小叶3~5片，叶片两侧对称或一侧偏斜，边全缘，波状起伏。花序腋生及顶生；花散生淡黄色半透明油点。果橙黄色至朱红色，狭长椭圆形。花期4~9月，也有秋、冬季开花，果期9~12月。

【分布】生于低丘陵或海拔高的山地林中，石灰岩地区常见。产于广西、广东、台湾、福建、海南及湖南、贵州、云南等地。

【性能主治】叶和带叶嫩枝味辛、微苦，性温；有小毒。有行气止痛、活血散瘀的作用。主治胃痛，风湿痹痛；外用治牙痛，跌扑肿痛，蛇虫咬伤。

【采收加工】全年均可采收，除去老枝，阴干。

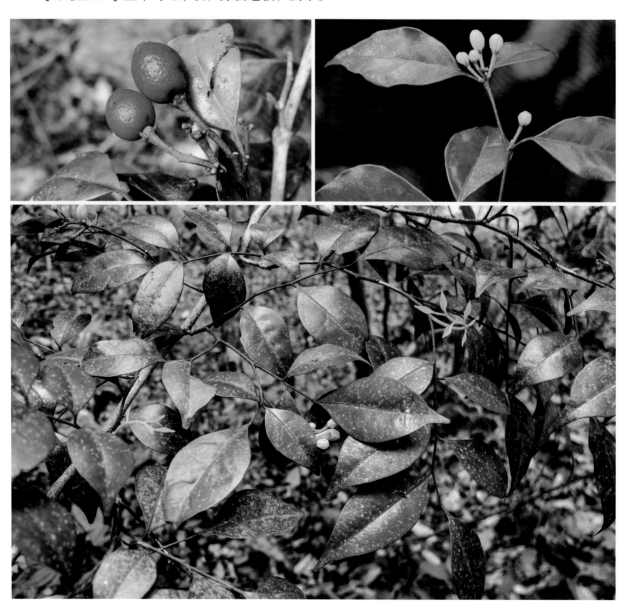

茵芋

【**基原**】为芸香科茵芋*Skimmia reevesiana* (Fortune) Fortune 的茎叶。

【**别名**】山桂花、黄山桂。

【**形态特征**】灌木，高1~2 m。小枝常中空。叶有柑橘叶的香气，集生于枝上部；叶片椭圆形、披针形、卵形或倒披针形。圆锥花序顶生，花梗甚短；花密集，芳香，黄白色。果圆形或椭圆形或倒卵形，长8~15 mm，红色。花期3~5月，果期9~11月。

【**分布**】生于林下、湿润处、云雾多的地方。产于广西、广东、台湾、湖北、湖南及华东、西南等地。

【**性能主治**】茎叶味苦，性温；有毒。有祛风胜湿的作用。主治风湿痹痛，两足软弱。

【**采收加工**】全年均可采收。

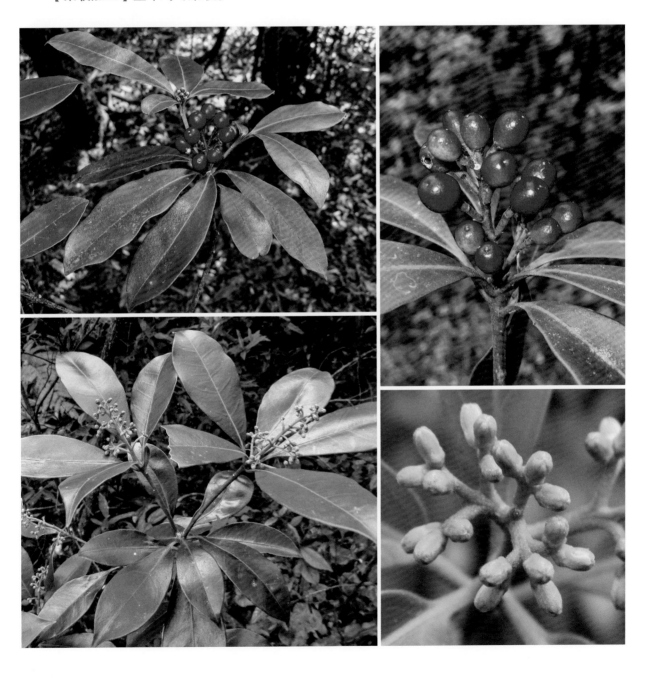

飞龙掌血

【基原】为芸香科飞龙掌血 *Toddalia asiatica* (L.) Lam. 的根。

【别名】散血丹、见血飞、小金藤。

【形态特征】木质藤本。茎枝及叶轴有向下弯钩的锐刺；嫩枝被锈色短柔毛。三出复叶互生；小叶片无柄，卵形或倒卵形，密布透明油点，有柑橘叶的香气。雄花序为伞房状圆锥花序；雌花序为聚伞圆锥花序；花淡黄白色。核果熟时橙红色或朱红色。花期春夏、季，果期秋冬季。

【分布】生于灌木丛中，攀缘于树上，石灰岩山地亦常见。产于广西、广东、湖南、四川、贵州、云南、陕西等地。

【性能主治】根味辛、微苦，性温。有祛风止痛、散瘀止血的作用。主治风湿痹痛，胃痛，跌打损伤，吐血，刀伤出血，痛经，闭经，痢疾，牙痛，疟疾。

【采收加工】全年均可采收，切段，干燥。

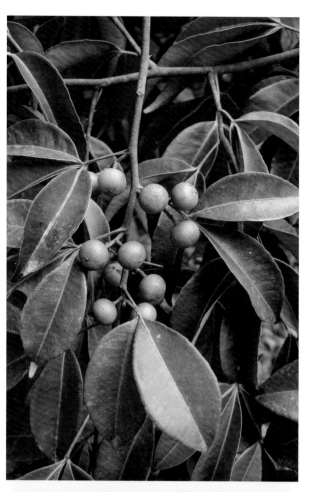

单面针

【基原】为芸香科刺壳花椒 *Zanthoxylum echinocarpum* Hemsl. 的根、根皮、茎、叶。

【别名】刺壳椒、土花椒、三百棒。

【形态特征】攀缘藤本。嫩枝的髓部大，枝、叶有刺，叶轴上的刺较多，花序轴上的刺长短不均但劲直。花序腋生，有时兼有顶生，花后不久长出短小的芒刺；萼片及花瓣均4片。果梗长1~3 mm，通常无果梗；分果瓣密生长短不等且有分枝的刺。花期4~5月，果期10~12月。

【分布】生于林中。产于广西、广东、云南、贵州、四川、湖南、湖北等地。

【性能主治】根、根皮、茎、叶味辛、苦，性凉。有消食助运、行气止痛的作用。主治脾运不健，厌食腹胀，脘腹气滞作痛。

【采收加工】全年均可采收，根、根皮、茎切片晒干；叶鲜用或晒干。

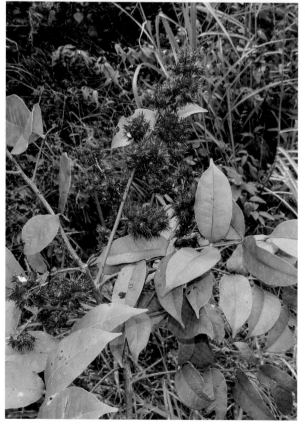

广藤根

【基原】为清风藤科灰背清风藤 *Sabia discolor* Dunn 的藤茎。

【别名】白背清风藤。

【形态特征】常绿攀缘木质藤本。嫩枝具纵条纹；老枝深褐色，具白蜡层。叶片纸质，卵形或椭圆状卵形，先端尖或钝，干后腹面黑色，背面灰白色。聚伞花序呈伞形状，有花4~5朵。分果爿熟时红色，倒卵形；果核的中肋明显隆起呈翅状，两侧面有不规则的块状凹穴。花期3~4月，果期5~8月。

【分布】生于山地灌木丛中。产于广西、广东、浙江、福建、江西等地。

【性能主治】藤茎味甘、苦，性平。有祛风除湿、活血止痛的作用。主治风湿骨痛，跌打劳伤，肝炎。

【采收加工】夏、秋季采收，洗净，切片，鲜用或晒干。

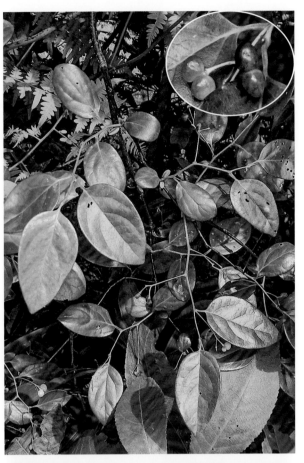

山香圆叶

【基原】为省沽油科锐尖山香圆 *Turpinia arguta* Seem. 的叶。

【别名】五寸铁树、尖树、黄柿木。

【形态特征】落叶灌木，高1~3 m。单叶对生；叶片椭圆形或长椭圆形，长7~22 cm，宽2~6 cm，先端渐尖，具尖尾，边缘具疏齿，齿尖具硬腺体。顶生圆锥花序较叶短，花梗中部具2片苞片，花白色。果近球形，熟时红色，干后黑色。花期3~4月，果期9~10月。

【分布】生于山坡、谷地林中。产于广西、广东、海南、湖南、贵州、四川、江西等地。

【性能主治】叶味苦，性寒。有清热解毒、消肿止痛的作用。主治跌打扭伤，脾脏肿大，疮疖肿毒。

【采收加工】夏、秋季采叶，晒干。

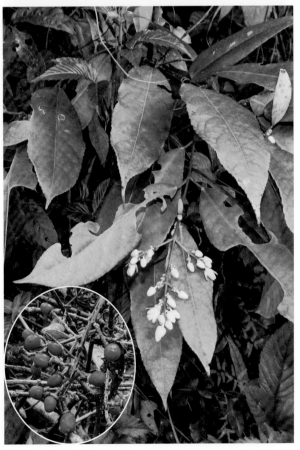

广枣

【基原】为漆树科南酸枣*Choerospondias axillaris* (Roxb.) B. L. Burtt et A. W. Hill 的果实。

【别名】山枣、五眼果、酸枣。

【形态特征】高大落叶乔木。树皮灰褐色，片状剥落。奇数羽状复叶互生；小叶对生，卵形或卵状披针形或卵状长圆形，基部多少偏斜；叶柄纤细，基部略膨大。花单性或杂性异株，雄花和假两性花组成圆锥花序，雌花单生于上部叶腋。核果熟时黄色，椭圆状球形。花期4月，果期8~10月。

【分布】生于山坡、沟谷林中。产于广西、广东、云南、贵州、湖南、湖北、江西、福建等地。

【性能主治】果实味甘、酸，性平。有行气活血、养心安神的作用。主治气滞血瘀，胸痹作痛，心悸气短，心神不安。

【采收加工】秋季果实成熟时采收，除去杂质，干燥。

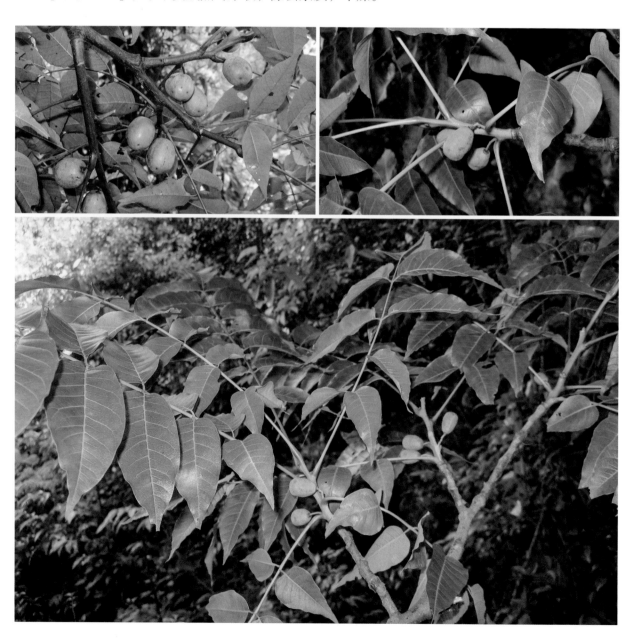

五倍子

【基原】为漆树科盐肤木*Rhus chinensis* Mill.的叶上虫瘿。

【别名】五倍子树、咸酸木。

【形态特征】落叶小乔木或灌木，高2~10 m。小枝、叶柄及花序均密被锈色柔毛。奇数羽状复叶，叶轴具宽的叶状翅；小叶无柄，自下而上逐渐增大，边具疏齿。圆锥花序顶生，多分枝；雄花序长30~40 cm；雌花序较短，花小，黄白色。核果扁圆形，红色。花期8~9月，果熟期10月。

【分布】常生向阳山坡、沟谷的疏林或灌木丛中。除东北地区、内蒙古、新疆，其余省区均有。

【性能主治】虫瘿味酸、涩，性寒。有敛肺降火、涩肠止泻、敛汗止血、收湿敛疮的作用。主治肺虚久咳，肺热痰嗽，久泻久痢，盗汗，消渴，外伤出血，痈肿疮毒。

【采收加工】秋季采摘，置沸水中略煮或蒸至表面呈灰色，杀死蚜虫，取出，干燥。

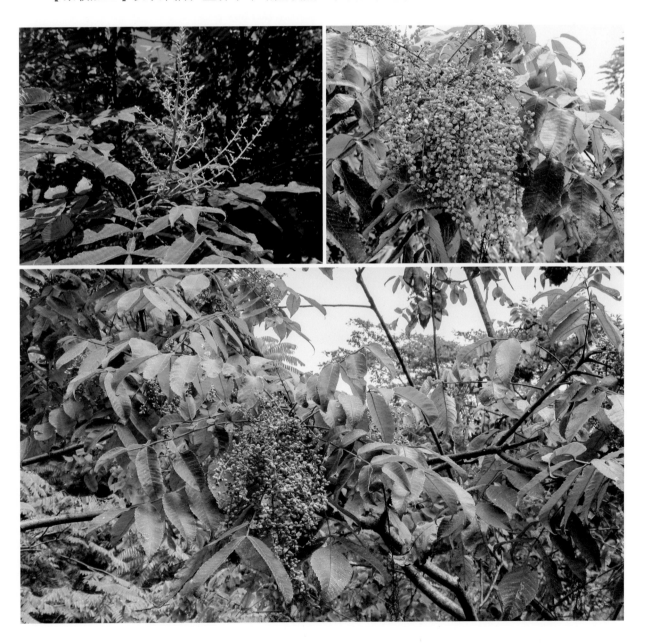

罗汉茶

【基原】为胡桃科黄杞*Engelhardia roxburghiana* Wall 的叶。

【别名】土厚朴、黄古木。

【形态特征】常绿乔木，高10~15 m。全体无毛。偶数羽状复叶；小叶通常3~5对，革质，长椭圆状披针形，基部不对称，歪斜状楔形。雌雄通常同株，稀异株；花序顶生，稀同时侧生。果序长15~25 cm；坚果球形，密生黄褐色腺体，有三裂叶状的膜质果翅。花期4~5月，果期8~9月。

【分布】生于杂木林中。产于广西、广东、云南、湖南、贵州、四川和台湾等地。

【性能主治】叶味微甘，性凉。有清热解毒、生津解渴、解暑利湿的作用。主治脾胃湿滞，胸腹胀闷，感冒发热，湿热泄泻，疝气腹痛。

【采收加工】夏、秋季采收，洗净，鲜用或晒干。

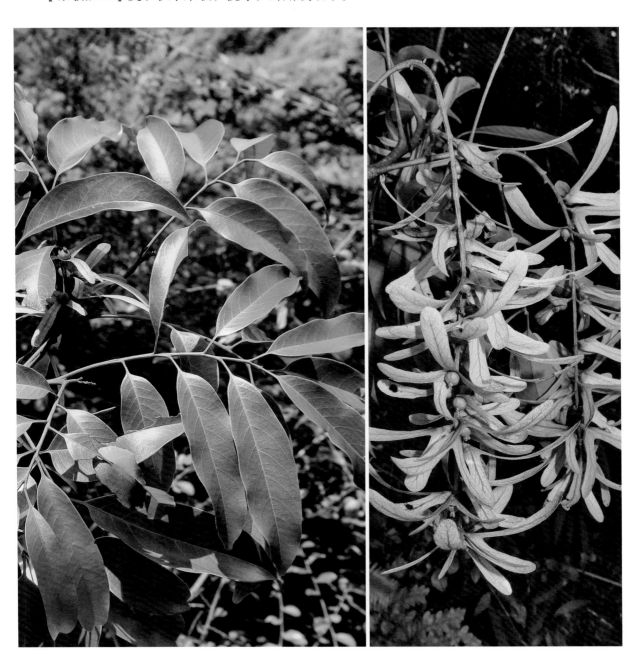

灯台树

【基原】为山茱萸科灯台树*Cornus controversa* Hemsl.的树皮或根皮、叶。

【别名】六角树、梾木、乌牙树。

【形态特征】落叶乔木。树皮光滑,暗灰色或带黄灰色。叶互生;叶片阔卵形、阔椭圆状卵形或披针状椭圆形,先端突尖,基部圆形或急尖,全缘,背面灰绿色,密被淡白色短柔毛;叶柄紫红绿色。伞房状聚伞花序顶生,花白色。核果球形,熟时紫红色至蓝黑色。花期5~6月,果期7~8月。

【分布】生于阔叶林下。产于广西、广东、安徽、河南、山东、辽宁等地。

【性能主治】树皮或根皮、叶味微苦,性凉。有清热、消肿止痛的作用。主治头痛,眩晕,咽喉肿痛,关节酸痛,跌打肿痛。

【采收加工】全年均可采收,树皮或根皮,晒干;叶鲜用或晒干。

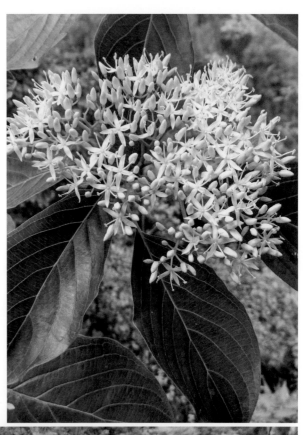

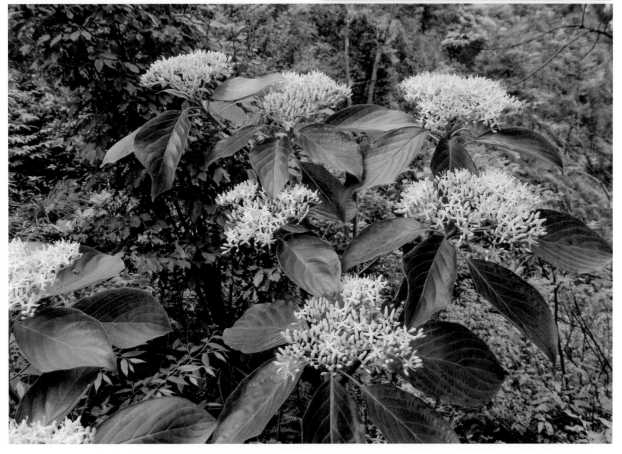

八角枫

【基原】为八角枫科八角枫 *Alangium chinense* (Lour.) Harms 的细根及须根。

【别名】八角王、华瓜木。

【形态特征】落叶小乔木或灌木。小枝呈之字形。单叶互生；叶片卵圆形，全缘或微浅裂，基部两侧常不对称，入秋后变为橙黄色。聚伞花序腋生；花初开时白色，后变为黄色，花瓣狭带形，具香气；雄蕊和花瓣同数而近等长；子房2室。核果卵圆形，熟时黑色。花期5~7月和9~10月，果期7~11月。

【分布】生于山野路旁、灌木丛中或林下。产于广西、广东、云南、四川、江西、福建、湖南、湖北、浙江、江苏、河南等地。

【性能主治】根味辛，性微温；有毒。有祛风除湿、舒筋活络、散瘀止痛的作用。主治风湿痹痛，四肢麻木，跌扑损伤。

【采收加工】夏、秋季采挖，洗净，鲜用或晒干。

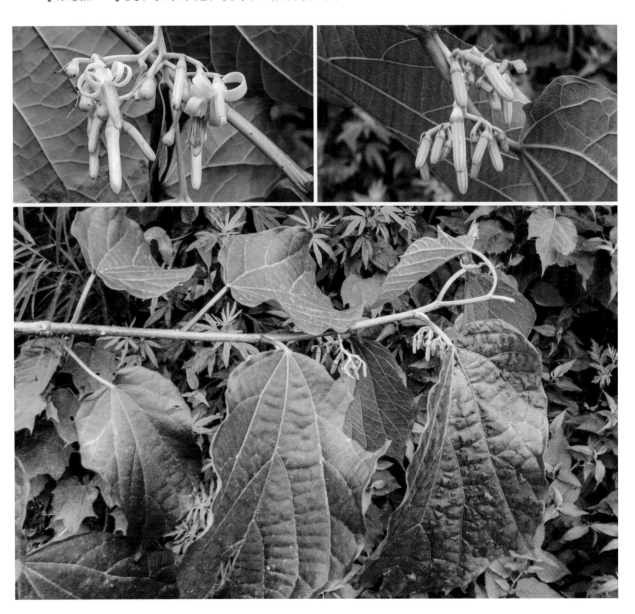

喜树

【基原】为珙桐科喜树*Camptotheca acuminata* Decne. 的果实。

【别名】旱莲木、千丈树。

【形态特征】落叶乔木。树皮灰色或浅灰色，纵裂浅沟状。叶片矩圆状卵形或矩圆状椭圆形，顶端短锐尖，基部近圆形或阔楔形。头状花序近球形，常由2~9个头状花序组成圆锥花序，顶生或腋生，上部为雌花序，下部为雄花序。翅果矩圆形，着生成近球形的头状果序。花期5~7月，果期9月。

【分布】生于林边、溪边。产于广西、广东、贵州、四川、湖南、江苏、浙江等地。

【性能主治】果实味苦、涩，性寒；有毒。有抗癌、散结、破血化瘀的作用。主治各种肿瘤，血吸虫病引起的肝脾肿大。

【采收加工】果实秋末至初冬采收，晒干。

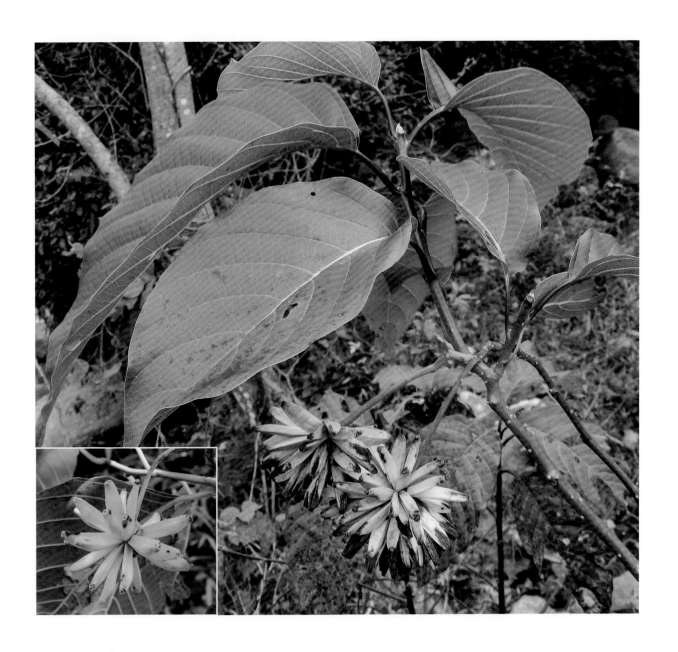

枫荷桂

【基原】为五加科树参 *Dendropanax dentigerus* (Harms) Merr. 的茎枝。

【别名】枫荷梨、半枫荷。

【形态特征】常绿乔木或灌木。叶片厚纸质或革质，半透明腺点十分密集，叶形多变，往往在同一枝上全缘叶与分裂叶共存，不裂叶为椭圆形或卵状披针形；分裂叶倒三角形，2~3裂，三出脉。伞形花序单生或2~3个组成复伞形花序。果近球形，熟时红色，具5条棱。花期8~10月，果期10~12月。

【分布】生于山谷溪边较阴湿的密林下或山坡路旁。产于广西、广东、四川、云南等地。

【性能主治】茎枝味甘、辛，性温。有祛风除湿、活血消肿的作用。主治风湿痹痛，偏瘫，头痛，月经不调，跌打损伤。

【采收加工】秋、冬季采挖根部，剪切茎枝，切片，鲜用或晒干。

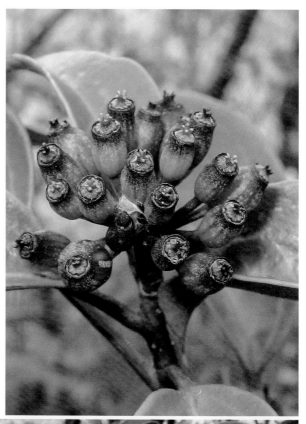

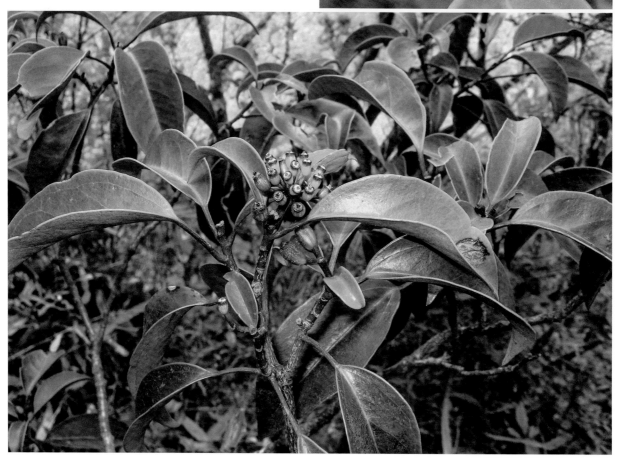

白勒

【基原】为五加科白簕*Eleutherococcus trifoliatus* (L.) S. Y. Hu 的根及茎。

【别名】五加皮、三叶五加。

【形态特征】有刺直立或蔓生灌木。全株具五加皮清香气味。指状复叶，有3片小叶，稀4~5片；小叶叶缘常有疏圆钝齿或细齿。伞形花序3个至多个组成复伞形花序或圆锥花序，稀单一，花序梗长2~7 cm；花黄绿色。果扁球形，熟时黑色。花期8~11月，果期10~12月。

【分布】生于山坡路旁、石山或土山疏林中。产于我国南部和中部。

【性能主治】干燥根及茎味微辛、苦，性凉。有清热解毒、祛风利湿、舒筋活血的作用。主治感冒发热，白带过多，月经不调，百日咳，尿路结石，跌打损伤，疔肿疮疡。

【采收加工】全年均可采收，除去泥沙等杂质，晒干。

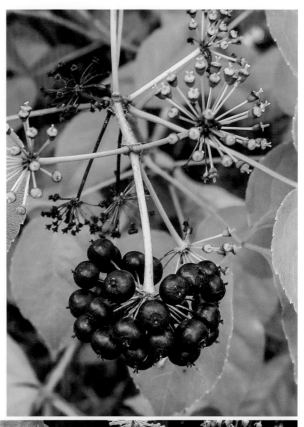

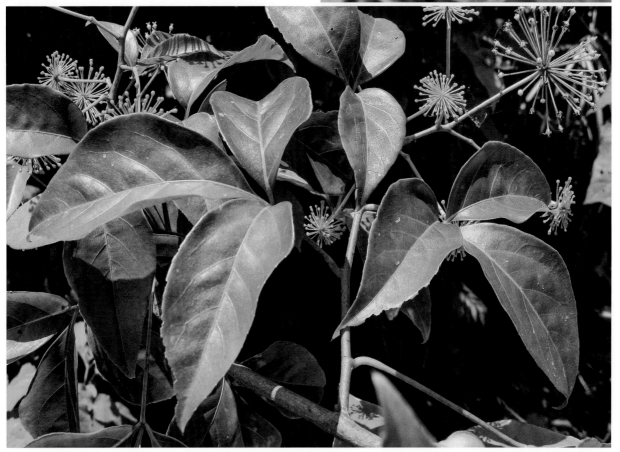

常春藤子

【基原】为五加科常春藤*Hedera sinensis* (Tobler) Hand.-Mazz. 的果实。

【别名】三角藤、天仲、三角枫。

【形态特征】常绿攀缘木质藤本。茎上有气生根。一年生枝疏生锈色鳞片。幼嫩部分和花序上有锈色鳞片。叶互生；营养枝上的叶三角状卵形，通常3浅裂；花枝上的叶椭圆状卵形，常歪斜，全缘。伞形花序顶生；花小，黄白色或绿白色。果圆球形，熟时黄色或红色。花期9~11月，果期翌年3~5月。

【分布】攀缘于林缘树林下、路旁、岩石和房屋墙壁上，庭院中也常栽培。产于广西、广东、江西、福建、江苏、浙江、西藏、甘肃、陕西、河南、山东等地。

【性能主治】果味甘、苦，性温。有补肝肾、强腰膝、行气止痛的作用。主治体虚赢弱，腰膝酸软，血痹，脘腹冷痛。

【采收加工】秋季果实成熟时采收，晒干。

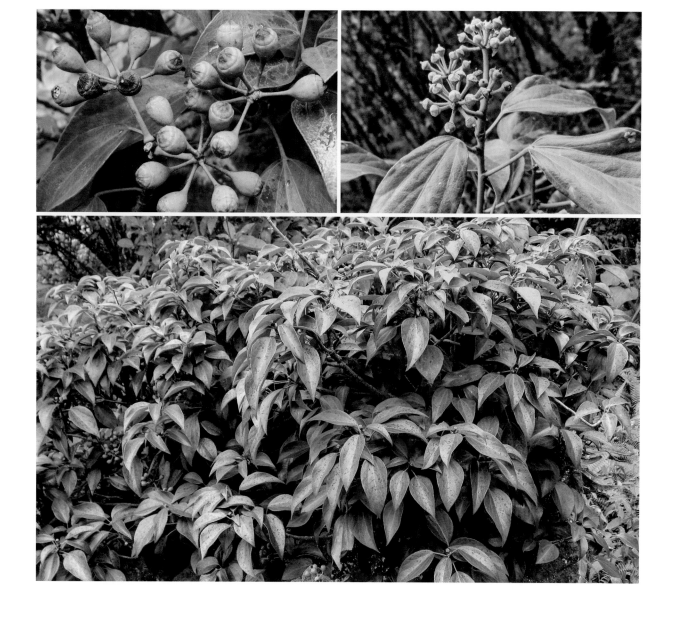

红马蹄草

【基原】为伞形科红马蹄草 *Hydrocotyle nepalensis* Hook. 的全草。

【别名】水钱草、大雷公根。

【形态特征】多年生草本。茎匍匐，分枝斜上，节上生根。叶片圆形或肾形，长2~5 cm，宽3.5~9 cm，5~7浅裂。伞形花序数个簇生于茎顶叶腋，小伞形花序有花20~60朵，密集成球形；花白色或乳白色，有时有紫红色斑点。果基部心形，两侧扁压，熟时褐色或紫黑色。花果期5~11月。

【分布】生于山野沟边、路旁的阴湿地和溪边草丛中。产于广西、广东、云南、贵州、湖南、陕西、安徽、浙江、江西、湖北、四川等地。

【性能主治】全草味辛、微苦，性凉。有清肺止咳、止血活血的作用。主治感冒，咳嗽，吐血，跌打损伤；外用治痔疮，外伤出血。

【采收加工】全年均可采收，晒干备用。

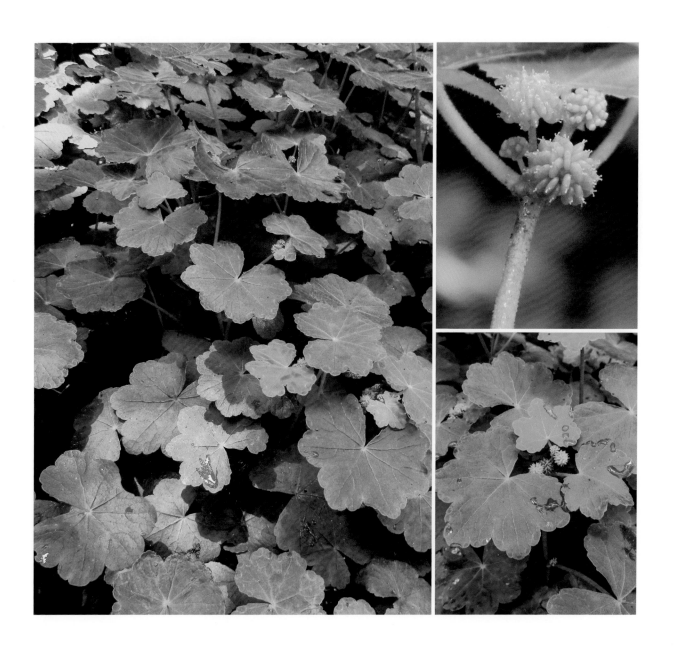

白珠树

【基原】为杜鹃花科滇白珠 *Gaultheria leucocarpa* Blume var. *yunnanensis* (Franch.) T. Z. Hsu et R. C. Fang 的全株。

【别名】下山虎、满山香、鸡骨香。

【形态特征】常绿灌木。全体无毛。小枝常呈之字形折曲。单叶互生；叶片革质，卵状长圆形或卵形，先端尾状渐尖，基部心形或圆钝，边缘具细齿，网脉在两面明显；叶揉烂后有浓郁的香气。总状花序生于叶腋和枝顶；花冠绿白色，钟状。蒴果浆果状，球形。花期5~6月，果期7~11月。

【分布】生于向阳山地或山谷灌木丛中。产于广西、广东、海南、台湾、湖南等地。

【性能主治】全株味辛、微苦，性凉。有祛风除湿、散寒止痛、活血通络、化痰止咳的作用。主治风湿痹痛，跌打损伤，胃寒疼痛，咳嗽多痰。

【采收加工】全年均可采收，洗净，切段，鲜用或晒干。

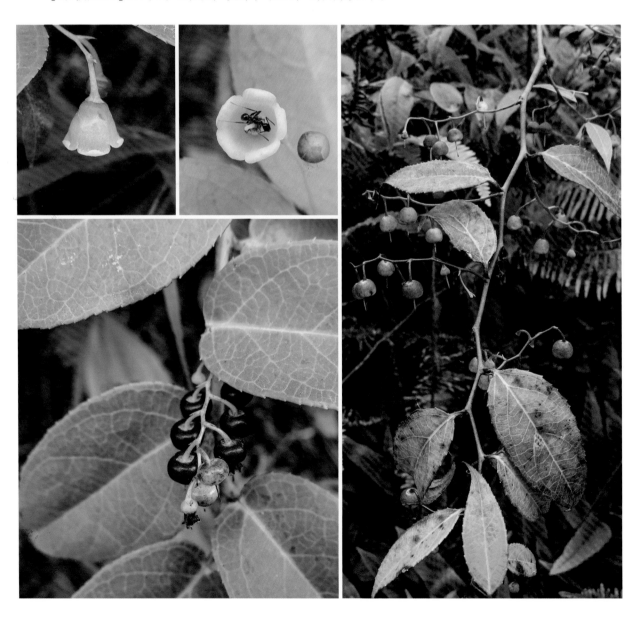

朱砂根

【基原】为紫金牛科朱砂根*Ardisia crenata* Sims 的根。

【别名】大罗伞、郎伞树。

【形态特征】常绿灌木。除花枝外不分枝，高1~2 m。叶片革质，椭圆形至倒披针形，边缘皱波状，具腺点。伞形花序着生于侧生花枝顶端，花枝近顶端常具2~3片叶；花白色，盛开时反卷；雌蕊与花瓣近等长或略长。果球形，熟时鲜红色，具腺点。花期5~6月，果期10~12月。

【分布】生于山地林下或灌木丛中。产于广西、广东、四川、湖南、湖北、福建等地。

【性能主治】根味辛、苦，性平。有行血祛风、解毒消肿的作用。主治咽喉肿痛，扁桃体炎，跌打损伤，腰腿痛；外用治外伤肿痛，骨折，毒蛇咬伤。

【采收加工】秋季采挖，切碎，晒干。

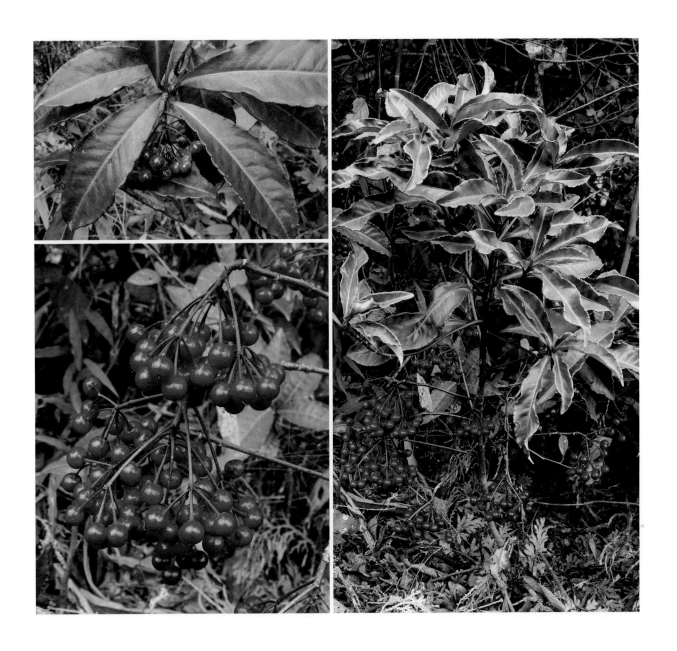

铺地罗伞

【基原】为紫金牛科莲座紫金牛*Ardisia primulifolia* Gardner et Champ. 的全株。

【别名】毛虫药、老虎舌。

【形态特征】矮小灌木或近草本。茎短或几无，常被锈色长柔毛。叶互生或基生呈莲座状；叶片椭圆形或长圆状倒卵形，基部圆形，边缘具腺点，两面被锈色长柔毛。聚伞花序或亚伞形花序，花序单一，从莲座叶腋中抽出1~2个；花粉红色。果球形，熟时鲜红色，具腺点。花期6~7月，果期11~12月。

【分布】生于山坡林下阴湿处。产于广西、广东、云南、江西等地。

【性能主治】全株味微苦、辛，性凉。有祛风通络、散瘀止血、解毒消痈的作用。主治风湿关节痛，咳血，肠风下血，闭经，跌打损伤，乳痈，疔疮。

【采收加工】夏、秋季采收，洗净，鲜用或晒干。

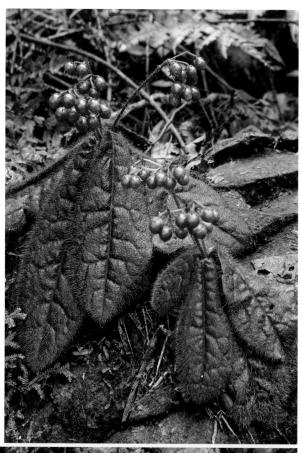

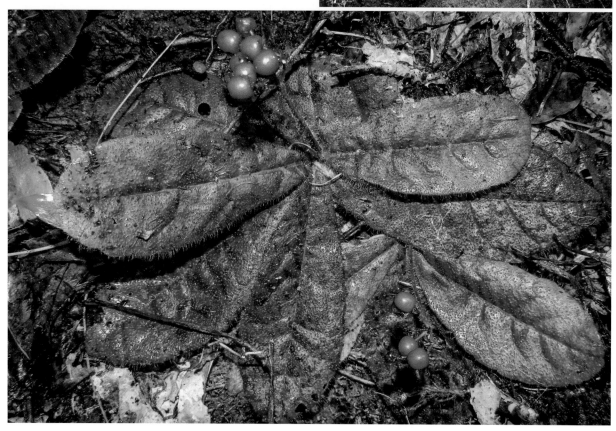

断肠草

【基原】为马钱科钩吻*Gelsemium elegans* (Gardn. et Champ.) Benth. 的根和茎。

【别名】大茶药、烂肠草、胡蔓藤。

【形态特征】常绿木质藤本，无毛。小枝圆柱形，幼时具纵棱。单叶对生；叶片膜质，卵形至卵状披针形。聚伞花序，花密集；花冠黄色，漏斗状，内有淡红色斑点。蒴果卵状椭圆形，未开裂时明显具有 2 条纵槽，熟时黑色。种子扁压状椭圆形或肾形。花期 5~11 月，果期 7 月至翌年 2 月。

【分布】生于山坡疏林下或灌木丛中。产于广西、广东、海南、贵州、云南、江西等地。

【性能主治】根和茎味苦、辛，性温；有大毒。有祛风、攻毒、止痛的作用。主治疥癞，湿疹，瘰疬，痈肿，疔疮，跌打损伤，风湿痹痛，神经痛，陈旧性骨折。

【采收加工】全年均可采收，除去泥沙等杂质，干燥。

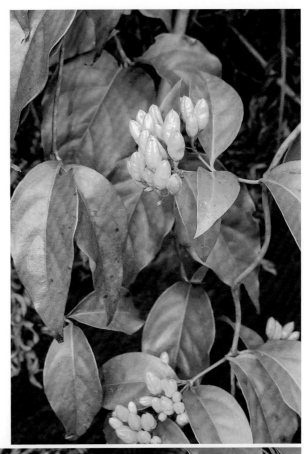

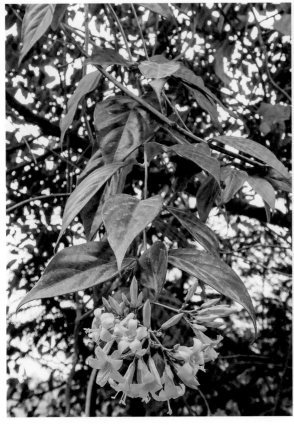

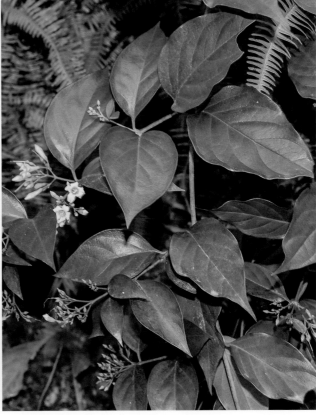

扭肚藤

【基原】为木犀科扭肚藤 *Jasminum elongatum* (Bergius) Willd. 的枝叶。

【别名】断骨草、白花茶、白金银花。

【形态特征】攀缘灌木。小枝圆柱形，疏被短柔毛至密被黄褐色茸毛。单叶对生；叶片纸质，卵状披针形至卵形，先端短尖，背面有毛。聚伞花序密集，通常着生于侧枝顶端，具多花；花白色，花冠筒细长，高脚碟状。果长圆形，熟时黑色。花期6~10月，果期8月至翌年3月。

【分布】生于丘陵或山地林中。产于广西、广东、云南、海南。

【性能主治】枝叶味微苦，性凉。有清热利湿、解毒、消滞的作用。主治急性胃肠炎，消化不良，急性细菌性结膜炎，急性扁桃体炎，痢疾。

【采收加工】夏、秋季采收，鲜用或晒干。

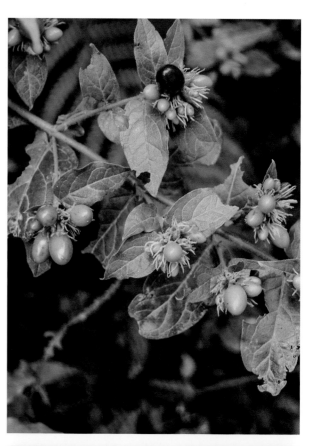

破骨风

【基原】为木犀科清香藤 *Jasminum lanceolaria* Roxb. 的全株。

【别名】碎骨风、散骨藤。

【形态特征】攀缘灌木。小枝圆柱形，稀具棱，节稍压扁状；全株无毛或微被短柔毛。叶对生，三出复叶；小叶近等大，具小叶柄，革质，卵圆形、椭圆形至披针形。聚伞花序顶生，兼有腋生；花萼三角形或不明显；花冠白色。果球形或椭圆形，黑色。花期4~10月，果期6月至翌年3月。

【分布】生于疏林或灌木丛中。产于广西、湖南、台湾、甘肃等地。

【性能主治】全株味苦、辛，性平。有活血破瘀、理气止痛的作用。主治风湿痹痛，跌打骨折，外伤出血。

【采收加工】全年均可采收，除去杂质，晒干。

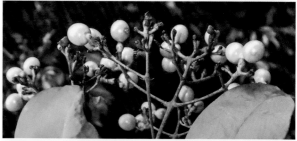

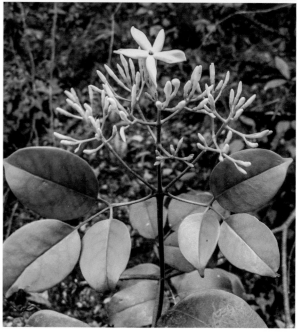

女贞子

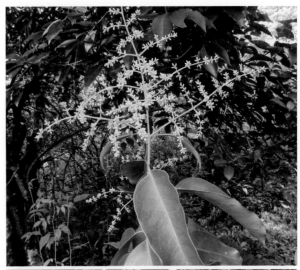

【基原】为木犀科女贞*Ligustrum lucidum* W. T. Aiton 的果实。

【别名】白蜡树、冬青子。

【形态特征】常绿大灌木或乔木。小枝灰褐色，无毛，具圆形小皮孔。叶片革质，阔椭圆形，光亮无毛，中脉在腹面凹陷，在背面突起。圆锥花序疏散，花序轴果时具棱；花序基部苞片常与叶同形；花冠白色，裂片反折。果肾形，熟时蓝黑色并被白粉。花期5~7月，果期7~12月。

【分布】生于山谷、路旁或村边的疏林中或向阳处。产于广西、四川、福建、浙江、江苏等地。

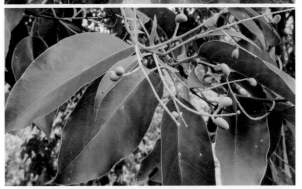

【性能主治】果实味甘、苦，性凉。有滋补肝肾、明目乌发的作用。主治眩晕耳鸣，腰膝酸软，须发早白，目暗不明。

【采收加工】冬季果实成熟时采收，除去枝叶，稍蒸或置沸水中略烫后，干燥。

络石藤

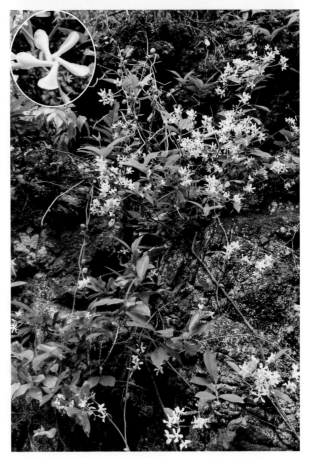

【基原】为夹竹桃科络石*Trachelospermum jasminoides* (Lindl.) Lem. 的带叶藤茎。

【别名】软筋藤、羊角藤。

【形态特征】常绿木质藤本，具乳汁。叶片革质，椭圆形至卵状椭圆形。聚伞花序；花白色，芳香，花蕾顶端钝；花萼裂片向外反折；花冠筒圆筒形，中部膨大；雄蕊着生于花冠筒中部，隐藏在花冠喉内。蓇葖果双生，叉开。种子顶端具白色绢质种毛。花期3~7月，果期7~12月。

【分布】生于林缘或山坡灌木丛中，常攀缘附生于树上、墙壁或石上，亦有栽于庭院观赏。产于广西、广东、江苏、安徽、湖北、山东、四川、浙江等地。

【性能主治】带叶藤茎味苦，性微寒。有凉血消肿、祛风通络的作用。主治风湿热痹，筋脉拘挛，腰膝酸痛，痈肿，跌扑损伤。

【采收加工】冬季至翌年春季采割，晒干。

刺瓜

【基原】为萝藦科刺瓜*Cynanchum corymbosum* Wight 的全草。

【别名】老鼠瓜、小刺瓜、野苦瓜。

【形态特征】多年生草质藤本。叶片卵形或卵状长圆形，顶端短尖，基部心形，叶背苍白色。花序腋外生，着花约20朵；花冠绿白色，近辐状；副花冠大形，杯状或钟状。蓇葖果纺锤状，具弯刺，向端部渐尖，中部膨胀。种子卵形，种毛白色绢质。花期5~10月，果期8月至翌年1月。

【分布】生于山野河边灌木丛中及林下潮湿处。产于广西、广东、云南、四川、福建等地。

【性能主治】全草味甘、淡，性平。有益气、催乳、解毒的作用。主治乳汁不足，神经衰弱，慢性肾炎。

【采收加工】全年均可采收，晒干。

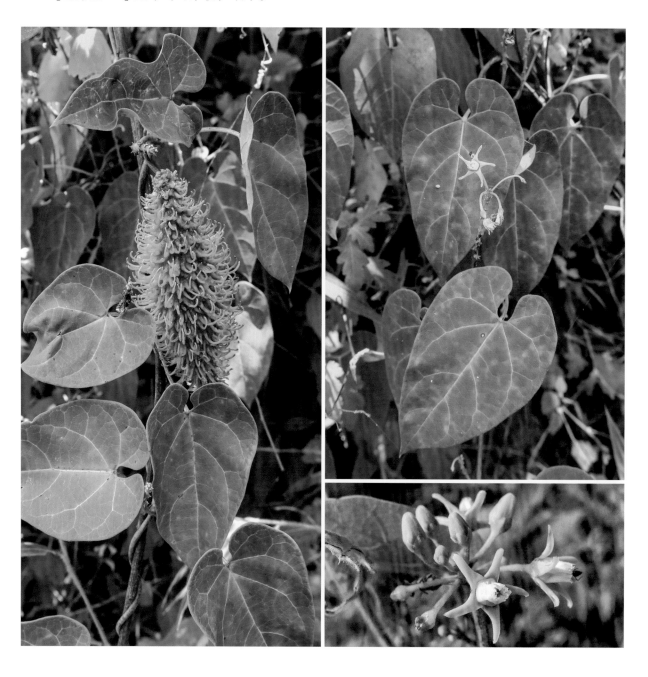

蓝叶藤

【基原】为萝藦科蓝叶藤 *Marsdenia tinctoria* R. Br. 的果实。

【别名】牛耳藤、羊角豆、染色牛奶菜。

【形态特征】攀缘灌木，长达5 m。叶片长圆形或卵状长圆形，先端渐尖，基部近心形，鲜时蓝色，干后亦呈蓝色。聚伞圆锥花序近腋生，长3~7 cm；花黄白色，干时蓝黑色；花冠圆筒状钟形，喉部内面有刷毛；副花冠裂片长圆形。蓇葖果具茸毛，圆筒状披针形。花期3~5月，果期8~12月。

【分布】生长于潮湿杂木林中。产于广西、广东、湖南、云南、四川、台湾、西藏等地。

【性能主治】果味辛、苦，性温。有祛风除湿、化瘀散结的作用。主治风湿骨痛，肝肿大。

【采收加工】8~12月采收果实，晒干。

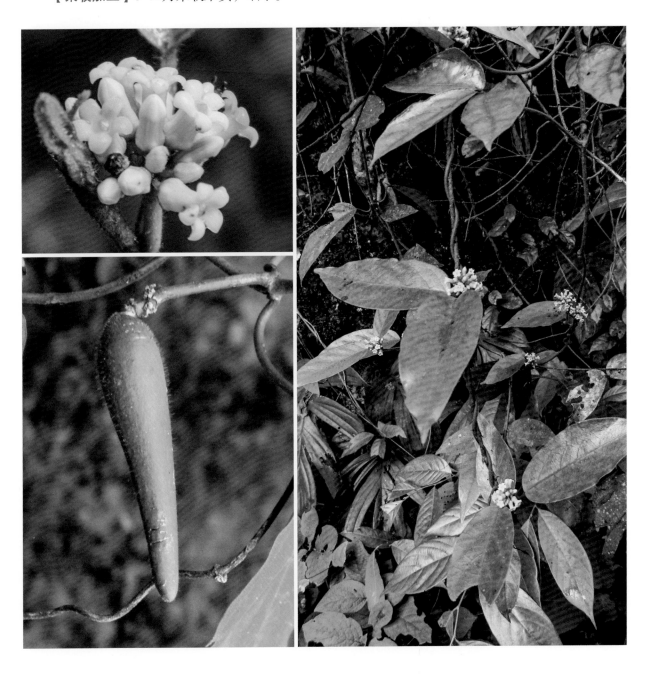

鲫鱼藤

【基原】为萝藦科鲫鱼藤 *Secamone elliptica* R. Br. 的根。

【别名】黄花藤、吊山桃、小羊角扭。

【形态特征】藤状灌木，高约2 m。具乳汁。叶片纸质，有透明腺点，椭圆形，顶端尾状渐尖，基部楔形，侧脉不明显。聚伞花序腋生，着花多朵；花萼裂片卵圆形，外面被柔毛，花萼内面基部具腺体；花冠黄色，花冠筒短，裂片长圆形。蓇葖果广歧，披针形，基部膨大。花期7~8月，果期10月至翌年1月。

【分布】生于山谷疏林中，攀缘树上。产于广西、广东、云南等地。

【性能主治】主治风湿痹痛，跌打损伤，疮疡肿毒。

【采收加工】全年均可采收，洗净，鲜用或晒干。

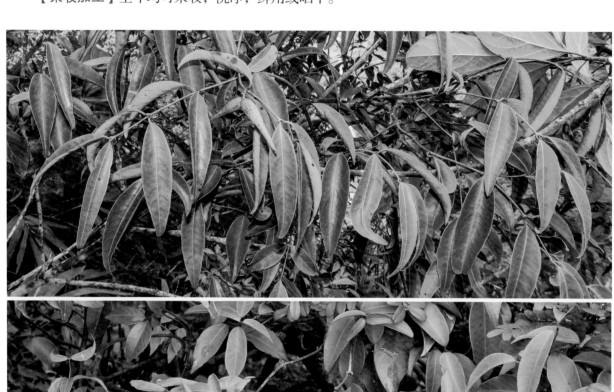

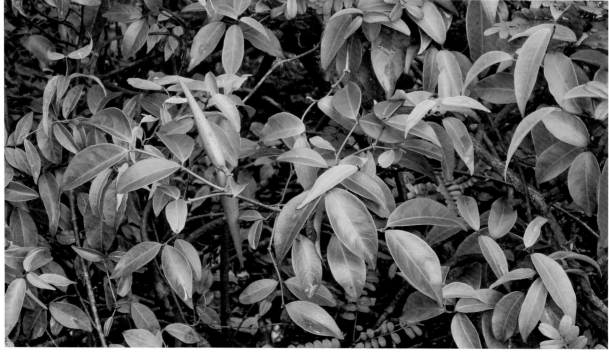

娃儿藤

【基原】为萝藦科娃儿藤*Tylophora ovata* (Lindl.) Hook. ex Steud. 的根。

【别名】三十六根、老君须、哮喘草。

【形态特征】攀缘灌木。须根丛生。茎、叶柄、叶、花梗及花萼外面均被锈黄色柔毛。叶片卵形；侧脉明显，每边约4条。聚伞花序伞房状，丛生于叶腋；花小，淡黄色或黄绿色，直径5 mm。蓇葖果双生，圆柱状披针形，长4~7 cm，直径约1 cm，无毛。花期4~8月，果期8~12月。

【分布】生于山谷、山地灌木丛中或向阳杂木林中。产于广西、广东、云南、湖南、台湾等地。

【性能主治】根味辛，性温；有毒。有祛风化痰、解毒散瘀的作用。主治小儿惊风，中暑，腹痛，哮喘痰咳，咽喉肿痛，胃痛，牙痛，风湿疼痛，跌打损伤。

【采收加工】全年均可采收，洗净，切段，鲜用或晒干。

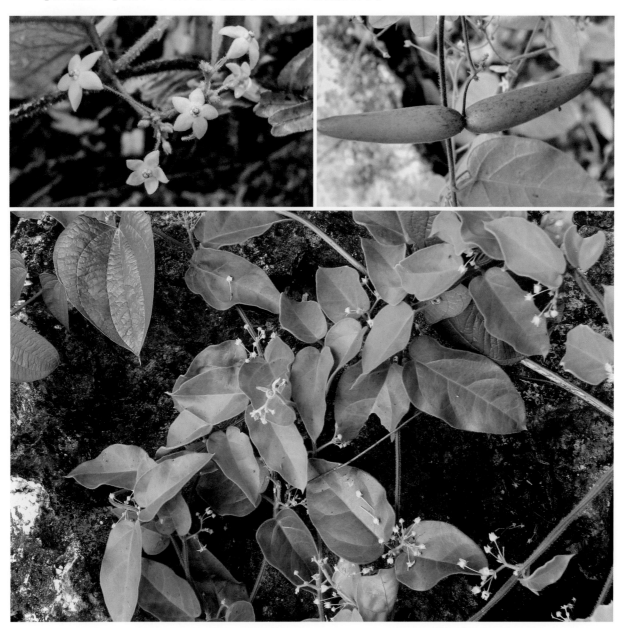

栀子

【基原】为茜草科栀子*Gardenia jasminoides* J. Ellis 的成熟果实。

【别名】黄栀子、山栀子、水横枝。

【形态特征】常绿灌木，高0.3~3 m。嫩枝常被短毛，枝圆柱形。叶对生；叶形多样，常无毛。花芳香，常单朵生于枝顶，白色或乳黄色，高脚碟状。果卵形、近球形、椭圆形或长圆形，熟时黄色或橙红色，有翅状纵棱5~9条，顶部具宿存萼片。花期3~7月，果期5月至翌年2月。

【分布】生于旷野、山谷、山坡的灌木丛中或疏林中。产于广西、广东、云南、贵州等地。

【性能主治】成熟果实味苦，性寒。有泻火除烦、清热利湿、凉血解毒、消肿止痛的作用。主治热病心烦，湿热黄疸，淋证涩痛，血热吐衄，目赤肿痛，火毒疮疡；外用治扭挫伤痛。

【采收加工】9~11月果实成熟时采收，除去果梗及杂质，蒸至上汽或置沸水中略烫，取出，干燥。

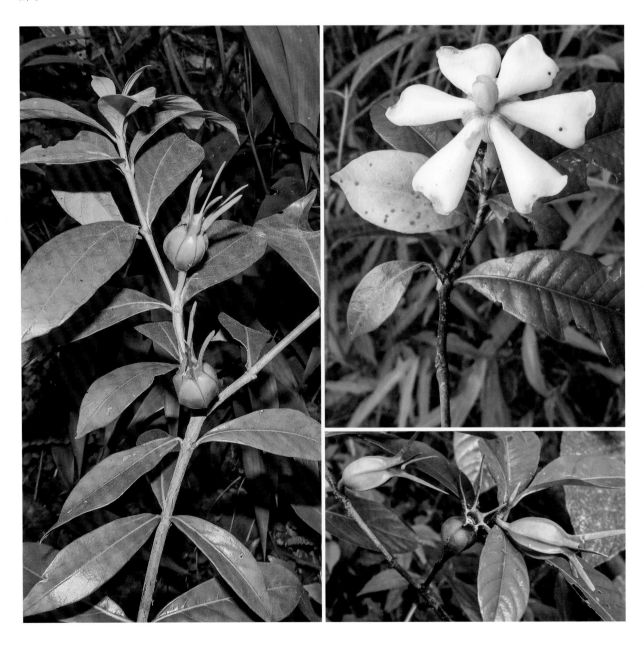

牛白藤

【基原】为茜草科牛白藤*Hedyotis hedyotidea*
(DC.) Merr. 的全草。

【别名】糯饭藤、藤耳草、白藤草。

【形态特征】藤状灌木，触之有粗糙感。
嫩枝方柱形，被粉末状柔毛，老时圆柱形。叶对
生；叶片膜质，长卵形或卵形，腹面粗糙，背面
被柔毛。花序腋生和顶生，由10~20朵花集聚而
成一伞形花序；花冠白色，管形，先端4浅裂，
裂片披针形。蒴果近球形，直径2~3 mm。花期
4~7月。

【分布】生于山谷灌木丛中或丘陵坡地。产
于广西、广东、云南、贵州、福建等地。

【性能主治】全草味甘、淡，性凉。有清热解
暑、祛风活络、消肿解毒的作用。主治中暑发热，
感冒咳嗽，风湿骨痛，跌打损伤，皮肤瘙痒。

【采收加工】夏、秋季采收，洗净，切片，
鲜用或晒干。

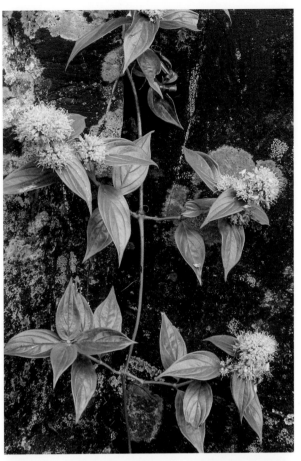

滇丁香

【基原】为茜草科滇丁香*Luculia pinceana*
Hook. 的花、果实。

【别名】白花木、桂丁香、满山香。

【形态特征】灌木或乔木。多分枝，小枝
近圆柱形，有明显的皮孔。叶长圆形、长圆状披
针形或广椭圆形。伞房状的聚伞花序顶生，花芳
香；花冠红色，少为白色，高脚碟状，冠管细圆
柱形。蒴果近圆筒形或倒卵状长圆形，有棱。种
子多数，近椭圆形，两端具翅。花果期3~11月。

【分布】生于山坡、山谷溪边的林中或灌木
丛中。产于广西、贵州、云南、西藏等地。

【性能主治】花、果味辛，性温。有止咳化
痰的作用。主治咳嗽，百日咳，慢性支气管炎。

【采收加工】花夏季盛开时采摘，鲜用或烘
干。果实成熟后采收，鲜用或晒干。

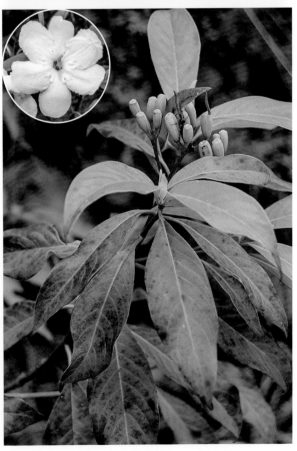

羊角藤

【基原】为茜草科羊角藤 *Morinda umbellata* L. subsp. *obovata* Y. Z. Ruan 的根及全株。

【别名】龙骨风、马骨风、乌藤。

【形态特征】藤本，攀缘或缠绕，有时呈披散灌木状。老枝具细棱，蓝黑色，多少木质化。叶片倒卵形、倒卵状披针形或倒卵状长圆形。花序3~11个伞状排列于枝顶；头状花序具花6~12朵；花白色。聚花核果由3~7朵花发育而成，近球形或扁球形，熟时红色；核果具分核2~4。花期6~7月，果期10~11月。

【分布】攀缘于林下、溪旁、路旁的灌木上。产于广西、广东、海南、湖南、浙江等地。

【性能主治】根及全株味甘，性凉。有止痛止血、祛风除湿的作用。主治胃痛，风湿关节痛。叶外用治创伤出血。

【采收加工】全年均可采收，鲜用或晒干。

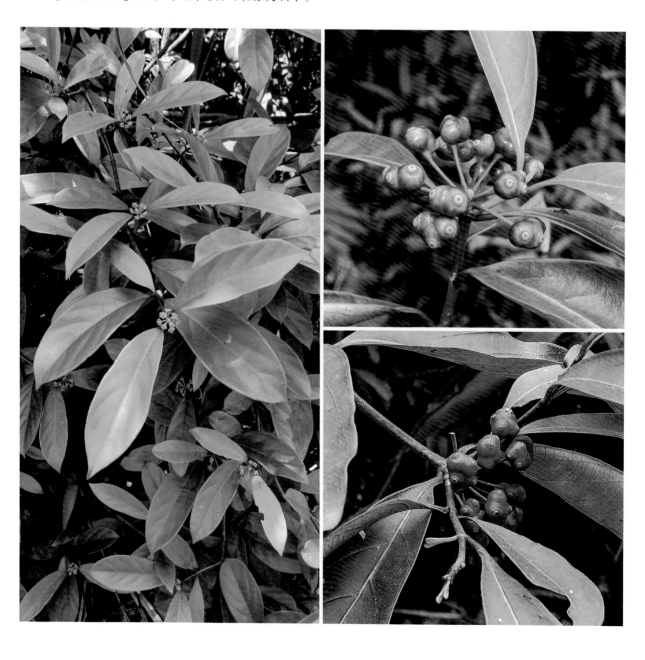

楠藤

【基原】为茜草科楠藤*Mussaenda erosa* Champ. ex Benth. 的茎叶。

【别名】胶鸟藤、大白纸扇、白花藤。

【形态特征】攀缘灌木，高3 m。叶对生；叶片纸质，长圆形、卵形至长圆状椭圆形，顶端短尖至长渐尖，基部楔形；托叶长三角形，深2裂。花序顶生；花疏生，橙黄色；苞片线状披针形。浆果近球形或阔椭圆形，顶部有环状疤痕。花期4~7月，果期9~12月。

【分布】生于山坡、山谷灌木丛中和疏林中，常攀缘于乔木树冠上。产于广西、广东、贵州、云南等地。

【性能主治】茎叶味微甘，性凉。有清热解毒的作用。主治疥疮，疮疡肿毒，烧烫伤。

【采收加工】夏、秋季采收，鲜用或晒干。

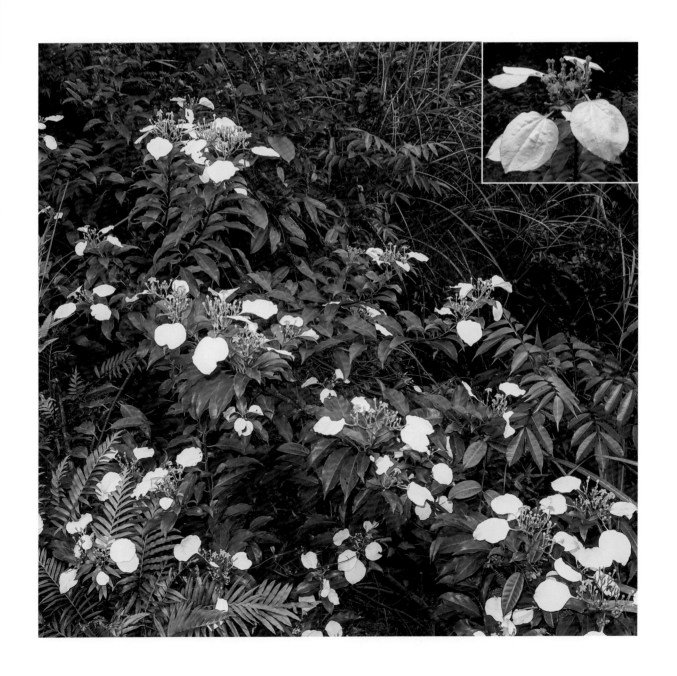

鸡矢藤

【基原】为茜草科鸡矢藤*Paederia scandens* (Lour.) Merr. 的全草。

【别名】雀儿藤、狗屁藤、臭屁藤。

【形态特征】多年生缠绕藤本。枝叶揉碎有强烈的鸡屎臭味。叶对生；叶片纸质，卵形至披针形。圆锥花序式的聚伞花序腋生和顶生，扩展；花冠筒钟状，外面白色，内面紫红色，有茸毛。果球形，熟时近黄色，有光泽，藤枯后仍不落。花期6~10月，果期11~12月。

【分布】生于山坡、林缘灌木丛中或缠绕于树上。产于广西、广东、云南、贵州、湖南、湖北、福建、江西、四川、安徽等地。

【性能主治】全草味甘、涩，性平。有除湿、消食、止痛、解毒的作用。主治消化不良，胆绞痛，脘腹疼痛；外用治湿疹，疮疡肿痛。

【采收加工】夏、秋季采收全草，洗净，晒干。

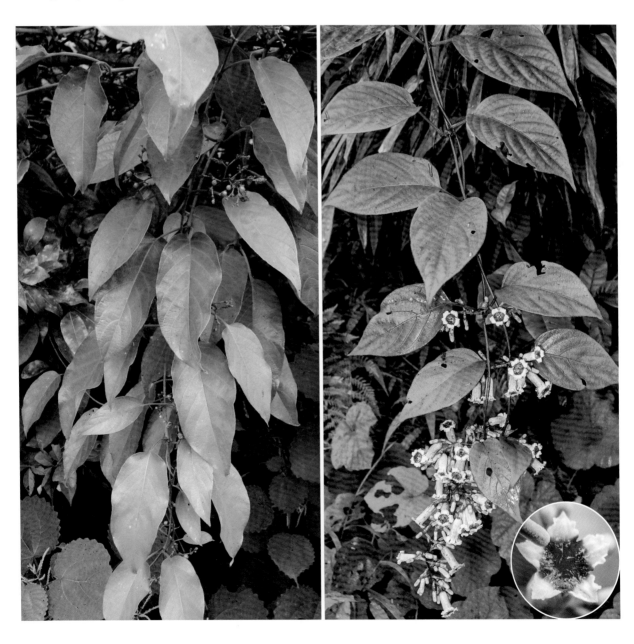

花叶九节木

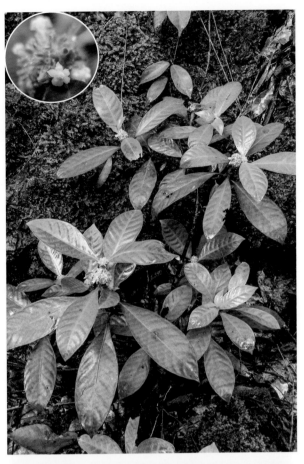

【基原】为茜草科驳骨九节 *Psychotria prainii* H. Lév. 的全株。

【别名】驳骨草、小功劳、百样化。

【形态特征】直立灌木，高0.5~2 m。嫩枝、叶背面、叶柄、托叶外面和花序均被暗红色的皱曲柔毛。叶对生，常较密聚生于枝顶；叶片椭圆形、长圆形至卵形。聚伞花序顶生，密集成头状；花冠白色。核果椭圆形或倒卵形，红色，具纵棱，顶冠以宿萼，密集成头状。花期5~8月，果期7~11月。

【分布】生于山坡或山谷溪边林中或灌木丛中。产于广西、广东、云南、贵州等地。

【性能主治】全株味苦，性凉。有清热解毒、祛风止痛、散瘀止血的作用。主治感冒，咳嗽，肠炎，痢疾，风湿骨痛，跌打损伤，骨折。

【采收加工】全年均可采收，洗净，切段，晒干。

九节木

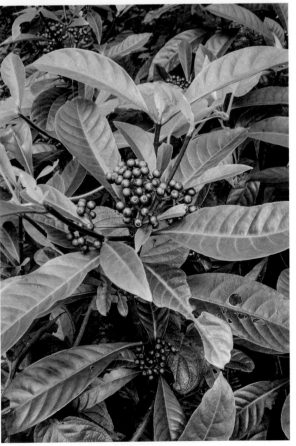

【基原】为茜草科九节 *Psychotria rubra* (Lour.) Poir. 的地上部分。

【别名】暗山香、刀斧伤、大罗伞。

【形态特征】灌木或小乔木，高0.5~5 m。叶对生；叶片纸质或革质，长圆形、椭圆状长圆形或倒披针状长圆形。聚伞花序常顶生，多花，花序梗常极短；花冠白色，喉部被白色长柔毛，花冠裂片近三角形，开放时反折。核果球形或宽椭圆形，有纵棱，红色。花果期全年。

【分布】生于平地、丘陵、山坡、山谷溪边的灌木丛中或林中。产于广西、广东等地。

【性能主治】干燥地上部分味苦，性凉。有清热解毒、祛风除湿、活血止痛的作用。主治感冒发热，咽喉肿痛，白喉，痢疾，肠伤寒，疮疡肿毒，风湿痹痛，跌打损伤，毒蛇咬伤。

【采收加工】全年均可采收，洗净，晒干。

乌口树

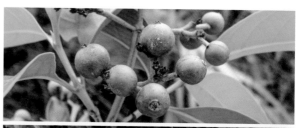

【基原】为茜草科假桂乌口树 *Tarenna attenuata* (Voigt) Hutch. 的全株。

【别名】茶山虫、土五味子、达仑木。

【形态特征】灌木或乔木。叶片纸质或薄革质，长圆状披针形、长圆状倒卵形、倒披针形或倒卵形。伞房状聚伞花序顶生，三歧分枝，分枝较密，花序梗较短；花冠白色或淡黄色，顶部5裂，裂片长圆形，开放时外翻。果实球形，熟时紫黑色。花期3~7月，果期5月至翌年1月。

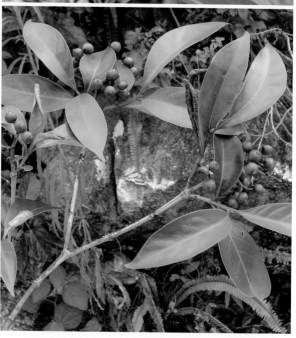

【分布】生于旷野、丘陵、山地、沟边的林中或灌木丛中。产于广西、广东、海南、云南等地。

【性能主治】全株味酸、辛、微苦，性微温。有祛风消肿、散瘀止痛的作用。主治跌打损伤，风湿骨痛，胃肠绞痛，蜂窝组织炎，脓肿，口腔炎。

【采收加工】夏、秋季采收，切段或切成碎片或扎成捆，晒干。

钩藤

【基原】为茜草科毛钩藤 *Uncaria hirsuta* Havil. 的带钩茎枝。

【别名】鹰爪风、吊风根、金钩草。

【形态特征】藤本。嫩枝纤细，圆柱形或略具4棱角，被硬毛。叶片革质，卵形或椭圆形，顶端渐尖，基部钝，腹面稍粗糙，被稀疏硬毛，背面被稀疏或稠密糙伏毛。头状花序单生叶腋，花序梗具1节；花冠淡黄或淡红色，外面有短柔毛。小蒴果纺锤形，有短柔毛。花果期1~12月。

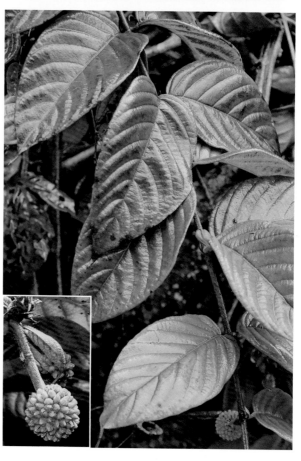

【分布】生于山谷林下溪畔或灌木丛中。产于广西、广东、贵州、福建、台湾等地。

【性能主治】带钩茎枝味甘，性凉。有清热平肝、息风定惊的作用。主治肝风内动，惊痫抽搐，高热惊厥，感冒夹惊，小儿惊啼，妊娠子痫，头痛眩晕。

【采收加工】秋、冬季采收，去叶，切断，晒干。

山银花

【基原】为忍冬科菰腺忍冬*Lonicera hypoglauca* Miq. 的花蕾或带初开的花。

【别名】大银花。

【形态特征】缠绕藤本。小枝、叶柄、叶及花序梗均密被淡黄褐色短柔毛。叶片卵形至卵状长圆形，背面具橘红色蘑菇状腺。双花单生至多朵集生于侧生短枝上，或于小枝顶集合成总状；苞片线状披针形；花白色，后变黄色。果近球形，具白粉。花期4~5月，果期10~11月。

【分布】生于灌木丛中或疏林中。产于广西、广东、四川、贵州、云南、安徽、江西等地。

【性能主治】花蕾或带初开的花味甘，性寒。有清热解毒、疏散风热的作用。主治风热感冒，温病发热，喉痹，丹毒，热毒血痢，痈肿疔疮。

【采收加工】夏初花开放前采收，干燥。

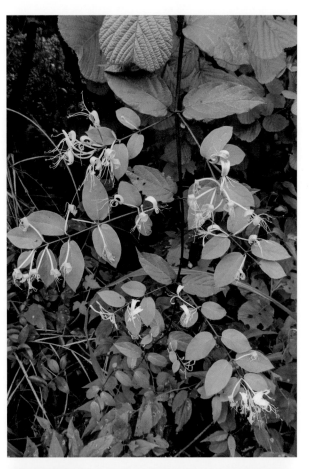

走马风

【基原】为忍冬科接骨草*Sambucus chinensis* Lindl. 的全株。

【别名】陆英。

【形态特征】高大草本或半灌木。枝具条棱，髓部白色。奇数羽状复叶对生；小叶2~3对，狭卵形。聚伞花序复伞状，顶生，花序梗基部托以叶状总苞片，分枝3~5出，纤细；花小，白色，杂有黄色杯状的不孕花。果实近圆形，熟时红色。花期4~7月，果期9~11月。

【分布】生于山坡、林下、沟边和草丛中。产于广西、广东、贵州、云南、四川、湖南等地。

【性能主治】全株味甘、酸，性温。有活血消肿、祛风除湿的作用。主治跌打损伤，骨折疼痛，风湿关节炎，肾炎水肿，脚气，瘰疬，风湿瘙痒，疮痈肿毒。

【采收加工】全年均可采收，鲜用或晒干。

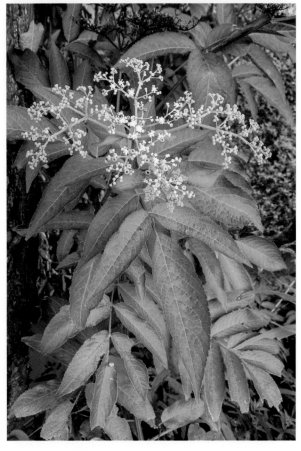

早禾树

【基原】为忍冬科珊瑚树*Viburnum odoratissimum* Ker Gawl. 的叶、树皮及根。

【别名】猪肚木、利桐木、沙糖木。

【形态特征】常绿灌木或小乔木。枝灰色或灰褐色，有突起的小瘤状皮孔。叶片椭圆形至矩圆形或矩圆状倒卵形至倒卵形，有时近圆形，长7~20 cm。圆锥花序顶生或生于侧生短枝上；花白色，后变黄白色，有时微红。果实先红色后变黑色，卵圆形或卵状椭圆形。花期4~5月，果熟期7~9月。

【分布】生于山谷密林、平地灌木丛中。产于广西、广东、湖南、海南、福建等地。

【性能主治】叶、树皮及根味辛，性温。有祛风除湿、通经活络的作用。主治感冒，风湿痹痛，跌打肿痛，骨折。

【采收加工】叶和树皮于春、夏季采收，根全年均可采收，树皮、根鲜用或晒干，叶鲜用。

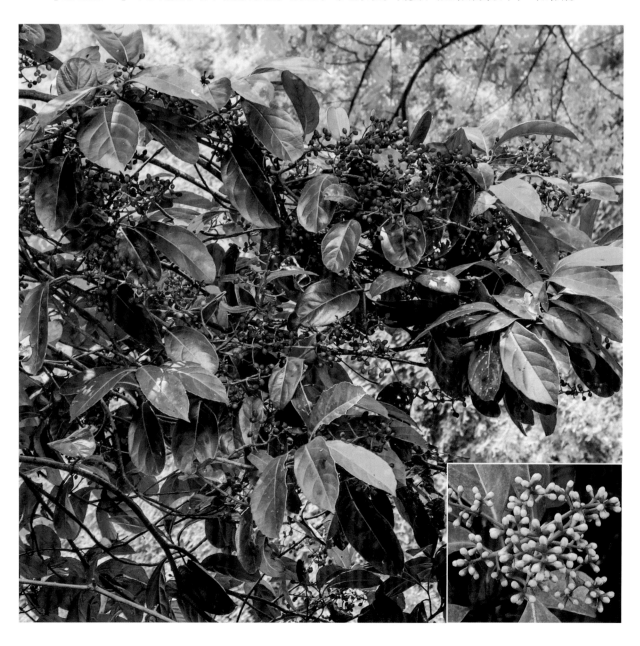

山菀

【基原】为菊科珠光香青*Anaphalis margaritacea* (L.) Benth. et Hook. f. 的全草或根。

【别名】避风草、火草、大叶白头翁。

【形态特征】多年生草本。根状茎横走或斜升，木质，有具褐色鳞片的短匍枝。茎下部叶在花期常枯萎；茎中部叶线形或线状披针形，基部稍狭，半抱茎，腹面被蛛丝状毛，后常脱毛，背面被灰白色或浅褐色厚棉毛。头状花序多数，在茎和枝端排列成复伞房状；总苞宽钟状或半球状。瘦果长椭圆形。花果期8~11月。

【分布】生于低山草地、山沟及路旁。产于广西、云南、四川、湖南、湖北等地。

【性能主治】全草或根味微苦、甘，性平。有清热解毒、祛风通络、驱虫的作用。主治感冒，牙痛，痢疾，风湿关节痛，蛔虫病；外用治刀伤，跌打损伤，颈淋巴结结核。

【采收加工】春、夏季植株生长旺盛花苞初放时采收，除去杂质，洗净，晒干。

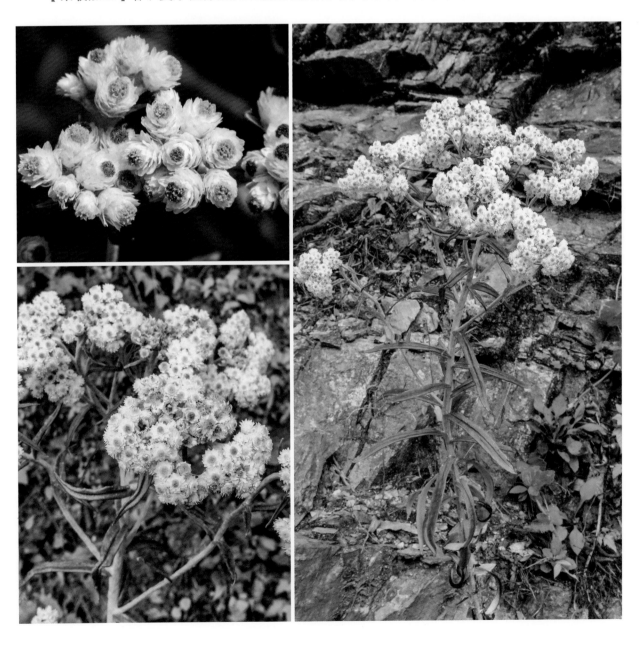

鬼针草

【基原】为菊科鬼针草 *Bidens pilosa* L. 的全草。

【别名】一包针。

【形态特征】一年生直立草本。茎下部叶3裂或不分裂，常在开花前枯萎；茎中部叶具小叶3片，两侧小叶椭圆形或卵状椭圆形，边缘有齿；上部叶小，3裂或不分裂，条状披针形。头状花序无舌状花。瘦果熟时黑色，条形。

【分布】生于村旁、路边及荒地中。产于西南、华南、华中、华东各省区。

【性能主治】全草味苦，性平。有疏表清热、解毒、散瘀的作用。主治流感，乙脑，咽喉肿痛，肠炎，痢疾，黄疸，肠痈，疮疡疥痔，跌打损伤。

【采收加工】夏、秋季采收，鲜用或晒干。

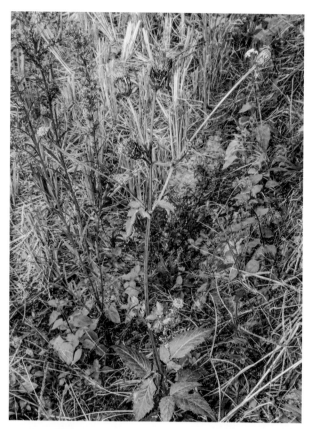

东风草

【基原】为菊科东风草 *Blumea megacephala* (Randeria) C. C. Chang et Y. Q. Tseng 的全草。

【别名】黄花地胆草、九里明。

【形态特征】攀缘状草质藤本或基部木质。茎圆柱形，多分枝，有明显的沟纹。叶片卵形、卵状长圆形或长椭圆形。头状花序通常1~7个在腋生枝顶排成总状或近伞房状，再组成具圆锥花序；花黄色；雌花多数，细管状。瘦果圆柱形，有10条棱；冠毛白色。花期8~12月。

【分布】生于林缘、灌木丛中、山坡阳处。产于广西、广东、云南、贵州、四川、湖南、江西、福建、台湾等地。

【性能主治】全草味微辛、苦，性凉。有清热明目、祛风止痒、解毒消肿的作用。主治目赤肿痛，翳膜遮睛，风疹，疥疮，皮肤瘙痒，痈肿疮疖，跌打红肿。

【采收加工】夏、秋季采收，鲜用或晒干。

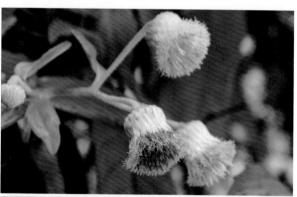

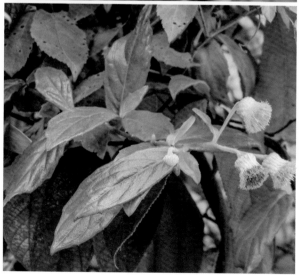

大蓟

【基原】为菊科大蓟*Cirsium japonicum* (Thunb.) Fisch. ex DC. 的地上部分。

【别名】山萝卜、刺蓟。

【形态特征】多年生草本。块根纺锤状。全部茎枝有条棱，被稠密或稀疏的多细胞长睫毛。叶互生；根生叶羽状深裂，边缘齿端具针刺；茎生叶向上渐变小。头状花序单生；全部苞片外面有微糙毛并沿中肋有黏腺；小花红色或紫色。瘦果长椭圆形；冠毛暗灰色。花果期4~11月。

【分布】生于山坡林中、林缘、灌木丛中、草地、荒地、田间、路旁或溪旁。产于广西、广东、云南、贵州、四川、江西、福建等地。

【性能主治】地上部分味甘、苦，性凉。有凉血止血、祛瘀消肿的作用。主治吐血，尿血，便血，鼻出血，崩漏下血，外伤出血。

【采收加工】夏、秋季花开时采割地上部分，除去杂质，晒干。

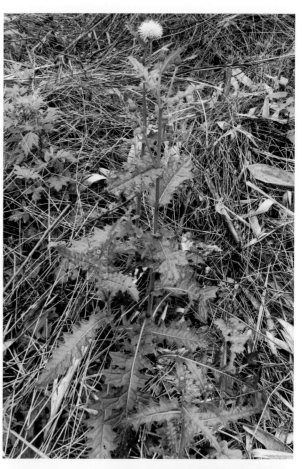

蚯疽草

【基原】为菊科鱼眼草*Dichrocephala auriculata* (Thunb.) Druce 的全草。

【别名】夜明草、白头菜。

【形态特征】一年生草本。茎粗壮，不分枝或自基部分枝而铺散；茎枝被白色长或短茸毛。叶片卵形、椭圆形或披针形。头状花序小，球形，多数头状花序在枝端或茎顶再排列成伞房状花序或伞房状圆锥花序；外围雌花多层，紫色；中央两性花黄绿色。瘦果压扁。花果期全年。

【分布】生于山坡、山谷、荒地或水沟边。产于广西、广东、贵州、湖南、云南、四川、湖北、浙江等地。

【性能主治】全草味辛、苦，性平。有活血调经、消肿解毒的作用。主治月经不调，扭伤肿痛，毒蛇咬伤。

【采收加工】夏、秋季采收，鲜用或晒干。

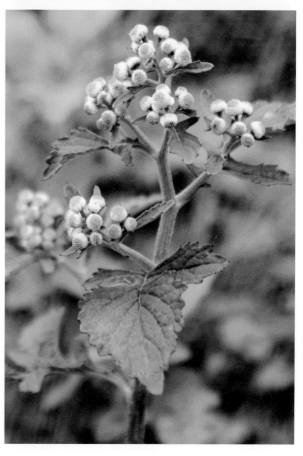

鼠曲草

【基原】为菊科鼠麴草*Gnaphalium affine* D. Don 的全草。

【别名】鼠耳、无心草、佛耳草。

【形态特征】一年生草本。茎直立或基部发出的枝下部斜升，上部不分枝，有沟纹，被白色厚绵毛。叶无柄；叶片匙状倒披针形或倒卵状匙形。头状花序在枝顶密集成伞房花序；花黄色至淡黄色。瘦果倒卵形或倒卵状圆柱形，有乳头状突起；冠毛粗糙，污白色，易脱落。花期1~4月，果期8~11月。

【分布】生于稻田、湿润草地上。产于华中、华东、华南、华北、西北及西南各地。

【性能主治】全草味甘、微酸，性平。有化痰止咳、祛风除湿、解毒的作用。主治咳喘痰多，风湿痹痛，泄泻，水肿，蚕豆病，赤白带下，痈肿疔疮，阴囊湿痒，荨麻疹，高血压。

【采收加工】春季开花时采收，去尽杂质，晒干，贮藏于干燥处。鲜品随采随用。

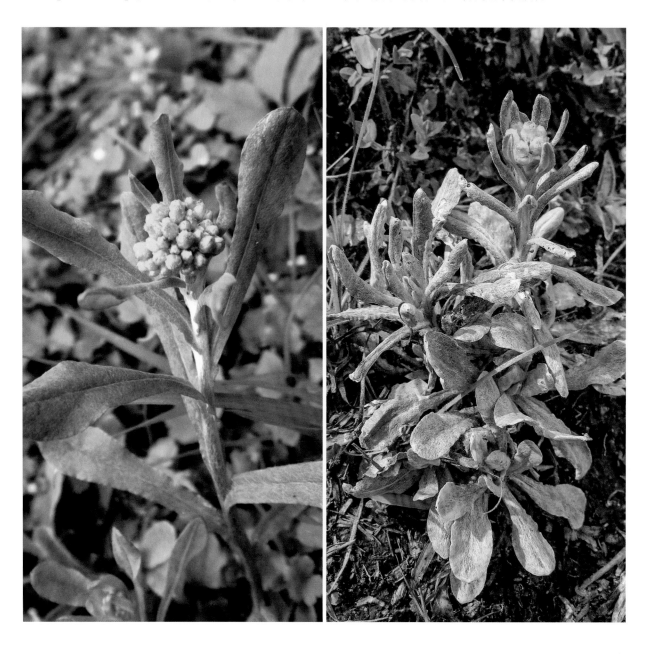

千里光

【**基原**】为菊科千里光*Senecio scandens* Buch.-Ham. ex D. Don 的全草。

【**别名**】千里及、千里急、黄花演。

【**形态特征**】多年生攀缘草本。茎多分枝，被柔毛或无毛，老时变木质，皮淡色。叶具柄；叶片卵状披针形至长三角形，通常具浅齿或深齿，有时具细裂或羽状浅裂。头状花序有舌状花，多数，在茎枝端排列成顶生复聚伞圆锥花序，花黄色。瘦果圆柱形，被柔毛。花期10月至翌年3月。

【**分布**】生于森林、灌木丛中，攀缘于灌木、岩石上或溪边。产于广西、广东、云南、贵州、四川、湖南、湖北、江西、福建、台湾、安徽、浙江、陕西、西藏等地。

【**性能主治**】全草味苦，性寒。有清热解毒、明目、利湿的作用。主治流感，上呼吸道感染，肺炎，目赤肿痛，痈肿疔毒，泄泻痢疾，湿疹。

【**采收加工**】全年均可采收，除去杂质，鲜用或晒干。

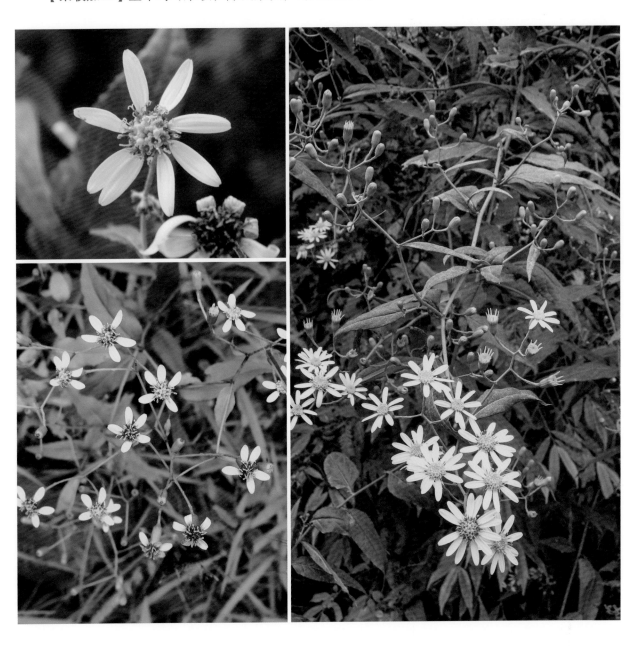

肥猪苗

【基原】为菊科蒲儿根*Sinosenecio oldhamianus* (Maxim.) B. Nord. 的全草。

【别名】黄菊莲、猫耳朵、野麻叶。

【形态特征】多年生或二年生草本。根状茎木质，具多数纤维状根；茎单生，被白色蛛丝状毛及疏长柔毛，或多少脱毛至近无毛。茎基部叶在花期凋落；茎下部叶卵状圆形或近圆形；茎上部叶卵形或卵状披针形。头状花序多数排列成顶生复伞房状花序，花黄色。瘦果圆柱形。花期1~12月。

【分布】生于林缘、溪边、潮湿岩石边及草坡、田边。产于广西、广东、云南、贵州、四川、江西、福建、香港、湖南、湖北、安徽、浙江、山西、河南、陕西、甘肃、西藏等地。

【性能主治】全草味辛、苦，性凉；有小毒。有清热解毒、利湿、活血的作用。主治痈疮肿毒，泌尿系统感染，湿疹，跌打损伤。

【采收加工】夏季采收，洗净，鲜用或晒干。

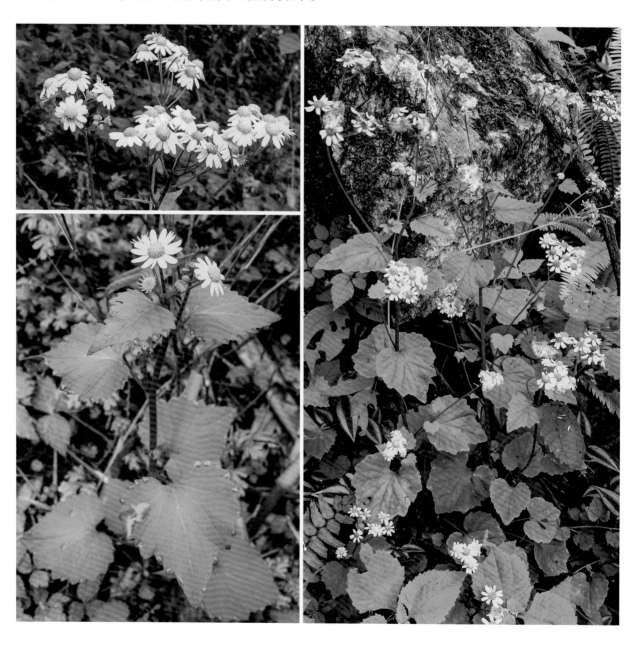

大阳关

【基原】为菊科广西斑鸠菊*Vernonia chingiana* Hand.-Mazz. 的根、叶。

【别名】棠菊。

【形态特征】攀缘灌木。叶片革质，倒卵状长圆形或长椭圆状长圆形。头状花序3~6个；总苞片背面无毛，仅边缘有软缘毛；花多数；花冠管状，白色，有芳香；瘦果圆柱形，无毛或上部被疏微毛；冠毛黄色或淡黄褐色，2层，外层短，易脱落，内层糙毛状。花果期5~9月。

【分布】生于石山疏林、岩石上或山坡灌木丛中。产于广西。

【性能主治】根、叶味苦，性凉。有清热解毒、止痉的作用。主治小儿惊风，烂疮，目赤肿痛。

【采收加工】全年均可采收，鲜用或晒干。

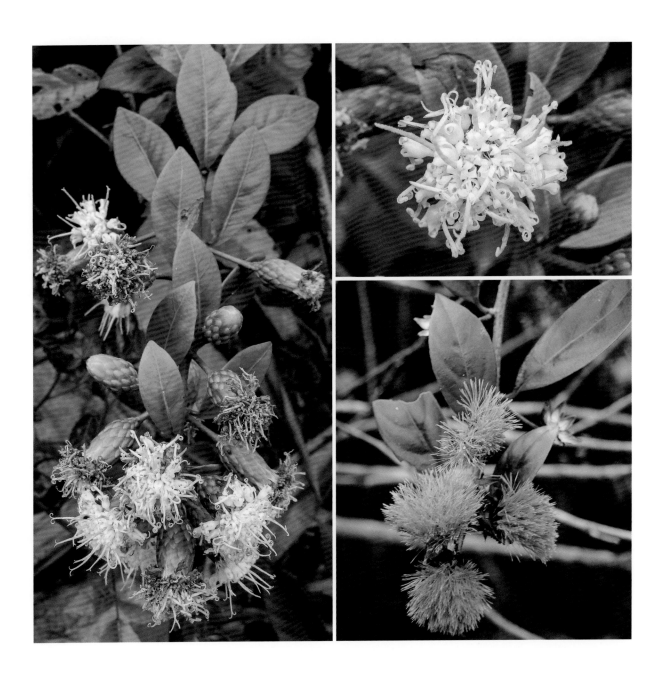

风寒草

【基原】为报春花科临时救 *Lysimachia congestiflora* Hemsl. 的全草。

【别名】过路黄、小过路黄。

【形态特征】茎下部匍匐，节上生根，上部及分枝上升，密被多细胞卷曲柔毛。叶对生；叶片有时沿中肋和侧脉染紫红色，边缘具褐色或紫红色腺点。花2~4朵集生于茎端和枝端成近头状的总状花序，在花序下方的1对叶腋有时具单生之花；花冠黄色，内面基部紫红色。花期5~6月，果期7~10月。

【分布】生于水沟边、田埂上和山坡林缘、草地等湿润处。产于长江以南各地以及陕西、甘肃南部和台湾等地。

【性能主治】全草味辛、微苦，性微温。有祛风散寒、止咳化痰、消积解毒的作用。主治风寒头痛，咳嗽痰多，咽喉肿痛，黄疸，胆道结石，尿路结石，小儿腹积，痈疽疔疮。

【采收加工】在栽种当年10~11月可采收1次，以后第二、第三年的5~6月和10~11月各采收1次，齐地面割下，择净杂草，晒干或烘干。

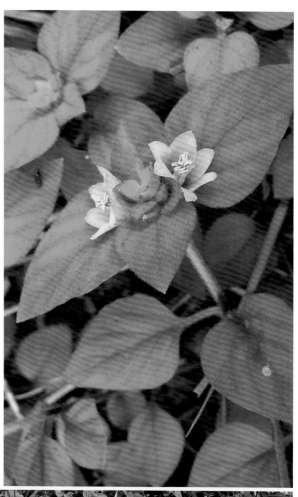

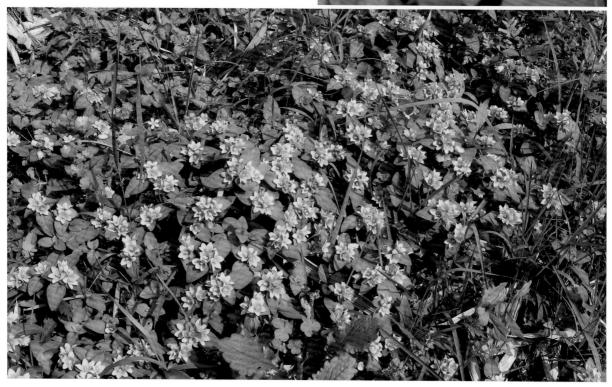

大田基黄

【基原】为报春花科星宿菜*Lysimachia fortunei* Maxim. 的全草或根。

【别名】红头绳、假辣蓼。

【形态特征】多年生草本。全株无毛。根状茎横走，紫红色；茎直立，有黑色腺点，基部紫红色。嫩梢和花序轴具褐色腺体。叶互生，近无柄；叶片两面均有黑色腺点，干后成粒状突起。总状花序顶生，细瘦；花冠白色，有黑色腺点。蒴果球形。花期6~8月，果期8~11月。

【分布】生于沟边、田边等湿润处。产于中南、华南、华东各省区。

【性能主治】全草味苦、辛，性凉。有清热利湿、凉血活血、解毒消肿的作用。主治黄疸，泻痢，目赤，吐血，血淋，白带异常，崩漏，痛经，闭经，咽喉肿痛，痈肿疮毒，跌打损伤。

【采收加工】4~8月采收，鲜用或晒干。

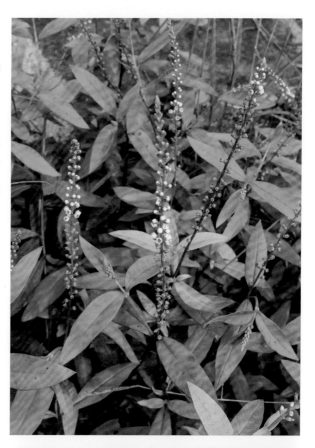

追风伞

【基原】为报春花科狭叶落地梅*Lysimachia paridiformis* Franch. var. *stenophylla* Franch. 的全草或根。

【别名】破凉伞、惊风伞、一把伞。

【形态特征】根状茎粗短或成块状；根簇生，密被黄褐色茸毛。茎通常2条至数条簇生，直立。叶6~18片轮生于茎端；叶片披针形至线状披针形，无柄，两面散生黑色腺条。花集生于茎端成伞形花序，有时亦有少数花生于近茎端的1对鳞片状叶腋；花冠黄色。蒴果近球形。花期5~6月，果期7~9月。

【分布】生于林下和阴湿沟边。产于广西、四川、贵州、湖北、湖南等地。

【性能主治】全草味辛，性温。有祛风通络、活血止痛的作用。主治风湿痹痛，小儿惊风，半身不遂，跌打损伤，骨折。

【采收加工】全年均可采收，洗净，鲜用或晒干。

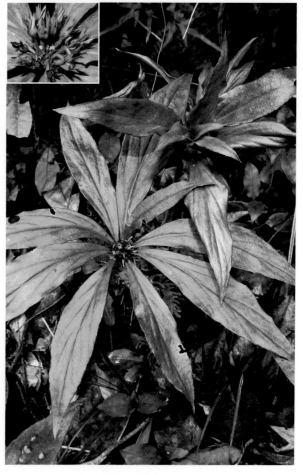

土党参

【基原】为桔梗科金钱豹*Campanumoea javanica* Blume 的根。

【别名】桂党参、奶参、土羊乳。

【形态特征】缠绕草质藤本植物。具乳汁,具肉质直根。茎无毛,多分枝。叶对生;叶片心形,边缘具浅齿。花单生于叶腋;花冠上位,白色或黄绿色,内面紫色,钟状,裂至中部。浆果黑紫色,紫红色,球状。种子形状不规则,常为短柱状,表面有网状纹饰。花期5~11月。

【分布】生于山坡或丛林中。产于广西、广东、贵州、云南等地。

【性能主治】根味甘,性平。有健脾益气、补肺止咳、下乳的作用。主治虚劳内伤,气虚乏力,心悸,多汗,脾虚泄泻,白带异常,乳稀少,小儿疳积,遗尿,肺虚咳嗽。

【采收加工】秋季采挖,洗净,晒干。

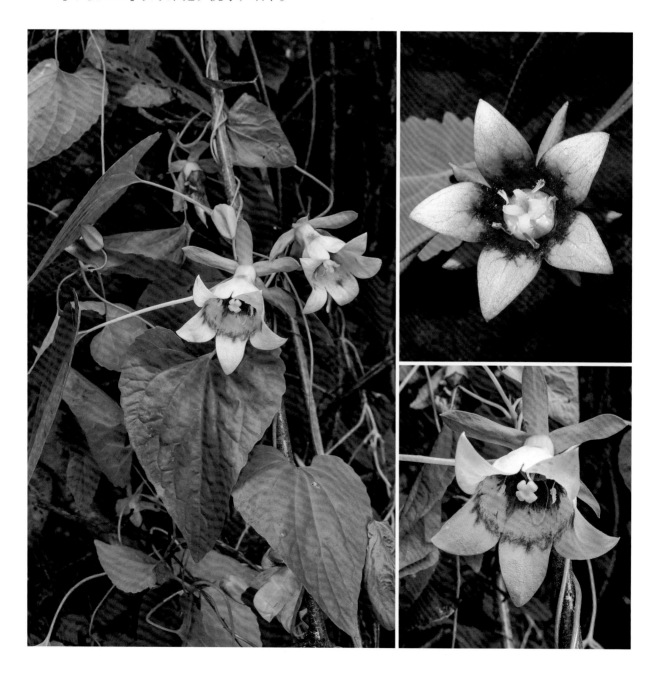

红果参

【基原】为桔梗科长叶轮钟草Cyclocodon lancifolius (Roxb.) Kurz 的根。

【别名】蜘蛛果、山荸荠荠。

【形态特征】直立或蔓性草本。茎高可达3 m，中空。分枝多而长。叶对生，偶有3片轮生，卵形，卵状披针形至披针形。花通常单朵顶生兼腋生，有时3朵组成聚伞花序；花白色或淡红色，管状钟形，5~6裂至中部。浆果球状，熟时紫黑色。种子极多数，呈多角体。花期7~10月。

【分布】生于灌木丛中、草地上。产于广西、广东、贵州、四川、湖北、福建等地。

【性能主治】根味甘、微苦，性平。有益气、祛瘀、止痛的作用。主治气虚乏力，跌打损伤。

【采收加工】夏、秋季采挖，洗净，鲜用或晒干。

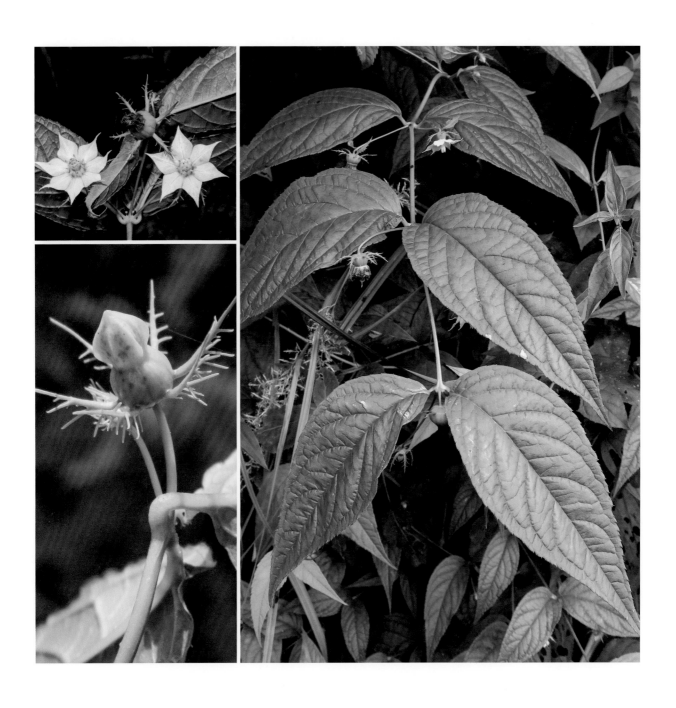

铜锤玉带草

【基原】为半边莲科铜锤玉带草*Lobelia angulata* Forst. 的全草。

【别名】小铜锤、扣子草、铜锤草。

【形态特征】多年生匍匐草本。有白色乳汁。茎平卧，被开展的柔毛；节上生根。叶互生；叶片卵形或心形，边缘具细齿，叶脉掌状至掌状羽脉。花单生于叶腋；花冠紫红色、淡紫色、绿色或黄白色。浆果紫红色，椭圆状球形。种子多数，近圆球状，稍压扁，表面有小疣突。花果期全年。

【分布】生于田边、路旁或疏林中潮湿处。产于广西、广东、湖南、湖北、四川等地。

【性能主治】全草味辛、苦，性平。有祛风除湿、活血散瘀的作用。主治风湿疼痛，月经不调，白带异常，子宫脱垂，遗精，跌打损伤，创伤出血。

【采收加工】全年均可采收，洗净，晒干或鲜用。

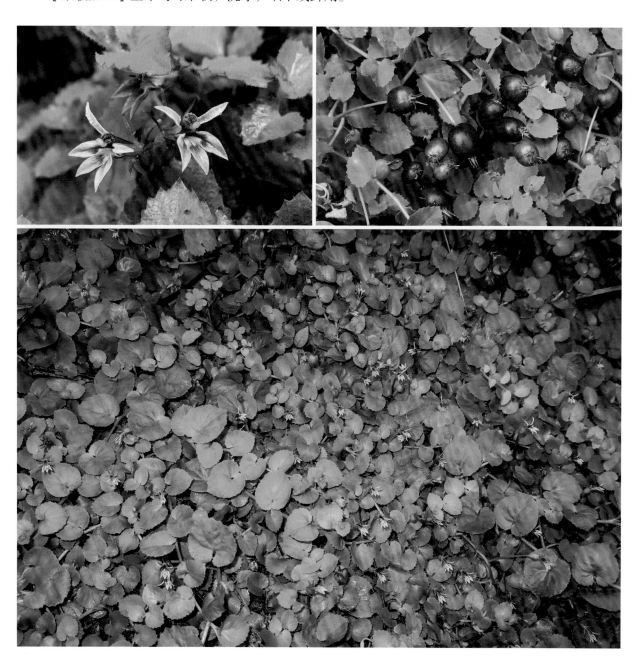

半边莲

【基原】为半边莲科半边莲*Lobelia chinensis* Lour. 的全草。

【别名】急救索、蛇利草。

【形态特征】多年生草本。茎细弱，匍匐，节上生根。叶互生；叶片线形至披针形，全缘或顶部有明显的齿，无毛。花单生于分枝的上部叶腋；花冠粉红色或白色，喉部以下生白色柔毛，裂片全部平展于下方，呈一个平面。蒴果倒锥形。种子椭圆状，稍扁压状，近肉色。花果期5~10月。

【分布】生于水田边、沟边及草地上。产于长江中下游及以南各省区。

【性能主治】全草味辛，性平。有利尿消肿、清热解毒的作用。主治痈肿疔疮，蛇虫咬伤，臌胀水肿，湿热黄疸，湿疹湿疮。

【采收加工】夏季采收，除去泥沙，洗净，晒干。

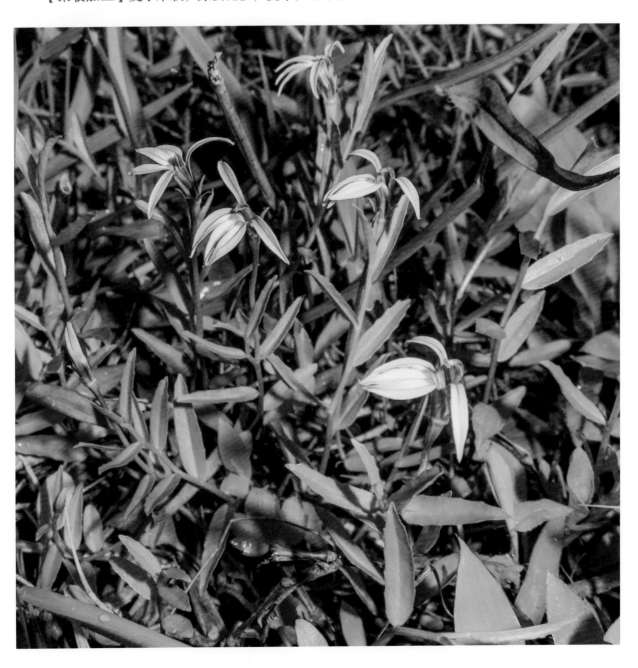

野颠茄

【基原】为茄科喀西茄*Solanum aculeatissimum* Jacquem. 的全株。

【别名】颠茄、山马铃、小颠茄。

【形态特征】直立草本至亚灌木。茎、枝、叶及花梗多混生黄白色毛及淡黄色基部宽扁的直刺。叶片阔卵形，5~7深裂，裂片边缘具齿裂及浅裂。花序腋外生，短而少花，单生或2~4朵聚生；花淡黄色；萼钟状。浆果球状，初时绿白色，具绿色花纹，熟时淡黄色。花期春夏季，果期冬季。

【分布】生于路边灌木丛中、荒地、草坡或疏林中。产于广西、广东、湖南、江西、四川等地。

【性能主治】全株味苦、辛，性微寒；有毒。有镇咳平喘、散瘀止痛的作用。主治慢性支气管炎，哮喘，胃痛，风湿腰腿痛，痈肿疮毒，跌打损伤。

【采收加工】全年均可采收，鲜用或晒干。

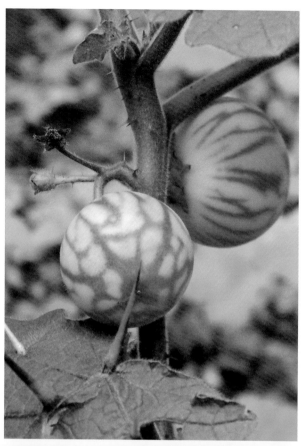

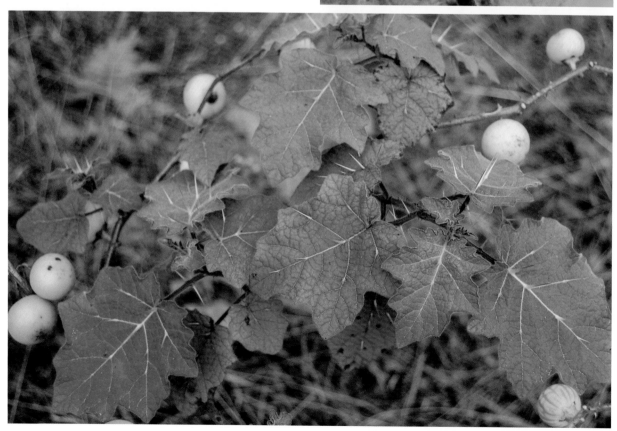

野烟叶

【基原】为茄科假烟叶树*Solanum erianthum* D. Don 的全株。

【别名】大黄叶、土烟叶、假烟叶。

【形态特征】灌木或小乔木。小枝密被白色具柄头状簇茸毛。叶片卵状长圆形，两面被簇茸毛。聚伞花序形成顶生圆锥状；花萼钟状；花冠筒隐于萼内，冠檐深5裂，裂片长圆形，端尖。浆果球形，具宿萼，熟时黄褐色，初时具星状簇茸毛，后渐脱落。种子扁平。花果期几全年。

【分布】生于旷野灌木丛中。产于广西、广东、云南、四川、贵州、福建、台湾等地。

【性能主治】全株味辛、苦，性凉；有毒。有清热解毒、祛风止痛的作用。主治热结气滞，脘腹疼痛，风湿痹痛，跌打肿痛。

【采收加工】全年均可采收，洗净，切段，鲜用或晒干。

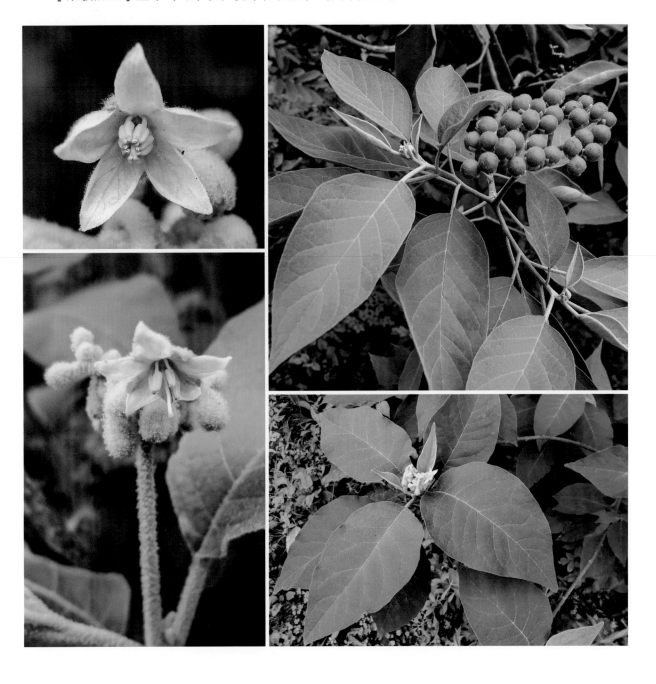

白毛藤

【基原】为茄科白英*Solanum lyratum* Thunb. 的全草。

【别名】千年不烂心、鬼目草、白草。

【形态特征】多年生草质藤本。茎、叶密生有节长柔毛。叶互生；叶片多数琴形，基部常3~5深裂，裂片全缘，两面均被白色发亮的长柔毛。聚伞花序顶生或腋外生；花冠蓝色或白色，花冠筒隐于萼内。浆果球形，熟时红黑色。种子近盘状，扁平。花期夏秋季，果期秋末。

【分布】生于路旁、田边或山谷草地。产于广西、广东、湖南、湖北、云南、四川、福建、江西、甘肃、陕西等地。

【性能主治】全草味甘、苦，性寒；有小毒。有清热利湿、解毒消肿的作用。主治疟疾，黄疸，水肿，淋病，风湿关节痛，胆囊炎，癌症，子宫糜烂，白带异常，丹毒，疔疮。

【采收加工】夏、秋季采收全草，鲜用或晒干。

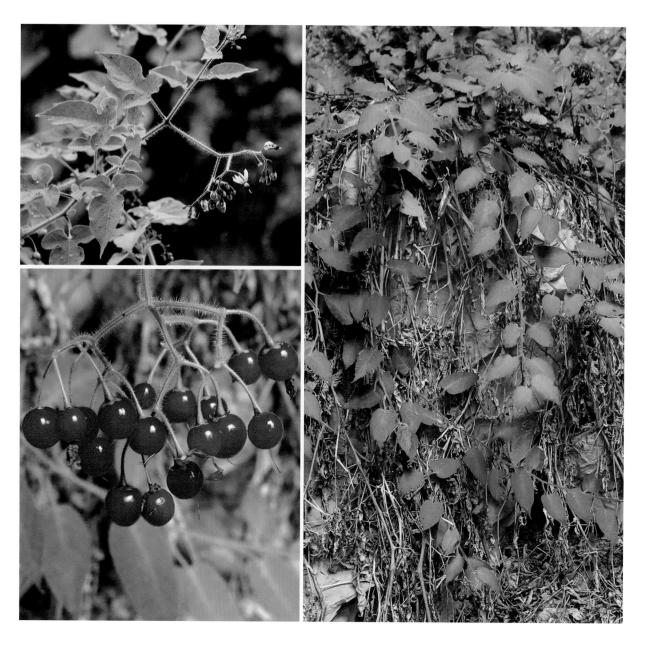

小金钱草

【基原】为旋花科马蹄金*Dichondra micrantha* Urb. 的全草。

【别名】荷包草、黄疸草、金挖耳。

【形态特征】多年生匍匐小草本。茎细长，被灰色短柔毛，节上生根。叶片先端宽圆形或微缺，基部阔心形，腹面微被毛，背面被贴生短柔毛，全缘；具长叶柄。花单生于叶腋；花冠钟状，较短至稍长于花萼，黄色，深5裂，裂片长圆状披针形，无毛。蒴果近球形，膜质。花果期7~11月。

【分布】生于山坡草地，路旁或沟边。产于长江以南各省区。

【性能主治】全草味甘、苦，性寒。有清热解毒、利湿通淋、散瘀消肿的作用。主治湿热黄疸，痢疾，砂淋，白浊，水肿，疮疡肿毒，跌打损伤。

【采收加工】春、夏季采收，鲜用或洗净晒干。

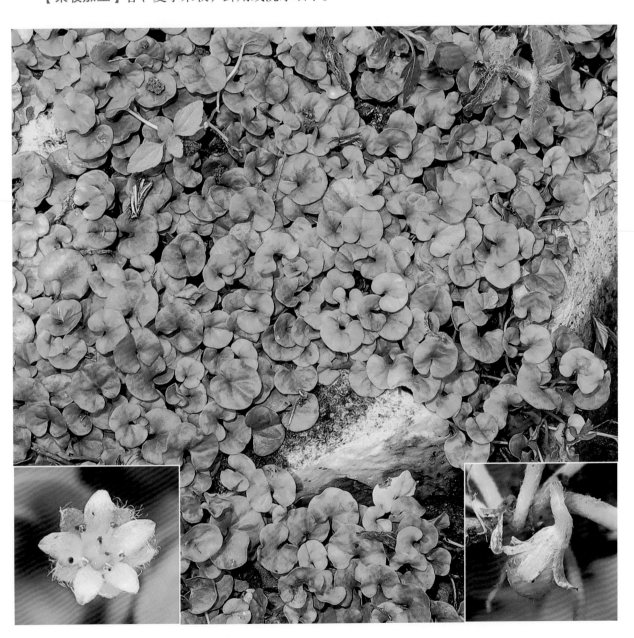

蜜桶花

【基原】为玄参科来江藤*Brandisia hancei*
Hook. f. 的全株。

【别名】猫花、蜂糖花、蜂糖罐。

【形态特征】灌木。全株密被锈黄色星状
茸毛，枝及叶腹面逐渐变无毛。叶片革质，长卵
形，先端锐尖头，基部近心形，全缘。花单生于
叶腋；花萼宽钟状，内密生绢毛；花冠橙红色，
外被星状茸毛。蒴果卵圆形，略扁平，有短喙，
具星状毛。花期11月至翌年2月，果期3~4月。

【分布】生于林中或林缘。产于西南、华
南、华中地区。

【性能主治】全株味微苦，性凉。有祛风利
湿、清热解毒的作用。主治风湿筋骨痛，浮肿，
泻痢，黄疸，痨伤吐血，骨髓炎，骨膜炎。

【采收加工】全年均可采收，鲜用或切段晒
干。

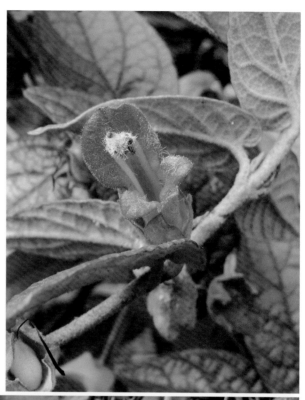

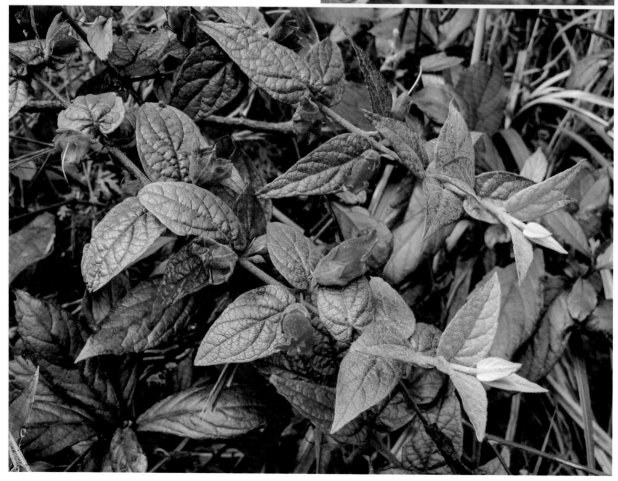

独脚金

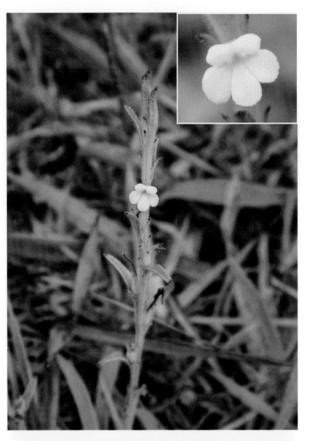

【基原】为玄参科独脚金*Striga asiatica* (L.) Kuntze 的全草。

【别名】疳积草、地连芝、鹿草。

【形态特征】一年生半寄生草本。全体被刚毛。茎单生，少分枝。叶片较狭窄仅基部的为狭披针形，其余为条形，有时鳞片状。花单朵腋生或在茎顶端形成穗状花序；花萼有棱10条；花冠通常黄色，少红色或白色，花冠筒顶端急剧弯曲。蒴果卵状，包于宿萼内。花期秋季。

【分布】生于庄稼地和荒草地，寄生于寄主植物的根上。产于广西、广东、云南、贵州、湖南、江西、福建、台湾等地。

【性能主治】全草味甘、淡，性平。有清肝、健脾、消食、杀虫的作用。主治小儿伤食，疳积黄肿，夜盲。

【采收加工】夏、秋季采收，洗净，晒干。

四方麻

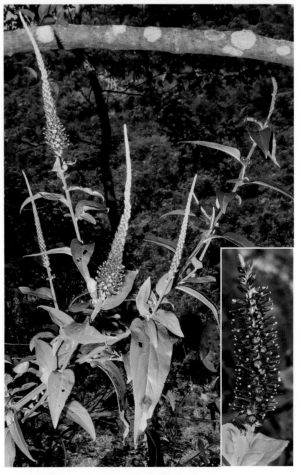

【基原】为玄参科四方麻*Veronicastrum caulopterum* (Hance) T. Yamaz. 的全草。

【别名】山练草、四角草、青鱼胆。

【形态特征】直立草本。全体无毛。茎多分枝，有宽达1 mm的翅。叶互生，从几乎无柄至有长达4 mm的柄；叶片矩圆形，卵形至披针形。花萼裂片钻状披针形，花冠血红色、紫红色或暗紫色，筒部约占一半长，后方裂片卵圆形，前方裂片披针形。蒴果卵状或卵圆状。花期8~11月。

【分布】生于山谷草地、沟边及疏林下。产于广西、广东、云南、贵州、湖南、湖北、江西。

【性能主治】全草味苦，性寒。有清热解毒、消肿止痛的作用。主治疮腮，咽喉肿痛，肠炎，痢疾，淋巴结核，痈疽疔疮，湿疹，烧烫伤，跌打损伤。

【采收加工】全年均可采收，鲜用或晒干。

野菰

【基原】为列当科野菰*Aeginetia indica* L. 的全草。

【别名】马口含珠、鸭肢板、烟斗花。

【形态特征】一年生寄生草本。茎黄褐色或紫红色。叶片肉红色，无毛。花常单生于茎端，稍俯垂；花梗粗壮，常直立，具紫红色条纹；花冠带黏液，凋谢后变绿黑色，不明显的二唇形，上唇裂片和下唇的侧裂片较短，下唇中间裂片稍大。蒴果圆锥状或长卵球形。花期4~8月，果期8~10月。

【分布】喜生于土层深厚、湿润及枯叶多的地方，常寄生于芒属*Miscanthus* Anderss.和蔗属*Saccharum* L.等禾草类植物的根上。产于广西、广东、湖南、贵州、云南、四川、江西、浙江等地。

【性能主治】全草味苦，性凉；有小毒。有清热解毒的作用。主治咽喉肿痛，咳嗽，小儿高热，尿路感染，骨髓炎，毒蛇咬伤，疔疮。

【采收加工】春、夏季采收，鲜用或晒干。

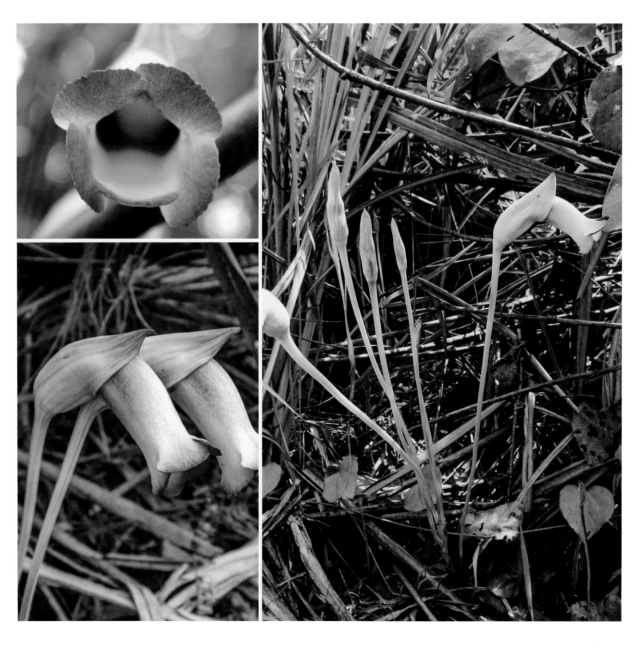

石蜈蚣

【基原】为苦苣苔科蚂蝗七 *Primulina fimbrisepala* (Hand.-Mazz.) Yin Z. Wang的根状茎或全草。

【别名】石螃蟹、红蚂蝗七、石棉。

【形态特征】多年生草本。具粗根状茎。叶均基生；叶片草质，两侧不对称，卵形、宽卵形或近圆形，边缘有小齿或粗齿，腹面密被短柔毛并散生长糙毛，背面疏被短柔毛。聚伞花序1~7个，有1~5朵花；花淡紫色或紫色。蒴果长6~8 cm，被短柔毛。种子纺锤形，长6~8 mm。花期3~4月。

【分布】生于山地林中石上、石崖上或山谷溪边。产于广西、广东、贵州、湖南、福建等地。

【性能主治】根状茎或全草味苦、微辛，性凉。有清热利湿、行滞消积、止血活血、解毒消肿的作用。主治痢疾，肝炎，小儿疳积，胃痛，外伤出血，跌打损伤，痈肿疮毒。

【采收加工】全年均可采收，鲜用或晒干。

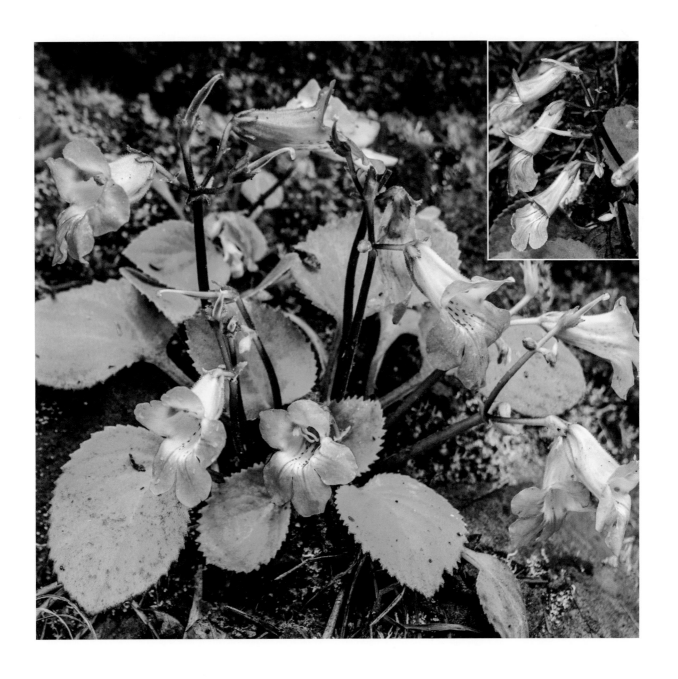

石吊兰

【基原】为苦苣苔科吊石苣苔 *Lysionotus pauciflorus* Maxim. 的全草。

【别名】黑乌骨、石豇豆、石泽兰。

【形态特征】小灌木。茎分枝或不分枝，无毛或上部疏被短毛。叶3片轮生，有时对生或几片轮生；叶片革质，形状变化大，线形、线状倒披针形、狭长圆形或倒卵状长圆形。花序有1~2朵花；花冠筒漏斗状，白色带紫色。蒴果线形，无毛。种子纺锤形。花期7~10月，果期9~11月。

【分布】生于丘陵、山地林中、阴处石崖上、树上。产于广西、广东、云南、贵州、四川、江西、福建、台湾、湖南、湖北、安徽、浙江、江苏、陕西等地。

【性能主治】全草味苦，性温。有化痰止咳、软坚散结的作用。主治咳嗽痰多，瘰疬痰核。

【采收加工】夏、秋季叶茂盛时采割，除去杂质，鲜用或晒干。

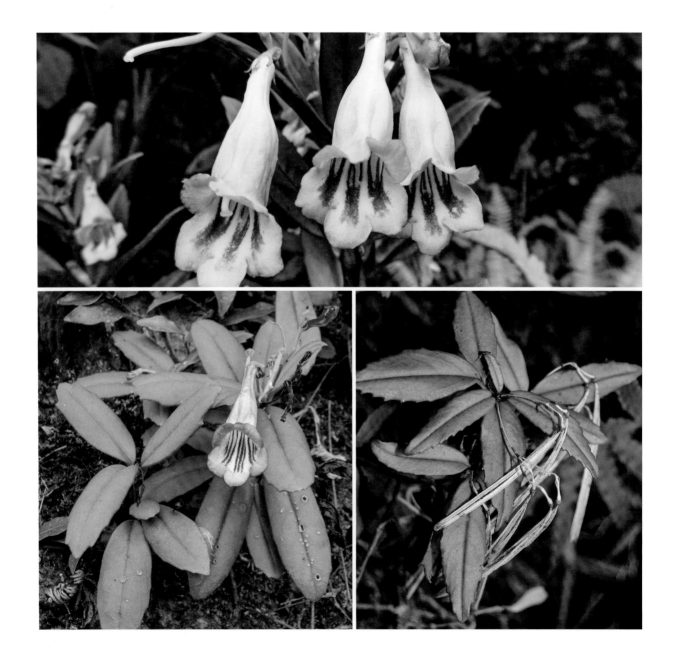

黑芝麻

【基原】为胡麻科芝麻*Sesamum indicum* L. 的种子。

【别名】胡麻、巨胜、狗虱。

【形态特征】一年生直立草本。枝中空或具有白色髓部，微有毛。叶片矩圆形或卵形，茎中部叶有齿缺，茎上部叶近全缘。花单生或2~3朵聚生于叶腋内；花萼裂片披针形，被柔毛。花冠筒状，白色而常有紫红色或黄色的彩晕。蒴果矩圆形，被毛，分裂至中部或至基部。种子有黑白之分。花期夏末秋初。

【分布】种植于疏松土壤或沙土中。除西藏外，全国各地均有栽培。

【性能主治】种子味甘，性平。有补益肝肾、养血益精、润肠通便的作用。主治精血亏虚，头晕耳鸣，须发早发，肠燥便秘，病后脱发。

【采收加工】秋季果实呈黄黑时采收，割取全株，晒干，打下种子，去除杂质后再晒。

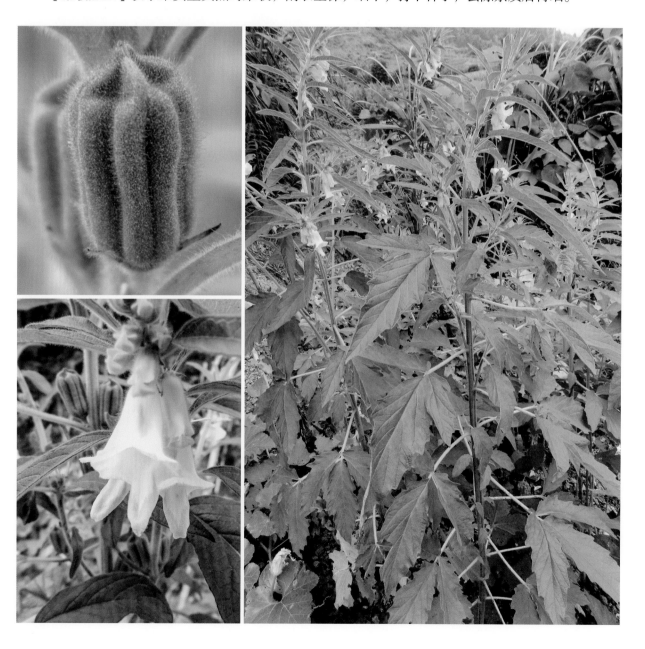

白接骨

【基原】为爵床科白接骨*Asystasiella neesiana* (Wall.) Lindau 的全草。

【别名】玉龙盘、玉接骨、蛙木虫。

【形态特征】草本。叶片纸质，顶端尖至渐尖，边缘微波状至具浅齿，基部下延成柄，疏被微毛。总状花序或基部有分枝，顶生；花单生或对生；花冠淡紫红色，漏斗状，外疏生腺毛，花冠筒细长。蒴果长18~22 mm，上部具4粒种子，下部实心细长似梗。花期7~8月，果期10~11月。

【分布】生于林下或溪边。产于广西、广东、云南、贵州、四川、重庆、湖南、湖北、江西、福建、台湾、安徽、浙江、江苏等地。

【性能主治】全草味苦、淡，性凉。有化瘀止血、续筋接骨、利尿消肿、清热解毒的作用。主治吐血，便血，外伤出血，跌打瘀肿，扭伤骨折，风湿肢肿，腹水，疮疡溃烂，咽喉肿痛。

【采收加工】夏、秋季采收，鲜用或晒干。

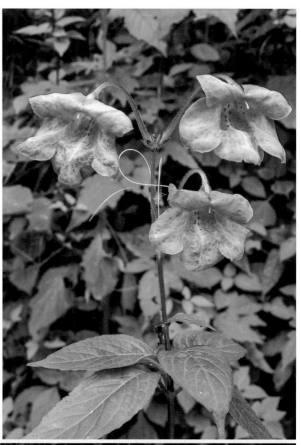

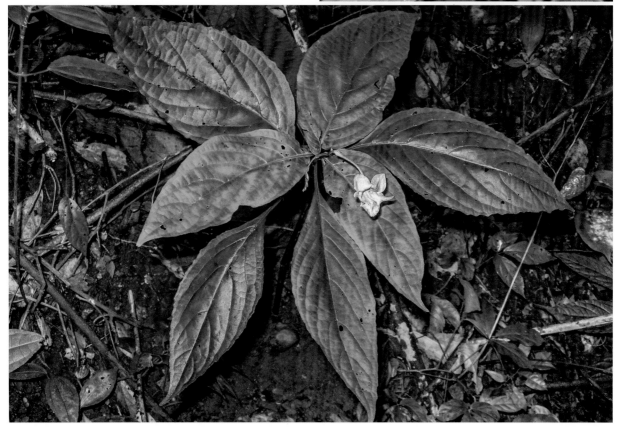

爵床

【基原】为爵床科爵床*Justicia procumbens* L. 的全草。

【别名】爵卿、香苏、赤眼。

【形态特征】一年生草本。茎基部匍匐，高20~50 cm。叶片椭圆形至椭圆状长圆形，长1.5~3.5 cm，宽1.3~2 cm。穗状花序顶生或生上部叶腋；花冠粉红色。蒴果长约5 mm。种子表面有瘤状皱纹。花期8~11月，果期10~11月。

【分布】生于山坡林间草丛中和路旁阴湿处。产于广西、广东、云南、江苏、江西、湖北、四川、福建、山东、浙江等地。

【性能主治】全草味苦、咸、辛，性寒。有清热解毒、利湿消积、活血止痛的作用。主治感冒发热，咳嗽，咽喉肿痛，目赤肿痛，疳积，湿热泻痢，疟疾，黄疸，浮肿，小便淋浊，筋肌疼痛，跌打损伤，痈疽疔疮，湿疹。

【采收加工】8~9月盛花期采收，割取地上部分，晒干。

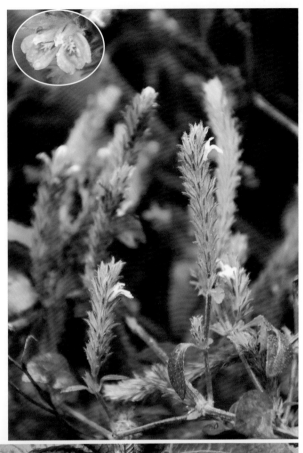

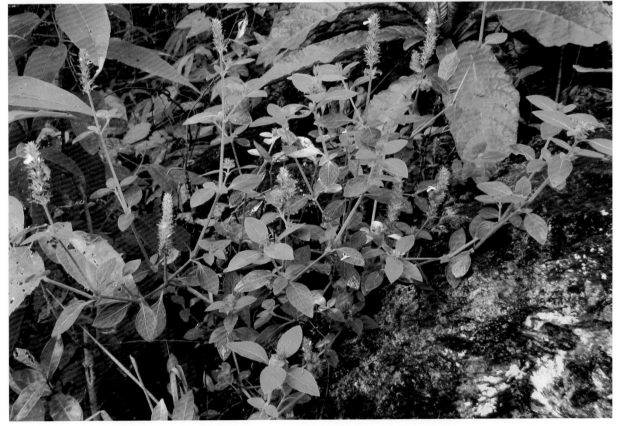

青黛

【基原】为爵床科板蓝 *Strobilanthes cusia* (Nees) Kuntze 的叶经加工制得的粉末、团块或颗粒。

【别名】靛花、靛沫、蓝靛。

【形态特征】草本。多年生一次性结实。茎直立或基部外倾，稍木质化，通常成对分枝；幼嫩部分和花序均被锈色、鳞片状毛。叶片柔软，纸质，椭圆形或卵形，顶端短渐尖，基部楔形，边缘有稍粗的齿，两面无毛，干时黑色。穗状花序直立；苞片对生。蒴果，无毛。种子卵形。花期11月。

【分布】生于潮湿地方。产于广西、广东、海南、香港、云南、贵州、四川、福建等地。

【性能主治】味咸，性寒。有清热解毒、凉血消斑、泻火定惊的作用。主治温毒发斑，血热吐血，胸痛咳血，口疮，疰腮，喉痹，小儿惊痫。

【采收加工】夏、秋季采收茎叶，置缸内，用清水浸2~3昼夜，至叶烂脱枝时，捞去枝条，每10 kg叶加入石灰1 kg，充分搅拌，至浸液呈紫红色时捞取液面泡沫，晒干，即为青黛，质量最好。

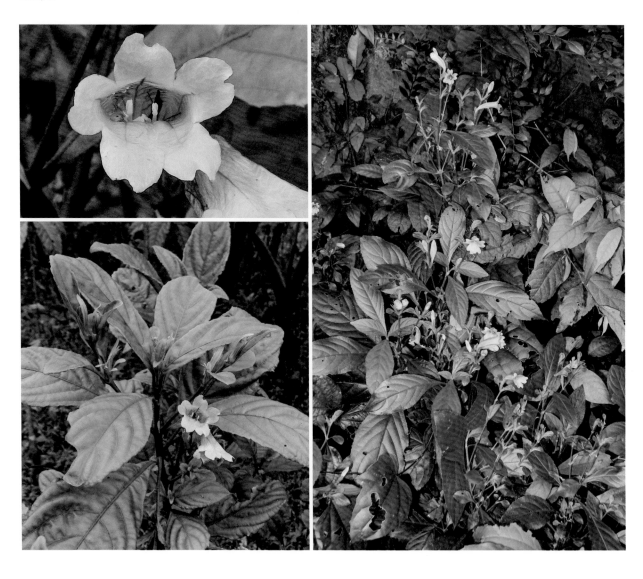

温大青

【基原】为爵床科球花马蓝*Strobilanthes dimorphotricha* Hance 的地上部分或根。

【别名】马蓝、野蓝靛、大青草。

【形态特征】草本。叶片不等大，椭圆形、椭圆状披针形，先端长渐尖，基部楔形渐狭，边缘有齿或柔软胼胝狭齿，上部各对一大一小，两面有不明显的钟乳体，无毛。花序头状近球形，为苞片所包覆；花冠紫红色，顶端微凹。蒴果长圆状棒形，有腺毛。种子4粒，有毛。花期9~10月。

【分布】生于山坡、沟谷林下阴湿处。产于长江以南各省区，西达西藏，东达浙江、台湾。

【性能主治】地上部分或根味苦、辛，性微寒。有清热解毒、凉血消斑的作用。主治温病烦渴，发斑，吐血，肺热咳嗽，咽喉肿痛，口疮，丹毒，疟腮，痈肿，疮毒，湿热泻痢，夏季热，热痹，肝炎，钩端螺旋体病，毒蛇咬伤。

【采收加工】夏、秋季采收，洗净，鲜用或晒干。

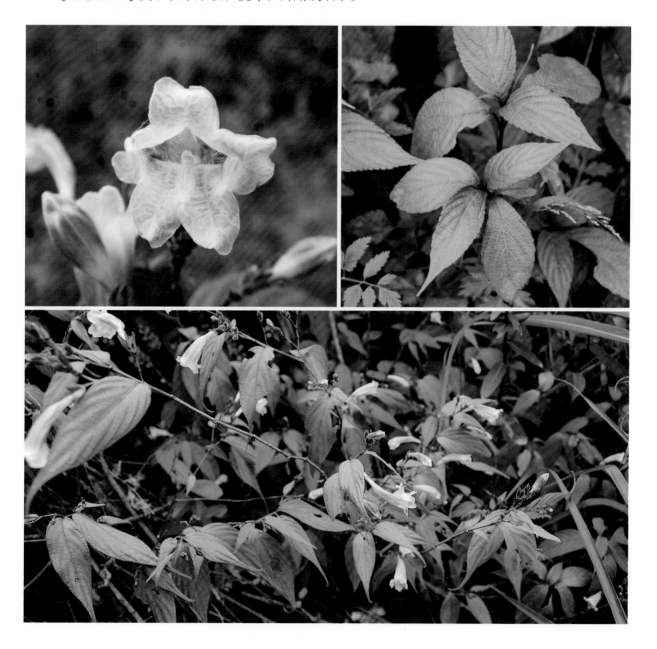

紫珠

【基原】为马鞭草科白棠子树*Callicarpa dichotoma* (Lour.) K. Koch 的叶。

【别名】梅灯狗散、红斑鸠米。

【形态特征】小灌木。分枝多，幼枝被星状毛。叶片倒卵形或卵状披针形，先端急尖或尾状尖，基部楔形，上部具粗齿，背面无毛，密生细小黄色腺点；侧脉5~6对；叶柄长不超过5 cm。聚伞花序着生在叶腋上方，2~3次分歧；花序梗长约1 cm，略有星状毛；花紫色。果球形，熟时紫色。花期5~6月，果期7~11月。

【分布】生于低山灌木丛中。产于广西、贵州、湖南、湖北、福建、江西、安徽、河南等地。

【性能主治】叶味苦、涩，性凉。有收敛止血，清热解毒的作用。主治呕血，咯血，鼻出血，便血，尿血，牙龈出血，崩漏，皮肤紫癜，外伤出血，痈疽肿毒，毒蛇咬伤，烧伤。

【采收加工】7~8月采收，晒干。

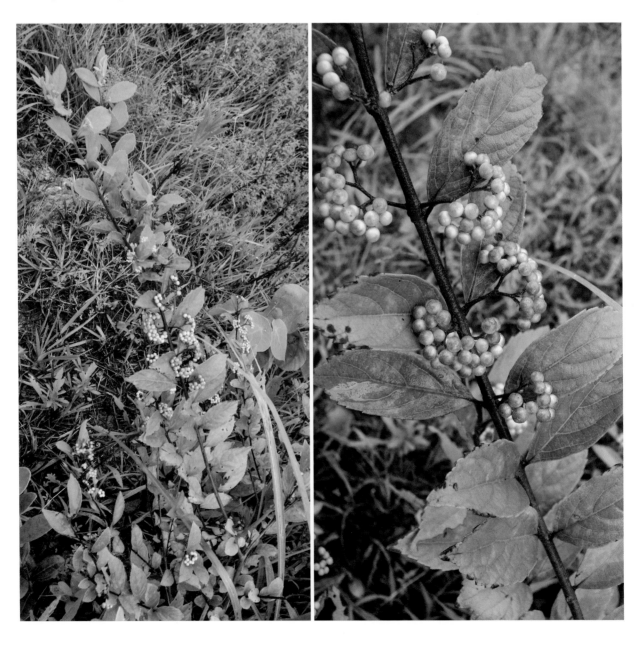

大叶紫珠

【基原】为马鞭草科大叶紫珠*Callicarpa macrophylla* Vahl 的嫩枝及叶。

【别名】赶风紫、贼子叶、羊耳朵、止血草。

【形态特征】灌木，稀小乔木，高3~5 m。小枝近四方形，稍有臭味；幼枝、叶背、叶柄和花序密生灰白色茸毛。叶片多为长椭圆形，边缘具细齿。聚伞花序宽4~8 cm，5~7次分歧；花序梗粗壮，长2~3 cm；花萼杯状，萼齿不明显或钝三角形；花冠紫色，疏生星状毛。花期4~7月，果期7~12月。

【分布】生于山坡、村边疏林或灌木丛中。产于广西、广东、云南、贵州等地。

【性能主治】嫩枝及叶味辛、苦，性平。有散瘀止血、消肿止痛的作用。主治咯血，吐血，便血，鼻出血，创伤出血，跌打肿痛。

【采收加工】夏、秋季采收，鲜用或晒干。

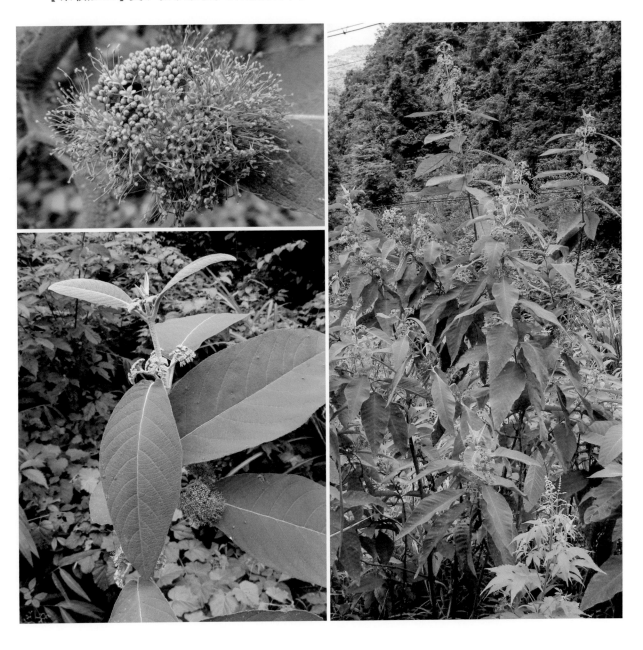

紫红鞭

【基原】为马鞭草科锥花莸 *Caryopteris paniculata* C. B. Clarke 的根、叶。

【别名】密花莸、锥疣花。

【形态特征】披散灌木。植株被柔毛或近无毛。多分枝，小枝方形。叶片卵状披针形或阔披针形，边缘具疏齿，两面密被金黄色腺点及疏被柔毛。聚伞花序组成圆锥花序，通常腋生；花序梗密生柔毛；花冠粉红色至紫红色。蒴果球形，熟时橙黄或橙红色。花果期3~9月。

【分布】生于山坡、路旁疏林或杂木林中。产于广西、四川、贵州、云南等地。

【性能主治】根、叶味苦，性平。有清热解毒、凉血止血的作用。主治痢疾，吐血，便血，崩漏。

【采收加工】夏、秋季采挖，洗净，切片，晒干。

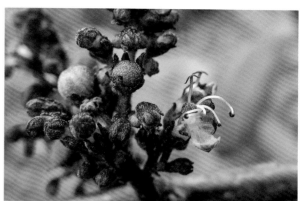
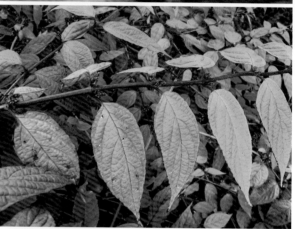

路边青

【基原】为马鞭草科大青 *Clerodendrum cyrtophyllum* Turcz. 的全株。

【别名】猪屎青、鬼点灯。

【形态特征】灌木或小乔木。叶片椭圆形至长圆状披针形，全缘，两面无毛或沿脉疏生短柔毛，背面常有腺点；侧脉6~10对。伞房状聚伞花序；花小，白色，有橘香味；花萼杯状且果后增大；雄蕊与花柱同伸出花冠外。果实近球形，熟时蓝紫色，为红色的宿萼所托。花果期6月至翌年2月。

【分布】生于丘陵、山地林下或溪谷旁。产于我国西南、中南、华东各省区。

【性能主治】全株味苦，性寒。有清热解毒、凉血、利湿的作用。主治感冒高热，头痛，热痢，痄腮，喉痹，丹毒，黄疸。

【采收加工】夏、秋季采收，洗净，鲜用或切段晒干。

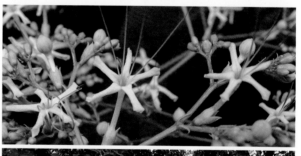
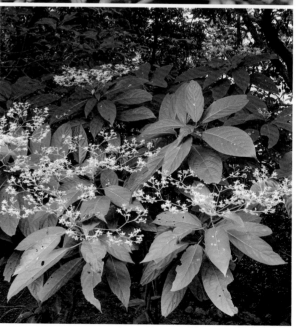

大叶白花灯笼

【基原】为马鞭草科灰毛大青*Clerodendrum canescens* Wall. ex Walp. 的全株。

【别名】人瘦木、六灯笼、毛赪桐。

【形态特征】灌木，高1~3.5 m。全体密被平展或倒向灰褐色长柔毛。叶片心形或宽卵形，少为卵形，基部心形至近截形，两面都有柔毛。聚伞花序密集成头状，通常2~5个生于枝顶；花萼由绿变红色，钟状；花冠白色或淡红色。核果近球形，熟时深蓝色或黑色，藏于红色增大的宿萼内。花果期4~10月。

【分布】生于山坡路边或疏林中。产于广西、广东、台湾、福建、浙江、江西、湖南等地。

【性能主治】全株味甘、淡，性凉。有清热解毒、凉血止血的作用。主治赤白痢疾，肺痨咯血，感冒发热，疮疡。

【采收加工】夏、秋季采收，洗净，切段，晒干。

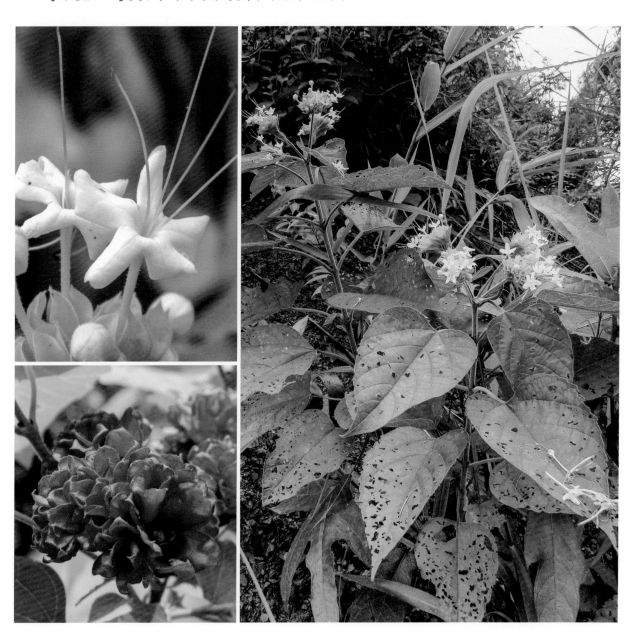

赪桐

【基原】为马鞭草科赪桐*Clerodendrum japonicum* (Thunb.) Sweet 的地上部分。

【别名】状元红、红龙船花、贞桐花。

【形态特征】灌木。小枝四棱形，有茸毛。叶对生；叶片卵形或椭圆形，边缘有疏短尖齿，腹面疏生伏毛，脉基具较密的锈褐色短柔毛，背面密具锈黄色盾形腺体。聚伞花序组成大型的顶生圆锥花序；花萼大，红色，5深裂；花冠鲜红色，筒部细长，顶端5裂并开展。果实近球形，熟时蓝黑色。花果期5~11月。

【分布】生于丘陵及山地灌木丛中或林中。产于广西、广东、台湾、福建、江苏、浙江、湖南、江西、贵州、四川、云南等地。

【性能主治】地上部分味辛、甘，性凉。有清肺热、散瘀肿、凉血止血、利小便的作用。主治偏头痛，跌打瘀肿，痈肿疮毒，肺热咳嗽，热淋，小便不利，尿血，痔疮出血，风湿骨痛。

【采收加工】全年均可采收，鲜用或晒干。

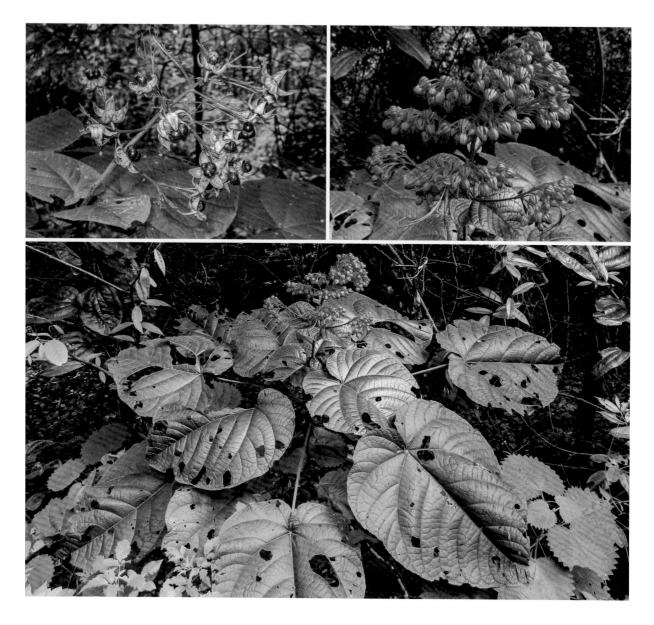

五色梅

【基原】为马鞭草科马缨丹*Lantana camara* L. 的根、叶。

【别名】臭冷风、五色花、土红花。

【形态特征】直立或蔓性灌木，有时藤状，长达4 m。单叶对生，揉烂后有浓烈的气味；叶片卵形至卵状长圆形，腹面有粗糙的皱纹和短柔毛，背面有小刚毛。花序梗粗壮，长于叶柄；花冠黄色或橙黄色，开花后不久转为深红色。果圆球形，熟时紫黑色。全年开花。

【分布】生于山坡路边、村旁、空旷地带或灌木丛中。原产于美洲热带地区，我国广西、广东、福建和台湾有逸生。

【性能主治】根味苦，性寒。有清热泻火、解毒散结的作用。主治感冒发热，伤暑头痛，胃火牙痛，咽喉炎，疟腮，风湿痹痛，瘰疬痰核。叶或嫩枝味辛、苦，性凉。有清热解毒、祛风止痒的作用。主治痈肿毒疮，湿疹，疥癣，皮炎，跌打损伤。

【采收加工】根全年均可采，鲜用或晒干。叶春、夏季采收，鲜用或晒干。

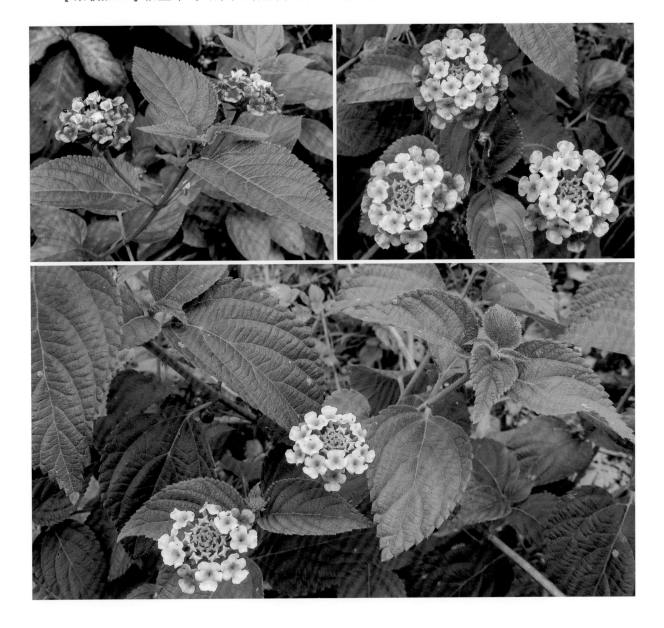

豆腐柴

【基原】为马鞭草科豆腐柴 *Premna microphylla* Turcz. 的根、茎叶。

【别名】小青根、臭辣树、凉粉叶。

【形态特征】直立灌木。叶揉碎有臭味；叶片卵状披针形、椭圆形或倒卵形，基部渐狭窄下延至叶柄两侧，全缘至有不规则的粗齿，无毛至有短柔毛。聚伞花序组成顶生塔形的圆锥花序；花萼杯状；花冠淡黄色，外有柔毛和腺点，内部有柔毛，以喉部的密。核果熟时紫色，球形至倒卵形。花果期5~10月。

【分布】生于山坡林下或林缘。产于西南、中南、华东等地区。

【性能主治】根味苦，性寒。有清热解毒的作用。主治疟疾，小儿夏季热，风湿痹痛，风火牙痛，跌打损伤，水火烫伤。茎叶味苦、微辛，性寒。有清热解毒的作用。主治疟疾，泄泻，痢疾，醉酒头痛，痈肿，疔疮，丹毒，蛇虫咬伤，创伤出血。

【采收加工】根全年均可采收，鲜用或切片晒干。茎叶春季至秋季均可采收，鲜用或晒干。

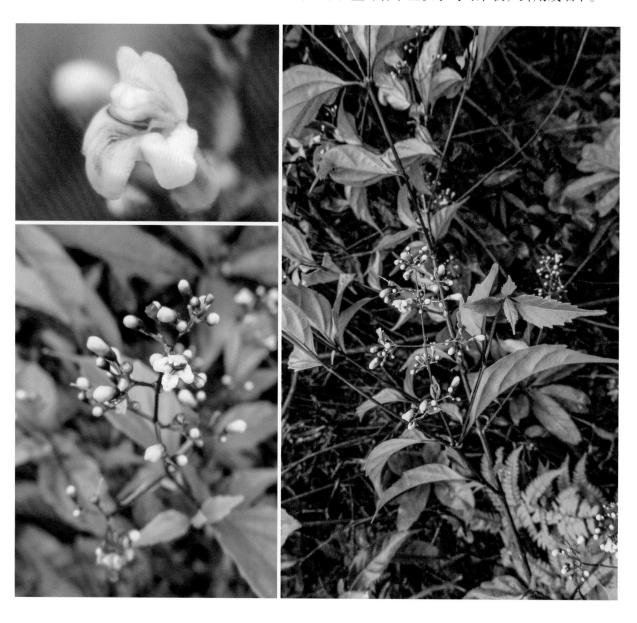

四楞筋骨草

【基原】为马鞭草科四棱草 *Schnabelia oligophylla* Hand.-Mazz. 的全草。

【别名】箭羽筋骨草、箭羽草、假马鞭草。

【形态特征】多年生草本。根状茎短且膨大，逐节生根。叶对生；叶片纸质，卵形或三角状卵形，稀掌状三裂，长1~3 cm，宽8~17 mm，基部近圆形或楔形，有时呈浅心形，边缘具齿，两面被疏糙伏毛。花单生于叶腋，淡紫色或紫红色。小坚果倒卵形，被短柔毛，橄榄色。花期4~5月，果期5~6月。

【分布】生于山谷溪旁、石灰岩疏林下。产于广西、广东、湖南、福建、江西、四川等地。

【性能主治】全草味辛、苦，性平。有祛风除湿、活血通络的作用。主治风湿痹痛，四肢麻木，腰膝酸痛，跌打损伤。

【采收加工】5月采收，洗净，鲜用或晒干。

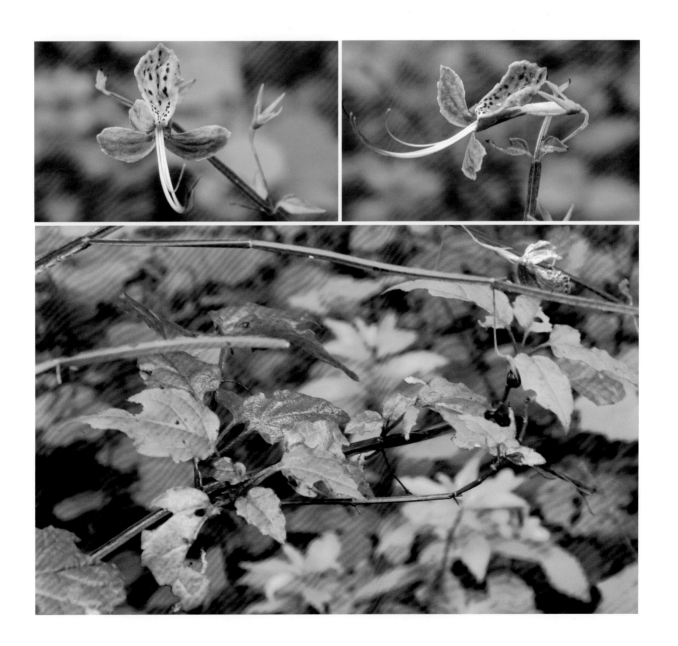

马鞭草

【基原】为马鞭草科马鞭草 *Verbena officinalis* L. 的地上部分。

【别名】鹤膝风、顺刺草、小麻。

【形态特征】多年生草本。茎四棱柱形，节和棱上有硬毛。叶片卵圆形至长圆状披针形，基生叶边缘常有粗齿和缺刻；茎生叶多数3深裂，裂片边缘有不整齐的齿，两面有硬毛。穗状花序顶生和腋生；花小，淡紫色至蓝色。果长圆形，熟时4瓣裂。花期6~8月，果期7~10月。

【分布】生于路边、山坡、溪边或林旁。产于广西、广东、贵州、云南、湖南等地。

【性能主治】地上部分味苦，性凉。有活血散瘀、解毒、利水、退黄、截疟的作用。主治癥瘕积聚，痛经，闭经，喉痹，痈肿，水肿，黄疸。

【采收加工】6~8月花开时采割，除去杂质，晒干。

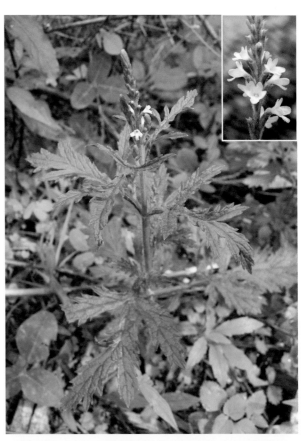

白毛夏枯草

【基原】为唇形科金疮小草 *Ajuga decumbens* Thunb. 的全草。

【别名】青鱼胆、筋骨草、散血草。

【形态特征】一年生或二年生匍匐草本。茎被白色长柔毛。基生叶较多，比茎生叶长而大；叶片匙形或倒卵状披针形，边缘具波状圆齿或近全缘，叶脉在腹面微隆起。轮伞花序多花，排列成间断长7~12 cm的穗状花序，位于下部的轮伞花序疏离，上部的密集；花冠淡蓝色或淡红紫色。花期3~7月，果期5~11月。

【分布】生于溪边、路旁及湿润的草坡上。产于广西、广东、江西、湖南、湖北等地。

【性能主治】全草味苦，性寒。有清热解毒、凉血消肿的作用。主治咽喉肿痛，肺热咳嗽，跌打损伤。

【采收加工】春季开花时采收，鲜用或晒干。

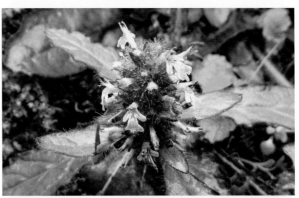

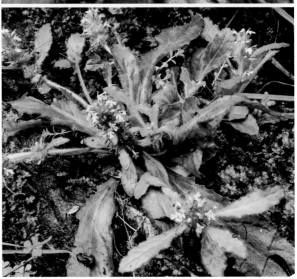

落马衣

【基原】为唇形科广防风 *Anisomeles indica* (L.) Kuntze 的全草。

【别名】假豨莶、防风草、土防风。

【形态特征】直立草本。茎四棱形，具浅槽，密被白色贴生短柔毛。叶片阔卵圆形，长4~9 cm，宽2.5~6.5 cm，基部截状阔楔形，边缘有不规则的齿。轮伞花序在主茎及侧枝的顶部排列成长穗状花序；花冠淡紫色，冠檐二唇形，上唇全缘，下唇3裂。小坚果黑色，近圆球形。花期8~9月，果期9~11月。

【分布】生于林缘或路旁荒地上。产于广西、广东、云南、四川、贵州、湖南、浙江、福建等地。

【性能主治】全草味辛、苦，性平。有祛风湿、消疮毒、壮筋骨的作用。主治感冒发热，风湿痹痛；肾虚可取其头浸酒饮。

【采收加工】夏、秋季采挖全草，洗净，鲜用或晒干。

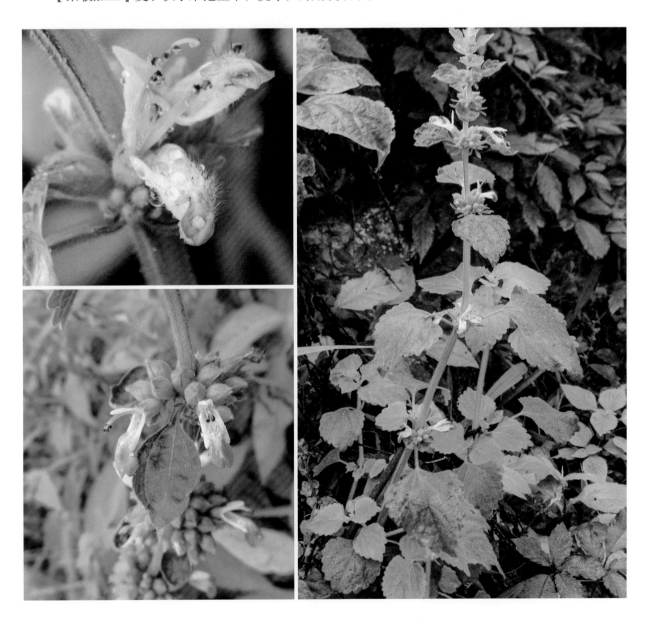

断血流

【基原】为唇形科灯笼草*Clinopodium polycephalum* (Vaniot) C. Y. Wu et S. J. Hsuan 的地上部分。

【别名】蜂窝草、土防风、野鱼腥草。

【形态特征】多年生直立草本，高0.5~1 m。多分枝，基部有时匍匐。叶片卵形，边缘具疏圆齿状齿，两面被糙硬毛。轮伞花序具多花，球形，组成圆锥花序；花冠紫红色，冠筒伸出花萼，外面被微柔毛，冠檐二唇形，上唇直伸，下唇3裂。小坚果卵形。花期7~8月，果期9月。

【分布】生于山坡、田间、路边、灌木丛中。产于广西、贵州、四川、湖南等地。

【性能主治】地上部分味微苦、涩，性凉。有收敛止血的作用。主治崩漏，尿血，鼻出血，牙龈出血，创伤出血。

【采收加工】夏季开花前采收，除去泥沙，晒干。

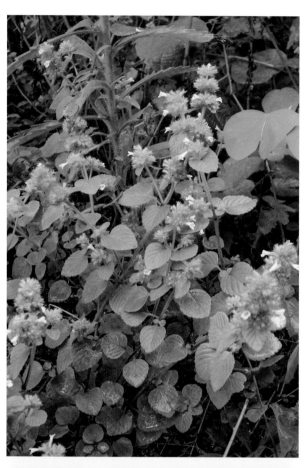

小洋紫苏

【基原】为唇形科肉叶鞘蕊花*Coleus carnosifolius* (Hemsl.) Dunn 的全草。

【别名】假回菜、双飞蝴蝶、桂花疮。

【形态特征】多年生草本。茎较粗壮，直立，多分枝。叶片肉质，宽卵圆形或近圆形，先端钝或圆形，基部截形或近圆形，稀有急尖，边缘具圆齿，两面绿色带紫色或紫色。轮伞花序多花，排成总状圆锥花序；花浅紫色或深紫色。小坚果卵状圆形，熟时黑棕色或黑色。花期9~10月，果期10~11月。

【分布】生于石山林中或岩石上。产于广西、广东、湖南。

【性能主治】全草味苦，性凉。有清热解毒、消疳杀虫的作用。主治咽喉肿痛，痈肿疮毒，小儿疳积，疥疮。

【采收加工】夏、秋季采收，鲜用或晒干。

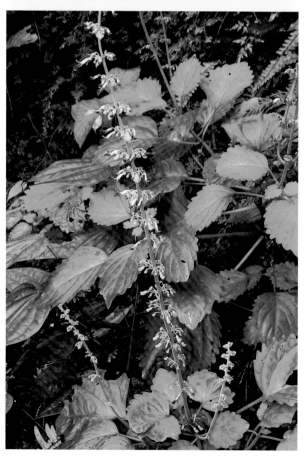

连钱草

【基原】为唇形科活血丹*Glechoma longituba* (Nakai) Kuprian的地上部分。

【别名】风灯盏、透骨消、驳骨消。

【形态特征】多年生草本。具匍匐茎，上升，逐节生根。叶片草质，心形或近肾形，边缘具圆齿或粗锯齿状圆齿，腹面被疏粗伏毛或微柔毛，叶脉不明显，背面常带紫色。轮伞花序具花2朵，稀具4~6朵花；花冠淡蓝、蓝至紫色，下唇具深色斑点。花期4~5月，果期6~7月。

【分布】生于林缘、草地、溪边等阴湿处。产于除甘肃、青海、新疆及西藏外的其他省区。

【性能主治】地上部分味辛、微苦，性微寒。有利湿通淋、清热解毒、散瘀消肿。主治热淋，石淋，湿热黄疸，疮痈肿痛，跌打损伤。

【采收加工】春季至秋季采收，除去杂质，晒干。

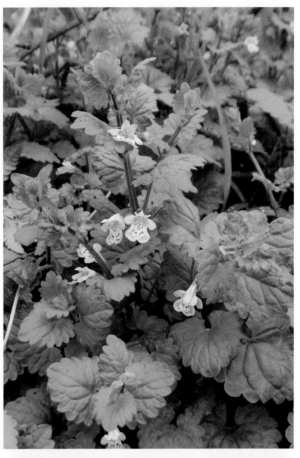

老虎耳

【基原】为唇形科中华锥花*Gomphostemma chinense* Oliv. 的全草。

【别名】山继谷、棒丝花、白腊锁。

【形态特征】草本。茎直立，密被星状茸毛。叶片椭圆形或卵状椭圆形，边缘具粗齿或几全缘，腹面被星状柔毛及短硬毛，背面被星状茸毛。花序为由聚伞花序组成的圆锥花序或为单生的聚伞花序，对生，花序生于茎基部；花浅黄色至白色。小坚果4枚，倒卵状三棱形。花期7~8月，果期10~12月。

【分布】生于山谷林下阴湿处。产于广西、广东、福建、江西等地。

【性能主治】全草味苦，性凉。有祛风湿、益气血、通经络、消肿毒的作用。主治气亏血虚，风湿痹痛，拘挛麻木，刀伤出血，口疮。

【采收加工】7月采收全草，鲜用或晒干。

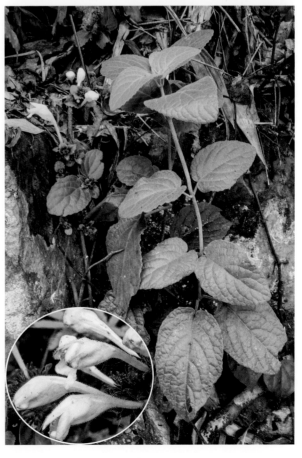

益母草

【基原】为唇形科益母草*Leonurus japonicus* Houtt. 的地上部分。

【别名】益母艾、红花艾、燕艾。

【形态特征】一年生或二年生草本。茎四棱形，有倒向糙伏毛。叶对生；茎下部叶片掌状3裂，小裂片不规则分裂；茎上部叶片亦为3裂，小裂片呈条形。轮伞花序腋生，花冠粉红至淡紫红色。小坚果长圆状三棱形，长约2.5 mm，顶端截平而略宽大，基部楔形，表面光滑。花期6~9月，果期9~10月。

【分布】生于荒地、草地、路边或村边。产于全国大部分地区。

【性能主治】地上部分味辛、苦，性微寒。有活血调经、利尿消肿、清热解毒的作用。主治月经不调，痛经，闭经，恶露不尽，水肿尿少，疮疡肿毒。

【采收加工】春季幼苗期至初夏花前期采割鲜品；夏季茎叶茂盛、花未开或初开时采割，晒干，或切段晒干。

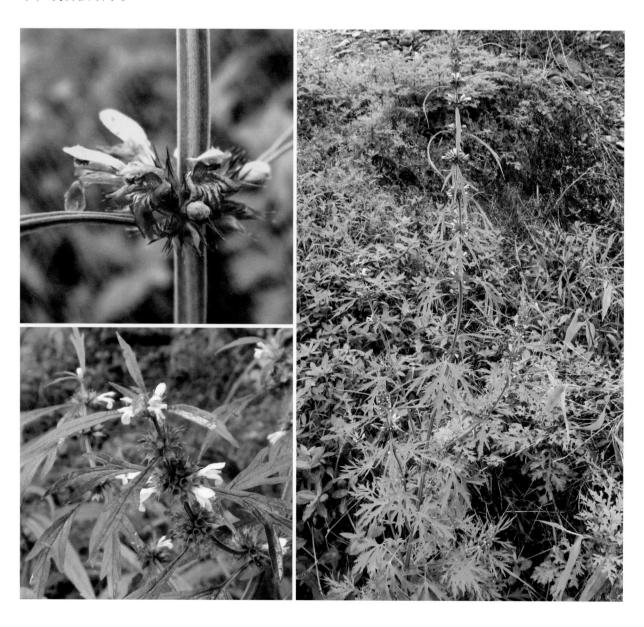

夏枯草

【基原】为唇形科夏枯草*Prunella vulgaris* L. 的果穗。

【别名】铁色草、紫花草、毛虫药。

【形态特征】草本。具匍匐根状茎，多为紫红色。茎被糙毛。茎生叶长圆形，大小不相等，基部下延至叶柄成狭翅。轮伞花序密集组成顶生长2~4 cm的穗状花序，每轮伞花序下承托有浅紫红色、宽心形的叶状苞片；花冠紫色、蓝紫色或红紫色，外面无毛。小坚果黄褐色，长圆状卵形。花期4~6月，果期7~10月。

【分布】生于草地、沟边及路旁等湿润处。产于广西、广东、贵州、湖南、湖北、福建、台湾、浙江、江西、河南、甘肃、新疆等地。

【性能主治】果穗味辛、苦，性寒。有清肝泻火、明目、散结消肿的作用。主治目赤肿痛，目珠夜痛，头痛眩晕，瘰疬，瘿瘤，乳痈，乳癖，乳房胀痛。

【采收加工】夏季果穗呈棕红色时采收，除去杂质，晒干。

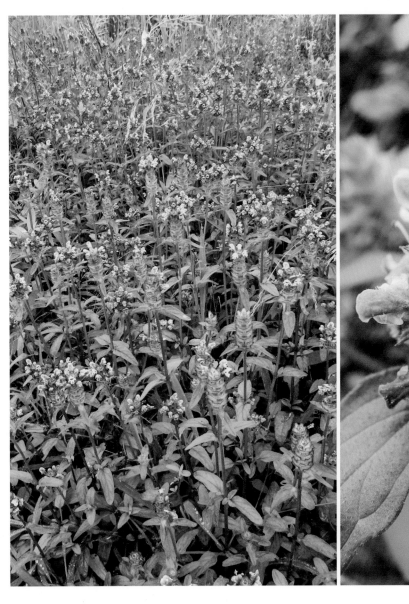
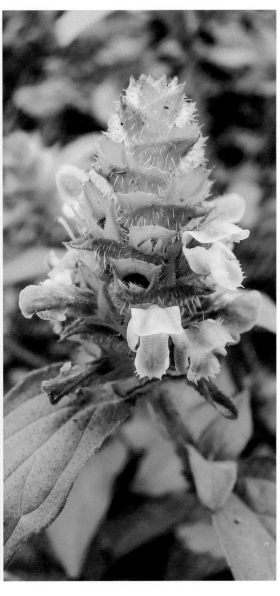

荔枝草

【基原】为唇形科荔枝草*Salvia plebeia* R. Br. 的全草。

【别名】野芥菜、癞子草、大塔花。

【形态特征】一年生或二年生草本。茎多分枝，被向下疏柔毛。叶片椭圆状卵圆形或椭圆状披针形，边缘具齿，腹面被稀疏的微硬毛，背面被短疏柔毛。轮伞花序具6朵花，在茎、枝顶端密集成总状圆锥花序；花冠淡红色、淡紫色、紫色、蓝紫至蓝色，稀白色。小坚果倒卵圆形。花期4~5月，果期6~7月。

【分布】生于山坡、沟边、田野潮湿处。产于除新疆、甘肃、青海及西藏外全国大部分地区。

【性能主治】全草味苦、辛，性凉。有清热解毒、利水消肿的作用。主治感冒发热，肺热咳嗽，咳血，肾炎水肿，白浊，痢疾，痈肿疮毒，湿疹瘙痒。

【采收加工】6~7月割取地上部分，除去泥土，扎成小把，鲜用或晒干。

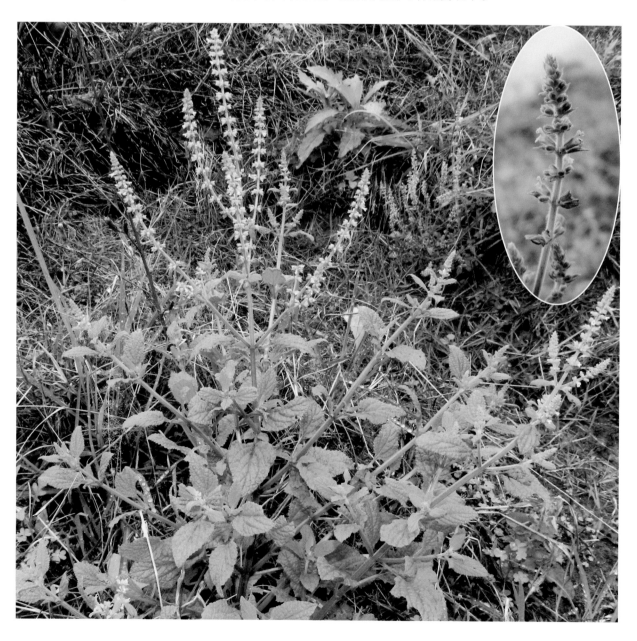

半枝莲

【基原】为唇形科半枝莲 *Scutellaria barbata* D. Don 的全草。

【别名】耳挖草、小韩信草。

【形态特征】直立草本。茎四棱形。叶对生；叶片三角状卵形或卵状披针形，边缘具圆齿。花对生，偏向一侧，排成4~10列的顶生或腋生的总状花序；花冠二唇形，棕黄色或浅蓝紫色，长约1.2 cm，外被短柔毛，内面喉部疏被疏柔毛。小坚果熟时褐色，扁球形，具小疣状突起。花期4~10月，果期10~11月。

【分布】生于水田边、溪边或湿润草地上。产于广西、广东、云南、贵州、四川等地。

【性能主治】全草味辛、苦，性寒。有清热解毒、散瘀利尿的作用。主治疔疮痈肿，咽喉疼痛，跌打损伤，黄疸，水肿，蛇虫咬伤。

【采收加工】夏、秋季茎叶茂盛时采挖，洗净，晒干。

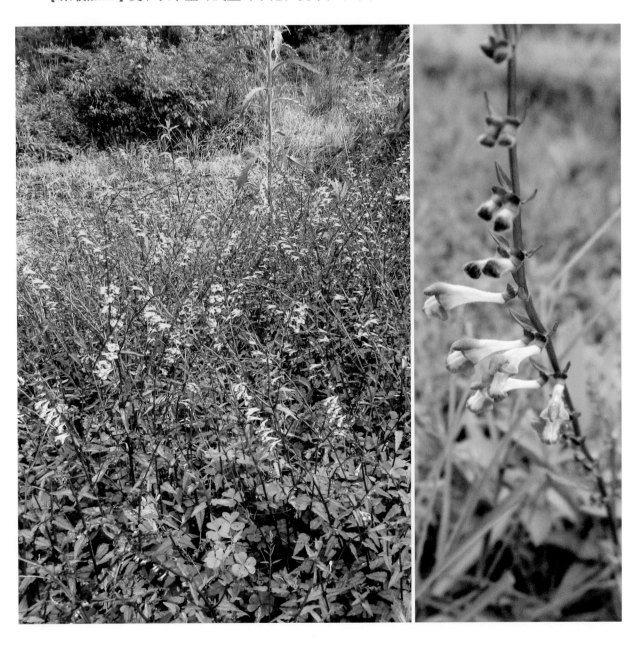

韩信草

【基原】为唇形科韩信草*Scutellaria indica* L. 的全草。

【别名】耳挖草、大力草、钩头线。

【形态特征】多年生草本。茎四棱柱形，暗紫色，被微柔毛。叶对生，叶片卵圆形至椭圆形，边缘密生整齐圆齿，两面被微柔毛或糙伏毛；叶柄长0.4~2.8 cm，密被微柔毛。花对生于枝端成总状花序；花冠蓝紫色，二唇形，下唇具深紫色斑点。小坚果熟时暗褐色，卵形，具瘤。花期4~8月，果期6~9月。

【分布】生于山坡、路边、田边及草地上。产于广西、广东、湖南、贵州、河南、陕西、江苏、浙江、福建、四川等地。

【性能主治】全草味辛、苦，性平。有祛风活血、解毒止痛的作用。主治吐血，咳血，痈肿，疗毒，喉风，牙痛，跌打损伤。

【采收加工】春、夏季采收，洗净，鲜用或晒干。

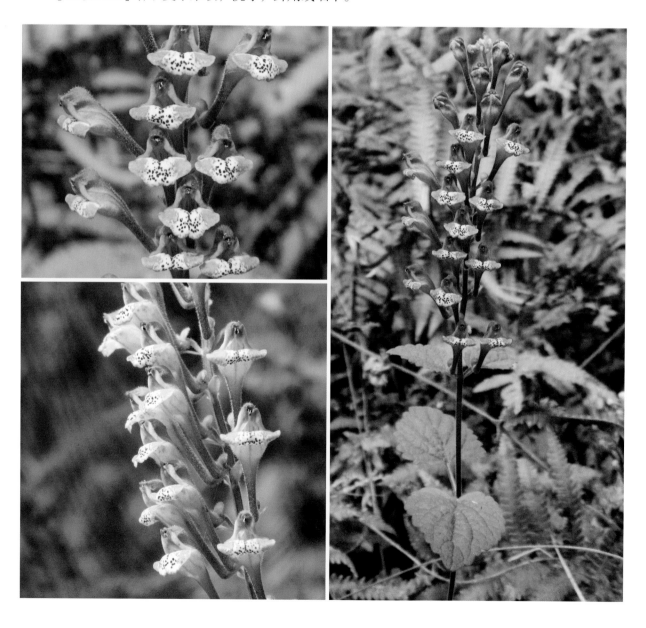

铁轴草

【基原】为唇形科铁轴草 *Teucrium quadrifarium* Buch.–Ham. ex D. Don 的全草。

【别名】毛麝香、伤寒头、假藿香、红薄荷。

【形态特征】半灌木。茎直立，基部常聚结成块状，高30~110 cm，常不分枝。叶片卵圆形或长圆状卵圆形，长3~7.5 cm，宽1.5~4 cm，边缘为有重齿的细齿或圆齿；叶柄长一般不超过1 cm。假穗状花序由轮伞花序组成，花冠淡红色。小坚果倒卵状近圆形，熟时暗栗棕色，背面具网纹。花期7~9月。

【分布】生于林下、山地阳坡及灌木丛中。产于广西、广东、云南、贵州、湖南、福建等地。

【性能主治】全草味辛、苦，性凉。有利湿消肿、祛风解暑、凉血解毒的作用。主治风热感冒，肺热咳喘，肺痈，水肿，风湿痛，中暑无汗，吐血，便血，无名肿毒，风疹，湿疹，跌打损伤，外伤出血，毒蛇咬伤，蜂蜇伤。

【采收加工】全年均可采收，洗净，鲜用或晒干。

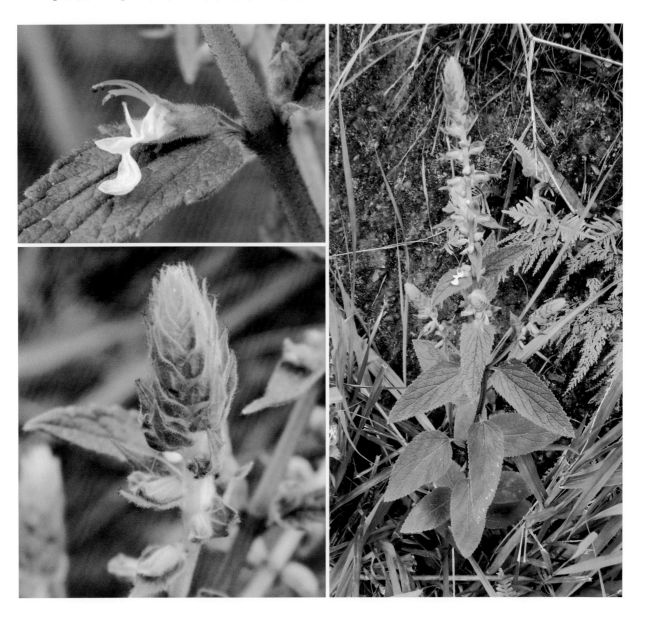

山藿香

【基原】为唇形科血见愁*Teucrium viscidum* Bl. 的全草。

【别名】消炎草、四方草、假紫苏。

【形态特征】多年生草本，高30~70 cm。具匍匐茎，茎直立。叶片卵圆形至卵圆状长圆形；叶柄长1~3 cm。假穗状花序生于茎及短枝上部；苞片披针形，全缘，较开放的花稍短或等长；花冠白色，淡红色或淡紫色，长6.5~7.5 mm，唇片与冠筒成大角度的钝角。小坚果扁球形，熟时黄棕色。花期6~11月。

【分布】生于山地林下润湿处。产于广西、广东、湖南、云南、浙江、江西、福建等地。

【性能主治】全草味辛，性凉。有消肿解毒、凉血止血的作用。主治咳血，吐血，鼻出血，肺痈，跌打损伤，痈疽肿毒，痔疮肿痛，漆疮，脚癣，狂犬及毒蛇咬伤。

【采收加工】7~8月采收，洗净，鲜用或晒干。

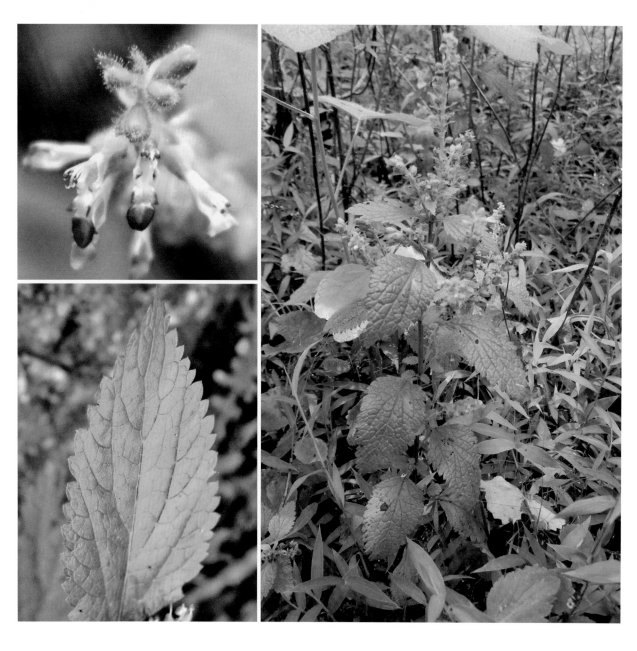

穿鞘花

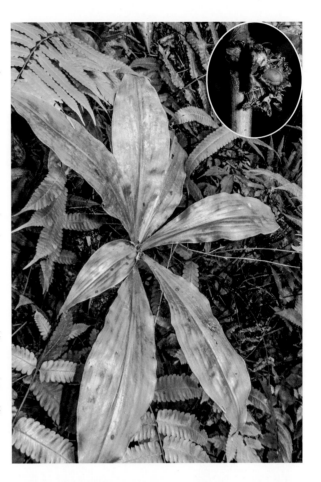

【基原】为鸭跖草科穿鞘花*Amischotolype hispida* (Less. et A. Rich.) D. Y. Hong 的全株。

【别名】独竹草、纳闹红。

【形态特征】多年生粗大草本。根状茎长，节上生根，无毛。叶鞘长达4 cm，密生褐黄色细长硬毛；叶片椭圆形，基部楔状渐狭成带翅的柄，两面近边缘处及背面主脉的下半端密生褐黄色的细长硬毛。头状花序大，常有花数十朵。蒴果卵球状三棱形，顶端钝，近顶端疏被细硬毛。花期7~8月，果期9月以后。

【分布】生于林下及山谷溪边。产于广西、广东、海南、福建、台湾、云南、贵州和西藏等地。

【性能主治】全株味甘，性寒。有清热利尿、解毒的作用。主治尿路感染，小便不利，毒蛇咬伤。

【采收加工】夏、秋季采收，洗净，晒干。

聚花草

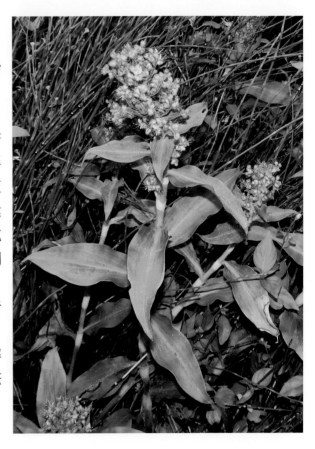

【基原】为鸭跖草科聚花草*Floscopa scandens* Loureiro 的全草。

【别名】塘壳菜、过江竹。

【形态特征】多年生草本。根状茎节上密生须根。茎高20~70 cm，不分枝。叶片椭圆形至披针形，腹面有鳞片状突起；无柄或有带翅短柄。圆锥花序多个，顶生并兼有腋生，组成长达8 cm，宽达4 cm的扫帚状复圆锥花序；花蓝色或紫色，少白色。蒴果卵圆状，长宽约2 mm，侧扁。花果期7~11月。

【分布】生于水边、沟边草地及林中。产于广西、广东、海南、浙江、台湾、湖南等地。

【性能主治】全草味苦，性凉。有清热解毒、利水的作用。主治肺热咳嗽，目赤肿痛，疮疖肿毒，水肿，淋证。

【采收加工】夏、秋季采收，鲜用或晒干。

樟柳头

【基原】为姜科闭鞘姜*Costus speciosus* (Koen.) Sm. 的根茎。

【别名】白石笋、水蕉花、广商陆。

【形态特征】多年生宿根草本，高1~3 m。具匍匐的根状茎。叶螺旋状排列；叶片长圆形或披针形，长15~20 cm，宽6~10 cm，背面密被绢毛。穗状花序顶生，椭圆形或卵形，长5~15 cm；苞片红色，革质；花冠白色或顶部红色；唇瓣宽喇叭形，纯白色。蒴果稍木质，熟时红色。花期7~9月，果期9~11月。

【分布】生于疏林下、山谷阴湿地、路边草丛、荒坡、水沟边等处。产于广西、广东、台湾、云南等地。

【性能主治】根茎味辛，性寒；有毒。有利水消肿、解毒止痒的作用。主治水肿臌胀，淋证，白浊，痈肿恶疮。

【采收加工】秋季采收，去除茎叶、须根，鲜用或晒干，或切片，晒干。

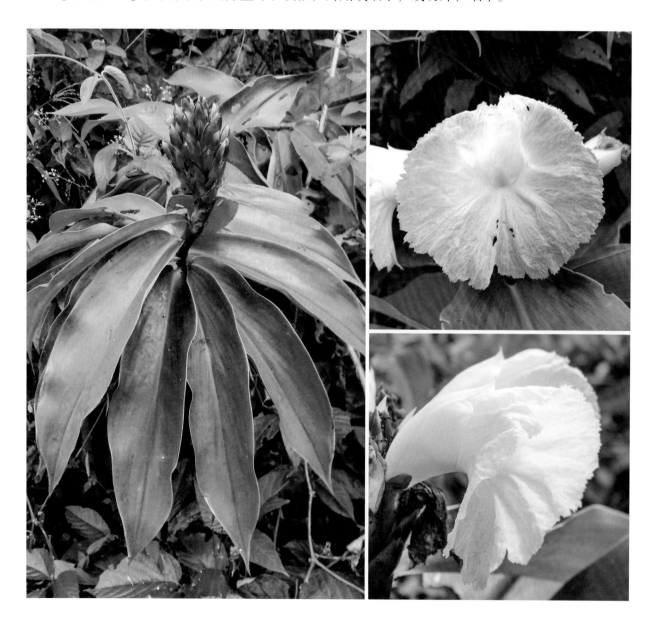

天冬

【基原】为百合科天门冬*Asparagus cochinchinensis* (Lour.) Merr. 的块根。

【别名】三百棒、天冬草、丝冬。

【形态特征】多年生攀缘状草本。块根肉质，簇生，长椭圆形或纺锤形，灰黄色。叶状枝2~3条簇生，线形扁平或略呈锐三棱形。叶退化为鳞片，主茎上的鳞状叶常变为下弯的短刺。花1~3朵簇生于叶状枝腋，黄白色或白色。浆果球形，熟时红色。花期5~6月，果期8~10月。

【分布】生于山野、疏林中或灌木丛中，亦有栽培。产于我国中部、西北部、长江流域及南方各地区。

【性能主治】块根味甘、苦，性寒。有清肺生津、养阴润燥的作用。主治肺燥干咳，顿咳痰黏，腰膝酸痛，骨蒸潮热，内热消渴，热病津伤，咽干口渴，肠燥便秘。

【采收加工】秋、冬季采挖，洗净，除去茎基和须根，置沸水中煮或蒸至透心，趁热除去外皮，洗净，干燥。

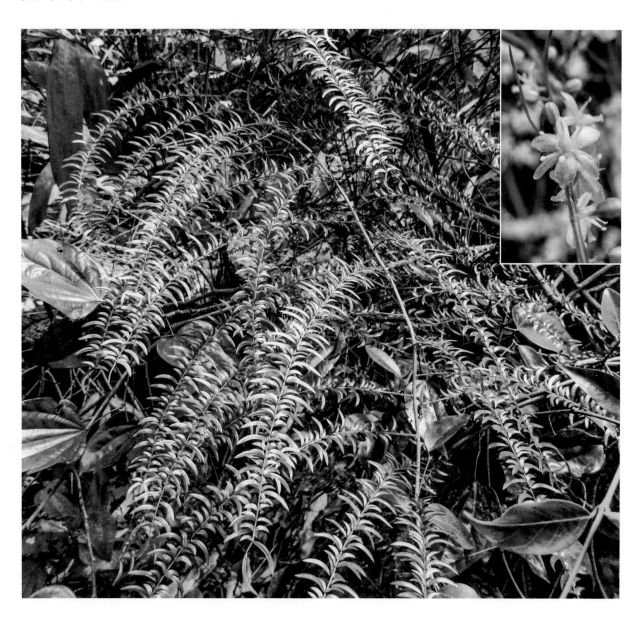

山猫儿

【基原】为百合科山菅 *Dianella ensifolia* (L.) DC. 的根状茎或全草。

【别名】山交剪、天蒜、较剪草、较剪兰。

【形态特征】多年生常绿草本。根状茎圆柱形，横走。叶狭条状披针形，长 30~80 cm，宽 1~2.5 cm，基部稍收狭成鞘状，套叠或抱茎，边缘和背面中脉具齿。顶生圆锥花序长 10~40 cm；花常多朵生于侧枝上端；花梗长 7~20 mm，常稍弯曲；花绿白色、淡黄色至青紫色。浆果近球形，熟时蓝紫色。花期 3~8 月。

【分布】生于林下、草坡中。产于广西、广东、云南、贵州、四川、江西等地。

【性能主治】根状茎或全草味辛，性温；有毒。有拔毒消肿、散瘀止痛的作用。主治瘰疬，痈疽疮癣，跌打损伤。

【采收加工】全年均可采收，洗净，鲜用或去皮，晒干。

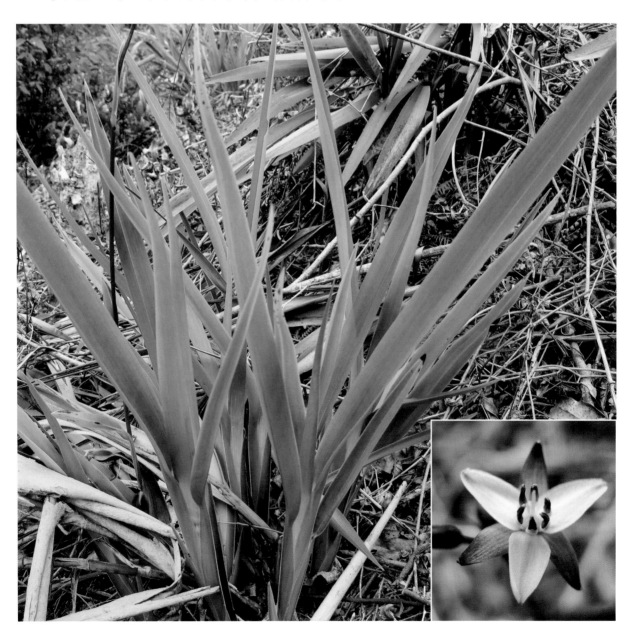

竹叶参

【基原】为百合科万寿竹Disporum cantoniense (Lour.) Merr. 的根及根状茎。

【别名】竹叶七、竹节参、竹根七。

【形态特征】多年生草本。茎高0.5~1.5 m，上部有较多叉状分枝。根状茎横出，质地硬，呈结节状。叶片纸质，披针形至狭椭圆状披针形，有明显的3~7脉，背面脉上和边缘有乳头状突起。伞形花序有花3~10朵，着生在与上部叶对生的短枝顶端；花紫色。浆果直径约1 cm。花期5~7月，果期8~10月。

【分布】生于灌木丛中或林下。产于广西、广东、贵州、台湾、福建、湖南、湖北等地。

【性能主治】根及根状茎味苦、辛，性凉。有祛风湿、舒筋活血、清热、祛痰止咳的作用。主治风湿痹病，关节腰腿疼痛，跌打损伤，骨折，虚劳，骨蒸潮热，肺痨咯血，肺热咳嗽，烧烫伤。

【采收加工】夏、秋季采挖，洗净，鲜用或晒干。

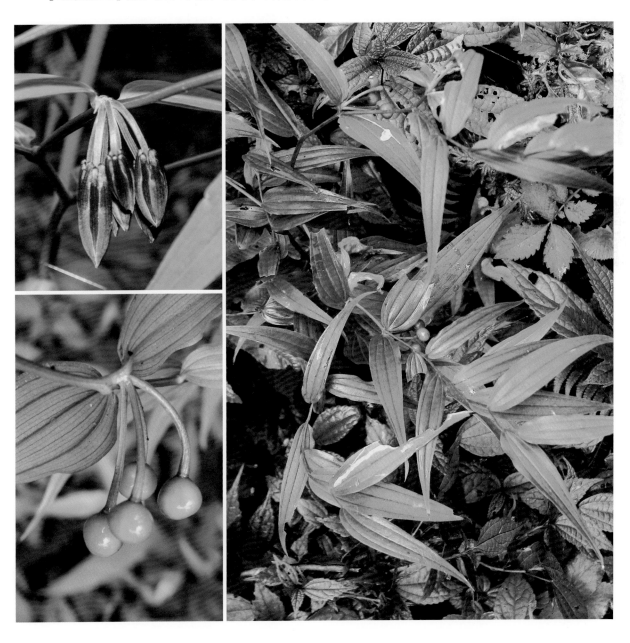

竹林霄

【基原】为百合科宝铎草*Disporum sessile* D. Don 的根及根状茎。

【别名】遍地姜、石竹根、竹叶三七。

【形态特征】多年生草本。茎高30~80 cm，上部具叉状分枝。根状茎肉质，横出。叶片矩圆形、卵形至披针形，具横脉；有短柄或近无柄。花1~5朵，着生于分枝顶端；花梗长1~2 cm；花黄色、绿黄色或白色；花被片倒卵状披针形。浆果椭圆形或球形，直径约1 cm。花期3~6月，果期6~11月。

【分布】生于林下或灌木丛中。产于广西、广东、云南、贵州、四川、湖南、江西等地。

【性能主治】根及根状茎味甘、淡，性平。有清热解毒、润肺止咳、健脾消食、舒筋活络的作用。主治肺热咳嗽，肺痨咯血，食积胀满，腰腿疼痛，风湿痹痛，骨折，烧烫伤。

【采收加工】夏、秋季采挖，洗净，鲜用或晒干。

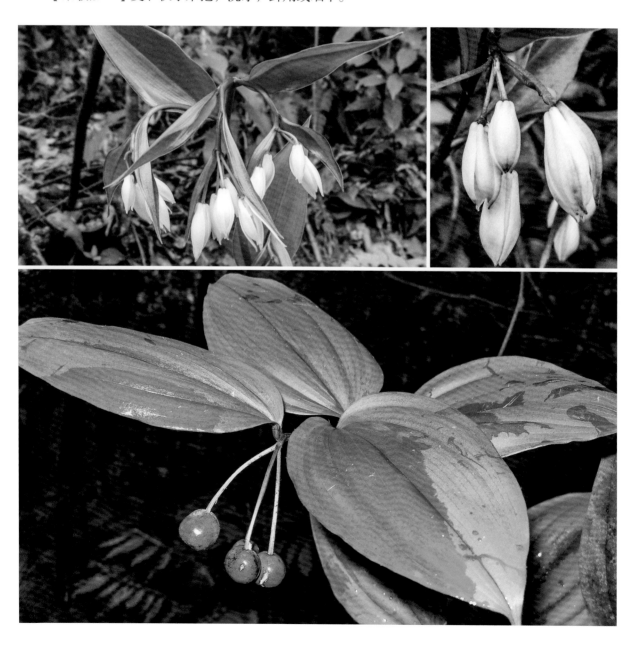

百合

【基原】为百合科野百合*Lilium brownii* F. E. Br. ex Miellez 的肉质鳞茎。

【别名】山百合、药百合、家百合。

【形态特征】多年生草本。鳞茎球形，鳞片卵状披针形，白色。叶散生；叶片披针形或线形，具5~7脉，全缘，两面无毛。花单生或2~3朵排成顶生的伞形花序；花梗长3~10 cm；花大，芳香，喇叭形，乳白色，外面稍紫红色；花柱长8.5~11 cm，柱头3裂。蒴果圆柱形，具6棱。花期5~6月，果期9~10月。

【分布】生于山坡草地。产于广西、广东、贵州、湖南、江苏、江西、湖北、山东等地。

【性能主治】肉质鳞茎味甘，性寒。有清心安神、养阴润肺的作用。主治虚烦惊悸，失眠多梦，精神恍惚，阴虚久咳，劳嗽咳血，痰中带血。

【采收加工】秋季采挖，洗净，除去杂质，剥取鳞叶，置沸水中略烫，干燥。

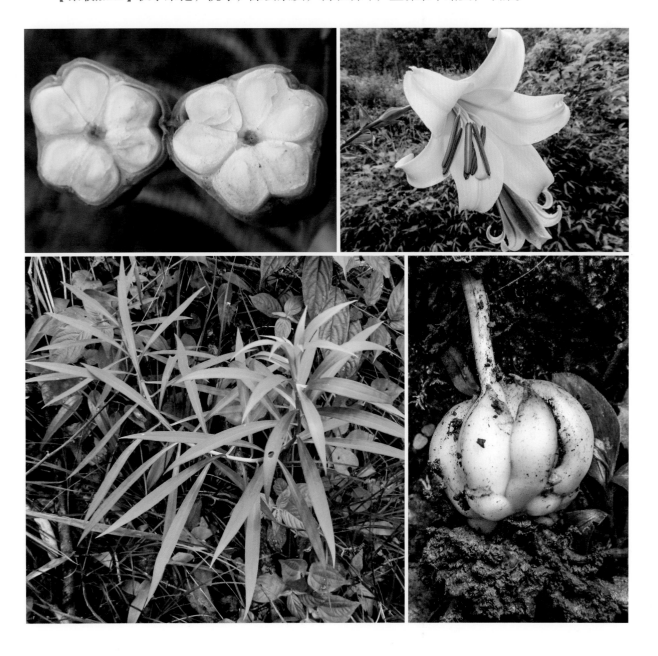

黄精

【基原】为百合科多花黄精*Polygonatum cyrtonema* Hua 的根状茎。

【别名】野仙姜、鸡头参、玉竹黄精。

【形态特征】多年生草本。根状茎连珠状或块状，每一结节上茎痕明显，圆盘状。茎高50~100 cm，通常具10~15片叶。叶互生；叶片卵状披针形或长圆状披针形。伞形花序常有花3~14朵；花序梗长1~4 cm；花被筒状，黄绿色。浆果熟时紫黑色，直径约1 cm。花期5~6月，果期7~9月。

【分布】生于林下、沟谷或山坡阴处。产于广西、广东、湖南、贵州、湖北、江西等地。

【性能主治】根状茎味甘，性平。有补气养阴、健脾润肺、益肾的作用。主治口干食少，肺虚燥咳，脾胃虚弱，体倦乏力，精血不足，须发早白，内热消渴。

【采收加工】春、秋季采挖，除去须根，洗净，置沸水中略烫或蒸至透心，干燥。

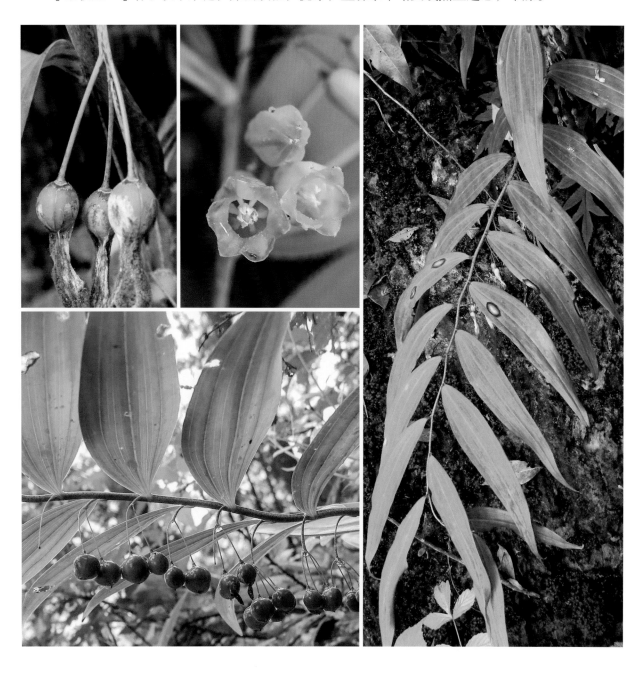

九牛力

【基原】为菝葜科抱茎菝葜*Smilax ocreata* A. DC. 的根状茎。

【别名】大金刚、土萆薢。

【形态特征】攀缘灌木。茎常疏生刺。叶片革质，卵形或椭圆形，基部宽楔形至浅心形；叶柄长2~3.5 cm，基部两侧具耳状鞘，有卷须，鞘穿茎状抱茎。圆锥花序具2~7个伞形花序；伞形花序单个着生，具10~30朵花；花黄绿色，稍带淡红色。浆果熟时暗红色，具粉霜。花期3~6月，果期7~10月。

【分布】生于林中、坡地、山谷阴湿处。产于广西、广东、四川、贵州、云南等地。

【性能主治】根状茎味甘、淡，性平。有健脾胃、强筋骨的作用。主治脾虚少食，耳鸣，乏力，腰膝酸软。

【采收加工】秋、冬季采挖，洗净，切片，晒干。

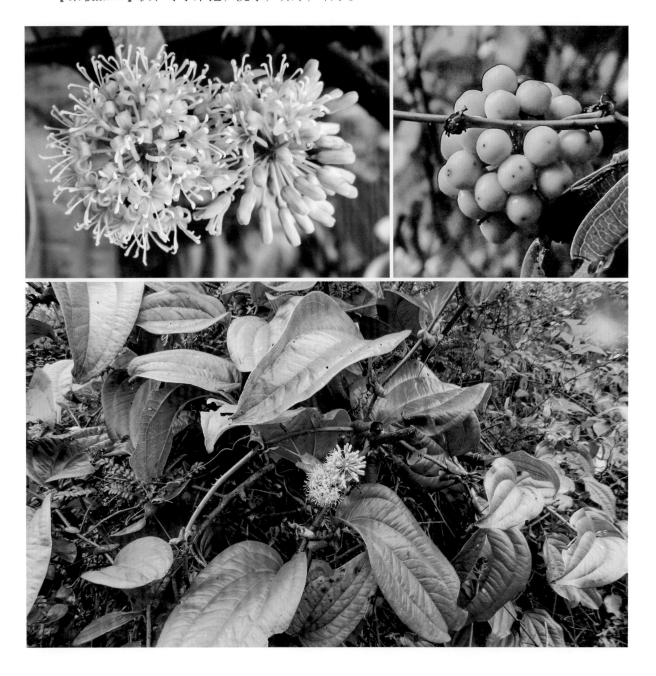

牛尾菜

【基原】为菝葜科牛尾菜*Smilax riparia* A. DC. 的根及根状茎。

【别名】白须公、软叶菝葜、牛尾草。

【形态特征】多年生草质藤本，具密结节状根状茎。根细长弯曲，密生于节上，长15~40 cm，质坚韧不易折断。叶片长圆状卵形或披针形，长7~15 cm，宽2.5~11 cm，无毛；主脉5条；叶柄具卷须。伞形花序有花多朵；花序梗纤细。浆果直径7~9 mm，熟时黑色。花期6~7月，果期8~10月。

【分布】生于山坡林下、灌木丛中或草丛中。产于广西、广东、贵州、陕西、浙江、江苏、江西等地。

【性能主治】根及根状茎味甘、苦，性平。有祛痰止咳、祛风活络、补气活血的作用。主治风湿性关节炎，筋骨疼痛，腰肌劳损，跌打损伤，咳血，气虚浮肿。

【采收加工】夏、秋季采挖，洗净，晾干。

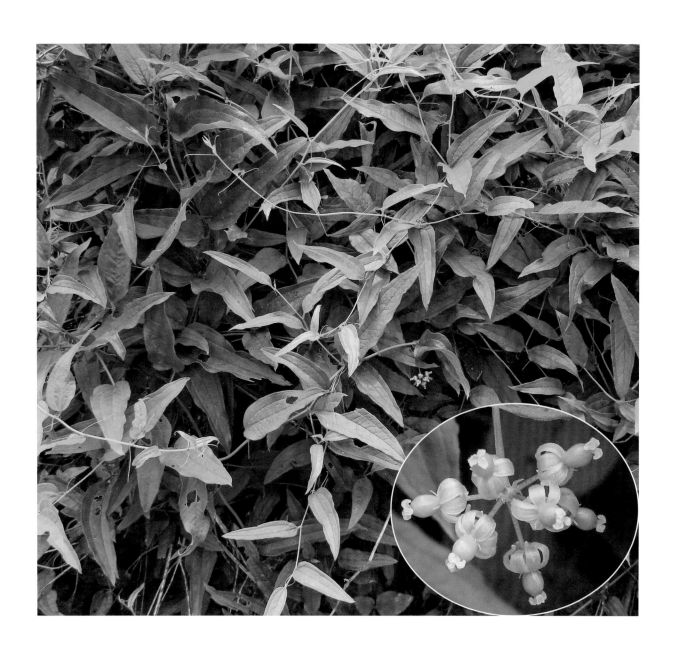

天南星

【基原】为天南星科一把伞南星*Arisaema erubescens* (Wall.) Schott 或天南星*A. heterophyllum* Blume 的块茎。

【别名】七托莲、土南星。

【形态特征】多年生草本。块茎扁球形，直径可达6 cm。叶放射状分裂，裂片3~20枚不等，披针形、长圆形至椭圆形。佛焰苞绿色，背面有白色或淡紫色条纹；肉穗花序单性，雄花序长2~2.5 cm，雌花序长约2 cm；雄花淡绿色、紫色至暗褐色；各附属器棒状、圆柱形。浆果熟时红色。花期5~7月，果期9月。

【分布】生于林下、草坡、灌木丛中。产于除山东、江苏、东北、内蒙古和新疆以外的大部分省区。

【性能主治】块茎味辛、苦，性温；有毒。有散结消肿的作用。主治痈肿，蛇虫咬伤。

【采收加工】秋、冬季茎叶枯萎时采挖，除去须根及外皮，干燥。

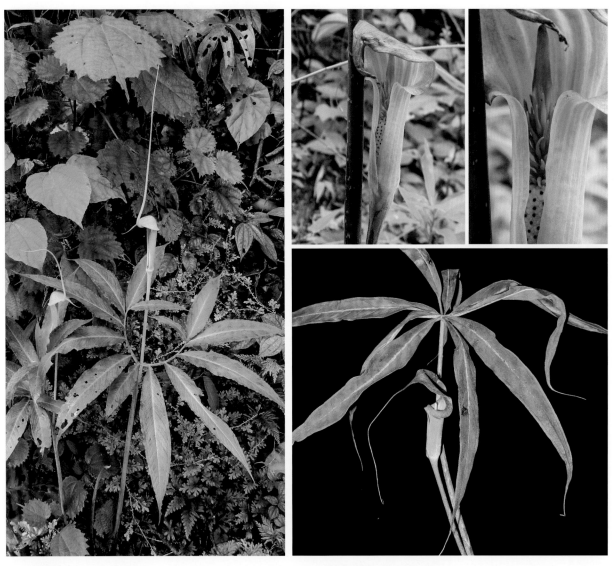

天南星 *A. heterophyllum*　　　　　　一把伞南星 *A. erubescens*

石柑子

【基原】为天南星科石柑子*Pothos chinensis* (Raf.) Merr. 的全草。

【别名】石葫芦、上树葫芦、爬石蜈蚣。

【形态特征】附生藤本。茎近木质，节上常束生气生根。叶片纸质，椭圆形、披针状卵形至披针状长圆形，先端渐尖至长渐尖，常有芒状尖头；叶柄倒卵状长圆形或楔形。花序腋生；佛焰苞卵状；肉穗花序短。浆果黄绿色至红色，卵形或长圆形，长约1 cm。花果期全年。

【分布】生于阴湿密林中，常匍匐于石上或附生于树干上。产于广西、广东、贵州等地。

【性能主治】全草味辛、苦，性平；有小毒。有散瘀消肿、舒筋活络的作用。主治风湿痹痛，跌打损伤，骨折，小儿疳积。

【采收加工】全年均可采收，洗净，鲜用或切段晒干。

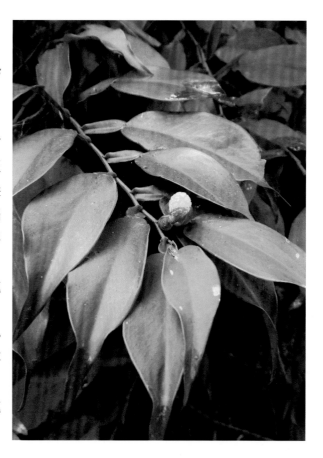

铁色箭

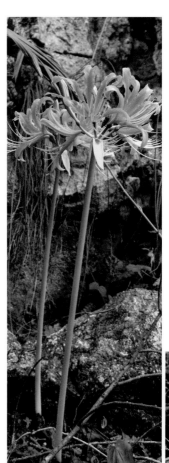

【基原】为石蒜科忽地笑*Lycoris aurea* (L'Hér.) Herb. 的鳞茎。

【别名】黄花石蒜、岩大蒜、独脚蒜头。

【形态特征】多年生草本。鳞茎肥大，卵球形，直径5~6 cm，外皮棕褐色。秋季出叶；叶片剑形，质厚，宽17~25 cm。花葶先于叶抽出；伞形花序有花3~8朵，花鲜黄色至橙黄色；花被裂片6枚，背面具淡绿色中肋，倒披针形，强度反卷和皱缩。蒴果具三棱。花期8~10月。

【分布】生于山坡阴湿处。产于广西、广东、云南、湖北、湖南、四川、台湾等地。

【性能主治】鳞茎味辛、甘，微寒；有毒。有润肺止咳、解毒消肿的作用。主治肺热咳嗽，阴虚痨热，小便不利，痈肿疮毒，疔疮结核，烧烫伤。

【采收加工】秋季采挖，选大者洗净，鲜用或晒干。

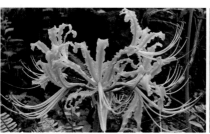
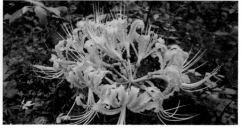

蝴蝶花

【基原】为鸢尾科蝴蝶花*Iris japonica* Thunb. 的全草。

【别名】燕子花、扁竹根、下搜山虎。

【形态特征】多年生草本。叶基生；近地面的叶片带红紫色，剑形，无明显叶脉。花茎直立，高于叶片，总状聚伞花序顶生；苞片叶状；花淡蓝色或蓝紫色，直径4.5~5 cm；花梗伸出苞片之外，长1.5~2.5 cm；花被管长1.1~1.5 cm。蒴果椭圆状柱形，具6条明显纵肋。种子黑褐色。花期3~4月，果期5~6月。

【分布】生于山坡阴湿处，或栽培。产于广西、广东、云南、湖南、陕西、甘肃、四川、贵州等地。

【性能主治】全草味苦，性寒；有小毒。有消肿止痛、清热解毒的作用。主治肝炎，肝肿大，肝区痛，胃痛，咽喉肿痛，便血。

【采收加工】春、夏季采收，切段，晒干。

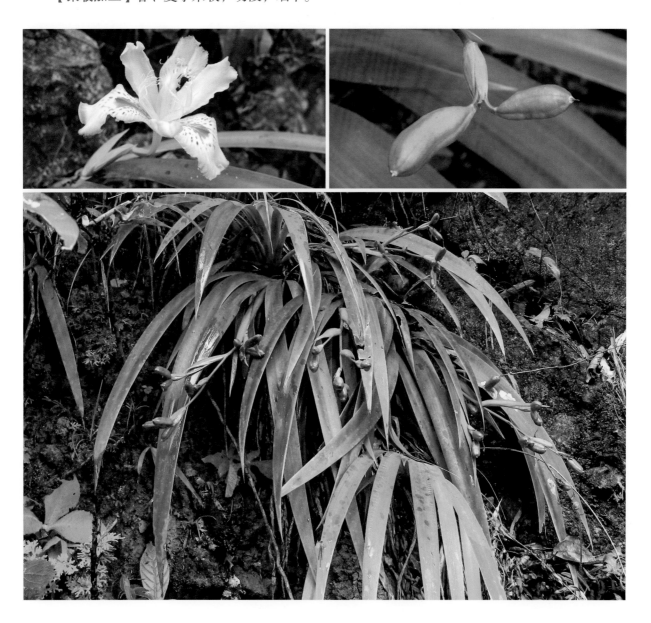

百部

【基原】为百部科大百部*Stemona tuberosa* Lour. 的块根。

【别名】对叶百部、山百根、野天门冬。

【形态特征】多年生缠绕草本。块根肉质，纺锤形，数个簇生成束。叶通常对生或轮生；叶片卵状披针形、卵形或宽卵形，基部心形，边缘稍波状，纸质或薄革质；叶柄长3~10 cm。花单生或2~3朵排成总状花序，腋生；花被片4片，披针形，黄绿色，具紫色脉纹。蒴果倒卵形而扁。花期4~7月，果期7~8月。

【分布】生于山坡疏林下或旷野。产于长江流域以南各省区。

【性能主治】块根味甘、苦，性微温。有润肺下气、止咳、杀虫灭虱的作用。主治咳嗽，肺痨咳嗽，顿咳；外用治头虱，体虱，蛲虫病，阴痒。

【采收加工】春、秋季采挖，除去须根，洗净，置沸水中略烫或蒸至无白心，取出，晒干。

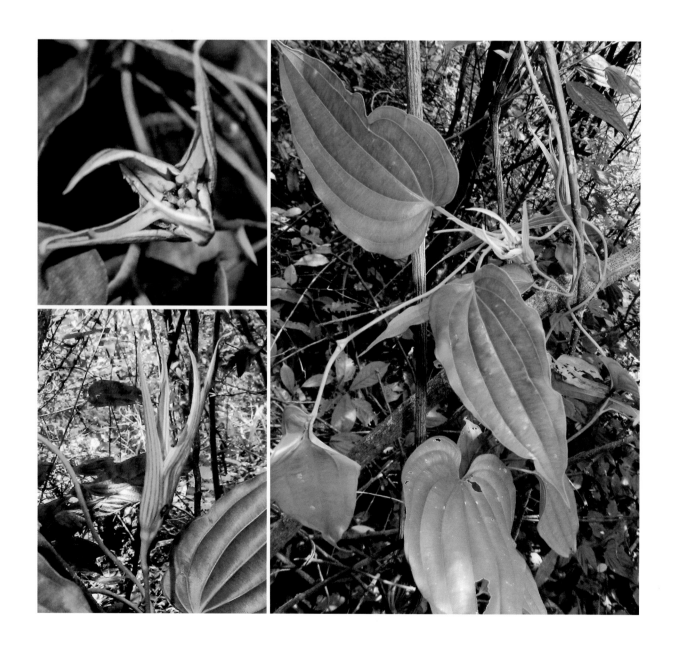

黄药子

【基原】为薯蓣科黄独*Dioscorea bulbifera* L. 的块茎。

【别名】零余薯、黄药根、雷公薯。

【形态特征】缠绕草质藤本植物。块茎卵圆形至梨形，浮于地面，外皮黑色并具多数须根，断面淡黄色；茎左旋，略带紫红色，光滑无毛，在叶腋内的珠芽大小不等。单叶互生；叶片卵状心形，两面无毛。雌花序与雄花序相似，常2个至数个丛生于叶腋；花鲜时紫色。蒴果三棱状长圆形，无毛。花期7~10月，果期8~11月。

【分布】生于山谷、河岸或杂木林边缘。产于广西、广东、云南、湖南、贵州、四川、河北、山东、湖北、浙江、安徽、江苏等地。

【性能主治】块茎味苦，性平；有小毒。有化痰消瘿、止咳止血的作用。主治瘿瘤，痈肿疮毒，毒蛇咬伤，肿瘤，疝气，咯血，百日咳。

【采收加工】夏季至冬季采挖，洗去泥土，切片，鲜用或晒干。

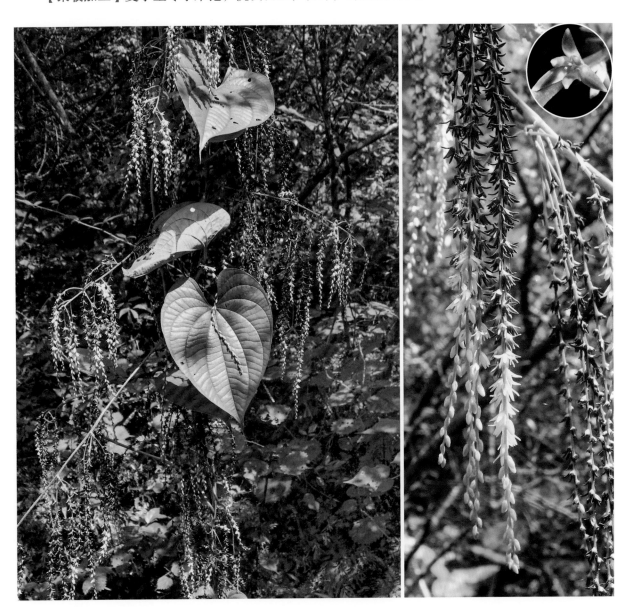

薯莨

【基原】为薯蓣科薯莨*Dioscorea cirrhosa* Lour. 的块茎。

【别名】红孩儿、牛血莲、染布薯。

【形态特征】多年生藤本。块茎生于表土层或几乎全露于地面，形状多样，外皮黑褐色，有疣状突起，断面新鲜时黄红色，干后变为紫黑色；茎下部具刺。单叶，在茎下部的互生，中部以上的对生；叶片卵形至狭披针形。雌花序单生于叶腋，长达12 cm；蒴果近三棱状扁圆形，具3翅。花期4~6月，果期9~11月。

【分布】生于山坡、路旁、河谷边的杂木林、阔叶林下、灌木丛中或林边。分布于广西、广东、福建、台湾、湖南、江西、贵州、四川、云南、西藏等地。

【性能主治】块茎味苦、微酸、涩，性平；有毒。有活血补血、收敛固涩的作用。主治咳血，咯血，呕血，鼻出血，尿血，便血，崩漏，月经不调。

【采收加工】5~8月采挖，洗净，捣碎鲜用或切片晒干。

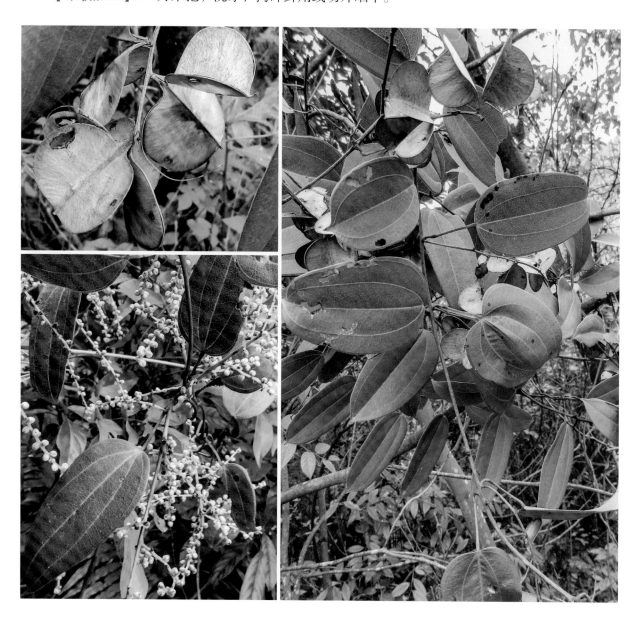

大地棕根

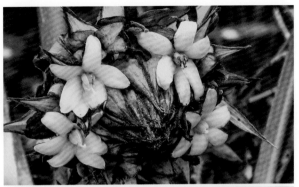

【基原】为仙茅科大叶仙茅*Curculigo capitulata* (Lour.) Kuntze 的根状茎。

【别名】野棕、竹灵芝、岩棕。

【形态特征】多年生草本，高达1 m。根状茎粗短，具走茎。叶基生，通常4~7片；叶片椭圆状披针形，全缘，具折扇状平行脉。花葶长10~34 cm，通常短于叶，被褐色长柔毛；总状花序强烈缩短成头状，球形或近卵形；花黄色。浆果球形，熟时白色，无喙。花期5~6月，果期8~9月。

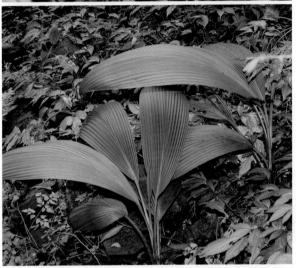

【分布】生于林下或阴湿处。产于广西、广东、台湾、福建、四川、贵州、云南、西藏等地。

【性能主治】根状茎味辛、微苦，性平。有补肾壮阳、祛风除湿、活血调经的作用。主治肾虚咳喘，阳痿遗精，白浊带下，腰膝酸软，风湿痹痛，宫冷不孕，月经不调，崩漏，子宫脱垂。

【采收加工】夏、秋季采挖，除去叶，洗净，切片，晒干。

独脚仙茅

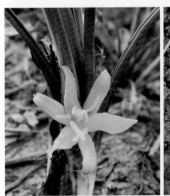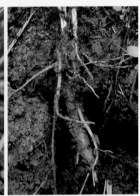

【基原】为仙茅科仙茅*Curculigo orchioides* Gaertn. 的根状茎。

【别名】黄茅参、独脚黄茅、仙茅参。

【形态特征】多年生草本。根状茎近圆柱状，直立。叶片较窄，线形、线状披针形，大小变化甚大，两面散生疏柔毛或无毛；叶柄短或近无柄。花葶长2~7 cm；总状花序多少呈伞房状，通常具4~6朵花；花黄色。浆果近纺锤形，顶端具长喙。花果期4~9月。

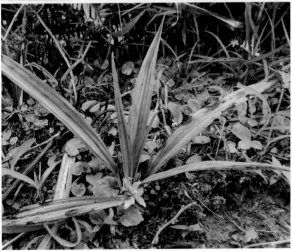

【分布】生于林中、草地或荒坡上。产于广西、广东、云南、贵州、湖南、四川等地。

【性能主治】根茎味辛，性热；有毒。有补肾壮阳、强筋骨、祛除寒湿的作用。主治阳痿精冷，腰膝冷痛，筋骨软弱，阳虚冷泻。

【采收加工】秋、冬季采挖，除去根头和须根，洗净，干燥。

水田七

【基原】为蒟蒻薯科裂果薯*Schizocapsa plantaginea* Hance 的根茎。

【别名】水鸡仔、屈头鸡、长须果。

【形态特征】多年生草本。块根粗短，常弯曲。叶基生；叶片狭椭圆形，基部下延，沿叶柄两侧有狭翅。花葶长6~13 cm，总苞片4片，卵形或三角状卵形；伞形花序有花10多朵；花被裂片6枚，2轮，外面淡绿色，内面淡紫色。蒴果近倒卵形，3片开裂。花果期4~11月。

【分布】生于海拔200~600 m的沟边、山谷、林下、路边潮湿处。产于广西、广东、湖南、江西、贵州、云南等地。

【性能主治】根茎味微甘、苦，性凉；有小毒。有清热解毒、止咳祛痰、理气止痛、散瘀止血的作用。主治感冒发热，痰热咳嗽，百日咳，脘腹胀痛，泻痢腹痛，消化不良，小儿疳积，肝炎，咽喉肿痛，牙痛，痄腮，瘰疬，疮肿，烧烫伤，带状疱疹，跌打损伤，外伤出血。

【采收加工】秋季采挖，洗净，鲜用或切片晒干。

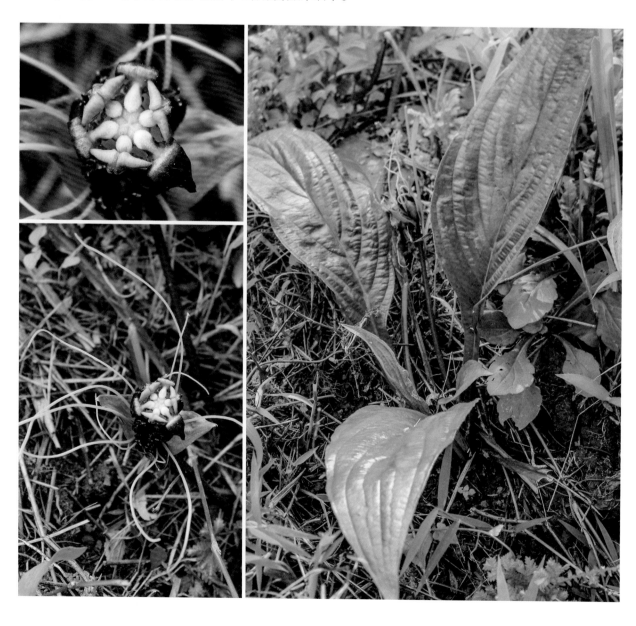

白及

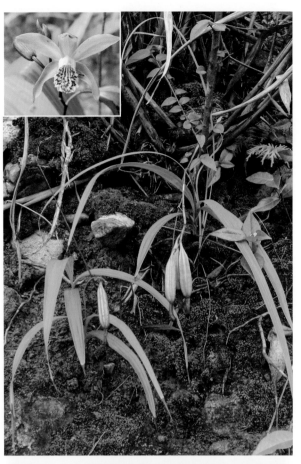

【基原】为兰科白及*Bletilla striata* (Thunb. ex A. Murray) Rchb. f. 的块茎。

【别名】白鸡果、白根、羊角七。

【形态特征】地生兰。块茎,白色,三角状扁球形或不规则菱形,肉质,肥厚,富黏性,常数个相连。叶4~6片,披针形或宽披针形,基部收狭成鞘并抱茎。总状花序顶生,具花3~10朵;花大,紫色或淡红色;唇瓣白色带紫红色,具紫色脉。蒴果圆柱形。花期4~5月,果期7~9月。

【分布】生于山野、山谷较潮湿处,或栽培。产于广西、江西、福建、湖北、安徽等地。

【性能主治】块茎味苦、甘、涩,性微寒。有收敛止血、消肿生肌的作用。主治咳血、吐血,外伤出血,痈疮肿毒,皮肤皲裂。

【采收加工】夏、秋季采挖,除去残茎、须根,洗净,经蒸煮至内面无白心,撞去粗皮,晒干或烘干。

蛩臂兰

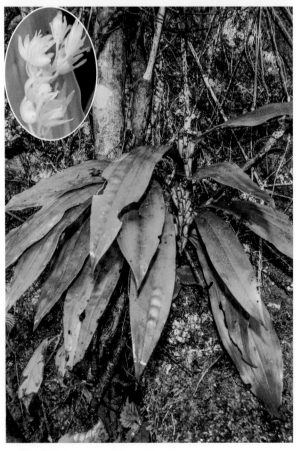

【基原】为兰科半柱毛兰*Eria corneri* Rchb. f. 的全草。

【别名】上石虾、石壁风、黄绒兰。

【形态特征】附生兰。植株无毛。假鳞茎密生,幼时卵形,成熟时圆柱形,粗短,粗1~2.5 cm,顶端具2~3片叶。叶片椭圆状披针形至倒卵状披针形。花葶从叶的外侧发出,具10余朵花,有时可多达60朵;花白色或略带黄色,唇瓣具3条褶片。花期8~9月,果期10~12月,翌年3~4月蒴果开裂。

【分布】生于林中树上或林下岩石上。产于广西、广东、海南、福建、贵州、云南等地。

【性能主治】全草味甘,性平。有滋阴清热、生津止渴的作用。主治热病伤津,烦渴,盗汗,肺结核,瘰疬,疮疡肿毒。

【采收加工】夏、秋季采收,蒸后晒干。

肾经草

【基原】为兰科毛莛玉凤花*Habenaria ciliolaris* Kraenzl. 的块茎。

【别名】玉峰花、睫毛兰、土天麻。

【形态特征】地生兰。具肉质的块茎。茎直立粗壮，近中部具5~6片集生的叶。叶片椭圆状披针形或椭圆形。总状花序具6~15朵花；花莛具棱，棱上具长柔毛；花白色或绿白色；中萼片的背面具3条片状具细齿或近全缘的龙骨状突起；唇瓣3裂，裂片丝状。花期7~8月，果期9~10月。

【分布】生于山坡或沟谷密林下阴处。产于广西、广东、湖南、湖北、贵州、甘肃、浙江、江西、福建、台湾、香港、海南、四川等地。

【性能主治】块茎味甘、微苦，性平。有壮腰补肾、清热利水、解毒的作用。主治肾虚腰痛，遗精，阳痿，白带异常，热淋，毒蛇咬伤，疮疖肿毒。

【采收加工】春、秋季采挖，除去茎叶和须根，洗净，晒干。

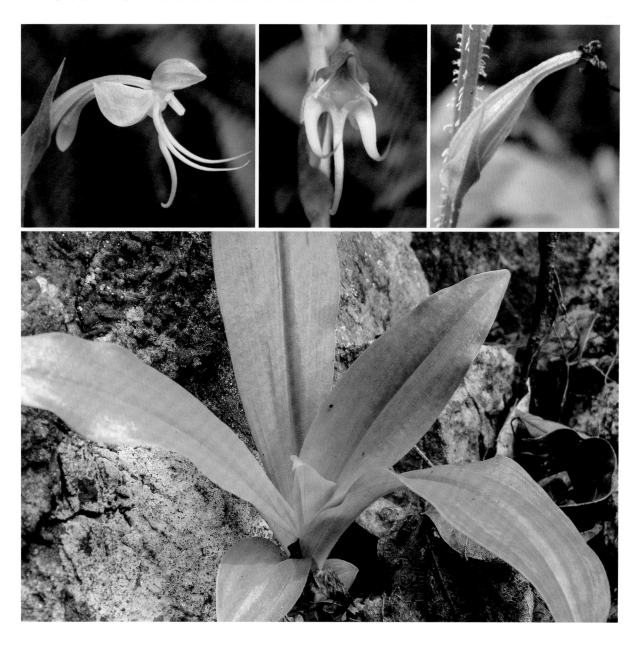

橙黄玉凤花

【基原】为兰科橙黄玉凤花*Habenaria rhodocheila* Hance 的块茎。

【别名】龙虎草、飞花羊、鸡母虫草。

【形态特征】地生兰。具肉质的块茎。茎直立粗壮，下部具4~6片叶。叶片线状披针形至近长圆形，基部抱茎。总状花序具2~10朵花；花橙黄色，唇瓣4裂，形似飞机而易于识别。蒴果纺锤形，先端具喙。花期7~8月，果期10~11月。

【分布】生于山坡或沟谷林下阴处地上，或岩石上覆土中。产于广西、广东、香港、海南、江西、福建、湖南、贵州等地。

【性能主治】块茎味甘，性平。有清热解毒、活血止痛的作用。主治肺热咳嗽，疮疡肿毒，跌打损伤。

【采收加工】全年均可采收，鲜用或晒干。

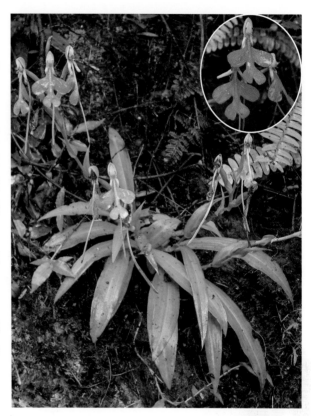

黄花独蒜

【基原】为兰科苞舌兰*Spathoglottis pubescens* Lindl. 的假鳞茎。

【别名】土白及、白及。

【形态特征】假鳞茎扁球形，被革质鳞片状鞘，顶生1~3片叶。叶片带状或狭披针形，两面无毛。花葶长达50 cm，密布柔毛，下部被数枚紧抱于花序柄的筒状鞘；总状花序长2~9 cm，疏生2~8朵花；花梗和子房长2~2.5 cm，密布柔毛；花黄色；唇瓣约等长于花瓣，3裂，唇盘上具3条纵向的龙骨脊。花期7~10月。

【分布】生于海拔380~1700 m的山坡草丛中或疏林下。产于广西、广东、福建、江西等地。

【性能主治】假鳞茎味苦、甘，性寒。有补肺、止咳、清热解毒的作用。主治肺痨，咳嗽，咳血，咯血，痈疽疔疮，跌打损伤。

【采收加工】秋季采收，鲜用或晒干。

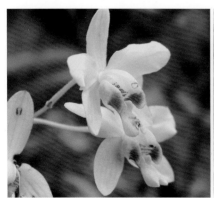
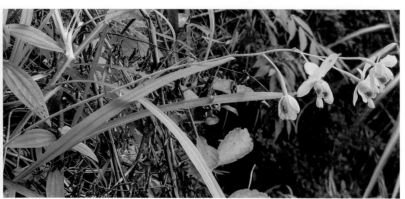

见血清

【基原】为兰科见血青*Liparis nervosa* (Thunb. ex A. Murray) Lindl. 的全草。

【别名】羊耳蒜、立地好、毛慈姑、岩芋。

【形态特征】地生兰。植株具圆柱形的、多节的肉质茎。叶（2）3~5片，草质或膜质，卵形至卵状椭圆形，长5~16 cm，宽3~8 cm，全缘，基部收狭并下延成鞘状柄。花葶发自茎顶端，长10~25 cm；总状花序具数朵至10多朵花；花紫色，花瓣丝状，唇瓣长圆状倒卵形，长约6 mm。花期2~7月，果期10月。

【分布】生于林中湿地、阴处或山谷水旁。产于广西、广东、云南、湖南南部、贵州、浙江南部、江西、福建、台湾、四川南部和西藏东南部等地。

【性能主治】全草味苦、涩，性凉。有凉血止血、清热解毒的作用。主治胃热吐血，肺热咯血，肠风下血，崩漏，手术出血，创伤出血，疮疡肿毒，毒蛇咬伤，跌打损伤。

【采收加工】夏、秋季采收，鲜用或切段晒干。

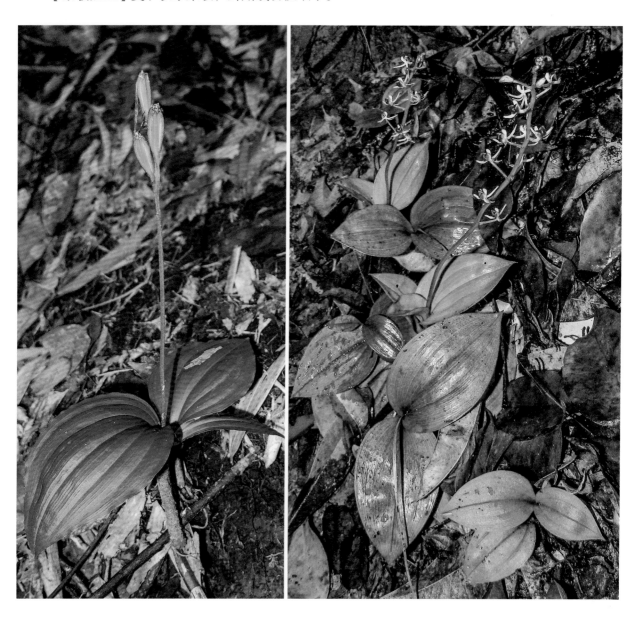

盘龙参

【基原】为兰科绶草*Spiranthes sinensis* (Pers.) Ames 的全草。

【别名】猪牙参、龙抱柱、扭兰、胜杖草。

【形态特征】植株高13~30 cm。根数条，指状，肉质，簇生于茎基部。茎较短，近基部生2~5枚叶。叶片宽线形或宽线状披针形。花茎直立，长10~25 cm；总状花序具多数密生的花，长4~10 cm，呈螺旋状扭转；花苞片卵状披针形；花小，紫红色、粉红色或白色，在花序轴上呈螺旋状排生。花期7~8月。

【分布】生于山坡林下、灌木丛中、草地或沟边草丛。产于全国各地。

【性能主治】全草味甘、苦，性平。有滋阴益气、清热解毒、润肺止咳的作用。主治病后虚弱，阴虚内热，咳嗽吐血，头晕，腰痛酸软，糖尿病，遗精，淋浊带下，咽喉肿痛，毒蛇咬伤，烧烫伤，疮疡肿痛。

【采收加工】夏、秋季采收，洗净晒干。

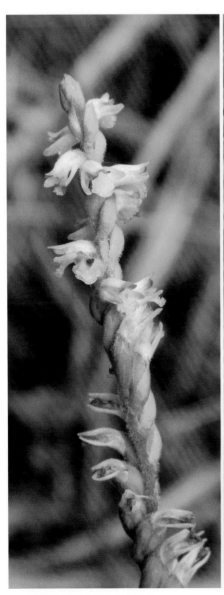
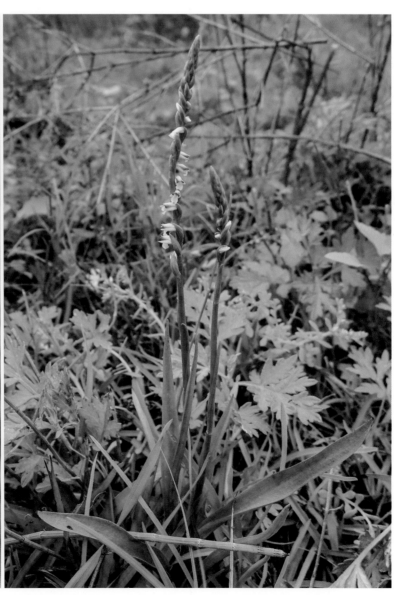

灯心草

【基原】为灯芯草科灯芯草*Juncus effusus* L. 的茎髓。

【别名】灯草、龙须草、水灯心。

【形态特征】多年生草本，高0.4~1 m。根状茎横走。茎丛生，圆柱形，淡绿色，有纵条纹，直径1.5~4 mm，茎内充满白色的髓心。叶鞘状，围生于茎基部，基部紫褐色至黑褐色；叶片退化呈刺芒状。聚伞花序假侧生；总苞片圆柱形，生于顶端，似茎状延伸，顶端尖锐。蒴果长圆形。花期4~7月，果期6~9月。

【分布】生于河边、池旁、水沟、稻田旁、草地及沼泽湿处。产于广西、广东、云南、贵州、四川、西藏、江西、福建、台湾、湖南、湖北、安徽、浙江、江苏等地。

【性能主治】茎髓味甘、淡，性微寒。有清心火、利小便的作用。主治心烦失眠，尿少涩痛，口舌生疮。

【采收加工】夏末至秋季割取茎，除去杂质，晒干，取出茎髓，理直，扎成小把。

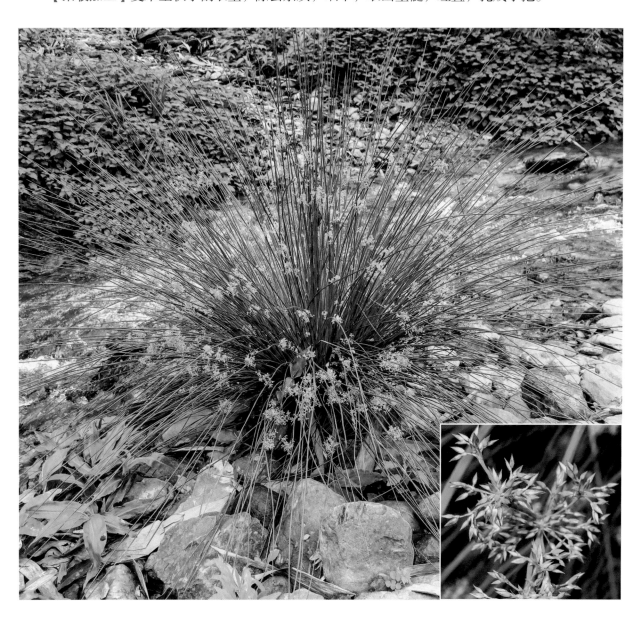

一箭球

【基原】为莎草科单穗水蜈蚣*Kyllinga nemoralis* (J. R. et G. Forst.) Dandy ex Hatch. et Dalziel 的全草。

【别名】金钮草、三叶珠、散寒草。

【形态特征】多年生草本。具匍匐根茎。秆散生或疏丛生。叶片线形，斜展，边缘具疏齿；叶鞘短，最下面的叶鞘无叶片。穗状花序1个，少2~3个，圆卵形或球形，具极多数小穗；小穗近倒卵形或披针状长圆形，压扁状，具1朵花。小坚果长圆形或倒卵状长圆形，熟时棕色，具密的细点，先端具极短尖，花果期5~8月。

【分布】生于山坡林下、沟边、田边近水处、旷野潮湿处。产于广西、广东、海南、云南等地。

【性能主治】全草味辛、苦，性平。有宣肺止咳、清热解毒、散瘀消肿、杀虫截疟的作用。主治感冒咳嗽，百日咳，咽喉肿痛，痢疾，毒蛇咬伤，疟疾，跌打损伤，皮肤瘙痒。

【采收加工】全年均可采收，洗净，鲜用或晒干。

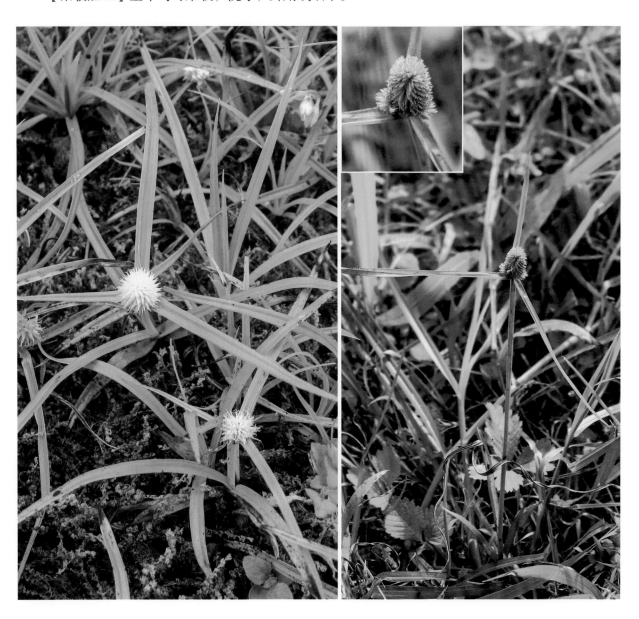

白茅根

【基原】为禾亚科大白茅*Imperata cylindrica* (L.) Raeuschel var. *major* (Nees) C. E. Hubb. 的根状茎、初生未放花序、花穗及叶。

【别名】茅针、黄茅、茅根。

【形态特征】多年生草本。具横走多节被鳞片的长根状茎。秆高25~90 cm，节具长白柔毛。叶片线形或线状披针形。圆锥花序长5~20 cm；小穗圆柱状，基部生长约1.5 cm的白色丝状毛，成对着生；颖长圆状披针形，第一颖有脉3~4条，第二颖有脉4~6条；雄蕊2枚，柱头紫黑色。花果期5~8月。

【分布】生于低山带平原河岸草地、山坡、疏林下。产于广西、海南、安徽、浙江、四川、西藏、河北、河南等地。

【性能主治】根状茎味甘，性寒。有凉血止血、清热利尿的作用。主治血热吐血，鼻出血，尿血，热病烦渴，湿热黄疸，水肿尿少，热淋涩痛。

【采收加工】春、秋季采挖，洗净，晒干，除去须根和膜质叶鞘，捆成小把。

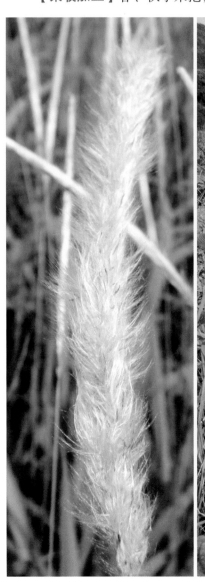
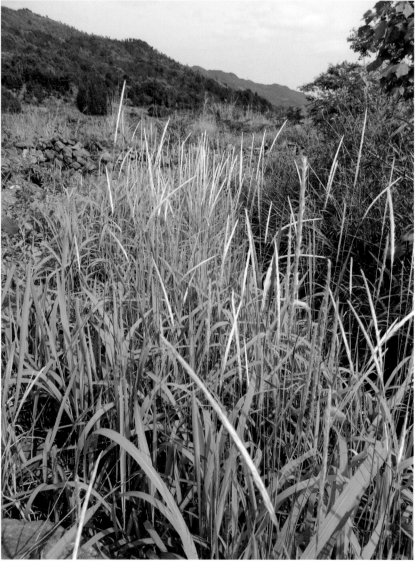

淡竹叶

【基原】为禾亚科淡竹叶*Lophatherum gracile* Brongn. 的茎叶。

【别名】山鸡米、山冬、金竹叶。

【形态特征】多年生草本。具木质缩短的根状茎；须根中部可膨大为纺锤形小块根。秆高0.4~1 m，具5~6节。叶片披针形，有明显小横脉，有时被柔毛或疣基小刺毛，基部狭缩呈柄状；叶鞘平滑或外侧边缘具纤毛。圆锥花序长12~25 cm；小穗线状披针形，具极短的柄。颖果长椭圆形。花果期5~11月。

【分布】生于山坡、林地或林缘、道旁荫蔽处。产于广西、广东、云南、四川、江西、福建、台湾、湖南、江苏等地。

【性能主治】茎叶味甘、淡，性寒。有清热泻火、除烦止渴、利尿通淋的作用。主治热病烦渴，小便短赤涩痛，口舌生疮。

【采收加工】夏季未抽花穗前采收，晒干。

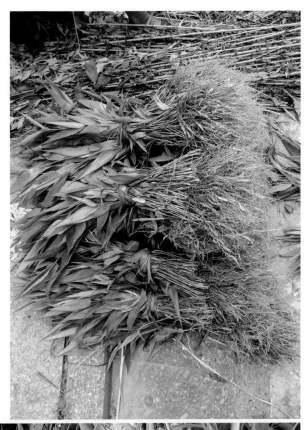

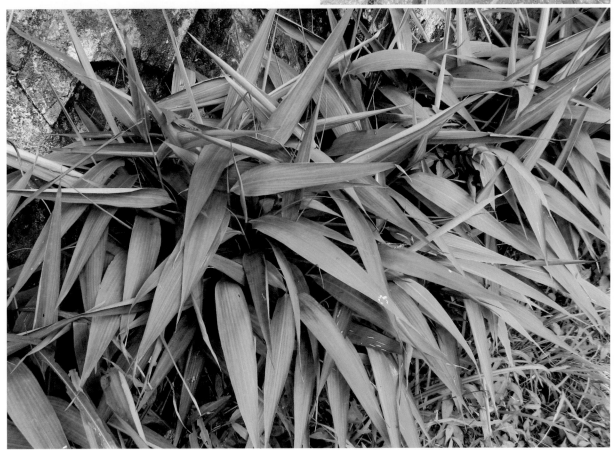

棕叶芦

【基原】为禾亚科棕叶芦*Thysanolaena latifolia* (Roxb. ex Hornem.) Honda 的根或笋。

【别名】莽草、棕叶草、扫地草。

【形态特征】多年生、丛生草本。秆高2~3 m，直立粗壮，不分枝。叶鞘无毛；叶舌长1~2 cm，质硬，截平；叶片披针形，长20~50 cm，宽3~8 cm，具横脉，基部心形。圆锥花序大型，长达50 cm，分枝多；小穗具关节，长1.5~1.8 mm。颖果长圆形，长约0.5 mm。一年有两次花果期，为春夏季和秋季。

【分布】生于山坡、山谷或灌木丛中。产于广西、广东、贵州、台湾等地。

【性能主治】根或笋味甘，性凉。有清热截疟、止咳平喘的作用。主治疟疾，烦渴，腹泻，咳喘。

【采收加工】夏、秋季采收，洗净，晒干。

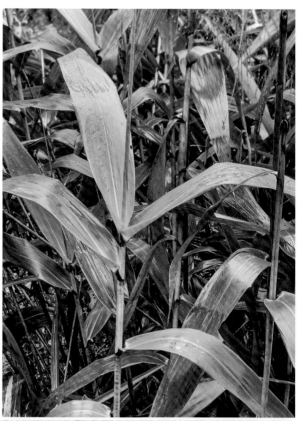

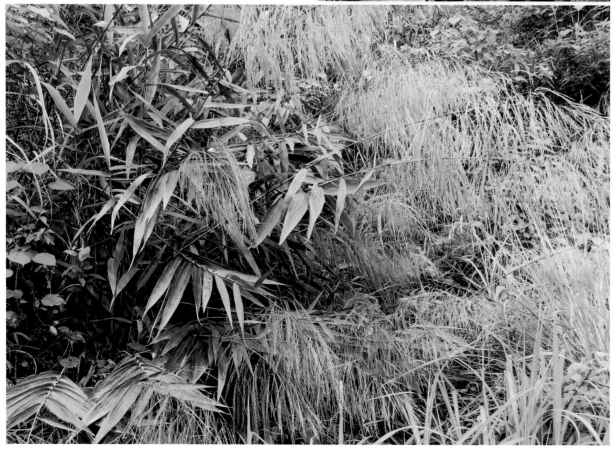

总名录

环江县药用植物名录

真菌门 Eumycota

霜霉科 Peronosporaceae

禾生指梗菌

Sclerospora graminicola (Sacc.) Schroet.

功效来源：《广西中药资源名录》

肉座菌科 Hypocreaceae

藤仓赤霉

Gibberella fujikuroi (Saw.) Wollenw.

功效来源：《广西中药资源名录》

黑粉菌科 Ustilaginaceae

菰黑粉菌

Ustilago esculenta P. Henn.

功效来源：《广西中药资源名录》

玉黍蜀黑粉

Ustilago maydis (DC.) Corda

功效来源：《广西中药资源名录》

银耳科 Tremellaceae

银耳

Tremella fuciformis Berk.

功效来源：《广西中药资源名录》

木耳科 Auriculariaceae

皱木耳

Auricularia delicata (Fr.) P. Henn.

功效来源：《广西中药资源名录》

毛木耳

Auricularia polytricha (Mont.) Sacc.

功效来源：《广西中药资源名录》

鸡油菌科 Cantharellaceae

小鸡油菌

Cantharellus minor Peck

功效来源：《广西中药资源名录》

裂褶菌科 Schizophyllaceae

裂褶菌

Schizophyllum commune Fr.

功效来源：《广西中药资源名录》

猴头菌科 Hericiaceae

猴头菌

Hericium erinaceus (Bull. ex Fr.) Pers.

功效来源：《广西中药资源名录》

灵芝菌科 Ganodermataceae

树舌

Ganoderma applanatum (Pers.) Pat.

功效来源：《广西中药资源名录》

灵芝

Ganoderma lucidum (Leyss. ex Fx.) Karst.

功效来源：《广西中药资源名录》

多孔菌科 Polyporaceae

桦革裥菌

Lenzites betulina (L.) Fr.

功效来源：《广西中药资源名录》

云芝

Polystictus versicolor (L.) Fr.

功效来源：《广西中药资源名录》

茯苓

Poria cocos (Schw.) Wolf.

功效来源：《广西中药资源名录》

血朱栓菌

Trametes cinnabarina (Jacq.) Fr. var. *sanguinea* (L. ex Fr.) Pilat

功效来源：《广西中药资源名录》

口蘑科 Tricholomataceae

香菇

Lentinus edodes (Berk.) Sing.

功效来源：《广西中药资源名录》

雷丸

Omphalia lapidescens Schroet.

功效来源：《广西中药资源名录》

野生革耳

Paxius rudis Fr.

功效来源：《广西中药资源名录》

侧耳

Pleurotus ostreatus (Jacq. ex Fr.) Quel.

功效来源：《广西中药资源名录》

光柄菇科 Pluteaceae

草菇

Volvariella volvacea (Bull ex Fr.) Sing.
功效来源：《广西中药资源名录》

伞菌科 Agaricaceae
双孢蘑菇
Agaricus brunnescens Peck
功效来源：《广西中药资源名录》

苔藓植物门 Bryophyta
葫芦藓科 Funariaceae
葫芦藓
Funaria hygrometrica Hedw.
功效来源：《广西中药资源名录》

真藓科 Bryaceae
真藓
Bryum argenteum Hedw.
功效来源：《广西中药资源名录》

提灯藓科 Mniaceae
尖叶提灯藓
Mnium cuspidatum Hedw.
功效来源：《广西中药资源名录》

卷柏藓科 Racopilaceae
毛尖卷柏藓
Racopilum aristatun Mitt.
功效来源：《广西中药资源名录》

灰藓科 Hypnaceae
大灰藓
Hypnum plumaeforme Wils.
功效来源：《广西中药资源名录》

金发藓科 Polytrichaceae
东亚小金发藓
Pogonatum inflexum (Lindb.) Lac.
功效来源：《广西中药资源名录》

蛇苔科 Conocephalaceae
蛇苔
Conocephalum conicum (Linn.) Dum.
功效来源：《广西中药资源名录》

地钱科 Marchantiaceae
地钱
Marchantia polymorpha Linn.
功效来源：《广西中药资源名录》

蕨类植物门 Pteridophyta
F.01. 松叶蕨科 Psilotaceae
松叶蕨属 *Psilotum* Sw.
松叶蕨 石刷把
Psilotum nudum (L.) Beauv.
凭证标本：韦发南等 M0350 (IBK)
功效：全草，活血止血、通经、祛风除湿。
功效来源：《中华本草》

F.02. 石杉科 Huperziaceae
石杉属 *Huperzia* Bernh.
蛇足石杉 千层塔
Huperzia serrata (Thunb.) Trevis.
凭证标本：环江县普查队 451226131115018LY (IBK、CMMI)
功效：全草，散瘀消肿、解毒、止痛。
功效来源：《全国中草药汇编》

马尾杉属 *Phlegmariurus* (Herter) Holub
有柄马尾杉 八股绳
Phlegmariurus hamiltonii (Spreng.) L. Love et D. Love var. *petiolatus* (C. B. Clarke) Ching
功效：全草，活血通络、利湿消肿。
功效来源：《中华本草》
注：《广西植物名录》有记载。

F.03. 石松科 Lycopodiaceae
藤石松属 *Lycopodiastrum* Holub ex Dixit
藤石松 舒筋草
Lycopodiastrum casuarinoides (Spring) Holub
凭证标本：环江县普查队 451226130314035LY (IBK、GXMG、CMMI)
功效：地上部分，舒筋活血、祛风湿。
功效来源：《广西壮族自治区瑶药材质量标准 第一卷》（2014年版）

石松属 *Lycopodium* L.
石松 伸筋草
Lycopodium japonicum Thunb.
凭证标本：环江县普查队 451226130317004LY (IBK、GXMG、CMMI)
功效：全草，祛风除湿、舒筋活络。
功效来源：《中国药典》（2020年版）

垂穗石松属 *Palhinhaea* Franco et Vasc. ex Vasc. et Franco
垂穗石松 伸筋草
Palhinhaea cernua (L.) Franco et Vasc.
凭证标本：环江县普查队 451226131116021LY (IBK、

GXMG、CMMI)

功效：全草，祛风散寒、除湿消肿、舒筋活血、止咳、解毒。

功效来源：《中华本草》

F.04. 卷柏科 Selaginellaceae

卷柏属 *Selaginella* P. Beauv.

大叶卷柏 贵州卷柏

Selaginella bodinieri Hieron. ex Christ

凭证标本：环江县普查队 451226130602013LY (IBK、GXMG、CMMI)

功效：全草，清热利湿、舒筋活络。

功效来源：《中华本草》

澜沧卷柏

Selaginella davidii Franch. subsp. *gebaueriana* (Hand.-Mazz.) X. C. Zhang

凭证标本：蒋日红等 11476 (IBK)

功效：全草，用于肺热咳嗽、外伤出血。

功效来源：《广西中药资源名录》

薄叶卷柏

Selaginella delicatula (Desv.) Alston

凭证标本：环江县普查队 451226130723010LY (IBK、GXMG、CMMI)

功效：全草，活血调血、清热解毒。

功效来源：《全国中草药汇编》

江南卷柏

Selaginella moellendorffii Hieron.

凭证标本：环江县普查队 451226121207026LY (IBK、GXMG、CMMI)

功效：全草，清热利尿、活血消肿。

功效来源：《中药大辞典》

伏地卷柏 小地柏

Selaginella nipponica Franch.

凭证标本：环江县普查队 451226130427011LY (IBK、GXMG、CMMI)

功效：全草，清热润肺。

功效来源：《全国中草药汇编》

黑顶卷柏

Selaginella picta A. Braun ex Baker

凭证标本：蒋日红等 11520 (IBK)

功效：全草，凉血解毒、止痛。

功效来源：《中华本草》

翠云草

Selaginella uncinata (Desv.) Spring

凭证标本：韦发南等 M0260 (IBK)

功效：全草，清热利湿、解毒、止血。

功效来源：《广西壮族自治区壮药质量标准 第一卷》（2008年版）

F.06. 木贼科 Equisetaceae

木贼属 *Equisetum* L.

节节草 笔筒草

Equisetum ramosissimum (Desf.) Boerner subsp. *ramosissimum*

凭证标本：环江县普查队 451226130502002LY (IBK、GXMG、CMMI)

功效：全草，祛风清热、除湿利尿。

功效来源：《中药大辞典》

笔管草 笔筒草

Equisetum ramosissimum (Desf.) Boerner subsp. *debile* (Roxb. ex Vauch.) Hauke

凭证标本：环江县普查队 451226130503009LY (IBK、GXMG、CMMI)

功效：地上部分，疏风散热、明目退翳、止血。

功效来源：《广西壮族自治区壮药质量标准 第二卷》（2011年版）

F.09. 瓶尔小草科 Ophioglossaceae

瓶尔小草属 *Ophioglossum* L.

瓶尔小草

Ophioglossum vulgatum L.

凭证标本：环江县普查队 451226130426046LY (IBK、GXMG、CMMI)

功效：全草，清热解毒、消肿止痛。

功效来源：《全国中草药汇编》

F.11. 观音座莲科 Angiopteridaceae

观音座莲属 *Angiopteris* Hoffm.

福建观音座莲 马蹄蕨

Angiopteris fokiensis Hieron.

凭证标本：环江县普查队 451226130319008LY (IBK、GXMG、CMMI)

功效：根状茎，清热凉血、祛瘀止血、镇痛安神。

功效来源：《广西壮族自治区壮药质量标准 第三卷》（2018年版）

F.13. 紫萁科 Osmundaceae

紫萁属 *Osmunda* L.

桂皮紫萁

Osmunda cinnamomea L.

凭证标本：环江县普查队 451226130425065LY (IBK、GXMG、CMMI)

功效：根茎，清热解毒、止血杀虫、利尿。

功效来源：《中华本草》

紫萁 紫萁贯众

Osmunda japonica Thunb.

凭证标本：环江县普查队 451226130318011LY (IBK、GXMG、CMMI)

功效：根状茎和叶柄残基，清热解毒、止血、杀虫。

功效来源：《中国药典》（2020年版）

宽叶紫萁

Osmunda javanica Blume

凭证标本：吴磊等 ML0130 (IBK)

功效：根状茎，清热解毒、止血杀虫、祛风。

功效来源：《中华本草》

华南紫萁

Osmunda vachellii Hook.

凭证标本：环江县普查队 451226130319012LY (IBK、GXMG、CMMI)

功效：根状茎及叶柄的髓部，祛湿舒筋、清热解毒、驱虫。

功效来源：《中华本草》

F.15. 里白科 Gleicheniaceae

芒萁属 *Dicranopteris* Bernh.

芒萁

Dicranopteris pedata (Houtt.) Nakaike

功效：幼叶、叶柄、根状茎，化瘀止血、清热利尿、解毒消肿。

功效来源：《中华本草》

注：《广西植物名录》有记载。

里白属 *Diplopterygium* (Diels) Nakai

中华里白

Diplopterygium chinense (Rosenst.) De Vol

凭证标本：环江县普查队 451226131110020LY (IBK、GXMG、CMMI)

功效：根状茎，止血、接骨。

功效来源：《中华本草》

F.17. 海金沙科 Lygodiaceae

海金沙属 *Lygodium* Sw.

海金沙

Lygodium japonicum (Thunb.) Sw.

凭证标本：韦发南等 M0259 (IBK)

功效：成熟孢子、地上部分，清利湿热、通淋止痛。

功效来源：《中国药典》（2020年版）

小叶海金沙 金沙藤

Lygodium microphyllum (Cav.) R. Br.

凭证标本：环江县普查队 451226130425072LY (IBK、GXMG、CMMI)

功效：地上部分，清热解毒、利水通淋。

功效来源：《广西壮族自治区壮药质量标准 第三卷》（2018年版）

F.18. 膜蕨科 Hymenophyllaceae

膜蕨属 *Hymenophyllum* Sm.

华东膜蕨

Hymenophyllum barbatum (Bosch) Copel.

凭证标本：环江县普查队 451226130729008LY (IBK、GXMG、CMMI)

功效：全草，止血。

功效来源：《广西药用植物名录》

蒴蕨属 *Mecodium* Presl

蒴蕨

Mecodium badium (Hook. et Grev.) Copel.

凭证标本：环江县普查队 451226130317020LY (IBK、GXMG、CMMI)

功效：全草，解毒清热、生肌止血。

功效来源：《中华本草》

瓶蕨属 *Vandenboschia* Copel.

瓶蕨

Vandenboschia auriculata (Blume) Copel.

凭证标本：环江县普查队 451226130317041LY (IBK、GXMG、CMMI)

功效：全草，止血生肌。

功效来源：《中华本草》

F.19. 蚌壳蕨科 Dicksoniaceae

金毛狗属 *Cibotium* Kaulf.

金毛狗脊 狗脊

Cibotium barometz (L.) J. Sm.

凭证标本：环江县普查队 451226130425029LY (IBK、GXMG、CMMI)

功效：根茎，祛风湿、补肝肾、强腰膝。

功效来源：《中国药典》（2020年版）

F.20. 桫椤科 Cyatheaceae

桫椤属 *Alsophila* R. Br.

大叶黑桫椤 大桫椤

Alsophila gigantea Wall. ex Hook.

凭证标本：环江县普查队 451226130319006LY (IBK、GXMG、CMMI)

功效：叶，祛风除湿、活血止痛。

功效来源：《中华本草》

F.21. 稀子蕨科 Monachosoraceae

稀子蕨属 *Monachosorum* Kunze

华中稀子蕨

Monachosorum flagellare (Maxim.) Hayata var.

nipponicum (Makino) Tagawa

凭证标本：环江县普查队 451226121208002LY (IBK、GXMG、CMMI)

功效：全草，用于痛风。

功效来源：《药用植物辞典》

F.22. 碗蕨科 Dennstaedtiaceae

碗蕨属 *Dennstaedtia* Bernh.

碗蕨

Dennstaedtia scabra (Wall. ex Hook.) T. Moore

凭证标本：环江县普查队 451226130425044LY (IBK、GXMG、CMMI)

功效：全草，祛风、清热解表。

功效来源：《中华本草》

鳞盖蕨属 *Microlepia* Presl

边缘鳞盖蕨

Microlepia marginata (Panz.) C. Chr. var. *marginata*

凭证标本：环江县普查队 451226130313024LY (IBK、GXMG、CMMI)

功效：全草，清热解毒、祛风除湿。嫩枝，解毒、消肿。

功效来源：《药用植物辞典》

二回边缘鳞盖蕨

Microlepia marginata (Houtt.) C. Chr. var. *bipinnata* Makino

凭证标本：环江县普查队 451226130429010LY (IBK、GXMG、CMMI)

功效：全草，清热解毒、祛风除湿。嫩枝，解毒、消肿。

功效来源：《药用植物辞典》

F.23. 鳞始蕨科 Lindsaeaceae

鳞始蕨属 *Lindsaea* Dry.

鳞始蕨

Lindsaea odorata Roxb.

凭证标本：环江县普查队 451226130606007LY (IBK、GXMG、CMMI)

功效：全草，止血、利尿。

功效来源：《中华本草》

乌蕨属 *Sphenomeris* Maxon

乌蕨 金花草

Sphenomeris chinensis (L.) Maxon

凭证标本：环江县普查队 451226121208043LY (IBK、GXMG、CMMI)

功效：全草，清热解毒、利湿。

功效来源：《全国中草药汇编》

F.25. 姬蕨科 Hypolepidaceae

姬蕨属 *Hypolepis* Bernh.

姬蕨

Hypolepis punctata (Thunb.) Mett. ex Kuhn

凭证标本：陈少卿 15476 (IBK)

功效：全草、叶，清热解毒、收敛止痛。

功效来源：《全国中草药汇编》

F.26. 蕨科 Pteridiaceae

蕨属 *Pteridium* Scopoli

蕨

Pteridium aquilinum (L.) Kuhn var. *latiusculum* (Desv.) Underw. ex A. Heller

功效：根状茎或全草，清热利湿、消肿、安神。

功效来源：《全国中草药汇编》

注：《广西中药资源名录》有记载。

毛轴蕨 龙爪菜

Pteridium revolutum (Blume) Nakai

凭证标本：环江县普查队 451226130314055LY (IBK、GXMG、CMMI)

功效：根状茎，解疮毒。

功效来源：《全国中草药汇编》

F.27. 凤尾蕨科 Pteridaceae

凤尾蕨属 *Pteris* L.

条纹凤尾蕨

Pteris cadieri Christ

凭证标本：彭日成等 ML1900 (IBK)

功效：全草，清热解毒。

功效来源：《药用植物辞典》

凤尾蕨 井口边草

Pteris cretica L. var. *intermedia* (Christ) C. Chr.

凭证标本：环江县普查队 451226130314069LY (IBK、GXMG、CMMI)

功效：全草，清热利湿、止血生肌、解毒消肿。

功效来源：《中华本草》

指叶凤尾蕨 金鸡尾

Pteris dactylina Hook.

凭证标本：蒋日红等 11514 (IBK)

功效：根状茎、全草，清热解毒、利水化湿、定惊。

功效来源：《中药大辞典》

岩凤尾蕨

Pteris deltodon Baker

凭证标本：环江县普查队 451226130502022LY (IBK)

功效：全草，清热利湿、敛肺止咳、定惊、解毒。

功效来源：《中华本草》

刺齿半边旗 刺齿凤尾蕨
Pteris dispar Kunze
凭证标本：蒋日红等 11449 (IBK)
功效：全草，清热解毒、祛瘀凉血。
功效来源：《中华本草》

疏羽半边旗 大半边旗
Pteris dissitifolia Baker
凭证标本：环江县普查队 451226130606014LY (IBK、GXMG、CMMI)
功效：全草，凉血止痢、敛肺止咳、解毒。
功效来源：《中华本草》

剑叶凤尾蕨 井边茜
Pteris ensiformis Burm. f.
凭证标本：环江县普查队 451226130315011LY (IBK、GXMG、CMMI)
功效：全草，清热解毒、利尿。
功效来源：《全国中草药汇编》

傅氏凤尾蕨
Pteris fauriei Hieron. var. fauriei
凭证标本：环江县普查队 451226121208026LY (IBK、GXMG、CMMI)
功效：全草、叶，收敛、止血。
功效来源：《药用植物辞典》

百越凤尾蕨 金钗凤尾蕨
Pteris fauriei Hieron. var. *chinensis* Ching et S. H. Wu
凭证标本：彭日成等 ML1546 (IBK)
功效：叶，清热利湿、祛风定惊、敛疮止血。
功效来源：《中华本草》

狭叶凤尾蕨 片鸡尾草
Pteris henryi Christ
凭证标本：许为斌等 11126 (IBK)
功效：全草，清热解毒。
功效来源：《全国中草药汇编》

全缘凤尾蕨
Pteris insignis Mett. ex Kuhn
凭证标本：许为斌等 10982 (IBK)
功效：全草，清热利湿、活血消肿。
功效来源：《中华本草》

井栏凤尾蕨 凤尾草
Pteris multifida Poir.
凭证标本：环江县普查队 451226130423027LY (IBK、GXMG、CMMI)
功效：全草，清热利湿、凉血止血、解毒止痢。
功效来源：《全国中草药汇编》

栗柄凤尾蕨 五齿剑
Pteris plumbea Christ
凭证标本：彭日成等 ML1499 (IBK)
功效：全草，清热利湿、活血止血。
功效来源：《中华本草》

半边旗
Pteris semipinnata L.
功效：全草，清热解毒、消肿止痛。
功效来源：《广西壮族自治区壮药质量标准 第二卷》（2011年版）
注：《广西植物名录》有记载。

蜈蚣草
Pteris vittata L.
凭证标本：环江县普查队 451226130424007LY (IBK、GXMG、CMMI)
功效：全草或根状茎，祛风活血、解毒杀虫。
功效来源：《全国中草药汇编》

F.30. 中国蕨科 Sinopteridaceae

粉背蕨属 *Aleuritopteris* Fée

粉背蕨
Aleuritopteris anceps (Blanford) Panigrahi
凭证标本：环江县普查队 451226130602009LY (IBK、GXMG、CMMI)
功效：全草，止咳化痰、健脾补虚、舒筋活络、活血祛瘀、利湿止痛。
功效来源：《药用植物辞典》

银粉背蕨 通经草
Aleuritopteris argentea (Gmel.) Fée
凭证标本：韦发南等 M0176 (IBK)
功效：全草，解毒消肿、活血通经、利湿、祛痰止咳。
功效来源：《中华本草》

碎米蕨属 *Cheilosoria* Trev.

毛轴碎米蕨 川层草
Cheilosoria chusana (Hook.) Ching et K. H. Shing
凭证标本：彭日成等 ML0256 (IBK)
功效：全草，清热利湿、解毒。
功效来源：《中华本草》

金粉蕨属 *Onychium* Kaulf.

野雉尾金粉蕨 小叶金花草
Onychium japonicum (Thunb.) Kunze
凭证标本：环江县普查队 451226130503013LY (IBK、GXMG、CMMI)
功效：全草，清热解毒、利湿、止血。
功效来源：《广西壮族自治区壮药质量标准 第三

卷》（2018年版）

F.31. 铁线蕨科 Adiantaceae

铁线蕨属 *Adiantum* L.

团羽铁线蕨 猪毛针

Adiantum capillus-junonis Rupr.

凭证标本：环江县普查队 451226130601005LY（IBK、GXMG、CMMI）

功效：全草、根，清热利尿、舒筋活络、补肾止咳。

功效来源：《全国中草药汇编》

条裂铁线蕨

Adiantum capillus-veneris L. f. *dissectum* (Mart. et Galeot.) Ching

凭证标本：彭日成等 ML0334（IBK）

功效：全草，清热解毒、软坚。

功效来源：《药用植物辞典》

鞭叶铁线蕨

Adiantum caudatum L.

凭证标本：韦发南等 M0314（IBK）

功效：全草，清热解毒、利水消肿。

功效来源：《中华本草》

蜀铁线蕨 猪毛七

Adiantum edentulum Christ f. *refractum* (Christ) Y. X. Lin

凭证标本：环江县普查队 451226130319047LY（IBK、GXMG、CMMI）

功效：全草，清利湿热、祛风。

功效来源：《中华本草》

扇叶铁线蕨 铁线草

Adiantum flabellulatum L.

凭证标本：环江县普查队 451226130529006LY（IBK、GXMG、CMMI）

功效：全草，清热解毒、利湿消肿。

功效来源：《广西中药材标准 第一册》

白垩铁线蕨

Adiantum gravesii Hance

凭证标本：彭日成等 ML0332（IBK）

功效：全草，利水通淋、清热解毒。

功效来源：《中华本草》

假鞭叶铁线蕨 岩风子

Adiantum malesianum Ghatak

凭证标本：环江县普查队 451226121202003LY（IBK、GXMG、CMMI）

功效：全草，利水通淋、清热解毒。

功效来源：《中华本草》

F.32. 水蕨科 Parkeriaceae

水蕨属 *Ceratopteris* Brongn.

水蕨

Ceratopteris thalictroides (L.) Brongn.

功效：全草，散瘀拔毒、镇咳、化痰、止痢、止血。

功效来源：《全国中草药汇编》

注：《广西植物名录》有记载。

F.33. 裸子蕨科 Hemionitidaceae

凤丫蕨属 *Coniogramme* Fée

无毛凤丫蕨

Coniogramme intermedia Hieron var. *glabra* Ching

凭证标本：许为斌等 11069（IBK）

功效：根状茎，补肾除湿、理气止痛。

功效来源：《云南中药资源名录》

凤丫蕨 凤丫草

Coniogramme japonica (Thunb.) Diels

凭证标本：环江县普查队 451226130527006LY（IBK、GXMG、CMMI）

功效：根状茎、全草，祛风除湿、活血止痛、清热解毒。

功效来源：《全国中草药汇编》

F.34. 车前蕨科 Antrophyaceae

车前蕨属 *Antrophyum* Kaulf.

车前蕨

Antrophyum henryi Hieron.

凭证标本：韦发南等 M0213（IBK）

功效：全草（去根毛），止咳。

功效来源：《药用植物辞典》

F.35. 书带蕨科 Vittariaceae

书带蕨属 *Haplopteris* Presl

书带蕨

Haplopteris flexuosa (Fée) E. H. Crane.

凭证标本：环江县普查队 451226121208017LY（IBK、GXMG、CMMI）

功效：全草，疏风清热、舒筋止痛、健脾消疳、止血。

功效来源：《中华本草》

F.36. 蹄盖蕨科 Athyriaceae

短肠蕨属 *Allantodia* R. Br. emend. Ching

中华短肠蕨

Allantodia chinensis (Baker) Ching

凭证标本：彭日成等 ML0294（IBK）

功效：根状茎，清热、祛湿。

功效来源：《中华本草》

毛柄短肠蕨

Allantodia dilatata (Blume) Ching

凭证标本：环江县普查队 451226121203015LY（IBK、GXMG、CMMI）

功效：根状茎，清热解毒、除湿驱虫、杀虫。

功效来源：《药用植物辞典》

假蹄盖蕨属 *Athyriopsis* Ching

假蹄盖蕨 小叶凤凰尾巴草

Athyriopsis japonica (Thunb.) Ching

凭证标本：环江县普查队 451226130605049LY（IBK、CMMI）

功效：根茎、全草，清热解毒。

功效来源：《中药大辞典》

蹄盖蕨属 *Athyrium* Roth

长江蹄盖蕨 大地柏枝

Athyrium iseanum Rosenst.

凭证标本：环江县普查队 451226121208030LY（IBK、GXMG、CMMI）

功效：全草，解毒、止血。

功效来源：《全国中草药汇编》

日本蹄盖蕨

Athyrium niponicum (Mett.) Hance

凭证标本：韦发南等 M0004（IBK）

功效：根状茎，清热解毒、消肿止血。

功效来源：《药用植物辞典》

双盖蕨属 *Diplazium* Sw.

厚叶双盖蕨

Diplazium crassiusculum Ching

凭证标本：环江县普查队 451226130317036LY（IBK、GXMG、CMMI）

功效：全株，清热凉血、利尿、通淋。

功效来源：《药用植物辞典》

单叶双盖蕨

Diplazium subsinuatum (Wall. ex Hook. et Grev.) Tagawa

凭证标本：环江县普查队 451226130319004LY（IBK、GXMG、CMMI）

功效：全草，凉血止血、利尿通淋。

功效来源：《广西中药材标准 第一册》

介蕨属 *Dryoathyrium* Ching

华中介蕨 小叶山鸡尾巴草

Dryoathyrium okuboanum (Makino) Ching

凭证标本：许为斌等 ML1199（IBK）

功效：全草，清热消肿。

功效来源：《中药大辞典》

F.37. 肿足蕨科 Hypodematiaceae

肿足蕨属 *Hypodematium* Kunze

肿足蕨

Hypodematium crenatum (Forsk.) Kuhn

凭证标本：环江县普查队 451226130606008LY（IBK、GXMG、CMMI）

功效：全草，祛风利湿、止血、解毒。

功效来源：《全国中草药汇编》

F.38. 金星蕨科 Thelypteridaceae

星毛蕨属 *Ampelopteris* Kunze

星毛蕨

Ampelopteris prolifera (Retz.) Copel.

凭证标本：彭日成等 ML1750（IBK）

功效：全草，清热、利湿。

功效来源：《中华本草》

毛蕨属 *Cyclosorus* Link

渐尖毛蕨

Cyclosorus acuminatus (Houtt.) Nakai

凭证标本：环江县普查队 451226130313025LY（IBK、GXMG、CMMI）

功效：根状茎，清热解毒、祛风除湿、健脾。

功效来源：《中华本草》

齿牙毛蕨 篦子舒筋草

Cyclosorus dentatus (Forssk.) Ching

凭证标本：环江县普查队 451226141006009LY（IBK、GXMG、CMMI）

功效：根状茎，舒筋、活络、散寒。

功效来源：《全国中草药汇编》

华南毛蕨

Cyclosorus parasiticus (L.) Farwell.

凭证标本：环江县普查队 451226130313015LY（IBK、GXMG、CMMI）

功效：全草，祛风、除湿。

功效来源：《中华本草》

圣蕨属 *Dictyocline* Moore

戟叶圣蕨

Dictyocline sagittifolia Ching

凭证标本：环江县普查队 451226131115012LY（IBK、GXMG、CMMI）

功效：根状茎，用于小儿惊风、蛇咬伤。

功效来源：《广西中药资源名录》

针毛蕨属 *Macrothelypteris* (H. Ito) Ching

针毛蕨 金鸡尾巴草根

Macrothelypteris oligophlebia (Baker) Ching

凭证标本：环江县普查队 451226130605010LY（IBK、

GXMG、CMMI)

功效：根状茎，利水消肿、清热解毒、止血、杀虫。

功效来源：《中药大辞典》

普通针毛蕨
Macrothelypteris torresiana (Gaud.) Ching
凭证标本：蒋日红等 11689 (IBK)
功效：全株，用于水肿、痈毒。
功效来源：《药用植物辞典》

金星蕨属 Parathelypteris (H. Ito) Ching
金星蕨
Parathelypteris glanduligera (Kunze) Ching
凭证标本：环江县普查队 451226121208016LY (IBK、GXMG、CMMI)
功效：全草，清热解毒、利尿、止血。
功效来源：《中华本草》

卵果蕨属 Phegopteris Fée
延羽卵果蕨
Phegopteris decursive-pinnata (van Hall) Fée
凭证标本：环江县普查队 451226130603030LY (IBK、GXMG、CMMI)
功效：根状茎，利湿消肿、收敛解毒。
功效来源：《全国中草药汇编》

新月蕨属 Pronephrium Presl
红色新月蕨
Pronephrium lakhimpurense (Rosenst.) Holttum
凭证标本：环江县普查队 451226130313063LY (IBK、GXMG、CMMI)
功效：根状茎，清热解毒、祛瘀止血。
功效来源：《中华本草》

披针新月蕨 鸡血莲
Pronephrium penangianum (Hook.) Holttum
凭证标本：环江县普查队 451226130424037LY (IBK、GXMG、CMMI)
功效：根状茎、叶，活血调经、散瘀止痛、除湿。
功效来源：《中华本草》

假毛蕨属 Pseudocyclosorus Ching
西南假毛蕨
Pseudocyclosorus esquirolii (Christ) Ching
凭证标本：环江县普查队 451226121203013LY (IBK、GXMG、CMMI)
功效：全株，清热解毒。
功效来源：《药用植物辞典》

普通假毛蕨
Pseudocyclosorus subochthodes (Ching) Ching

凭证标本：环江县普查队 451226130605021LY (IBK、GXMG、CMMI)
功效：全株，清热解毒。
功效来源：《药用植物辞典》

F.39. 铁角蕨科 Aspleniaceae
铁角蕨属 *Asplenium* L.
线裂铁角蕨
Asplenium coenobiale Hance
凭证标本：环江县普查队 451226130529022LY (IBK、GXMG、CMMI)
功效：全草，用于风湿痹痛、小儿麻痹、月经不调。
功效来源：《广西中药资源名录》

剑叶铁角蕨
Asplenium ensiforme Wall. ex Hook. et Grev.
凭证标本：环江县普查队 451226130318040LY (IBK、GXMG、CMMI)
功效：全草，活血祛瘀、舒筋止痛。
功效来源：《中华本草》

厚叶铁角蕨 旋鸡尾
Asplenium griffithianum Hook.
凭证标本：彭日成等 ML0295 (IBK)
功效：根状茎，清热、解毒、利湿。
功效来源：《中华本草》

倒挂铁角蕨 倒挂草
Asplenium normale D. Don
凭证标本：环江县普查队 451226130317028LY (IBK、GXMG、CMMI)
功效：全草，清热解毒、止血。
功效来源：《中华本草》

北京铁角蕨 铁杆地柏枝
Asplenium pekinense Hance
凭证标本：环江县普查队 451226130315029LY (IBK、GXMG、CMMI)
功效：全草，化痰止咳、清热解毒、止血。
功效来源：《中华本草》

长叶铁角蕨 倒生根
Asplenium prolongatum Hook.
凭证标本：环江县普查队 451226130108003LY (IBK、GXMG、CMMI)
功效：全草，活血化瘀、祛风湿、通关节。
功效来源：《广西壮族自治区瑶药材质量标准 第一卷》（2014年版）

华中铁角蕨 地柏叶
Asplenium sarelii Hook.

凭证标本：韦发南等 M0283 (IBK)

功效：全草，清热解毒、止咳利咽、利湿消肿、止血止痛。

功效来源：《全国中草药汇编》

石生铁角蕨 石上铁角蕨

Asplenium saxicola Ros.

凭证标本：环江县普查队 451226130418002LY (IBK、GXMG、CMMI)

功效：全草，清热润肺、解毒消肿。

功效来源：《中华本草》

都匀铁角蕨

Asplenium toramanum Makino

凭证标本：韦发南等 M0237 (IBK)

功效：全草，外治跌打损伤。

功效来源：《广西中药资源名录》

变异铁角蕨 九倒生

Asplenium varians Wall. ex Hook. et Grev.

凭证标本：彭日成等 ML1836 (IBK)

功效：全草，止血、生肌。

功效来源：《全国中草药汇编》

狭翅铁角蕨

Asplenium wrightii A. A. Eaton ex Hook.

凭证标本：环江县普查队 451226130602014LY (IBK、GXMG、CMMI)

功效：根状茎，外治伤口不收。

功效来源：《广西中药资源名录》

巢蕨属 Neottopteris J. Sm.

狭翅巢蕨 斩妖剑

Neottopteris antrophyoides (Christ) Ching

凭证标本：环江县普查队 451226130426005LY (IBK、GXMG、CMMI)

功效：全草，利尿通淋、解毒消肿。

功效来源：《中华本草》

F.42. 乌毛蕨科 Blechnaceae

乌毛蕨属 Blechnum L.

乌毛蕨 贯众

Blechnum orientale L.

凭证标本：彭日成等 ML0473 (IBK)

功效：根状茎，清热解毒、凉血止血、杀虫。

功效来源：《广西中药材标准 第一册》

狗脊蕨属 Woodwardia Smith

狗脊蕨

Woodwardia japonica (L. f.) Sm.

凭证标本：环江县普查队 451226130425008LY (IBK、

GXMG、CMMI)

功效：根状茎，用于虫积腹痛、流行性感冒、风湿痹痛、蛇咬伤。

功效来源：《广西中药资源名录》

F.45. 鳞毛蕨科 Dryopteridaceae

复叶耳蕨属 *Arachniodes* Blume

斜方复叶耳蕨

Arachniodes rhomboidea (Wall. ex Mett.) Ching

凭证标本：环江县普查队 451226130314010LY (IBK、GXMG、CMMI)

功效：根状茎，祛风散寒。

功效来源：《药用植物辞典》

美丽复叶耳蕨 小狗脊

Arachniodes speciosa (D. Don) Ching

凭证标本：环江县普查队 451226130425034LY (IBK、GXMG、CMMI)

功效：根状茎，清热解毒、祛风止痒、活血散瘀。

功效来源：《中华本草》

贯众属 *Cyrtomium* Presl

镰羽贯众

Cyrtomium balansae (Christ) C. Chr.

凭证标本：环江县普查队 451226130318035LY (IBK、GXMG、CMMI)

功效：根状茎，清热解毒、驱虫。

功效来源：《中华本草》

贯众 小贯众

Cyrtomium fortunei J. Sm.

凭证标本：环江县普查队 451226130313027LY (IBK、GXMG、CMMI)

功效：根状茎、叶柄残基，清热平肝、解毒杀虫、止血。

功效来源：《全国中草药汇编》

厚叶贯众

Cyrtomium pachyphyllum (Rosenst.) C. Chr.

凭证标本：环江县普查队 451226130314011LY (IBK、GXMG、CMMI)

功效：根状茎，清热解毒、杀虫。

功效来源：《中华本草》

鳞毛蕨属 *Dryopteris* Adans.

无盖鳞毛蕨

Dryopteris scottii (Bedd.) Ching ex C. Chr.

凭证标本：环江县普查队 451226121208013LY (IBK、GXMG、CMMI)

功效：根状茎，消炎。

功效来源：《药用植物辞典》

变异鳞毛蕨

Dryopteris varia (L.) Kuntze

凭证标本：环江县普查队 451226130527019LY (IBK、GXMG、CMMI)

功效：根状茎，清热、止痛。

功效来源：《中华本草》

耳蕨属 *Polystichum* Roth

对生耳蕨

Polystichum deltodon (Baker) Diels

凭证标本：许为斌等 ML1347 (IBK)

功效：全草，活血止痛、消肿、利尿。

功效来源：《全国中草药汇编》

对马耳蕨

Polystichum tsussimense (Hook.) J. Sm.

凭证标本：环江县普查队 451226130315003LY (IBK、GXMG、CMMI)

功效：全草及根状茎，清热解毒。

功效来源：《药用植物辞典》

F.46. 叉蕨科 Tectariaceae

肋毛蕨属 *Ctenitis* (C. Chr.) C. Chr.

虹鳞肋毛蕨

Ctenitis membranifolia Ching et C. H. Wang

凭证标本：彭日成等 ML0277 (IBK)

功效：根状茎，用于风湿骨痛。

功效来源：《药用植物辞典》

三叉蕨属 *Tectaria* Cav.

掌状叉蕨

Tectaria subpedata (Harr.) Ching

凭证标本：环江县普查队 451226130418003LY (IBK、GXMG、CMMI)

功效：根或叶，清热解毒、消炎、散瘀消肿。

功效来源：《药用植物辞典》

三叉蕨　三羽叉蕨

Tectaria subtriphylla (Hook. et Arn.) Copel.

凭证标本：彭日成等 ML0303 (IBK)

功效：叶，祛风除湿、解毒止血。

功效来源：《中华本草》

F.47. 实蕨科 Bolbitidaceae

实蕨属 *Bolbitis* Schott

长叶实蕨

Bolbitis heteroclita (C. Presl) Ching

凭证标本：环江县普查队 451226130319007LY (IBK、GXMG、CMMI)

功效：全草，清热止咳、凉血止血。

功效来源：《中华本草》

F.49. 舌蕨科 Elapoglossaceae

舌蕨属 *Elaphoglossum* Schott

舌蕨

Elaphoglossum conforme (Sw.) Schott

凭证标本：北京队 894395 (GXMI)

功效：全株，清热解毒。

功效来源：《药用植物辞典》

华南舌蕨

Elaphoglossum yoshinagae (Yatabe) Makino

凭证标本：环江县普查队 451226130606004LY (IBK、GXMG、CMMI)

功效：根，清热利湿。

功效来源：《中华本草》

F.50. 肾蕨科 Nephrolepidaceae

肾蕨属 *Nephrolepis* Schott

肾蕨

Nephrolepis cordifolia (L.) C. Presl

凭证标本：环江县普查队 451226130313026LY (IBK、GXMG、CMMI)

功效：根状茎，清热利湿、通淋止咳、消肿解毒。

功效来源：《广西壮族自治区壮药质量标准　第二卷》（2011年版）

F.52. 骨碎补科 Davalliaceae

小膜盖蕨属 *Araiostegia* Cop.

云南小膜盖蕨

Araiostegia yunnanensis (Christ) Copel.

凭证标本：韦发南等 M0312 (IBK)

功效：全草，清热解毒、消炎、收敛。

功效来源：《药用植物辞典》

骨碎补属 *Davallia* Sm.

阔叶骨碎补

Davallia solida (G. Forst.) Sw.

凭证标本：环江县普查队 451226130728004LY (IBK、GXMG、CMMI)

功效：根状茎，用于骨折、跌打损伤、风湿痹痛。

功效来源：《药用植物辞典》

阴石蕨属 *Humata* Cav.

阴石蕨　红毛蛇

Humata repens (L. f.) J. Small ex Diels

凭证标本：环江县普查队 451226130729009LY (IBK、GXMG、CMMI)

功效：根状茎，活血散瘀、清热利湿。

功效来源：《全国中草药汇编》

F.54. 双扇蕨科 Dipteridaceae
双扇蕨属 Dipteris Reinw.
中华双扇蕨 半边藕
Dipteris chinensis Christ
凭证标本：环江县普查队 451226131115021LY（IBK、GXMG、CMMI）
功效：根茎，清热利湿。
功效来源：《中华本草》

F.56. 水龙骨科 Polypodiaceae
节枝蕨属 Arthromeris (T. Moore) J. Sm.
节枝蕨
Arthromeris lehmannii (Mett.) Ching
凭证标本：环江县普查队 451226121208032LY（IBK、GXMG、CMMI）
功效：全草，活血散瘀、解毒。
功效来源：《药用植物辞典》

线蕨属 Colysis C. Presl
线蕨 羊七莲
Colysis elliptica (Thunb.) Ching var. *elliptica*
凭证标本：环江县普查队 451226141005015LY（IBK、GXMG、CMMI）
功效：全草，活血散瘀、清热利尿。
功效来源：《中华本草》

曲边线蕨
Colysis elliptica (Thunb.) Ching var. *flexiloba* (Christ) L. Shi et X. C. Zhang
凭证标本：环江县普查队 451226121208006LY（IBK、GXMG、CMMI）
功效：全株，活血祛瘀。
功效来源：《药用植物辞典》

宽羽线蕨
Colysis elliptica (Thunb.) Ching var. *pothifolia* Ching
凭证标本：彭日成等 ML1493（IBK）
功效：根状茎、全草，祛风通络、散瘀止痛。
功效来源：《中华本草》

断线蕨
Colysis hemionitidea (C. Presl) C. Presl
凭证标本：环江县普查队 451226121203003LY（IBK、GXMG、CMMI）
功效：叶，解毒、清热利尿。
功效来源：《中华本草》

矩圆线蕨
Colysis henryi (Baker) Ching
凭证标本：韦发南等 M0059（IBK）
功效：全草，凉血止血、利湿解毒。
功效来源：《中华本草》

绿叶线蕨 狭绿叶线蕨
Colysis leveillei (Christ) Ching
凭证标本：环江县普查队 451226130315020LY（IBK、GXMG、CMMI）
功效：全草，活血通络、清热利湿。
功效来源：《中华本草》

伏石蕨属 Lemmaphyllum C. Presl
肉质伏石蕨 金鱼藤
Lemmaphyllum carnosum (J. Sm. ex Hook.) C. Presl
凭证标本：环江县普查队 451226130315048LY（IBK、GXMG、CMMI）
功效：全草，清热止咳、活血散瘀、解毒消肿。
功效来源：《中华本草》

骨牌蕨属 Lepidogrammitis Ching
披针骨牌蕨
Lepidogrammitis diversa (Rosenst.) Ching
凭证标本：环江县普查队 451226121208007LY（IBK、GXMG、CMMI）
功效：全草，清热利湿、止痛止血。
功效来源：《药用植物辞典》

抱石莲 鱼鳖金星
Lepidogrammitis drymoglossoides (Baker) Ching
凭证标本：彭日成等 ML1971（IBK）
功效：全草，清热解毒、祛风化痰、凉血祛瘀。
功效来源：《全国中草药汇编》

骨牌蕨 上树咳
Lepidogrammitis rostrata (Bedd.) Ching
凭证标本：环江县普查队 451226130317032LY（IBK、GXMG、CMMI）
功效：全草，清热利尿、止咳、除烦、解毒消肿。
功效来源：《中华本草》

瓦韦属 Lepisorus (J. Sm.) Ching
庐山瓦韦
Lepisorus lewisii (Baker) Ching
凭证标本：环江县普查队 451226130318007LY（IBK、GXMG、CMMI）
功效：全草，清热利湿、消肿止痛。
功效来源：《中华本草》

粤瓦韦
Lepisorus obscurevenulosus (Hayata) Ching
凭证标本：环江县普查队 451226130109009LY（IBK、GXMG、CMMI）
功效：全草，清热解毒、利尿消肿、止咳、止血、通淋。

功效来源：《药用植物辞典》

瓦韦

Lepisorus thunbergianus (Kaulf.) Ching

凭证标本：蒋日红等 11250 (IBK)

功效：全草，清热解毒、利尿消肿、止血、止咳。

功效来源：《全国中草药汇编》

阔叶瓦韦

Lepisorus tosaensis (Makino) H. Ito

凭证标本：环江县普查队 451226130314075LY (IBK、GXMG、CMMI)

功效：全草，利尿通淋。

功效来源：《药用植物辞典》

星蕨属 *Microsorum* Link

江南星蕨 大叶骨牌草

Microsorum fortunei (T. Moore) Ching

凭证标本：环江县普查队 451226130315025LY (IBK、GXMG、CMMI)

功效：全草，清热利湿、凉血解毒。

功效来源：《中华本草》

膜叶星蕨

Microsorum membranaceum (D. Don) Ching

凭证标本：韦发南等 M0032 (IBK)

功效：全草，清热利湿、散瘀止痛、消肿止痛、凉血止血、接骨。

功效来源：《药用植物辞典》

有翅星蕨

Microsorum pteropus (Blume) Copel.

凭证标本：环江县普查队 451226130319002LY (IBK、GXMG、CMMI)

功效：全株，清热利尿。

功效来源：《药用植物辞典》

广叶星蕨

Microsorum steerei (Harr.) Ching

凭证标本：蒋日红等 11249 (IBK)

功效：全草，清热利尿、活血散瘀、消肿止痛。

功效来源：《药用植物辞典》

盾蕨属 *Neolepisorus* Ching

盾蕨 大金刀

Neolepisorus ovatus (Bedd.) Ching

凭证标本：环江县普查队 451226130315018LY (IBK、GXMG、CMMI)

功效：全草、叶，清热利湿、凉血止血。

功效来源：《全国中草药汇编》

假瘤蕨属 *Phymatopteris* Pic. Serm.

金鸡脚假瘤蕨 金鸡脚

Phymatopteris hastata (Thunb.) Pic. Serm.

凭证标本：环江县普查队 451226130605048LY (IBK、GXMG、CMMI)

功效：全草，祛风清热、利湿解毒。

功效来源：《全国中草药汇编》

瘤蕨属 *Phymatosorus* Pic. Serm.

光亮瘤蕨 猪毛蕨

Phymatosorus cuspidatus (D. Don) Pic. Serm.

凭证标本：环江县普查队 451226121202004LY (IBK、GXMG、CMMI)

功效：根状茎，补肾、活血消肿、续骨。

功效来源：《中华本草》

水龙骨属 *Polypodiodes* Ching

友水龙骨

Polypodiodes amoena (Wall. ex Mett.) Ching

凭证标本：环江县普查队 451226121208034LY (IBK、GXMG、CMMI)

功效：根状茎，清热解毒、祛风除湿。

功效来源：《全国中草药汇编》

石韦属 *Pyrrosia* Mirbel

石蕨

Pyrrosia angustissima (Giesenh. ex Diels) Tagawa et K. Iwats.

凭证标本：环江县普查队 451226130430021LY (IBK、GXMG、CMMI)

功效：全草，清热利湿、凉血止血。

功效来源：《全国中草药汇编》

相近石韦

Pyrrosia assimilis (Baker) Ching

凭证标本：环江县普查队 451226121202026LY (IBK、GXMG、CMMI)

功效：全草或根、地上部，镇静、镇痛、利尿、止血、止咳、调经。

功效来源：《药用植物辞典》

光石韦

Pyrrosia calvata (Baker) Ching

凭证标本：环江县普查队 451226130109008LY (IBK、GXMG、CMMI)

功效：全草，清热、利尿、止咳、止血。

功效来源：《中华本草》

石韦

Pyrrosia lingua (Thunb.) Farwell

凭证标本：环江县普查队 451226121208004LY (IBK、

GXMG、CMMI)

功效：叶，利尿通淋、清肺止咳、凉血止血。

功效来源：《中国药典》（2020年版）

相似石韦

Pyrrosia similis Ching

凭证标本：彭日成等 ML1532 (IBK)

功效：全草、叶，清热利尿、通淋、接骨。

功效来源：《药用植物辞典》

中越石韦 宽尾石韦

Pyrrosia tonkinensis (Giesenh.) Ching

凭证标本：环江县普查队 451226130423018LY (IBK、GXMG、CMMI)

功效：全草，清肺热、利尿通淋。

功效来源：《中华本草》

F.57. 槲蕨科 Drynariaceae

槲蕨属 *Drynaria* (Bory) J. Sm.

槲蕨 骨碎补

Drynaria roosii Nakaike

凭证标本：环江县普查队 451226130109004LY (IBK、GXMG、CMMI)

功效：根状茎，疗伤止痛、补肾强骨、消风祛斑。

功效来源：《中国药典》（2020年版）

F.60. 剑蕨科 Loxogrammaceae

剑蕨属 *Loxogramme* (Blume) C. Presl

中华剑蕨

Loxogramme chinensis Ching

凭证标本：环江县普查队 451226130606001LY (IBK、GXMG、CMMI)

功效：根状茎、全草，清热解毒、利尿。

功效来源：《中华本草》

柳叶剑蕨

Loxogramme salicifolium (Makino) Makino

凭证标本：韦发南等 M0234 (IBK)

功效：全草，清热解毒、利尿。

功效来源：《中华本草》

F.61. 蘋科 Marsileaceae

蘋属 *Marsilea* L.

蘋

Marsilea quadrifolia L.

凭证标本：环江县普查队 451226130503039LY (IBK、GXMG、CMMI)

功效：全草，清热解毒、消肿利湿、止血、安神。

功效来源：《新华本草纲要》

F.62. 槐叶蘋科 Salviniaceae

槐叶蘋属 *Salvinia* Adans.

槐叶蘋

Salvinia natans (L.) All.

功效：全草，用于虚劳发热、外治湿疹、丹毒、疔疮。

功效来源：《广西中药资源名录》

注：《广西植物名录》有记载。

F.63. 满江红科 Azollaceae

满江红属 *Azolla* Lam.

满江红 满江红根

Azolla pinnata R. Brown subsp. *asiatica* R. M. K. Saunders et K. Fowler

功效：根，润肺止咳。

功效来源：《中华本草》

注：《广西植物名录》有记载。

种子植物门 Spermatophyta

G.01. 苏铁科 Cycadaceae

苏铁属 *Cycas* L.

篦齿苏铁

Cycas pectinata Griff.

功效：叶、花、种子，用于咳嗽、跌打损伤。

功效来源：《广西中药资源名录》

注：民间常见栽培物种。

苏铁

Cycas revoluta Thunb.

功效：叶、根、大孢子叶及种子，叶收敛止血、解毒止痛。

功效来源：《全国中草药汇编》

注：民间常见栽培物种。

G.02. 银杏科 Ginkgoaceae

银杏属 *Ginkgo* L.

银杏

Ginkgo biloba L.

功效：叶及成熟种子，活血化瘀、通络止痛、敛肺平喘、化浊降脂。

功效来源：《中国药典》（2020年版）

注：民间常见栽培物种。

G.04. 松科 Pinaceae

松属 *Pinus* L.

海南五针松

Pinus fenzeliana Hand.-Mazz.

凭证标本：环江县普查队 451226131116028LY (IBK、GXMG、CMMI)

功效：树皮，祛风通络、活血消肿。

功效来源：《药用植物辞典》

华南五针松

Pinus kwangtungensis Chun ex Tsiang

凭证标本：环江县普查队 451226130314038LY（IBK、GXMG、CMMI）

功效：根、分枝节，用于风湿骨痛、关节不利。

功效来源：《广西中药资源名录》

马尾松 油松节

Pinus massoniana Lamb.

凭证标本：环江县普查队 451226130317038LY（IBK、GXMG、CMMI）

功效：分枝节、瘤状节，祛风除湿、通络止痛。花粉，收敛止血、燥湿敛疮。

功效来源：《中国药典》（2020年版）

黄山松 松叶

Pinus taiwanensis Hayata

凭证标本：环江县普查队 451226130605025LY（IBK、GXMG、CMMI）

功效：叶，祛风燥湿、杀虫止痒、活血安神。

功效来源：《中华本草》

G.05. 杉科 Taxodiaceae

柳杉属 *Cryptomeria* DC.

日本柳杉 柳杉

Cryptomeria japonica (Thunb. ex L. f.) D. Don

凭证标本：环江县普查队 451226130318018LY（IBK、GXMG、CMMI）

功效：根皮、树皮，解毒杀虫、止痒。叶，清热解毒。

功效来源：《中华本草》

杉木属 *Cunninghamia* R. Br.

杉木 杉木叶

Cunninghamia lanceolata (Lamb.) Hook.

凭证标本：环江县普查队 451226130314062LY（IBK、GXMG、CMMI）

功效：叶或带叶嫩枝，祛风止痛、散瘀止血。

功效来源：《广西中药材标准 第一册》

水杉属 *Metasequoia* Hu et W. C. Cheng

水杉

Metasequoia glyptostroboides Hu et W. C. Cheng

功效：叶、果实，清热解毒、消炎止痛。

功效来源：《药用植物辞典》

注：民间常见栽培物种。

G.06. 柏科 Cupressaceae

柏木属 *Cupressus* L.

柏木 柏树

Cupressus funebris Endl.

凭证标本：蒋日红等 11563（IBK）

功效：种子，祛风清热、安神、止血。叶，止血生肌。树脂，解发热、燥湿、镇痛。

功效来源：《全国中草药汇编》

福建柏属 *Fokienia* A. Henry et H. H. Thomas

福建柏

Fokienia hodginsii (Dunn) A. Henry et H. H. Thomas

凭证标本：环江县普查队 451226131115024LY（IBK、GXMG、CMMI）

功效：心材，行气止痛、降逆止呕。

功效来源：《中华本草》

侧柏属 *Platycladus* Spach

垂枝侧柏 柏子仁

Platycladus orientalis (L.) Franco f. pendula Q. Q. Liu et H. Y. Ye

凭证标本：环江县普查队 451226130729025LY（IBK、GXMG、CMMI）

功效：种仁，养心安神、敛汗、润肠通便。叶，凉血止血、止咳祛痰、祛风湿、散肿毒。

功效来源：《中华本草》

千头柏

Platycladus orientalis (L.) Franco 'Sieboldii'

功效：枝梢、叶，用于肺热咳嗽、咳血。

功效来源：《广西中药资源名录》

注：民间常见栽培物种。

G.07. 罗汉松科 Podocarpaceae

竹柏属 *Nageia* Gaertn.

竹柏

Nageia nagi (Thunb.) Kuntze

功效：叶，止血、接骨、消肿。树皮、根，祛风除湿。

功效来源：《药用植物辞典》

注：民间常见栽培物种。

罗汉松属 *Podocarpus* L'Her. ex Pers.

百日青

Podocarpus neriifolius D. Don

凭证标本：环江县普查队 451226130314003LY（IBK、GXMG、CMMI）

功效：果实，益气补中。

功效来源：《药用植物辞典》

小叶罗汉松

Podocarpus wangii C. C. Chang

凭证标本：环江县普查队 451226130318017LY (IBK、GXMG、CMMI)

功效：叶、根皮、种子，活血、补血、舒筋活络。

功效来源：《全国中草药汇编》

G.08. 三尖杉科 Cephalotaxaceae

三尖杉属 *Cephalotaxus* Sieb. et Zucc.

三尖杉

Cephalotaxus fortunei Hook.

凭证标本：滇黔桂队 70191 (IBK)

功效：种子及枝、叶，驱虫、消积。

功效来源：《全国中草药汇编》

粗榧

Cephalotaxus sinensis (Rehder et E. H. Wilson) H. L. Li

凭证标本：韦发南等 M0245 (IBK)

功效：枝叶，抗癌。根、树皮，祛风除湿。

功效来源：《中华本草》

G.09. 红豆杉科 Taxaceae

穗花杉属 *Amentotaxus* Pilg.

穗花杉 穗花杉根

Amentotaxus argotaenia (Hance) Pilg.

凭证标本：环江县普查队 451226130605031LY (IBK、GXMG、CMMI)

功效：根、树皮，活血、止痛、生肌。种子，驱虫、消积。叶，清热解毒、祛湿止痒。

功效来源：《中华本草》

红豆杉属 *Taxus* L.

灰岩红豆杉

Taxus calcicola L. M. Gao et Mich. Möller

凭证标本：韦发南等 M0229 (IBK)

功效：种子，消积食、驱蛔虫。叶，杀虫、止痒。

功效来源：民间使用

南方红豆杉

Taxus wallichiana Zucc. var. *mairei* (Lemée et H. Lév.) L. K. Fu et Nan Li

凭证标本：环江县普查队 451226130605040LY (IBK、GXMG、CMMI)

功效：叶，用于扁桃体炎。种子，用于食滞虫积。

功效来源：《广西中药资源名录》

G.10. 买麻藤科 Gnetaceae

买麻藤属 *Gnetum* L.

买麻藤

Gnetum montanum Markgr.

凭证标本：环江县普查队 451226121203032LY (IBK、GXMG、CMMI)

功效：藤茎，祛风活血、消肿止痛、化痰止咳。

功效来源：《广西中药材标准 第一册》

小叶买麻藤 买麻藤

Gnetum parvifolium (Warb.) W. C. Cheng

凭证标本：环江县普查队 451226130603023LY (IBK、GXMG、CMMI)

功效：藤茎，祛风活血、消肿止痛、化痰止咳。

功效来源：《广西壮族自治区瑶药材质量标准 第一卷》（2014年版）

被子植物亚门 Angiospermae

1. 木兰科 Magnoliaceae

厚朴属 *Houpoëa* N. H. Xia et C. Y. Wu

厚朴

Houpoëa officinalis (Rehder et E. H. Wilson) N. H. Xia et C. Y. Wu

凭证标本：环江县普查队 451226130605036LY (IBK、GXMG、CMMI)

功效：干皮、根皮、枝皮及花蕾，燥湿消痰、下气除满。

功效来源：《中国药典》（2020年版）

长喙木兰属 *Lirianthe* Spach

夜香木兰

Lirianthe coco (Lour.) N. H. Xia et C. Y. Wu

凭证标本：环江县普查队 451226130426011LY (IBK、GXMG、CMMI)

功效：花，舒肝理气、活血化瘀、驳骨、安五脏。根皮，散瘀除湿。

功效来源：《药用植物辞典》

鹅掌楸属 *Liriodendron* L.

鹅掌楸 凹朴皮

Liriodendron chinense (Hemsl.) Sarg.

凭证标本：环江县普查队 451226130728041LY (IBK、GXMG、CMMI)

功效：树皮，祛风湿、散寒止咳。

功效来源：《中华本草》

木莲属 *Manglietia* Blume

木莲 木莲果

Manglietia fordiana Oliver

凭证标本：韦发南等 M0216 (IBK)

功效：果，通便、止咳。

功效来源：《中华本草》

含笑属 *Michelia* L.

白兰 白兰花

Michelia alba DC.

功效：根、叶、花，芳香化湿、利尿、止咳化痰。

功效来源：《全国中草药汇编》

注：民间常见栽培物种。

含笑花

Michelia figo (Lour.) Spreng.

功效：花，用于月经不调。叶，用于跌打损伤。

功效来源：《药用植物辞典》

注：民间常见栽培物种。

2a. 八角科 Illiciaceae

八角属 *Illicium* L.

地枫皮

Illicium difengpi K. I. B. et K. I. M. ex B. N. Chang

凭证标本：谭杨胜 4–3–406 (GXMI)

功效：树皮，祛风除湿、行气止痛。

功效来源：《中国药典》（2020年版）

红花八角 樟木钻

Illicium dunnianum Tutcher

凭证标本：尹彤彤等 5475 (GXMI)

功效：根，散瘀消肿、祛风止痛。

功效来源：《全国中草药汇编》

大八角

Illicium majus Hook. f. et Thomson

凭证标本：韦发南等 M0399 (IBK)

功效：根、树皮，消肿止痛。

功效来源：《药用植物辞典》

短梗八角

Illicium pachyphyllum A. C. Sm.

凭证标本：黄剑辉 2347 (GXMI)

功效：根、树皮，消肿止痛。

功效来源：《药用植物辞典》

八角 八角茴香

Illicium verum Hook. f.

功效：果实，温阳散寒、理气止痛。

功效来源：《中国药典》（2020年版）

注：民间常见栽培物种。

3. 五味子科 Schisandraceae

南五味子属 *Kadsura* Juss.

黑老虎 大钻

Kadsura coccinea (Lem.) A. C. Sm.

凭证标本：环江县普查队 451226130606020LY (IBK、GXMG、CMMI)

功效：根，行气活血、祛风止痛。

功效来源：《广西壮族自治区壮药质量标准 第二卷》（2011年版）

异形南五味子 海风藤

Kadsura heteroclita (Roxb.) Craib

凭证标本：环江县普查队 451226130502016LY (IBK、GXMG、CMMI)

功效：藤茎，祛风散寒、行气止痛、舒筋活络。

功效来源：《广西壮族自治区壮药质量标准》（2008年版）

日本南五味子

Kadsura japonica (L.) Dunal

凭证标本：环江调查队 4–3–704 (GXMI)

功效：果实，行气止痛、活血化瘀、祛风通络。

功效来源：《药用植物辞典》

南五味子

Kadsura longipedunculata Finet et Gagnep.

凭证标本：环江县普查队 451226131116009LY (IBK、GXMG、CMMI)

功效：根、根皮及茎，活血理气、祛风活络、消肿止痛。

功效来源：《全国中草药汇编》

五味子属 *Schisandra* Michx.

绿叶五味子

Schisandra arisanensis Hayata subsp. *viridis* (A. C. Sm.) R. M. K. Saunders

凭证标本：环江县普查队 451226130729041LY (IBK、GXMG、CMMI)

功效：藤茎或根，祛风活血、行气止痛。

功效来源：《中华本草》

东亚五味子

Schisandra elongata (Blume) Baill.

凭证标本：陈秀香等 56662 (GXMI)

功效：叶及果实，用于婴儿便秘、胃功能失调。

功效来源：《药用植物辞典》

翼梗五味子 紫金血藤

Schisandra henryi C. B. Clarke

凭证标本：环江县普查队 451226130425031LY (IBK、GXMG、CMMI)

功效：藤茎及根，祛风除湿、行气止痛、活血止血。

功效来源：《中华本草》

8. 番荔枝科 Annonaceae

鹰爪花属 *Artabotrys* R. Br.

香港鹰爪花

Artabotrys hongkongensis Hance

凭证标本：韦发南 2198 (IBK)

功效：全株，用于风湿骨痛。花序梗，用于狂犬咬伤。

功效来源：《药用植物辞典》

假鹰爪属 Desmos Lour.
毛叶假鹰爪
Desmos dumosus (Roxb.) Saff.
凭证标本：环江县普查队 451226130603027LY (IBK、GXMG、CMMI)
功效：根，用于风湿骨痛、疟疾。
功效来源：《广西药用植物名录》

瓜馥木属 Fissistigma Griff.
瓜馥木 钻山风
Fissistigma oldhamii (Hemsl.) Merr.
凭证标本：彭日成等 ML1514 (IBK)
功效：根及藤茎，祛风镇痛、活血化瘀。
功效来源：《广西壮族自治区瑶药材质量标准　第一卷》（2014年版）

黑风藤 黑皮跌打
Fissistigma polyanthum (Hook. f. et Thomson) Merr.
凭证标本：彭日成等 ML2003 (IBK)
功效：根及藤，通经络、强筋骨、健脾温中。
功效来源：《广西壮族自治区壮药质量标准　第一卷》（2008年版）

香港瓜馥木
Fissistigma uonicum (Dunn) Merr.
凭证标本：环江调查队 4-3-1914 (GXMI)
功效：茎，祛风活络、消肿止痛。
功效来源：《药用植物辞典》

野独活属 Miliusa Lesch. ex A. DC.
野独活
Miliusa chunii W. T. Wang
凭证标本：环江县普查队 451226121203022LY (IBK、GXMG、CMMI)
功效：根、茎，用于心胃气痛、疝气痛、肾虚腰痛、风湿痹痛、痛经。
功效来源：《广西中药资源名录》

中华野独活
Miliusa sinensis Finet et Gagnep.
凭证标本：滇黔桂区系队 70090 (KUN)
功效：根，用于心胃气痛、疝气痛、肾虚腰痛、风湿痹痛、痛经。
功效来源：《广西中药资源名录》

紫玉盘属 Uvaria L.
紫玉盘
Uvaria macrophylla Roxb.
凭证标本：彭日成等 ML1998 (IBK)

功效：根、叶，健胃行气、祛风止痛。
功效来源：《全国中草药汇编》

11. 樟科 Lauraceae
黄肉楠属 Actinodaphne Nees
红果黄肉楠 红果楠
Actinodaphne cupularis (Hemsl.) Gamble
凭证标本：环江县普查队 451226130727022LY (IBK、GXMG、CMMI)
功效：根、叶，解毒、消炎。
功效来源：《全国中草药汇编》

樟属 Cinnamomum Schaeff.
毛桂 山桂皮
Cinnamomum appelianum Schewe
凭证标本：环江县普查队 451226131116016LY (IBK、GXMG、CMMI)
功效：树皮，温中理气、发汗解肌。
功效来源：《中华本草》

华南桂 野桂皮
Cinnamomum austrosinense H. T. Chang
凭证标本：环江县普查队 451226130727019LY (IBK、GXMG、CMMI)
功效：树皮，散寒、温中、止痛。
功效来源：《中华本草》

阴香
Cinnamomum burmannii (Nees et T. Nees) Blume
功效：树皮或根，温中止痛、祛风散寒、解毒消肿、止血。
功效来源：《广西壮族自治区壮药质量标准　第二卷》（2011年版）
注：本种为普遍分布种，《广西中药资源名录》有记载。

樟 香樟
Cinnamomum camphora (L.) Presl
凭证标本：环江县普查队 451226130722022LY (IBK、GXMG、CMMI)
功效：根及茎基，祛风散寒、行气止痛。
功效来源：《广西壮族自治区壮药质量标准　第一卷》（2008年版）

云南樟
Cinnamomum glanduliferum (Wall.) Nees
凭证标本：蔡灿星 71-14 (IBK)
功效：枝、叶、树皮、根，祛风散寒、利湿、行气止痛。
功效来源：《药用植物辞典》

黄樟

Cinnamomum parthenoxylon (Jack) Meissn.

凭证标本：蔡灿星 77-16 (IBK)

功效：根、叶，祛风利湿、行气止痛。

功效来源：《全国中草药汇编》

少花桂

Cinnamomum pauciflorum Nees

凭证标本：彭日成等 ML1972 (IBK)

功效：树皮，开胃、健脾、散热。

功效来源：《药用植物辞典》

川桂 柴桂

Cinnamomum wilsonii Gamble

凭证标本：环江县普查队 451226131116033LY (IBK、GXMG)

功效：树皮，散风寒、止呕吐、除湿痹、通经脉。

功效来源：《全国中草药汇编》

山胡椒属 *Lindera* Thunb.

香叶树

Lindera communis Hemsl.

凭证标本：环江县普查队 451226130313016LY (IBK、GXMG、CMMI)

功效：枝叶或茎皮，解毒消肿、散瘀止痛。

功效来源：《中华本草》

山胡椒

Lindera glauca (Sieb. et Zucc.) Blume

凭证标本：环江县普查队 451226130604007LY (IBK、GXMG、CMMI)

功效：果实及根，温中散寒、行气止痛、平喘。

功效来源：《中华本草》

黑壳楠

Lindera megaphylla Hemsl.

凭证标本：韦发南等 M0222 (IBK)

功效：根、枝、树皮，祛风除湿、消肿止痛。

功效来源：《全国中草药汇编》

木姜子属 *Litsea* Lam.

山鸡椒 荜澄茄

Litsea cubeba (Lour.) Per.

凭证标本：环江县普查队 451226121203005LY (IBK、GXMG、CMMI)

功效：果实，温中散寒、行气止痛。

功效来源：《中国药典》（2020年版）

黄丹木姜子

Litsea elongata (Wall. ex Ness) Hook. f.

凭证标本：韦发南等 M0299 (IBK)

功效：根，祛风除湿。

功效来源：《药用植物辞典》

潺槁木姜子 潺槁树

Litsea glutinosa (Lour.) C. B. Rob.

功效：根、皮、叶，清湿热、消肿毒、止血、止痛。

功效来源：《全国中草药汇编》

注：《广西中药资源名录》有记载。

毛叶木姜子

Litsea mollis Hemsl.

凭证标本：环江县普查队 451226130728039LY (IBK、GXMG、CMMI)

功效：根，祛风消肿。

功效来源：《广西药用植物名录》

假柿木姜子

Litsea monopetala (Roxb.) Pers.

凭证标本：环江县普查队 451226130529029LY (IBK、GXMG、CMMI)

功效：叶，用于骨折、脱臼。

功效来源：《广西药用植物名录》

圆叶豹皮樟 豹皮樟

Litsea rotundifolia Hemsl. var. *oblongifolia* (Nees) C. K. Allen

凭证标本：韦发南 2028 (IBK)

功效：根，祛风除湿、行气止痛、活血通经。

功效来源：《全国中草药汇编》

润楠属 *Machilus* Nees

刨花润楠

Machilus pauhoi Kanehira

凭证标本：韦发南等 M0232 (IBK)

功效：茎，清热润燥。

功效来源：《药用植物辞典》

红楠

Machilus thunbergii Sieb. et Zucc.

凭证标本：梁玉汉 4-3-433 (GXMI)

功效：根皮、茎皮，舒筋活血、消肿止痛、止呕止泻。

功效来源：《药用植物辞典》

茸毛润楠

Machilus velutina Champ. ex Benth.

凭证标本：环江县普查队 451226130721007LY (IBK、GXMG、CMMI)

功效：根、叶，化痰止咳、消肿止痛、收敛止血。

功效来源：《药用植物辞典》

新木姜子属 *Neolitsea* (Benth.) Merr.

大叶新木姜子 土玉桂

Neolitsea levinei Merr.

凭证标本：蒋日红等 11465 (IBK)

功效：树皮，祛风除湿。

功效来源：《中华本草》

鳄梨属 *Persea* Mill.

鳄梨 樟梨

Persea americana Mill.

功效：果实，生津止渴。

功效来源：《中华本草》

注：民间常见栽培物种。

楠属 *Phoebe* Nees

石山楠

Phoebe calcarea S. Lee et F. N. Wei

凭证标本：环江县普查队 451226130423003LY (IBK、GXMG、CMMI)

功效：枝叶，用于风湿痹痛。

功效来源：《广西中药资源名录》

白楠

Phoebe neurantha (Hemsl.) Gamble

凭证标本：环江县普查队 451226130827005LY (IBK、GXMG、CMMI)

功效：树皮、根皮，理气温中、利水清肿。

功效来源：《药用植物辞典》

紫楠 紫楠叶

Phoebe sheareri (Hemsl.) Gamble

凭证标本：韦发南等 M0337 (IBK)

功效：叶，顺气、暖胃、祛湿、散瘀。

功效来源：《中华本草》

檫木属 *Sassafras* J. Presl

檫木 檫树

Sassafras tzumu (Hemsl.) Hemsl.

凭证标本：环江县普查队 451226130604030LY (IBK、GXMG、CMMI)

功效：根、树皮、叶，祛风逐湿、活血散瘀。

功效来源：《全国中草药汇编》

13a. 青藤科 Illigeraceae

青藤属 *Illigera* Blume

小花青藤

Illigera parviflora Dunn

凭证标本：环江县普查队 451226130427005LY (IBK、GXMG、CMMI)

功效：根、茎，祛风除湿、消肿止痛。

功效来源：《中华本草》

红花青藤 三叶青藤

Illigera rhodantha Hance var. *rhodantha*

凭证标本：环江县普查队 451226130319014LY (IBK、GXMG、CMMI)

功效：地上部分，祛风散瘀、消肿止痛。

功效来源：《广西壮族自治区壮药质量标准 第一卷》（2008年版）

锈毛青藤 红花青藤

Illigera rhodantha Hance var. *dunniana* (Levl.) Kubitzki

功效：全株，祛风散瘀、消肿止痛。

功效来源：《全国中草药汇编》

注：《广西中药资源名录》有记载。

15. 毛茛科 Ranunculaceae

银莲花属 *Anemone* L.

卵叶银莲花

Anemone begoniifolia H. Lévl. et Vaniot

凭证标本：韦发南等 M0231 (IBK)

功效：根，消肿接骨、止血生肌。

功效来源：《药用植物辞典》

拟卵叶银莲花

Anemone howellii Jeffrey et W. W. Sm.

凭证标本：环江县普查队 451226130422002LY (IBK、GXMG、CMMI)

功效：根，解热止痛。

功效来源：《药用植物辞典》

打破碗花花

Anemone hupehensis (Lemoine) Lemoine

凭证标本：环江县普查队 451226130825010LY (IBK、GXMG、CMMI)

功效：全草，去湿、杀虫。

功效来源：《广西壮族自治区壮药质量标准 第二卷》（2011年版）

铁线莲属 *Clematis* L.

钝齿铁线莲 川木通

Clematis apiifolia DC. var. *argentilucida* (H. Lév. et Vaniot) W. T. Wang

凭证标本：环江县普查队 451226130530006LY (IBK、GXMG、CMMI)

功效：藤茎，清热利尿，通经下乳。

功效来源：《广西中药材标准 第一册》

威灵仙

Clematis chinensis Osbeck

凭证标本：彭日成等 ML1716 (IBK)

功效：根及根茎，祛风除湿、通经络。

功效来源：《中国药典》（2020年版）

两广铁线莲
Clematis chingii W. T. Wang
凭证标本：滇黔桂队 70049 (IBK)
功效：根、茎，用于风湿痹痛。
功效来源：《广西中药资源名录》

平坝铁线莲 拦路虎
Clematis clarkeana H. Lévl. et Vaniot
凭证标本：许为斌等 11053 (IBK)
功效：根，清热解毒、利尿消肿、通经下乳。
功效来源：《中药大辞典》

厚叶铁线莲
Clematis crassifolia Benth.
凭证标本：彭日成等 ML0355 (IBK)
功效：根，用于小儿惊风、咽喉肿痛、风湿痹痛。
功效来源：《广西中药资源名录》

山木通
Clematis finetiana H. Lévl. et Vaniot
凭证标本：黄俞淞等 Y0228 (IBK)
功效：根、茎、叶，祛风活血、利尿通淋。
功效来源：《中药大辞典》

小蓑衣藤
Clematis gouriana Roxb. ex DC.
凭证标本：环江县普查队 451226130828003LY (IBK、GXMG、CMMI)
功效：藤茎、根，行气活血、利水通淋、祛风湿、通经止痛。
功效来源：《药用植物辞典》

绣毛铁线莲
Clematis leschenaultiana DC.
凭证标本：环江县普查队 451226121206001LY (IBK、GXMG、CMMI)
功效：全株，用于风湿痹痛、骨鲠喉痛，外用治骨折、毒蛇咬伤、疮疖。
功效来源：《广西中药资源名录》

丝铁线莲 紫木通
Clematis loureiriana DC.
凭证标本：滇黔桂队 70138 (IBK)
功效：全草，舒筋活络、利尿通淋、祛风解表。
功效来源：《中华本草》

毛柱铁线莲 威灵仙
Clematis meyeniana Walp. var. *meyeniana*
凭证标本：陈少卿 15484 (IBK)
功效：根、根茎，祛风湿、通经络。
功效来源：《中国药典》（2020年版）

沙叶铁线莲 软骨过山龙
Clematis meyeniana Walp. var. *granulata* Finet et Gagnep.
凭证标本：环江县普查队 451226130425017LY (IBK、GXMG、CMMI)
功效：全株，清热利尿、通经活络。
功效来源：《全国中草药汇编》

裂叶铁线莲
Clematis parviloba Gardner et Champ.
凭证标本：环江县普查队 451226130718014LY (IBK、GXMG、CMMI)
功效：藤、根，利尿消肿、通经下乳。茎叶，行气活血。
功效来源：《药用植物辞典》

毛果扬子铁线莲
Clematis puberula Hook. f. et Thomson var. *tenuisepala* (Maxim.) W. T. Wang
凭证标本：彭日成 ML0435 (IBK)
功效：根、茎，用于小便不利。
功效来源：《广西药用植物名录》

柱果铁线莲
Clematis uncinata Champ. ex Benth.
凭证标本：环江县普查队 451226130601011LY (IBK、GXMG、CMMI)
功效：根及叶，祛风除湿、舒筋活络、镇痛。
功效来源：《全国中草药汇编》

黄连属 Coptis Salisb.
短萼黄连 黄连
Coptis chinensis Franch. var. *brevisepala* W. T. Wang et P. G. Xiao
凭证标本：环江县普查队 451226130317018LY (IBK、GXMG、CMMI)
功效：根茎，清热解毒、燥湿、泻火。
功效来源：《中国药典》（2020年版）

翠雀属 Delphinium L.
还亮草
Delphinium anthriscifolium Hance
凭证标本：许为斌等 ML1291 (IBK)
功效：全草，祛风除湿、通络止痛、化食、解毒。
功效来源：《中华本草》

毛茛属 Ranunculus L.
禹毛茛 自扣草
Ranunculus cantoniensis DC.
凭证标本：环江县普查队 451226130316026LY (IBK、GXMG、CMMI)
功效：全草，清肝明目、除湿解毒、截疟。

功效来源：《中华本草》

茴茴蒜
Ranunculus chinensis Bunge
凭证标本：环江县普查队 451226130316021LY（IBK、GXMG、CMMI）
功效：全草，消炎退肿、截疟、杀虫。
功效来源：《中华本草》

毛茛
Ranunculus japonicus Thunb.
凭证标本：环江县普查队 451226130313054LY（IBK、GXMG、CMMI）
功效：全草，利湿、消肿、止痛、退翳、截疟、杀虫。
功效来源：《全国中草药汇编》

扬子毛茛 鸭脚板草
Ranunculus sieboldii Miq.
凭证标本：环江县普查队 451226121207011LY（IBK、GXMG、CMMI）
功效：全草，除痰截疟、解毒消肿。
功效来源：《中华本草》

天葵属 *Semiaquilegia* Makino
天葵 天葵子
Semiaquilegia adoxoides (DC.) Makino
功效：块根，清热解毒、消肿散结。
功效来源：《中国药典》（2020年版）
注：本种为普遍分布种，《广西中药资源名录》有记载。

唐松草属 *Thalictrum* L.
盾叶唐松草
Thalictrum ichangense Lecoy. ex Oliv.
凭证标本：环江县普查队 451226130527001LY（IBK、GXMG、CMMI）
功效：全草、根，清热解毒、除湿、通经、活血。
功效来源：《全国中草药汇编》

17. 金鱼藻科 Ceratophyllaceae
金鱼藻属 *Ceratophyllum* L.
金鱼藻
Ceratophyllum demersum L.
凭证标本：许为斌等 ML1251（IBK）
功效：全草，止血。
功效来源：《全国中草药汇编》

18. 睡莲科 Nymphaeaceae
莼菜属 *Brasenia* Schreb.
莼菜

Brasenia schreberi J. F. Gmel.
功效：全草，清热解毒、止呕。
功效来源：《全国中草药汇编》
注：民间常见栽培物种。

莲属 *Nelumbo* Adans.
莲 藕节
Nelumbo nucifera Gaertn.
功效：根茎，收敛止血、化瘀。
功效来源：《中国药典》（2020年版）
注：民间常见栽培物种。

睡莲属 *Nymphaea* L.
睡莲
Nymphaea tetragona Georgi
功效：花，消暑、解酒、定惊。
功效来源：《中华本草》
注：民间常见栽培物种。

19. 小檗科 Berberidaceae
小檗属 *Berberis* L.
单花小檗
Berberis uniflora F. N. Wei et Y. G. Wei
凭证标本：环江县普查队 451226130314016LY（IBK、GXMG、CMMI）
功效：根，清热泻火、利湿、散瘀。
功效来源：《药用植物辞典》

鬼臼属 *Dysosma* Woodson
小八角莲 包袱七
Dysosma difformis (Hemsl. et E. H. Wilson) T. H. Wang
凭证标本：环江县普查队 451226130425041LY（IBK、GXMG、CMMI）
功效：根及根状茎，清热解毒、化痰散结、祛瘀止痛。
功效来源：《中华本草》

八角莲
Dysosma versipellis (Hance) M. Cheng
凭证标本：环江县普查队 451226130315054LY（IBK、CMMI）
功效：根状茎，清热解毒、化痰散结、祛瘀消肿。
功效来源：《广西壮族自治区壮药质量标准 第一卷》（2008年版）

淫羊藿属 *Epimedium* L.
粗毛淫羊藿
Epimedium acuminatum Franch.
凭证标本：环江县普查队 451226130314028LY（IBK、GXMG、CMMI）
功效：全草，补肾壮阳、祛风除湿。

功效来源：《药用植物辞典》

三枝九叶草 淫羊藿
Epimedium sagittatum (Sieb. et Zucc.) Maxim.
凭证标本：环江县普查队 451226130315047LY (IBK、GXMG、CMMI)
功效：叶，补肾阳、强筋骨、祛风湿。
功效来源：《中国药典》（2020年版）

十大功劳属 *Mahonia* Nutt.
阔叶十大功劳 十大功劳
Mahonia bealei (Fortune) Carrière
功效：根、茎、叶，清热解毒。
功效来源：《全国中草药汇编》
注：《广西植物名录》有记载。

长柱十大功劳
Mahonia duclouxiana Gagnep.
凭证标本：韦发南等 M0203 (IBK)
功效：茎皮，清热解毒、燥湿。
功效来源：《药用植物辞典》

宽苞十大功劳
Mahonia eurybracteata Fedde
凭证标本：环江县普查队 451226130319026LY (IBK、GXMG、CMMI)
功效：根，清肺热、泻火。
功效来源：《药用植物辞典》

沈氏十大功劳 木黄连
Mahonia shenii Chun
凭证标本：许为斌 07162 (IBK)
功效：根及茎，清热、燥湿、解毒。
功效来源：《中华本草》

南天竹属 *Nandina* Thunb.
南天竹
Nandina domestica Thunb.
凭证标本：环江县普查队 451226130424050LY (IBK、GXMG、CMMI)
功效：果实、叶、茎枝，敛肺镇咳。
功效来源：《中华本草》

21. 木通科 Lardizabalaceae
木通属 *Akebia* Decne.
三叶木通 八月炸
Akebia trifoliata (Thunb.) Koidz.
凭证标本：韦发南 2169 (IBK)
功效：果实及根，疏肝、补肾、止痛。
功效来源：《全国中草药汇编》

八月瓜属 *Holboellia* Wall.
鹰爪枫
Holboellia coriacea Diels
凭证标本：环江县普查队 451226130314004LY (IBK、GXMG、CMMI)
功效：根，祛风活血。
功效来源：《全国中草药汇编》

野木瓜属 *Stauntonia* DC.
尾叶那藤 五指那藤
Stauntonia obovatifoliola Hayata subsp. *urophylla* (Hand.-Mazz.) H. N. Qin
凭证标本：黄俞淞等 Y1392 (IBK)
功效：藤茎，祛风止痛、舒筋活络、消肿散毒、清热利尿。
功效来源：《广西壮族自治区壮药质量标准 第二卷》（2011年版）

22. 大血藤科 Sargentodoxaceae
大血藤属 *Sargentodoxa* Rehd. et Wils.
大血藤
Sargentodoxa cuneata (Oliv.) Rehder et E. H. Wilson
凭证标本：环江县普查队 451226130605002LY (IBK、GXMG、CMMI)
功效：藤茎，清热解毒、活血、祛风止痛。
功效来源：《中国药典》（2020年版）

23. 防己科 Menispermaceae
木防己属 *Cocculus* DC.
樟叶木防己 衡州乌药
Cocculus laurifolius DC.
凭证标本：环江县普查队 451226130424005LY (IBK、GXMG、CMMI)
功效：根，顺气宽胸、祛风止痛。
功效来源：《中华本草》

轮环藤属 *Cyclea* Arn. ex Wight
粉叶轮环藤 百解藤
Cyclea hypoglauca (Schauer) Diels
凭证标本：环江县普查队 451226130601017LY (IBK、GXMG、CMMI)
功效：根，清热解毒，祛风止痛。
功效来源：《广西壮族自治区壮药质量标准 第一卷》（2008年版）

轮环藤 良藤
Cyclea racemosa Oliv.
凭证标本：木论综考 s.n. (IBK)
功效：根，清热、理气、止痛。
功效来源：《全国中草药汇编》

四川轮环藤 良藤

Cyclea sutchuenensis Gagnep.

功效：根，清热解毒、散瘀止痛、利尿通淋。

功效来源：《中华本草》

注：《广西植物名录》有记载。

秤钩风属 *Diploclisia* Miers

秤钩风

Diploclisia affinis (Oliv.) Diels

凭证标本：滇黔桂队 70043 (IBK)

功效：根、茎，祛风除湿、活血止痛、利尿解毒。

功效来源：《中华本草》

苍白秤钩风

Diploclisia glaucescens (Blume) Diels

凭证标本：环江县普查队 451226130418001LY (IBK、GXMG、CMMI)

功效：藤茎、根或茎，清热解毒、祛风除湿。

功效来源：《中华本草》

粉绿藤属 *Pachygone* Miers

粉绿藤

Pachygone sinica Diels

功效：根、茎，祛风除湿、止痛。

功效来源：《中华本草》

注：《广西植物名录》有记载。

细圆藤属 *Pericampylus* Miers

细圆藤 黑风散

Pericampylus glaucus (Lam.) Merr.

凭证标本：环江县普查队 451226130503005LY (IBK、GXMG、CMMI)

功效：藤茎或叶，清热解毒、息风止痉、扶除风湿。

功效来源：《中华本草》

风龙属 *Sinomenium* Diels

风龙 青风藤

Sinomenium acutum (Thunb.) Rehder et E. H. Wilson

功效：藤茎，祛风湿、通经络、利小便。

功效来源：《中国药典》（2020年版）

注：《广西植物名录》有记载。

千金藤属 *Stephania* Lour.

金线吊乌龟 白药子

Stephania cephalantha Hayata

凭证标本：环江县普查队 451226130423008LY (IBK、GXMG、CMMI)

功效：块根，清热解毒、祛风止痛、凉血止血。

功效来源：《中华本草》

血散薯

Stephania dielsiana Y. C. Wu

功效：块根，清热解毒、散瘀止痛。

功效来源：《中华本草》

注：《广西植物名录》有记载。

粪箕笃

Stephania longa Lour.

凭证标本：谭杨胜 4–3001 (GXMI)

功效：茎叶，清热解毒、利湿消肿、祛风活络。

功效来源：《广西壮族自治区壮药质量标准 第二卷》（2011年版）

马山地不容 山乌龟

Stephania mashanica H. S. Lo et B. N. Chang

凭证标本：环江县普查队 451226130528019LY (IBK、GXMG、CMMI)

功效：块根，散瘀止痛、清热解毒。

功效来源：《中华本草》

青牛胆属 *Tinospora* Miers

青牛胆 金果榄

Tinospora sagittata (Oliv.) Gagnep.

凭证标本：环江县普查队 451226130602030LY (IBK、GXMG、CMMI)

功效：块根，清热解毒、利咽、止痛。

功效来源：《中国药典》（2020年版）

24. 马兜铃科 Aristolochiaceae

马兜铃属 *Aristolochia* L.

长叶马兜铃 三筒管

Aristolochia championii Merr. et Chun

凭证标本：环江县普查队 451226121208009LY (IBK、GXMG、CMMI)

功效：块根，清热解毒。

功效来源：《全国中草药汇编》

广西马兜铃 大百解薯

Aristolochia kwangsiensis Chun et F. C. How ex C. F. Liang

凭证标本：韦发南 2185 (IBK)

功效：块根，理气止痛、清热解毒、止血。

功效来源：《中华本草》

管花马兜铃 鼻血雷

Aristolochia tubiflora Dunn

凭证标本：环江县普查队 451226130528018LY (IBK、GXMG、CMMI)

功效：根、全草，清热解毒、行气止痛。

功效来源：《中华本草》

细辛属 *Asarum* L.

尾花细辛

Asarum caudigerum Hance

凭证标本：环江县普查队 451226130315056LY (IBK、GXMG、CMMI)

功效：全草，温经散寒、消肿止痛、化痰止咳。

功效来源：《中华本草》

地花细辛 大块瓦

Asarum geophilum Hemsl.

凭证标本：环江县普查队 451226130313049LY (IBK、GXMG、CMMI)

功效：根、根茎或全草，疏风散寒、宣肺止咳、消肿止痛。

功效来源：《中华本草》

28. 胡椒科 Piperaceae

草胡椒属 *Peperomia* Ruiz et Pavón

石蝉草

Peperomia blanda (Jacq.) Kunth

凭证标本：环江县普查队 451226130426013LY (IBK、GXMG、CMMI)

功效：全草，清热解毒、化瘀散结、利水消肿。

功效来源：《中华本草》

草胡椒

Peperomia pellucida (L.) Kunth

功效：全草，散瘀止痛、清热解毒。

功效来源：《中华本草》

注：《广西植物名录》有记载。

胡椒属 *Piper* L.

蒌叶

Piper betle L.

功效：全株或茎、叶，祛风散寒、行气化痰、消肿止痒。

功效来源：《中华本草》

注：《广西植物名录》有记载。

苎叶蒟 芦子藤

Piper boehmeriifolium (Miq.) Wall. ex C. DC.

凭证标本：环江县普查队 451226130313060LY (IBK、GXMG、CMMI)

功效：全株，祛风除湿、除湿通络。

功效来源：《中华本草》

复毛胡椒

Piper bonii C. DC.

凭证标本：环江县普查队 451226130315012LY (IBK、GXMG、CMMI)

功效：全草，活血通经、祛风消肿、温中散寒。

功效来源：《药用植物辞典》

山蒟

Piper hancei Maxim.

凭证标本：环江县普查队 451226130108004LY (IBK、GXMG、CMMI)

功效：藤茎，祛风湿、强腰膝、止喘咳。

功效来源：《广西中药材标准 第一册》

毛蒟 毛蒌

Piper hongkongense C. DC.

凭证标本：韦发南等 M0191 (IBK)

功效：全株，行气止痛、祛风散寒除湿。

功效来源：《中华本草》

风藤 海风藤

Piper kadsura (Choisy) Ohwi

功效：全株，祛风湿、通经络、止痹痛。

功效来源：《中国药典》（2020年版）

注：《广西中药资源名录》有记载。

荜拔 荜茇

Piper longum L.

凭证标本：彭日成等 ML0972 (IBK)

功效：近成熟或成熟果穗，温中散寒、下气止痛。

功效来源：《中国药典》（2020年版）

假蒟

Piper sarmentosum Roxb.

功效：地上部分，温中散寒、祛风利湿、消肿止痛。

功效来源：《广西壮族自治区壮药质量标准 第二卷》（2011年版）

注：《广西植物名录》有记载。

石南藤

Piper wallichii (Miq.) Hand.-Mazz.

凭证标本：环江县普查队 451226130426030LY (IBK、GXMG、CMMI)

功效：带叶茎枝，祛风湿、强腰膝、止咳、止痛。

功效来源：《广西中药材标准 第一册》

29. 三白草科 Saururaceae

裸蒴属 *Gymnotheca* Decne.

裸蒴 百部还魂

Gymnotheca chinensis Decne.

凭证标本：环江县普查队 451226130501025LY (IBK、GXMG、CMMI)

功效：全草或叶，消食、利水、活血、解毒。

功效来源：《中华本草》

蕺菜属 *Houttuynia* Thunb.

蕺菜 鱼腥草

Houttuynia cordata Thunb.

凭证标本：环江县普查队 451226130425070LY (IBK、GXMG、CMMI)

功效：全草或地上部分，清热解毒、消痈排脓、利尿通淋。

功效来源：《中国药典》（2020年版）

三白草属 *Saururus* L.

三白草

Saururus chinensis (Lour.) Baill.

凭证标本：环江县普查队 451226130503006LY (IBK、GXMG、CMMI)

功效：地上部分，利尿消肿、清热解毒。

功效来源：《中国药典》（2020年版）

30. 金粟兰科 Chloranthaceae

金粟兰属 *Chloranthus* Sw.

鱼子兰

Chloranthus erectus (Buch.-Ham.) Verdc.

凭证标本：环江县普查队 451226130723002LY (IBK、GXMG、CMMI)

功效：全株，通经活络、祛瘀止血。

功效来源：《药用植物辞典》

宽叶金粟兰 四大天王

Chloranthus henryi Hemsl.

凭证标本：韦发南等 M0127 (IBK)

功效：根、全草，祛风除湿、活血散瘀、解毒。

功效来源：《中华本草》

四川金粟兰 四块瓦

Chloranthus sessilifolius K. F. Wu

凭证标本：环江县普查队 451226130602005LY (IBK、GXMG、CMMI)

功效：根，散寒止咳、活血止痛、散瘀解毒。

功效来源：《全国中草药汇编》

草珊瑚属 *Sarcandra* Gardn.

草珊瑚 肿节风

Sarcandra glabra (Thunb.) Nakai

凭证标本：环江县普查队 451226121208036LY (IBK、GXMG、CMMI)

功效：全株，清热凉血、活血消斑、祛风通络。

功效来源：《中国药典》（2020年版）

33. 紫堇科 Fumariaceae

紫堇属 *Corydalis* DC.

北越紫堇

Corydalis balansae Prain

凭证标本：环江县普查队 451226130315039LY (IBK、GXMG、CMMI)

功效：带根全草，清热解毒、消肿拔毒。

功效来源：《药用植物辞典》

籽纹紫堇 高山羊不吃

Corydalis esquirolii H. Lév.

凭证标本：环江县普查队 451226130528007LY (IBK)

功效：根状茎、根，清湿热、止痛。

功效来源：《全国中草药汇编》

岩黄连

Corydalis saxicola Bunting

凭证标本：环江县普查队 451226130527022LY (IBK)

功效：全草，清热解毒、利湿、止痛止血。

功效来源：《广西壮族自治区壮药质量标准 第一卷》（2008年版）

36. 白花菜科 Capparidaceae

山柑属 *Capparis* L.

广州山柑

Capparis cantoniensis Lour.

凭证标本：环江县普查队 451226130603019LY (IBK、GXMG、CMMI)

功效：根、种子、茎叶，清热解毒、止咳、止痛。

功效来源：《中华本草》

无柄山柑

Capparis subsessilis B. S. Sun

凭证标本：环江县普查队 451226130719013LY (IBK、GXMG、CMMI)

功效：根，外用治跌打肿痛。

功效来源：《广西中药资源名录》

39. 十字花科 Brassicaceae

芸苔属 *Brassica* L.

芥菜 芥子

Brassica juncea (L.) Czern.

功效：成熟种子，温肺豁痰利气、散结通络止痛。

功效来源：《中国药典》（2020年版）

注：民间常见栽培物种。

白花甘蓝

Brassica oleracea L. var. *albiflora* Kuntze

凭证标本：环江县普查队 451226130429013LY (IBK、GXMG、CMMI)

功效：叶，清热、止痛。

功效来源：《全国中草药汇编》

擘蓝

Brassica oleracea L. var. *gongylodes* L.

功效：球茎，蜜渍嚼服治胃及十二指肠溃疡、消化不良、食欲不振。

功效来源：《广西中药资源名录》

注：民间常见栽培物种。

白菜

Brassica rapa L. var. *glabra* Regel

功效：叶，消食下气、利肠胃、利尿。

功效来源：《药用植物辞典》

注：民间常见栽培物种。

芸苔

Brassica rapa L. var. *oleifera* DC.

凭证标本：环江县普查队 451226130316009LY（IBK、GXMG、CMMI）

功效：种子，行血散瘀、消肿散结。茎、叶，散血消肿。

功效来源：《药用植物辞典》

荠属 *Capsella* Medik.

荠

Capsella bursapastoris (L.) Medik.

凭证标本：环江县普查队 451226130316036LY（IBK、GXMG、CMMI）

功效：全草、花序、种子，凉肝止血、平肝明目、清热利湿。

功效来源：《中华本草》

碎米荠属 *Cardamine* L.

弯曲碎米荠 碎米荠

Cardamine flexuosa With.

凭证标本：环江县普查队 451226130316044LY（IBK、GXMG、CMMI）

功效：全草，清热利湿。

功效来源：《全国中草药汇编》

碎米荠 白带草

Cardamine hirsuta L.

凭证标本：黄俞淞等 ML1413（IBK）

功效：全草，清热利湿、安神、止血。

功效来源：《中华本草》

菘蓝属 *Isatis* L.

菘蓝 板蓝根

Isatis indigotica Fortune

功效：根，清热解毒、凉血利咽。叶，清热解毒、凉血消斑。

功效来源：《中国药典》（2020年版）

注：民间常见栽培物种。

独行菜属 *Lepidium* L.

北美独行菜 葶苈子

Lepidium virginicum L.

凭证标本：环江县普查队 451226130601001LY（IBK、GXMG、CMMI）

功效：种子，泻肺降气、祛痰平喘、利水消肿、泻下逐邪。全草，清热解毒、利尿、通淋。

功效来源：《中华本草》

堇叶芥属 *Neomartinella* Pilg.

堇叶芥

Neomartinella violifolia (H. Lév.) Pilg.

凭证标本：沙文兰等 56658（GXMI）

功效：全草，清热解毒。

功效来源：《药用植物辞典》

萝卜属 *Raphanus* L.

萝卜 莱菔子

Raphanus sativus L.

凭证标本：环江县普查队 451226130316023LY（IBK、GXMG、CMMI）

功效：种子，消食除胀、降气化痰。全草，消食止渴、祛热解毒。根，行气消积、化痰、解渴、利水消肿、消食、下气、止血、利尿。

功效来源：《中国药典》（2020年版）

蔊菜属 *Rorippa* Scop.

无瓣蔊菜 蔊菜

Rorippa dubia (Pers.) H. Hara

凭证标本：环江县普查队 451226130316024LY（IBK、GXMG、CMMI）

功效：全草，祛痰止咳、解表散寒、活血解毒、利湿退黄。

功效来源：《中华本草》

蔊菜

Rorippa indica (L.) Hiern

功效：全草，祛痰止咳、解表散寒、活血解毒、利湿退黄。

功效来源：《中华本草》

注：《广西中药资源名录》有记载。

40. 堇菜科 Violaceae

堇菜属 *Viola* L.

七星莲 地白草

Viola diffusa Ging.

凭证标本：环江县普查队 451226130314006LY（IBK、GXMG、CMMI）

功效：全草，清热解毒、散瘀消肿。

功效来源：《中华本草》

柔毛堇菜

Viola fargesii H. Boissieu

凭证标本：韦发南等 M0241 (IBK)

功效：全草，清热解毒、散结、祛瘀生新。

功效来源：《药用植物辞典》

长萼堇菜

Viola inconspicua Blume

凭证标本：环江县普查队 451226121202010LY (IBK、GXMG、CMMI)

功效：全草或带根全草，清热解毒、散瘀消肿。

功效来源：《药用植物辞典》

紫花地丁

Viola philippica Sasaki

功效：全草，清热解毒、凉血消肿。

功效来源：《中国药典》（2020年版）

注：本种为普遍分布种，《广西中药资源名录》有记载。

三角叶堇菜

Viola triangulifolia W. Becker

凭证标本：环江县普查队 451226130317045LY (IBK、GXMG、CMMI)

功效：全草，清热解毒、利湿。

功效来源：《药用植物辞典》

42. 远志科 Polygalaceae

远志属 *Polygala* L.

尾叶远志 乌棒子

Polygala caudata Rehder et E. H. Wilson

凭证标本：环江县普查队 451226130314013LY (IBK、GXMG、CMMI)

功效：根，止咳平喘、清热利湿。

功效来源：《全国中草药汇编》

华南远志 大金不换

Polygala chinensis L.

凭证标本：环江县普查队 451226130604038LY (IBK、CMMI)

功效：全草，祛痰、消积、散瘀、解毒。

功效来源：《广西壮族自治区壮药质量标准 第二卷》（2011年版）

黄花倒水莲

Polygala fallax Hemsl.

功效：根，补益、强壮、祛湿、散瘀。

功效来源：《广西壮族自治区瑶药材质量标准 第一卷》（2014年版）

注：《广西植物名录》有记载。

肾果小扁豆

Polygala furcata Royle

凭证标本：环江调查队 4-3-1447 (GXMI)

功效：全草，祛痰止咳、解毒、散瘀、止血。

功效来源：《中华本草》

瓜子金

Polygala japonica Houtt.

凭证标本：环江县普查队 451226130316033LY (IBK、GXMG、CMMI)

功效：全草，镇咳、化痰、活血、止血、安神、解毒。

功效来源：《广西壮族自治区瑶药材质量标准 第一卷》（2014年版）

密花远志

Polygala karensium Kurz

凭证标本：环江县普查队 451226130317008LY (IBK、GXMG、CMMI)

功效：根，宁心安神、宣调肺气、滋补。根、叶，活血解毒。树皮，滋补强壮、舒筋活血。

功效来源：《药用植物辞典》

长毛籽远志 木本远志

Polygala wattersii Hance

凭证标本：环江县普查队 451226130109007LY (IBK、GXMG、CMMI)

功效：根或叶，解毒、散瘀。

功效来源：《中华本草》

齿果草属 *Salomonia* Lour.

齿果草 吹云草

Salomonia cantoniensis Lour.

凭证标本：环江县普查队 451226130604018LY (IBK、GXMG、CMMI)

功效：全草，解毒消肿、散瘀止痛。

功效来源：《中华本草》

45. 景天科 Crassulaceae

落地生根属 *Bryophyllum* Salisb.

棒叶落地生根 洋吊钟

Bryophyllum delagoense (Eckl. et Zeyh.) Druce

功效：全草，清热解毒、收敛生肌。

功效来源：《桂本草》第二卷上

注：民间常见栽培物种。

落地生根

Bryophyllum pinnatum (L. f.) Oken

功效：根及全草，解毒消肿、活血止痛、拔毒。

功效来源：《中华本草》

注：本种为普遍分布种，《广西中药资源名录》有记载。

伽蓝菜属 *Kalanchoe* Adans.

伽蓝菜

Kalanchoe ceratophylla Haw.

功效：全草，清热解毒消肿、散瘀止痛。

功效来源：《药用植物辞典》

注：民间常见栽培物种。

景天属 *Sedum* L.

珠芽景天 珠芽半枝

Sedum bulbiferum Makino

凭证标本：环江县普查队 451226130418008LY (IBK、GXMG、CMMI)

功效：全草，散寒、理气、止痛、截疟。

功效来源：《全国中草药汇编》

凹叶景天 马牙半支

Sedum emarginatum Migo

凭证标本：环江县普查队 451226130318037LY (IBK、GXMG、CMMI)

功效：全草，清热解毒、凉血止血、利湿。

功效来源：《中华本草》

佛甲草

Sedum lineare Thunb.

功效：茎叶，清热解毒、利湿、止血。

功效来源：《中华本草》

注：本种为普遍分布种，《广西中药资源名录》有记载。

大苞景天

Sedum oligospermum Maire

凭证标本：韦发南等 M0287 (IBK)

功效：带根全草，活血散瘀、散寒理气、接骨、止痛。

功效来源：《药用植物辞典》

垂盆草

Sedum sarmentosum Bunge

凭证标本：彭日成等 ML2049 (IBK)

功效：全草，利湿退黄、清热解毒。

功效来源：《中国药典》（2020年版）

47. 虎耳草科 Saxifragaceae

落新妇属 *Astilbe* Buch.-Ham. ex G. Don

落新妇

Astilbe chinensis (Maxim.) Franch. et Sav.

凭证标本：环江县普查队 451226130605039LY (IBK、GXMG、CMMI)

功效：全草，祛风、清热、止咳。

功效来源：《中药大辞典》

梅花草属 *Parnassia* L.

鸡肫草

Parnassia wightiana Wall. ex Wight et Arn.

凭证标本：环江县普查队 451226130319040LY (IBK、CMMI)

功效：全草，补肺止咳，止血，利湿。

功效来源：《中华本草》

虎耳草属 *Saxifraga* L.

虎耳草

Saxifraga stolonifera Curtis

凭证标本：环江县普查队 451226130602020LY (IBK、GXMG、CMMI)

功效：全草，疏风、清热、凉血解毒。

功效来源：《中华本草》

52. 沟繁缕科 Elatinaceae

田繁缕属 *Bergia* L.

倍蕊田繁缕

Bergia serrata Blanco

功效：全草，用于毒蛇咬伤。

功效来源：《广西中药资源名录》

注：《广西植物名录》有记载。

53. 石竹科 Caryophyllaceae

无心菜属 *Arenaria* L.

无心菜 铃铃草

Arenaria serpyllifolia L.

凭证标本：环江县普查队 451226130314050LY (IBK、GXMG、CMMI)

功效：全草，止咳、清热明目。

功效来源：《全国中草药汇编》

荷莲豆草属 *Drymaria* Willd. ex Schult.

荷莲豆草 荷莲豆菜

Drymaria cordata (L.) Willd. ex Schult.

凭证标本：环江县普查队 451226121203010LY (IBK、GXMG、CMMI)

功效：全草，清热解毒、利湿、消食化痰。

功效来源：《广西壮族自治区壮药质量标准 第二卷》（2011年版）

鹅肠菜属 *Myosoton* Moench

鹅肠菜 鹅肠草

Myosoton aquaticum (L.) Moench

凭证标本：环江县普查队 451226130314064LY (IBK、GXMG、CMMI)

功效：全草，清热解毒、散瘀消肿。

功效来源：《中华本草》

漆姑草属 Sagina L.

漆姑草

Sagina japonica (Sw.) Ohwi

凭证标本：环江县普查队 451226130501018LY (IBK、GXMG、CMMI)

功效：全草，凉血解毒、杀虫止痒。

功效来源：《中华本草》

繁缕属 Stellaria L.

中国繁缕

Stellaria chinensis Regel

凭证标本：蒋日红等 11638 (IBK)

功效：全草，清热解毒、活血止痛。

功效来源：《中华本草》

繁缕

Stellaria media (L.) Vill.

凭证标本：环江县普查队 451226121207018LY (IBK、GXMG、CMMI)

功效：全草，清热解毒、化瘀止痛、催乳。

功效来源：《全国中草药汇编》

56. 马齿苋科 Portulacaceae

马齿苋属 Portulaca L.

大花马齿苋 午时花

Portulaca grandiflora Hook.

功效：全草，散瘀止痛、解毒消肿。

功效来源：《全国中草药汇编》

注：民间常见栽培物种。

马齿苋

Portulaca oleracea L.

功效：全草，清热解毒、凉血止痢、除湿通淋。

功效来源：《广西壮族自治区壮药质量标准 第二卷》（2011年版）

注：《广西植物名录》有记载。

土人参属 Talinum Adans.

土人参

Talinum paniculatum (Jacq.) Gaertn.

凭证标本：环江县普查队 451226130429020LY (IBK、GXMG、CMMI)

功效：根，补气润肺、止咳、调经。

功效来源：《中华本草》

57. 蓼科 Polygonaceae

金线草属 Antenoron Raf.

金线草

Antenoron filiforme (Thunb.) Roberty et Vautier

凭证标本：陈祖强等 57 (GXMI)

功效：全草，凉血止血、清热利湿、散瘀止痛。

功效来源：《中华本草》

荞麦属 Fagopyrum Mill.

金荞麦

Fagopyrum dibotrys (D. Don) H. Hara

凭证标本：环江县普查队 451226130503014LY (IBK、GXMG、CMMI)

功效：根茎，清热解毒、排脓祛瘀。

功效来源：《中国药典》（2020年版）

荞麦

Fagopyrum esculentum Moench

凭证标本：环江县普查队 451226121202006LY (IBK、GXMG、CMMI)

功效：茎叶，降压、止血。种子，健胃、收敛。

功效来源：《全国中草药汇编》

何首乌属 Fallopia Adans.

何首乌

Fallopia multiflora (Thunb.) Haraldson

功效：块根，解毒、消痈、截疟、润肠通便。

功效来源：《中国药典》（2020年版）

注：《广西植物名录》有记载。

蓼属 Polygonum L.

褐鞘蓼 萹蓄

Polygonum aviculare L.

功效：地上部分，利尿通淋、杀虫、止痒。

功效来源：《中国药典》（2020年版）

注：本种为普遍分布种，《广西中药资源名录》有记载。

毛蓼

Polygonum barbatum L.

凭证标本：吴磊等 ML0170 (IBK)

功效：全草，清热解毒、排脓生肌、活血、透疹。

功效来源：《中华本草》

头花蓼 石莽草

Polygonum capitatum Buch.-Ham. ex D. Don

凭证标本：环江县普查队 451226121203021LY (IBK、GXMG、CMMI)

功效：全草，清热利湿、活血止痛。

功效来源：《中华本草》

火炭母

Polygonum chinense L. var. *chinense*

凭证标本：环江县普查队 451226130430032LY (IBK、GXMG、CMMI)

功效：全草，清热解毒、利湿止痒、明目退翳。

功效来源：《广西壮族自治区壮药质量标准 第一卷》（2008年版）

硬毛火炭母 火炭母

Polygonum chinense L. var. *hispidum* Hook. f.

凭证标本：滇黔桂队 70207 (IBK)

功效：全草，清热解毒、利湿止痒、明目退翳。

功效来源：《广西壮族自治区瑶药材质量标准　第一卷》（2014年版）

水蓼 辣蓼

Polygonum hydropiper L.

凭证标本：彭日成等 ML1673 (IBK)

功效：全草，除湿、化滞。

功效来源：《广西壮族自治区壮药质量标准　第二卷》（2011年版）

酸模叶蓼 大马蓼

Polygonum lapathifolium L.

凭证标本：环江县普查队 451226130316013LY (IBK、GXMG、CMMI)

功效：全草，清热解毒、利湿止痒。

功效来源：《全国中草药汇编》

小蓼花

Polygonum muricatum Meissn.

凭证标本：环江县普查队 451226121203018LY (IBK、GXMG、CMMI)

功效：全草，清热解毒、祛风除湿、活血止痛。

功效来源：《药用植物辞典》

红蓼 水红花子

Polygonum orientale L.

功效：果实，散血消症、消积止痛、利水消肿。

功效来源：《中国药典》（2020年版）

注：《广西植物名录》有记载。

杠板归 扛板归

Polygonum perfoliatum L.

凭证标本：环江县普查队 451226130503022LY (IBK、GXMG、CMMI)

功效：地上部分，利水消肿，清解热毒，止咳。

功效来源：《广西壮族自治区壮药质量标准　第一卷》（2008年版）

习见蓼 小萹蓄

Polygonum plebeium R. Br.

凭证标本：环江县普查队 451226121207015LY (IBK、GXMG、CMMI)

功效：全草，清热解毒、通淋利尿、化湿杀虫。

功效来源：《中华本草》

丛枝蓼

Polygonum posumbu Buch.-Ham. ex D. Don

凭证标本：环江县普查队 451226141005016LY (IBK、GXMG、CMMI)

功效：全草，清热解毒、凉血止血、散瘀止痛、祛风利湿、杀虫止痒。

功效来源：《药用植物辞典》

赤胫散

Polygonum runcinatum Buch.-Ham. ex D. Don var. *sinense* Hemsl.

凭证标本：环江县普查队 451226130427007LY (IBK、GXMG、CMMI)

功效：全草，清热解毒、活血舒筋。

功效来源：《中华本草》

虎杖属 *Reynoutria* Houtt.

虎杖

Reynoutria japonica Houtt.

凭证标本：环江县普查队 451226130503041LY (IBK、GXMG、CMMI)

功效：根茎及根，消痰软坚散结、利水消肿。

功效来源：《中国药典》（2020年版）

酸模属 *Rumex* L.

羊蹄

Rumex japonicus Houtt.

凭证标本：环江县普查队 451226130503017LY (IBK、GXMG、CMMI)

功效：根或全草，清热解毒、止血、通便、杀虫。

功效来源：《全国中草药汇编》

刺酸模 假菠菜

Rumex maritimus L.

凭证标本：环江县普查队 451226130423032LY (IBK、GXMG、CMMI)

功效：全草，清热凉血、解毒杀虫。

功效来源：《全国中草药汇编》

59. 商陆科 Phytolaccaceae

商陆属 *Phytolacca* L.

商陆

Phytolacca acinosa Roxb.

凭证标本：许为斌等 ML1146 (IBK)

功效：根，逐水消肿、通利二便。

功效来源：《中国药典》（2020年版）

垂序商陆 商陆

Phytolacca americana L.

凭证标本：环江县普查队 451226130501015LY (IBK、GXMG、CMMI)

功效：根，逐水消肿、通利二便。

功效来源：《中国药典》（2020年版）

61. 藜科 Chenopodiaceae

甜菜属 *Beta* L.

莙荙菜 莙荙子
Beta vulgaris L. var. *cicla* L.
功效：果实，清热解毒、凉血止血。
功效来源：《中华本草》
注：民间常见栽培物种。

藜属 *Chenopodium* L.

藜
Chenopodium album L.
功效：全草，清热祛湿、解毒消肿、杀虫止痒。果实或种子，清热祛湿、杀虫止痒。
功效来源：《中华本草》
注：《广西植物名录》有记载。

小藜
Chenopodium ficifolium Sm.
凭证标本：环江县普查队 451226130316020LY (IBK、GXMG、CMMI)
功效：全草，清热解毒、祛湿、止痒透疹、杀虫。
功效来源：《药用植物辞典》

刺藜属 *Dysphania* Pax

土荆芥
Dysphania ambrosioides (L.) Mosyakin et Clemants
凭证标本：环江县普查队 451226130718047LY (IBK、GXMG、CMMI)
功效：地上部分，杀虫，祛风，痛经，止痛。
功效来源：《广西壮族自治区壮药质量标准 第三卷》（2018年版）

菠菜属 *Spinacia* L.

菠菜
Spinacia oleracea L.
功效：全草，滋阴平肝、止咳润肠。
功效来源：《全国中草药汇编》
注：民间常见栽培物种。

63. 苋科 Amaranthaceae

牛膝属 *Achyranthes* L.

土牛膝 倒扣草
Achyranthes aspera L. var. *aspera*
凭证标本：环江县普查队 451226130503019LY (IBK、GXMG、CMMI)
功效：全草，解表清热、利湿。
功效来源：《广西壮族自治区壮药质量标准 第一卷》（2008年版）

钝叶土牛膝 土牛膝
Achyranthes aspera L. var. *indica* L.
功效：根或全草，清热、解毒、利尿。
功效来源：《全国中草药汇编》
注：《广西中药资源名录》有记载。

牛膝
Achyranthes bidentata Blume
凭证标本：环江县普查队 451226121207021LY (IBK、GXMG、CMMI)
功效：根，逐瘀通经、补肝肾、强筋骨、利尿通淋、引血下行。
功效来源：《中国药典》（2020年版）

柳叶牛膝 土牛膝
Achyranthes longifolia (Makino) Makino
凭证标本：环江县普查队 451226121203025LY (IBK、GXMG、CMMI)
功效：根及根状茎，活血化瘀、泻火解毒、利尿通淋。
功效来源：《中华本草》

白花苋属 *Aerva* Forssk.

白花苋
Aerva sanguinolenta (L.) Blume
凭证标本：韦发南等 M0049 (IBK)
功效：根或花，活血散瘀、清热除湿。
功效来源：《中华本草》

莲子草属 *Alternanthera* Forssk.

锦绣苋
Alternanthera bettzickiana (Regel) Nichols.
功效：全株，清热解毒、凉血止血、消积逐瘀。
功效来源：《药用植物辞典》
注：民间常见栽培物种。

喜旱莲子草 空心苋
Alternanthera philoxeroides (Mart.) Griseb.
凭证标本：环江县普查队 451226130429034LY (IBK、GXMG、CMMI)
功效：全草，清热利尿、凉血解毒。
功效来源：《广西壮族自治区壮药质量标准 第三卷》（2018年版）

莲子草 节节花
Alternanthera sessilis (L.) R. Br. ex DC.
功效：全草，凉血散瘀、清热解毒、除湿通淋。
功效来源：《中华本草》
注：《广西植物名录》有记载。

苋属 *Amaranthus* L.

尾穗苋 老枪谷
Amaranthus caudatus L.
凭证标本：彭日成等 ML0531 (IBK)

功效：根，滋补强壮。

功效来源：《全国中草药汇编》

繁穗苋 老枪谷

Amaranthus cruentus L.

凭证标本：环江县普查队 451226130601036LY（IBK、GXMG、CMMI）

功效：根，滋补强壮。

功效来源：《全国中草药汇编》

刺苋

Amaranthus spinosus L.

功效：全草，清热利湿、解毒消肿、凉血止血。

功效来源：《广西壮族自治区壮药质量标准 第三卷》（2018年版）

注：《广西植物名录》有记载。

苋

Amaranthus tricolor L.

功效：茎叶，清肝明目、通利二便。

功效来源：《中华本草》

注：《广西植物名录》有记载。

皱果苋 野苋菜

Amaranthus viridis L.

凭证标本：彭日成等 ML1649（IBK）

功效：全草，清热利湿。

功效来源：《全国中草药汇编》

青葙属 *Celosia* L.

青葙 青箱子

Celosia argentea L.

凭证标本：环江县普查队 451226121207030LY（IBK、GXMG、CMMI）

功效：成熟种子，清虚热、除骨蒸、解暑热、截疟、退黄。

功效来源：《中国药典》（2020年版）

鸡冠花

Celosia cristata L.

功效：花序，收敛止血、止带、止痢。

功效来源：《中国药典》（2020年版）

注：民间常见栽培物种。

浆果苋属 *Deeringia* R. Br.

浆果苋 九层风

Deeringia amaranthoides (Lam.) Merr.

凭证标本：滇黔桂队 70125（IBK）

功效：茎枝，祛风利湿、通经活络。

功效来源：《广西壮族自治区壮药质量标准 第一卷》（2008年版）

千日红属 *Gomphrena* L.

千日红

Gomphrena globosa L.

功效：花序，止咳平喘、平肝明目。

功效来源：《全国中草药汇编》

注：民间常见栽培物种。

64. 落葵科 Basellaceae

落葵薯属 *Anredera* Juss.

落葵薯 藤三七

Anredera cordifolia (Ten.) Steenis

凭证标本：环江县普查队 451226130720008LY（IBK、GXMG、CMMI）

功效：瘤块状珠芽，补肾强腰、散瘀消肿。

功效来源：《中华本草》

65. 亚麻科 Linaceae

亚麻属 *Linum* L.

野亚麻

Linum stelleroides Planch.

凭证标本：环江调查队 4-3-303（GXMI）

功效：地上部分及种子，养血润燥、祛风解毒。

功效来源：《药用植物辞典》

亚麻 亚麻子

Linum usitatissimum L.

功效：种子，润肠通便、养血祛风。

功效来源：《全国中草药汇编》

注：民间常见栽培物种。

青篱柴属 *Tirpitzia* Hallier f.

米念芭 白花柴

Tirpitzia ovoidea Chun et How ex W. L. Sha

凭证标本：环江县普查队 451226130109006LY（IBK、GXMG、CMMI）

功效：枝、茎、叶，活血散瘀、舒筋活络。

功效来源：《全国中草药汇编》

青篱柴

Tirpitzia sinensis (Hemsl.) H. Hallier

凭证标本：环江县普查队 451226130424012LY（IBK、GXMG、CMMI）

功效：根，用于风湿骨痛、跌打扭伤。叶，用于白带异常，外用治骨折、跌打肿痛。

功效来源：《广西中药资源名录》

67. 牻牛儿苗科 Geraniaceae

老鹳草属 *Geranium* L.

野老鹳草 老鹳草

Geranium carolinianum L.

凭证标本：环江县普查队 451226130314065LY (IBK、GXMG、CMMI)

功效：地上部分，祛风湿、通经络、止泻利。

功效来源：《中国药典》（2020年版）

尼泊尔老鹳草 老鹳草

Geranium nepalense Sweet

凭证标本：环江县普查队 451226130428004LY (IBK、GXMG、CMMI)

功效：全草，祛风通络、活血、清热利湿。

功效来源：《中华本草》

天竺葵属 *Pelargonium* L'Her.

天竺葵 石蜡红

Pelargonium hortorum L. H. Bailey

功效：花，清热消炎。

功效来源：《全国中草药汇编》

注：民间常见栽培物种。

69. 酢浆草科 Oxalidaceae

酢浆草属 *Oxalis* L.

酢浆草

Oxalis corniculata L.

凭证标本：环江县普查队 451226130316015LY (IBK、GXMG、CMMI)

功效：全草，清热利湿、凉血散瘀、解毒消肿。

功效来源：《广西壮族自治区壮药质量标准 第二卷》（2011年版）

红花酢浆草 铜锤草

Oxalis corymbosa DC.

凭证标本：彭日成等 ML1000 (IBK)

功效：全草，散瘀消肿、清热利湿、解毒。

功效来源：《中华本草》

山酢浆草 麦穗七

Oxalis griffithii Edgeworth et Hook. f.

凭证标本：环江县普查队 451226121208041LY (IBK、GXMG、CMMI)

功效：根或全草，清热解毒、消肿止痛。

功效来源：《全国中草药汇编》

70. 金莲花科 Tropaeolaceae

旱金莲属 *Tropaeolum* L.

旱金莲 旱莲花

Tropaeolum majus L.

功效：全草，清热解毒、凉血止血。

功效来源：《中华本草》

注：民间常见栽培物种。

71. 凤仙花科 Balsaminaceae

凤仙花属 *Impatiens* L.

凤仙花

Impatiens balsamina L.

凭证标本：环江县普查队 451226130503012LY (IBK、GXMG、CMMI)

功效：花，祛风除湿、活血止痛、解毒杀虫。

功效来源：《中华本草》

棒凤仙花

Impatiens claviger Hook. f.

凭证标本：环江县普查队 451226141005013LY (IBK、GXMG、CMMI)

功效：全草，清热解毒、清凉消肿。

功效来源：《药用植物辞典》

黄金凤

Impatiens siculifer Hook. f.

凭证标本：环江县普查队 451226121203011LY (IBK、GXMG、CMMI)

功效：根、全草、种子，祛瘀消肿、清热解毒、祛风、活血止痛。

功效来源：《药用植物辞典》

72. 千屈菜科 Lythraceae

水苋菜属 *Ammannia* L.

水苋菜

Ammannia baccifera L.

凭证标本：环江县普查队 451226121207013LY (IBK、GXMG、CMMI)

功效：全草，散瘀止血、除湿解毒。

功效来源：《中华本草》

紫薇属 *Lagerstroemia* L.

紫薇

Lagerstroemia indica L.

功效：根、树皮，活血、止血、解毒、消肿。

功效来源：《全国中草药汇编》

注：《广西植物名录》有记载。

大花紫薇

Lagerstroemia speciosa (L.) Pers.

功效：树皮、根，收敛止泻。种子，具有麻醉作用。叶，利尿、截疟、接骨。

功效来源：《药用植物辞典》

注：民间常见栽培物种。

节节菜属 *Rotala* L.

节节菜 水马齿苋

Rotala indica (Willd.) Koehne

凭证标本：环江县普查队 451226130316031LY（IBK、GXMG、CMMI）

功效：全草，清热解毒、止泻。

功效来源：《中华本草》

圆叶节节菜 水苋菜

Rotala rotundifolia (Buch.-Ham. ex Roxb.) Koehne

凭证标本：许为斌等 ML1156（IBK）

功效：全草，清热利湿、解毒。

功效来源：《全国中草药汇编》

75. 安石榴科 Punicaceae

石榴属 *Punica* L.

石榴 石榴皮

Punica granatum L.

凭证标本：环江县普查队 451226130429028LY（IBK、GXMG、CMMI）

功效：果皮，涩肠止泻、止血、驱虫。

功效来源：《中国药典》（2020年版）

77. 柳叶菜科 Onagraceae

露珠草属 *Circaea* L.

南方露珠草

Circaea mollis Sieb. et Zucc.

凭证标本：环江县普查队 451226130828020LY（IBK）

功效：全草或根，祛风除湿、活血消肿、清热解毒。

功效来源：《中华本草》

柳叶菜属 *Epilobium* L.

柳叶菜

Epilobium hirsutum L.

凭证标本：环江县普查队 451226130729031LY（IBK、GXMG、CMMI）

功效：花，清热消炎、调经止带、止痛。根，理气活血、止血。根或带根全草，用于骨折、跌打损伤、疔疮痈肿、外伤出血。

功效来源：《全国中草药汇编》

丁香蓼属 *Ludwigia* L.

水龙 过塘蛇

Ludwigia adscendens (L.) Hara

凭证标本：环江县普查队 451226130724004LY（IBK、GXMG、CMMI）

功效：全草，清热解毒、利尿消肿。

功效来源：《广西中药材标准 第一册》

毛草龙

Ludwigia octovalvis (Jacq.) P. H. Raven

凭证标本：环江县普查队 451226130529031LY（IBK、GXMG、CMMI）

功效：全草，清热利湿、解毒消肿。

功效来源：《中华本草》

77a. 菱科 Trapaceae

菱属 *Trapa* L.

丘角菱

Trapa natans L.

功效：果实，补脾、止泻、止渴。

功效来源：《广西中药资源名录》

注：民间常见栽培物种。

78. 小二仙草科 Haloragaceae

小二仙草属 *Gonocarpus* Thunb.

小二仙草

Gonocarpus micrantha Thunb.

凭证标本：环江县普查队 451226130606015LY（IBK、GXMG、CMMI）

功效：全草，止咳平喘、清热利湿、调经活血。

功效来源：《中华本草》

狐尾藻属 *Myriophyllum* L.

穗状狐尾藻

Myriophyllum spicatum L.

功效：全草，用于痢疾，外用治烧烫伤。

功效来源：《广西中药资源名录》

注：《广西植物名录》有记载。

81. 瑞香科 Thymelaeaceae

瑞香属 *Daphne* L.

白瑞香 软皮树

Daphne papyracea Wall. ex Steud.

凭证标本：韦发南等 M0409（IBK）

功效：根皮、茎皮或全株，祛风止痛、活血调经。

功效来源：《中华本草》

荛花属 *Wikstroemia* Endl.

了哥王

Wikstroemia indica (L.) C. A. Mey.

凭证标本：环江县普查队 451226130720009LY（IBK、GXMG、CMMI）

功效：根或根皮，清热解毒、散瘀逐水。

功效来源：《广西壮族自治区壮药质量标准 第一卷》（2008年版）

北江荛花

Wikstroemia monnula Hance

凭证标本：滇黔桂队 70275（IBK）

功效：根，散结散瘀、清热消肿、通经逐水。

功效来源：《药用植物辞典》

83. 紫茉莉科 Nyctaginaceae

叶子花属 Bougainvillea Comm. ex Juss.

光叶子花 紫三角

Bougainvillea glabra Choisy

凭证标本：环江县普查队 451226130429018LY (IBK、GXMG、CMMI)

功效：花，调和气血。

功效来源：《全国中草药汇编》

紫茉莉属 *Mirabilis* L.

紫茉莉

Mirabilis jalapa L.

凭证标本：环江县普查队 451226130720015LY (IBK、GXMG、CMMI)

功效：叶、果实，清热解毒、祛风渗湿、活血。

功效来源：《中华本草》

84. 山龙眼科 Proteaceae

山龙眼属 *Helicia* Lour.

小果山龙眼

Helicia cochinchinensis Lour.

功效：根、叶，行气活血、祛瘀止痛。

功效来源：《药用植物辞典》

注：《广西植物名录》有记载。

网脉山龙眼

Helicia reticulata W. T. Wang

凭证标本：环江县普查队 451226130428023LY (IBK、GXMG、CMMI)

功效：枝、叶，止血。

功效来源：《中华本草》

87. 马桑科 Coriariaceae

马桑属 *Coriaria* L.

马桑

Coriaria nepalensis Wall.

凭证标本：环江县普查队 451226130314070LY (IBK、GXMG、CMMI)

功效：根，祛风除湿、镇痛、杀虫。

功效来源：《广西中药材标准 第一册》

88. 海桐花科 Pittosporaceae

海桐花属 *Pittosporum* Banks ex Sol.

短萼海桐

Pittosporum brevicalyx (Oliv.) Gagnep.

凭证标本：环江县普查队 451226130313041LY (IBK、GXMG、CMMI)

功效：全株、茎皮、叶、果实，祛风、消肿解毒、镇咳祛痰、平喘、消炎止痛。根皮，活血调经、化瘀生新。

功效来源：《药用植物辞典》

广西海桐

Pittosporum kwangsiense H. T. Chang et S. Z. Yan

凭证标本：环江县普查队 451226130313038LY (IBK、GXMG、CMMI)

功效：树皮、叶，用于小儿惊风、黄疸型肝炎、风湿痹痛。

功效来源：《广西中药资源名录》

卵果海桐

Pittosporum lenticellatum Chun ex H. Peng et Y. F. Deng

凭证标本：环江县普查队 451226130427017LY (IBK、GXMG、CMMI)

功效：叶，止血。

功效来源：《药用植物辞典》

缝线海桐

Pittosporum perryanum Gowda

凭证标本：环江县普查队 451226130313057LY (IBK、GXMG、CMMI)

功效：果实及种子，利湿退黄。

功效来源：《药用植物辞典》

海桐 海桐花

Pittosporum tobira (Thunb.) W. T. Aiton

功效：枝、叶，杀虫、外用煎水洗疥疮。

功效来源：《全国中草药汇编》

注：民间常见栽培物种。

四子海桐

Pittosporum tonkinense Gagnep.

凭证标本：环江县普查队 451226121207002LY (IBK、GXMG、CMMI)

功效：全株，用于肝区痛、风湿痹痛。

功效来源：《广西中药资源名录》

93. 大风子科 Flacourtiaceae

山桂花属 *Bennettiodendron* Merr.

山桂花

Bennettiodendron leprosipes (Clos) Merr.

凭证标本：环江县普查队 451226130313005LY (IBK、GXMG、CMMI)

功效：树皮、叶，清热解毒、消炎、止血生肌。

功效来源：《药用植物辞典》

山桐子属 *Idesia* Maxim.

山桐子

Idesia polycarpa Maxim.

功效：叶，清热凉血、散瘀消肿。种子油，杀虫。

功效来源：《药用植物辞典》

注：《广西植物名录》有记载。

栀子皮属 *Itoa* Hemsl.

栀子皮 大黄树

Itoa orientalis Hemsl.

凭证标本：滇黔桂队 70066 (IBK)

功效：根及树皮，祛风除湿、活血通络。

功效来源：《中华本草》

柞木属 *Xylosma* G. Forst.

南岭柞木

Xylosma controversa Clos

凭证标本：吴磊等 ML0029 (IBK)

功效：根、叶，清热、凉血、散瘀消肿、止痛、止血、接骨、催生、利窍。

功效来源：《药用植物辞典》

毛叶南岭柞木

Xylosma controversa Clos var. *pubescens* Q. E. Yang

凭证标本：环江县普查队 451226130718020LY (IBK、GXMG、CMMI)

功效：根、叶，清热、凉血、散瘀消肿、止痛、止血、接骨、催生、利窍。

功效来源：《药用植物辞典》

长叶柞木 柞木

Xylosma longifolia Clos

凭证标本：滇黔桂队 70052 (IBK)

功效：叶、根皮、茎皮，清热利湿、散瘀止血、消肿止痛。

功效来源：《全国中草药汇编》

101. 西番莲科 Passifloraceae

西番莲属 *Passiflora* L.

西番莲 转心莲

Passiflora caerulea L.

凭证标本：环江县普查队 451226130429023LY (IBK、GXMG、CMMI)

功效：根、藤和果，祛风除湿、活血止痛。

功效来源：《全国中草药汇编》

杯叶西番莲 对叉疗药

Passiflora cupiformis Mast.

凭证标本：环江县普查队 451226130423048LY (IBK、GXMG、CMMI)

功效：根、茎叶，祛风除湿、活血止痛、养心安神。

功效来源：《中华本草》

蝴蝶藤

Passiflora papilio H. L. Li

凭证标本：环江县普查队 451226130502018LY (IBK、GXMG、CMMI)

功效：全草，活血止血、祛湿止痛、清热解毒。

功效来源：《中华本草》

103. 葫芦科 Cucurbitaceae

冬瓜属 *Benincasa* Savi

冬瓜 冬瓜皮

Benincasa hispida (Thunb.) Cogn. var. *hispida*

功效：果皮，利尿消肿。

功效来源：《中国药典》（2020年版）

注：民间常见栽培物种。

节瓜

Benincasa hispida (Thunb.) Cogn. var. *chieh-qua* F. C. How

功效：果实，生津止渴、驱暑、健脾、下气利水。皮、种子，润肺化痰、利水消肿。

功效来源：《药用植物辞典》

注：民间常见栽培物种。

西瓜属 *Citrullus* Schrad.

西瓜 西瓜霜

Citrullus lanatus (Thunb.) Matsum. et Nakai

功效：果实及皮硝，清热泻火、消肿止痛。

功效来源：《中国药典》（2020年版）

注：民间常见栽培物种。

黄瓜属 *Cucumis* L.

甜瓜 甜瓜子

Cucumis melo L. var. *melo*

功效：种子，清肺、润肠、化瘀、排脓、疗伤止痛。

功效来源：《中国药典》（2020年版）

注：民间常见栽培物种。

菜瓜

Cucumis melo L. var. *conomon* (Thunb.) Makino

功效：果实，除烦热、生津液、利小便。果实腌制品，健胃和中、生津止渴。

功效来源：《中华本草》

注：民间常见栽培物种。

黄瓜

Cucumis sativus L.

凭证标本：环江县普查队 451226130720002LY (IBK、GXMG、CMMI)

功效：黄瓜，清热利尿。黄瓜藤，消炎、祛痰、镇痉。黄瓜秧，治高血压。黄瓜霜，清热消肿、治扁桃体炎。

功效来源：《全国中草药汇编》

南瓜属 *Cucurbita* L.

笋瓜

Cucurbita maxima Duchesne ex Lam.

凭证标本：环江县普查队 451226130718033LY (IBK、GXMG、CMMI)

功效：种子，提取物有明显的肝脏保护作用。

功效来源：《药用植物辞典》

南瓜 南瓜干

Cucurbita moschata (Duch. ex Lam.) Duch. ex Poir.

功效：成熟果实，补中益气、消炎止痛、解毒杀虫。

功效来源：《广西中药材标准 第一册》

注：民间常见栽培物种。

西葫芦 桃南瓜

Cucurbita pepo L.

功效：果实，平喘、宁嗽。

功效来源：《全国中草药汇编》

注：民间常见栽培物种。

绞股蓝属 *Gynostemma* Blume

光叶绞股蓝

Gynostemma laxum (Wall.) Cogn.

凭证标本：环江县普查队 451226130723005LY (IBK、GXMG、CMMI)

功效：根状茎、全草，清热解毒、消炎、止咳祛痰。

功效来源：《药用植物辞典》

绞股蓝

Gynostemma pentaphyllum (Thunb.) Makino

凭证标本：环江县普查队 451226130718021LY (IBK、GXMG、CMMI)

功效：全草，清热解毒、止咳祛痰、益气养阴、延缓衰老。

功效来源：《广西壮族自治区壮药质量标准》第三卷（2018年版）

雪胆属 *Hemsleya* Cogn. ex F. B. Forbes et Hemsl.

曲莲 雪胆

Hemsleya amabilis Diels

凭证标本：梁玉汉 4-3-427 (GXMI)

功效：块根，清热解毒、健胃止痛。

功效来源：《全国中草药汇编》

葫芦属 *Lagenaria* Ser.

葫芦

Lagenaria siceraria (Molina) Standl. var. *siceraria*

功效：果皮及种子，利尿、消肿、散结。

功效来源：《全国中草药汇编》

注：民间常见栽培物种。

瓠瓜 瓢瓜

Lagenaria siceraria (Molina) Standl. var. *depressa* (Ser.) Hara

功效：果皮，利湿消肿。

功效来源：《全国中草药汇编》

注：民间常见栽培物种。

丝瓜属 *Luffa* Mill.

广东丝瓜 丝瓜络

Luffa acutangula (L.) Roxb.

功效：果实的维管束，通络、活血、祛风。

功效来源：《广西中药材标准 第一册》

注：民间常见栽培物种。

丝瓜 丝瓜络

Luffa cylindrica Roem.

功效：果实的维管束，祛风、通络、活血、下乳。

功效来源：《中国药典》（2020年版）

注：民间常见栽培物种。

苦瓜属 *Momordica* L.

苦瓜 苦瓜干

Momordica charantia L.

功效：果实，清暑涤热、明目、解毒。

功效来源：《广西壮族自治区壮药质量标准 第二卷》（2011年版）

注：民间常见栽培物种。

木鳖子

Momordica cochinchinensis (Lour.) Spreng.

凭证标本：滇黔桂队 70222 (IBK)

功效：成熟种子，散结消肿、攻毒疗疮。

功效来源：《中国药典》（2020年版）

凹萼木鳖

Momordica subangulata Blume

凭证标本：环江县普查队 451226130530012LY (IBK、GXMG、CMMI)

功效：根，用于结膜炎、腮腺炎、喉咙肿痛、瘰疬、疮疡肿毒。

功效来源：《广西中药资源名录》

佛手瓜属 *Sechium* P. Browne

佛手瓜

Sechium edule (Jacq.) Sw.

凭证标本：环江县普查队 451226130529024LY (IBK、GXMG、CMMI)

功效：叶，清热消肿。

功效来源：《药用植物辞典》

赤瓟儿属 *Thladiantha* Bunge

球果赤瓟

Thladiantha globicarpa A. M. Lu et Z. Y. Zhang

凭证标本：环江县普查队 451226130602017LY (IBK、

GXMG、CMMI)

功效：全草，用于深部脓肿、各种化脓性感染、骨髓炎。

功效来源：《广西中药资源名录》

栝楼属 *Trichosanthes* L.

短序栝楼
Trichosanthes baviensis Gagnep.

凭证标本：环江县普查队 451226130430025LY (IBK、GXMG、CMMI)

功效：全草，退热、利水。

功效来源：《药用植物辞典》

王瓜
Trichosanthes cucumeroides (Ser.) Maxim.

凭证标本：吴磊等 ML0153 (IBK)

功效：种子、果实，清热利湿、凉血止血。

功效来源：《中华本草》

糙点栝楼
Trichosanthes dunniana H. Lév.

凭证标本：韦发南等 M0346 (IBK)

功效：种子，润肺、祛痰、滑肠。

功效来源：《药用植物辞典》

长萼栝楼
Trichosanthes laceribractea Hayata

凭证标本：环江县普查队 451226130601015LY (IBK、GXMG、CMMI)

功效：果实，润肺、化痰、散结、滑肠。种子，润肺、化痰、滑肠。

功效来源：《药用植物辞典》

马干铃栝楼
Trichosanthes lepiniana (Naud.) Cogn.

凭证标本：环江县普查队 451226130826002LY (IBK、GXMG、CMMI)

功效：种子，润肺、化痰、滑肠。

功效来源：《药用植物辞典》

全缘栝楼 实葫芦根
Trichosanthes ovigera Blume

凭证标本：韦发南等 M0247 (IBK)

功效：根，散瘀消肿、清热解毒。

功效来源：《中华本草》

趾叶栝楼 石蟾蜍
Trichosanthes pedata Merr. et Chun

凭证标本：韦发南等 M0074 (IBK)

功效：带根全草，清热解毒。

功效来源：《中华本草》

中华栝楼
Trichosanthes rosthornii Harms

凭证标本：环江调查队 4-3-697 (GXMI)

功效：根、成熟果实、成熟种子，清热泻火，生津止渴，消肿排脓。

功效来源：《中国药典》（2020年版）

截叶栝楼 栝蒌子
Trichosanthes truncata C. B. Clarke

凭证标本：彭日成等 ML0868 (IBK)

功效：种子，润肺化痰、滑肠通便。

功效来源：《广西中药材标准 第一册》

薄叶栝楼
Trichosanthes wallichiana (Ser.) Wight

凭证标本：环江县普查队 451226130602027LY (IBK、GXMG、CMMI)

功效：果实、根。果实，润肺、化痰、散结、滑肠。根，生津止渴、降火、润燥、排脓、消肿。

功效来源：《药用植物辞典》

马㼎儿属 *Zehneria* Endl.

马㼎儿 马交儿
Zehneria indica (Lour.) Keraudren

凭证标本：环江县普查队 451226121206005LY (IBK、GXMG、CMMI)

功效：根或叶，清热解毒、消肿散结。

功效来源：《全国中草药汇编》

钮子瓜
Zehneria maysorensis (Wight et Arn.) Arn.

凭证标本：环江县普查队 451226130719030LY (IBK、GXMG、CMMI)

功效：全草或根，清热解毒、通淋。

功效来源：《中华本草》

104. 秋海棠科 Begoniaceae

秋海棠属 *Begonia* L.

昌感秋海棠
Begonia cavaleriei H. Lév.

凭证标本：环江县普查队 451226121203001LY (IBK、GXMG、CMMI)

功效：全草，用于肺结核、咳嗽、半身不遂。

功效来源：《广西中药资源名录》

周裂秋海棠
Begonia circumlobata Hance

凭证标本：环江县普查队 451226130729019LY (IBK、GXMG、CMMI)

功效：全草，散瘀消肿、消炎止咳。

功效来源：《中华本草》

四季秋海棠
Begonia cucullata Willd.
功效：全草，清热解毒、散结消肿。花、叶，清热解毒。
功效来源：《药用植物辞典》
注：民间常见栽培物种。

食用秋海棠
Begonia edulis H. Lév.
凭证标本：韦发南 2099 (IBK)
功效：根状茎，清热解毒、凉血润肺。
功效来源：《药用植物辞典》

紫背天葵 红天葵
Begonia fimbristipula Hance
凭证标本：环江县普查队 451226130605008LY (IBK、GXMG、CMMI)
功效：叶，清热凉血、散瘀消肿、止咳化痰。
功效来源：《广西中药材标准 第一册》

粗喙秋海棠 大半边莲
Begonia longifolia Blume
功效：根状茎，清热解毒、消肿止痛。
功效来源：《广西壮族自治区壮药质量标准 第二卷》（2011年版）
注：《广西植物名录》有记载。

竹节秋海棠 竹节海棠
Begonia maculata Raddi
功效：全草，散瘀、利水、解毒。
功效来源：《中华本草》
注：民间常见栽培物种。

裂叶秋海棠 红孩儿
Begonia palmata D. Don
凭证标本：环江县普查队 451226130606027LY (IBK、GXMG、CMMI)
功效：根状茎，清热解毒、消肿止痛。
功效来源：《广西壮族自治区壮药质量标准 第二卷》（2011年版）

掌裂秋海棠 水八角
Begonia pedatifida H. Lév.
凭证标本：环江县普查队 451226130502015LY (IBK、GXMG、CMMI)
功效：根茎，祛风活血、利水、解毒。
功效来源：《中药大辞典》

长柄秋海棠
Begonia smithiana T. T. Yü ex Irmsch.
凭证标本：许为斌 07179 (IBK)
功效：根状茎，清热止痛、止血。

功效来源：《药用植物辞典》

106. 番木瓜科 Caricaceae
番木瓜属 *Carica* L.
番木瓜
Carica papaya L.
功效：果实，健胃消食、滋补催乳、舒筋通络。
功效来源：《全国中草药汇编》
注：民间常见栽培物种。

107. 仙人掌科 Cactaceae
叶团扇属 *Brasiliopuntia*
叶团扇 猪耳掌
Brasiliopuntia brasiliensis (Willd.) Haw.
功效：茎，软坚散结。
功效来源：《中华本草》
注：民间常见栽培物种。

红尾令箭属 *Disocactus* Lindl.
鼠尾掌
Disocactus flagelliformis (L.) Barthlott
功效：国外药用植物。收载于《英汉医学词汇》第274页。
功效来源：《药用植物辞典》
注：民间常见栽培物种。

昙花属 *Epiphyllum* Haw.
昙花
Epiphyllum oxypetalum (DC.) Haw.
功效：花，清肺止咳、凉血止血、养心安神。茎，清热解毒。
功效来源：《中华本草》
注：民间常见栽培物种。

量天尺属 *Hylocereus* (A. Berger) Britton et Rose
量天尺
Hylocereus undatus (Haw.) Britton et Rose
功效：茎，舒筋活络、解毒消肿。
功效来源：《中华本草》
注：民间常见栽培物种。

乳突球属 *Mammillaria* Haw.
光刺长突球
Mammillaria sphaerica A. Dietr. ex Engelm.
功效：全株，清热止咳。
功效来源：《中华本草》
注：民间常见栽培物种。

仙人掌属 *Opuntia* Mill.
单刺仙人掌

Opuntia monacantha (Willd.) Haw.

凭证标本：环江县普查队 451226130429005LY（IBK、GXMG、CMMI）

功效：全草、肉质茎、根，清热解毒、散结祛瘀、消肿、健胃止痛、镇咳。

功效来源：《药用植物辞典》

仙人掌

Opuntia stricta (Haw.) Haw. var. *dillenii* (Ker Gawl.) L. D. Benson

凭证标本：彭日成等 ML2053（IBK）

功效：地上部分，行气活血、清热解毒。

功效来源：《广西壮族自治区壮药质量标准 第二卷》（2011年版）

仙人指属 *Schlumbergera* Lem.

蟹爪兰

Schlumbergera truncata (Haw.) Moran

功效：地上部分，解毒消肿。

功效来源：《中华本草》

注：民间常见栽培物种。

108. 山茶科 Theaceae

杨桐属 *Adinandra* Jack

杨桐

Adinandra millettii (Hook. et Arn.) Benth. et Hook. f. ex Hance

功效：根、嫩叶，凉血止血、解毒消肿。

功效来源：《药用植物辞典》

注：《广西植物名录》有记载。

亮叶杨桐

Adinandra nitida Merr. ex H. L. Li

凭证标本：环江县普查队 451226130729005LY（IBK、GXMG、CMMI）

功效：叶，消炎、退热、降压、止血。

功效来源：《药用植物辞典》

山茶属 *Camellia* L.

长尾毛蕊茶

Camellia caudata Wall.

凭证标本：环江队 4-3-550（GXMI）

功效：茎、叶、花，活血止血、祛腐生新。

功效来源：《药用植物辞典》

山茶 山茶花

Camellia japonica L.

功效：根、花，收敛凉血、止血。

功效来源：《全国中草药汇编》

注：民间常见栽培物种。

油茶

Camellia oleifera Abel

凭证标本：环江县普查队 451226130428027LY（IBK、GXMG、CMMI）

功效：根及茶子饼，清热解毒、活血散瘀、止痛。

功效来源：《全国中草药汇编》

茶 茶叶

Camellia sinensis (L.) O. Kuntze

凭证标本：环江队 4-3-1450（GXMI）

功效：嫩叶或嫩芽，清头目、除烦渴、消食化痰、利尿、止泻。

功效来源：《广西壮族自治区壮药质量标准 第三卷》（2018年版）

柃木属 *Eurya* Thunb.

岗柃

Eurya groffii Merr.

凭证标本：环江县普查队 451226121203033LY（IBK、GXMG、CMMI）

功效：叶，化痰镇咳、消肿止痛。

功效来源：《全国中草药汇编》

微毛柃

Eurya hebeclados Ling

凭证标本：滇黔桂队 70393（IBK）

功效：根、茎、果实、枝叶，截疟、祛风、消肿、止血、解毒。

功效来源：《药用植物辞典》

凹脉柃 苦白蜡

Eurya impressinervis Kobuski

凭证标本：环江县普查队 451226131116031LY（IBK、GXMG、CMMI）

功效：叶及果实，祛风、消肿、止血。

功效来源：《中华本草》

贵州毛柃

Eurya kueichowensis Hu et L. K. Ling ex P. T. Li

凭证标本：环江县普查队 451226131116025LY（IBK、GXMG、CMMI）

功效：枝、叶，清热解毒、消肿止血、祛风除湿。

功效来源：《药用植物辞典》

细枝柃

Eurya loquaiana Dunn

凭证标本：环江县普查队 451226130314041LY（IBK、GXMG、CMMI）

功效：茎、叶，祛风通络、活血止痛。

功效来源：《中华本草》

窄叶柃
Eurya stenophylla Merr.
凭证标本：环江调查队 4-3-251 (GXMI)
功效：根、枝、叶，清热、补虚。
功效来源：《药用植物辞典》

单耳柃
Eurya weissiae Chun
凭证标本：环江县普查队 451226130605038LY (IBK、
GXMG、CMMI)
功效：茎、叶，清热解毒、消肿。
功效来源：《药用植物辞典》

木荷属 *Schima* Reinw. ex Blume
银木荷 银木荷皮
Schima argentea E. Pritz.
凭证标本：陈少卿 15440 (KUN)
功效：茎皮或根皮，清热止痢、驱虫。
功效来源：《中华本草》

木荷 木荷叶
Schima superba Gardner et Champ.
凭证标本：环江县普查队 451226121203027LY (IBK、
GXMG、CMMI)
功效：叶，解毒疗疮。
功效来源：《中华本草》

红木荷 毛木树皮
Schima wallichii (DC.) Korth.
凭证标本：滇黔桂队 70382 (IBK)
功效：树皮，涩肠止泻、驱虫、截疟、收敛止血。
功效来源：《中华本草》

紫茎属 *Stewartia* L.
紫茎
Stewartia sinensis Rehd. et E. H. Wilson
凭证标本：陈少卿 15433 (KUN)
功效：树皮及根皮、果实，舒筋活血。
功效来源：《药用植物辞典》

厚皮香属 *Ternstroemia* Mutis ex L. f.
尖萼厚皮香
Ternstroemia luteoflora L. K. Ling
功效：根、叶，清热解毒、舒筋活络、消肿止痛、止泻。
功效来源：《药用植物辞典》
注：《广西植物名录》有记载。

112. 猕猴桃科 Actinidiaceae
猕猴桃属 *Actinidia* Lindl.
异色猕猴桃
Actinidia callosa Lindl. var. *discolor* C. F. Liang
凭证标本：韦发南等 M0227 (IBK)
功效：根皮，清热、消肿。
功效来源：《药用植物辞典》

京梨猕猴桃 水梨藤
Actinidia callosa Lindl. var. *henryi* Maxim.
凭证标本：环江调查队 4-3-1233 (GXMI)
功效：根皮，清热消肿、利湿止痛。
功效来源：《中华本草》

柱果猕猴桃
Actinidia cylindrica C. F. Liang
凭证标本：环江县普查队 451226130605020LY (IBK、
GXMG、CMMI)
功效：根皮、叶、果实，清热生津、解毒消肿。
功效来源：《药用植物辞典》

毛花猕猴桃 毛冬瓜
Actinidia eriantha Benth.
凭证标本：环江县普查队 451226130605043LY (IBK、
GXMG、CMMI)
功效：根、根皮及叶，抗癌、解毒消肿、清热利湿。
功效来源：《全国中草药汇编》

条叶猕猴桃
Actinidia fortunatii Finet et Gagnep.
凭证标本：环江县普查队 451226130317013LY (IBK、
GXMG、CMMI)
功效：根，用于跌打损伤。
功效来源：《药用植物辞典》

阔叶猕猴桃 多花猕猴桃茎叶
Actinidia latifolia (Gardn. et Champ.) Merr.
凭证标本：环江调查队 4-3-603 (GXMI)
功效：茎、叶，清热解毒、消肿止痛、除湿。
功效来源：《中华本草》

革叶猕猴桃
Actinidia rubricaulis Dunn var. *coriacea* (Finet et Gagnep.) C. F. Liang
凭证标本：梁玉汉 4-3-437 (GXMI)
功效：根，行气活血。果实，抗肿瘤。
功效来源：《药用植物辞典》

113. 水东哥科 Saurauiaceae
水东哥属 *Saurauia* Willd.
聚锥水东哥
Saurauia thyrsiflora C. F. Liang et Y. S. Wang
凭证标本：环江县普查队 451226130601010LY (IBK、
GXMG、CMMI)
功效：叶，外用治烧烫伤。

功效来源：《药用植物辞典》

118. 桃金娘科 Myrtaceae

子楝树属 Decaspermum J. R. Forst. et G. Forst.

子楝树 子楝树叶

Decaspermum gracilentum (Hance) Merr. et L. M. Perry

凭证标本：吴磊等 ML0053 (IBK)

功效：叶，理气化湿、解毒杀虫。

功效来源：《中华本草》

五瓣子楝树

Decaspermum parviflorum (Lam.) A. J. Scott

凭证标本：滇黔桂队 70184 (IBK)

功效：叶、果实，理气止痛、芳香化湿。根，止痛、止痢。

功效来源：《药用植物辞典》

桉属 Eucalyptus L'Her.

桉 大叶桉

Eucalyptus robusta Sm.

功效：叶，清热泻火、燥湿解毒。

功效来源：《广西壮族自治区壮药质量标准 第一卷》（2008年版）

注：民间常见栽培物种。

桃金娘属 Rhodomyrtus (DC.) Rchb.

桃金娘

Rhodomyrtus tomentosa (Aiton) Hassk.

凭证标本：环江县普查队 451226130601031LY (IBK、GXMG、CMMI)

功效：根，理气止痛、利湿止泻、化瘀止血、益肾养血。果实，补血滋养、涩肠固精。

功效来源：《广西壮族自治区壮药质量标准 第一卷》（2008年版）

蒲桃属 Syzygium R. Br. ex Gaertn.

华南蒲桃

Syzygium austrosinense (Merr. et L. M. Perry) H. T. Chang et R. H. Miao

凭证标本：环江县普查队 451226130901008LY (IBK、GXMG、CMMI)

功效：全株，收敛、涩肠止泻。

功效来源：《药用植物辞典》

赤楠

Syzygium buxifolium Hook. et Arn.

凭证标本：环江调查队 4-3-493 (GXMI)

功效：根或根皮，健脾利湿、平喘、散瘀消肿。叶，清热解毒。

功效来源：《中华本草》

120. 野牡丹科 Melastomataceae

柏拉木属 Blastus Lour.

匙萼柏拉木

Blastus cavaleriei H. Lév. et Vaniot

凭证标本：环江县普查队 451226130605019LY (IBK、GXMG、CMMI)

功效：叶，用于白带过多。

功效来源：《广西中药资源名录》

柏拉木 山崩砂

Blastus cochinchinensis Lour.

凭证标本：环江县普查队 451226131116041LY (IBK、GXMG、CMMI)

功效：根，收敛止血、消肿解毒。

功效来源：《全国中草药汇编》

野海棠属 Bredia Blume

叶底红

Bredia fordii (Hance) Diels

凭证标本：环江县普查队 451226130726020LY (IBK、GXMG、CMMI)

功效：全株，养血调经。

功效来源：《中华本草》

长萼野海棠

Bredia longiloba (Hand.-Mazz.) Diels

凭证标本：韦发南等 M0220 (IBK)

功效：全株，祛风利湿、活血通络。

功效来源：《药用植物辞典》

红毛野海棠

Bredia tuberculata (Guillaumin) Diels

凭证标本：许为斌等 ML1344 (IBK)

功效：全株，祛风除湿、活血调经。

功效来源：《药用植物辞典》

野牡丹属 Melastoma L.

地菍

Melastoma dodecandrum Lour.

凭证标本：环江县普查队 451226130603013LY (IBK、GXMG、CMMI)

功效：全株，清热解毒、活血止血。

功效来源：《广西壮族自治区壮药质量标准 第三卷》（2018年版）

细叶野牡丹

Melastoma intermedium Dunn

凭证标本：环江县普查队 451226130604027LY (IBK、GXMG、CMMI)

功效：全株，清热解毒、消肿。

功效来源：《中华本草》

展毛野牡丹 羊开口
Melastoma normale D. Don
凭证标本：环江县普查队 451226130423039LY (IBK、GXMG、CMMI)
功效：根、茎，收敛、止血、解毒。
功效来源：《广西壮族自治区壮药质量标准 第一卷》（2008年版）

金锦香属 *Osbeckia* L.
朝天罐
Osbeckia opipara C. Y. Wu et C. Chen
凭证标本：环江县普查队 451226130718041LY (IBK、GXMG、CMMI)
功效：根、枝叶，止血、解毒。
功效来源：《中华本草》

尖子木属 *Oxyspora* DC.
尖子木
Oxyspora paniculata (D. Don) DC.
凭证标本：环江县普查队 451226121203017LY (IBK、GXMG、CMMI)
功效：全株，清热解毒、利湿。
功效来源：《全国中草药汇编》

锦香草属 *Phyllagathis* Blume
大叶熊巴掌
Phyllagathis longiradiosa (C. Chen) C. Chen
凭证标本：彭日成等 ML1981 (IBK)
功效：全株，清热解毒、润肺止咳。
功效来源：《药用植物辞典》

121. 使君子科 Combretaceae
风车子属 *Combretum* Loefl.
风车子 华风车子
Combretum alfredii Hance
凭证标本：环江县普查队 451226130718007LY (IBK、GXMG、CMMI)
功效：根，清热、利胆。叶，驱虫。
功效来源：《全国中草药汇编》

石风车子 石风车子叶
Combretum wallichii DC.
凭证标本：环江县普查队 451226130420006LY (IBK、GXMG、CMMI)
功效：叶，祛风除湿、解毒、驱虫。
功效来源：《中华本草》

使君子属 *Quisqualis* L.
使君子
Quisqualis indica L.
功效：成熟果实，杀虫消积。

功效来源：《中国药典》（2020年版）
注：《广西植物名录》有记载。

122. 红树科 Rhizophoraceae
竹节树属 *Carallia* Roxb.
旁杞木
Carallia pectinifolia W. C. Ko
凭证标本：环江县普查队 451226130727006LY (IBK、GXMG、CMMI)
功效：根、枝、叶，清热凉血、利尿消肿、接骨。
功效来源：《药用植物辞典》

123. 金丝桃科 Hypericaceae
金丝桃属 *Hypericum* L.
扬子小连翘
Hypericum faberi R. Keller
凭证标本：环江调查队 4–3–417 (GXMI)
功效：全株，凉血止血、消肿止痛。
功效来源：《药用植物辞典》

地耳草
Hypericum japonicum Thunb.
凭证标本：环江县普查队 451226130603010LY (IBK、GXMG、CMMI)
功效：全草，清利湿热、散瘀消肿。
功效来源：《广西壮族自治区壮药质量标准 第二卷》（2011年版）

金丝桃
Hypericum monogynum L.
凭证标本：环江县普查队 451226121207006LY (IBK、GXMG、CMMI)
功效：全株、果实，清热解毒、散瘀止痛。
功效来源：《中华本草》

元宝草
Hypericum sampsonii Hance
凭证标本：环江县普查队 451226130526004LY (IBK、GXMG、CMMI)
功效：全草，凉血止血、清热解毒、活血调经、祛风通络。
功效来源：《中华本草》

126. 藤黄科 Guttiferae
藤黄属 *Garcinia* L.
木竹子
Garcinia multiflora Champ. ex Benth.
功效：树皮、果实，清热解毒、收敛生肌。
功效来源：《中华本草》
注：《广西植物名录》有记载。

金丝李

Garcinia paucinervis Chun ex F. C. How

凭证标本：环江县普查队 451226130504007LY (IBK、GXMG、CMMI)

功效：枝叶、树皮，清热解毒、消肿。

功效来源：《中华本草》

128. 椴树科 Tiliaceae

黄麻属 *Corchorus* L.

甜麻 野黄麻

Corchorus aestuans L.

功效：全草，清热利湿、消肿拔毒。

功效来源：《全国中草药汇编》

注：《广西植物名录》有记载。

长蒴黄麻 山麻

Corchorus olitorius L.

凭证标本：环江县普查队 451226130823009LY (IBK、GXMG、CMMI)

功效：全草，疏风、止咳、利湿。

功效来源：《中华本草》

扁担杆属 *Grewia* L.

扁担杆

Grewia biloba G. Don

凭证标本：卢元处 4-3-506 (GXMI)

功效：根或全株，健脾益气、固精止带、祛风除湿。

功效来源：《全国中草药汇编》

刺蒴麻属 *Triumfetta* L.

毛刺蒴麻 毛黐头婆

Triumfetta cana Blume

凭证标本：环江县普查队 451226130718046LY (IBK、GXMG、CMMI)

功效：全株，祛风除湿、利尿消肿。

功效来源：《中华本草》

128a. 杜英科 Elaeocarpaceae

杜英属 *Elaeocarpus* L.

山杜英

Elaeocarpus sylvestris (Lour.) Poir.

功效：根皮，散瘀、消肿。

功效来源：《药用植物辞典》

注：《广西植物名录》有记载。

猴欢喜属 *Sloanea* L.

薄果猴欢喜

Sloanea leptocarpa Diels

凭证标本：环江调查队 4-3-821 (GXMI)

功效：根，消肿止痛、祛风除湿。

功效来源：《药用植物辞典》

猴欢喜

Sloanea sinensis (Hance) Hemsl.

凭证标本：韦发南等 M0289 (IBK)

功效：根，健脾和胃、祛风、益肾、壮腰。

功效来源：《药用植物辞典》

130. 梧桐科 Sterculiaceae

梧桐属 *Firmiana* Marsili

梧桐

Firmiana simplex (L.) W. Wight

功效：根、树皮、花、种子，祛风除湿、调经止血、解毒疗疮。

功效来源：《中华本草》

注：《广西植物名录》有记载。

翅子树属 *Pterospermum* Schreb.

翻白叶树

Pterospermum heterophyllum Hance

凭证标本：滇黔桂队 70137 (IBK)

功效：全株，祛风除湿、舒筋活络。

功效来源：《广西壮族自治区瑶药材质量标准 第一卷》（2014年版）

梭罗树属 *Reevesia* Lindl.

梭椤树

Reevesia pubescens Mast.

凭证标本：环江县普查队 451226130319045LY (IBK、GXMG、CMMI)

功效：树皮或根皮，祛风除湿、消肿止痛。

功效来源：《药用植物辞典》

苹婆属 *Sterculia* L.

粉苹婆

Sterculia euosma W. W. Sm.

凭证标本：环江县普查队 451226130418006LY (IBK、GXMG、CMMI)

功效：树皮，止咳平喘。

功效来源：《药用植物辞典》

假苹婆 红郎伞

Sterculia lanceolata Cav.

凭证标本：环江县普查队 451226130423002LY (IBK、GXMG、CMMI)

功效：叶，散瘀止痛。

功效来源：《全国中草药汇编》

苹婆

Sterculia monosperma Vent.

凭证标本：环江调查队 4-3-651 (GXMI)

功效：树皮、果壳、种子，下气平喘。

功效来源：《中华本草》

131. 木棉科 Bombacaceae

木棉属 *Bombax* L.

木棉

Bombax ceiba L.

凭证标本：环江县普查队 451226130423006LY (IBK、GXMG、CMMI)

功效：花，清热利湿、解毒。树皮，宣散风湿、消肿止痛。

功效来源：《广西壮族自治区壮药质量标准 第二卷》（2011年版）

132. 锦葵科 Malvaceae

秋葵属 *Abelmoschus* Medik.

黄蜀葵

Abelmoschus manihot (L.) Medik.

凭证标本：环江县普查队 451226121202023LY (IBK、GXMG、CMMI)

功效：根、茎或茎皮、叶、花、种子，利水、通经、解毒。

功效来源：《中华本草》

黄葵

Abelmoschus moschatus (L.) Medik.

凭证标本：环江县普查队 451226130601034LY (IBK、GXMG、CMMI)

功效：根、叶、花，清热利湿、拔毒排脓。

功效来源：《全国中草药汇编》

苘麻属 *Abutilon* Mill.

金铃花

Abutilon pictum (Gillies ex Hooker) Walp.

功效：花，清热解毒、活血。叶，活血。

功效来源：《药用植物辞典》

注：民间常见栽培物种。

蜀葵属 *Alcea* L.

蜀葵

Alcea rosea L.

功效：种子，利尿通淋、解毒排脓、润肠。花，和血止血、解毒散结。根，清热利湿、凉血止血、解毒排脓。

功效来源：《中华本草》

注：《广西植物名录》有记载。

棉属 *Gossypium* L.

陆地棉 棉花根

Gossypium hirsutum L.

凭证标本：韦发南 2205 (IBK)

功效：根，补气、止咳、平喘。种子，温肾、通乳、活血止血。

功效来源：《全国中草药汇编》

木槿属 *Hibiscus* L.

木芙蓉 芙蓉叶

Hibiscus mutabilis L.

凭证标本：环江县普查队 451226130504025LY (IBK、GXMG、CMMI)

功效：叶，清热解毒、消肿止痛、凉血止血。

功效来源：《中国药典》（2020年版）

锦葵属 *Malva* L.

冬葵

Malva crispa L.

功效：根，清热利水、解毒。嫩苗或叶，清热、利湿、滑肠、通乳。种子，利水通淋、滑肠通便、下乳。

功效来源：《中华本草》

注：民间常见栽培物种。

野葵 冬葵根

Malva verticillata L.

功效：根，清热利水、解毒。种子，利水通淋、滑肠通便、下乳。

功效来源：《中华本草》

注：《广西植物名录》有记载。

赛葵属 *Malvastrum* A. Gray

赛葵

Malvastrum coromandelianum (L.) Gürcke

凭证标本：环江县普查队 451226130316041LY (IBK、GXMG、CMMI)

功效：全草，清热利湿、解毒消肿。

功效来源：《中华本草》

悬铃花属 *Malvaviscus* Fabr.

垂花悬铃花

Malvaviscus penduliflorus DC.

凭证标本：环江县普查队 451226130501023LY (IBK、GXMG、CMMI)

功效：根、树皮、叶，清热解毒、拔毒消肿、收湿敛疮、生肌定痛。

功效来源：《药用植物辞典》

黄花稔属 *Sida* L.

白背黄花稔 黄花稔

Sida rhombifolia L.

凭证标本：彭日成等 ML1760 (IBK)

功效：全株，清热利湿、排脓止痛。

功效来源：《全国中草药汇编》

梵天花属 *Urena* L.

地桃花

Urena lobata L. var. *lobata*

凭证标本：环江县普查队 451226121203019LY (IBK、

GXMG、CMMI)

功效：地上部分，祛风利湿、消热解毒、活血消种。

功效来源：《广西壮族自治区壮药质量标准 第一卷》（2008年版）

粗叶地桃花

Urena lobata L. var. *glauca* (Blume) Borssum Waalkes

凭证标本：彭日成等 ML1559 (IBK)

功效：根或全草，祛风利湿、清热解毒。

功效来源：《药用植物辞典》

梵天花

Urena procumbens L.

凭证标本：环江县普查队 451226130728037LY (IBK、GXMG、CMMI)

功效：全草，祛风利湿、消热解毒。

功效来源：《中华本草》

133. 金虎尾科 Malpighiaceae

盾翅藤属 *Aspidopterys* A. Juss.

贵州盾翅藤

Aspidopterys cavaleriei H. Lév.

凭证标本：环江县普查队 451226130319023LY (IBK、GXMG、CMMI)

功效：茎，用于尿路感染、尿路结石、风湿痹痛。

功效来源：《广西中药资源名录》

136. 大戟科 Euphorbiaceae

铁苋菜属 *Acalypha* L.

铁苋菜 铁苋

Acalypha australis L.

凭证标本：彭日成等 ML2004 (IBK)

功效：地上部分，清热解毒、利湿、收敛止血。

功效来源：《广西壮族自治区壮药质量标准 第二卷》（2011年版）

山麻杆属 *Alchornea* Sw.

红背山麻杆 红背娘

Alchornea trewioides (Benth.) Müll. Arg. var. *trewioides*

凭证标本：环江县普查队 451226130319029LY (IBK、GXMG、CMMI)

功效：全株，清热解毒、杀虫止痒。

功效来源：《广西壮族自治区壮药质量标准 第三卷》（2018年版）

绿背山麻杆

Alchornea trewioides (Benth.) Müll. Arg. var. *sinica* (Benth.) Müll. Arg.

凭证标本：蒋日红等 11537 (IBK)

功效：根，用于肾炎水肿。枝叶，用于外伤出血、疮疡肿毒。

功效来源：《广西中药资源名录》

五月茶属 *Antidesma* L.

五月茶

Antidesma bunius (L.) Spreng.

凭证标本：环江县普查队 451226130504022LY (IBK、GXMG、CMMI)

功效：根、叶，收敛、止泻、止咳、生津、行气活血。

功效来源：《全国中草药汇编》

黄毛五月茶

Antidesma fordii Hemsl.

凭证标本：环江调查队 4-3-1950 (GXMI)

功效：根，用于风湿腰痛。

功效来源：《广西中药资源名录》

日本五月茶

Antidesma japonicum Sieb. et Zucc.

凭证标本：彭日成等 ML1511 (IBK)

功效：全株，祛风湿。叶、根，止泻、生津。

功效来源：《药用植物辞典》

小叶五月茶

Antidesma montanum Blume var. *microphyllum* Petra ex Hoffmam.

凭证标本：环江县普查队 451226130420002LY (IBK、GXMG、CMMI)

功效：根、叶，收敛止泻、生津、止渴、行气活血。全株，祛风寒、止吐血。

功效来源：《药用植物辞典》

秋枫属 *Bischofia* Blume

秋枫

Bischofia javanica Blume

凭证标本：环江县普查队 451226130425062LY (IBK、GXMG、CMMI)

功效：根、树皮及叶，行气活血、消肿解毒。

功效来源：《全国中草药汇编》

黑面神属 *Breynia* J. R. Forst. et G. Forst.

喙果黑面神

Breynia rostrata Merr.

凭证标本：环江县普查队 451226130603012LY (IBK、GXMG、CMMI)

功效：根、叶，清热解毒、止血止痛。

功效来源：《药用植物辞典》

小叶黑面神 小叶黑面叶

Breynia vitisidaea (Burm.) C. E. C. Fisch.

凭证标本：环江县普查队 451226130503029LY (IBK、

GXMG、CMMI)

功效：根、叶，清热解毒、止血止痛。

功效来源：《全国中草药汇编》

土蜜树属 *Bridelia* Willd.

禾串树

Bridelia balansae Tutcher

凭证标本：环江县普查队 451226130526009LY (IBK、GXMG、CMMI)

功效：根，用于骨折、跌打损伤。叶，用于慢性肝炎、慢性气管炎。

功效来源：《药用植物辞典》

大叶土蜜树

Bridelia retusa (L.) A. Jussieu

凭证标本：环江县普查队 451226130504013LY (IBK、GXMG、CMMI)

功效：全株，清热利尿、活血调经。

功效来源：《药用植物辞典》

巴豆属 *Croton* L.

石山巴豆 巴豆

Croton euryphyllus W. W. Sm.

凭证标本：环江县普查队 451226130722009LY (IBK、GXMG、CMMI)

功效：成熟果实、种子，泻下祛积、逐水消肿。根，温中散寒、祛风活络。叶，外用治冻疮、杀孑孓和蝇蛆。

功效来源：《中国药典》（2020年版）

巴豆

Croton tiglium L.

凭证标本：滇黔桂队 70258 (IBK)

功效：种子，泻下祛积、逐水消肿。根，温中散寒、祛风活络。叶，外用治冻疮、杀孑孓和蝇蛆。

功效来源：《中国药典》（2020年版）

大戟属 *Euphorbia* L.

猩猩草

Euphorbia cyathophora Murray

功效：全草，调经、止血、止咳、接骨、消肿。

功效来源：《药用植物辞典》

注：民间常见栽培物种。

乳浆大戟 猫眼草

Euphorbia esula L.

凭证标本：环江县普查队 451226130316027LY (IBK、GXMG、CMMI)

功效：全草，利尿消肿、拔毒止痒。

功效来源：《全国中草药汇编》

飞扬草

Euphorbia hirta L.

凭证标本：环江县普查队 451226130601035LY (IBK、GXMG、CMMI)

功效：全草，清热解毒、止痒利湿、通乳。

功效来源：《中国药典》（2020年版）

通奶草

Euphorbia hypericifolia L.

凭证标本：环江县普查队 451226130719031LY (IBK、GXMG、CMMI)

功效：全草，清热解毒、散血止血、利水、健脾、通奶。茎叶，解热。

功效来源：《药用植物辞典》

铁海棠

Euphorbia milii Des Moul.

凭证标本：环江县普查队 451226130429024LY (IBK、GXMG、CMMI)

功效：花，止血。茎、叶，拔毒消肿。

功效来源：《全国中草药汇编》

金刚纂

Euphorbia neriifolia L.

功效：茎，消肿、通便、杀虫。叶，清热化滞、解毒行瘀。花蕊，解毒消肿。

功效来源：《药用植物辞典》

注：民间常见栽培物种。

大戟 京大戟

Euphorbia pekinensis Rupr.

凭证标本：滇黔桂队 70323 (IBK)

功效：根，泻下逐水、消肿散结。

功效来源：《中国药典》（2020年版）

一品红 猩猩木

Euphorbia pulcherrima Willd. ex Klotzsch

凭证标本：环江县普查队 451226130429032LY (IBK、GXMG、CMMI)

功效：全株，调经止血、接骨消肿。

功效来源：《全国中草药汇编》

黄苞大戟

Euphorbia sikkimensis Boiss.

凭证标本：梁玉汉 4-3-434 (GXMI)

功效：树皮、叶，清热解毒、逐水消肿。

功效来源：《药用植物辞典》

千根草 小飞扬草

Euphorbia thymifolia L.

功效：全草，清热利湿、收敛止痒。

功效来源：《全国中草药汇编》

注：本种为普遍分布种，《广西中药资源名录》有记载。

白饭树属 *Flueggea* Willd.

白饭树

Flueggea virosa (Roxb. ex Willd.) Voigt

凭证标本：环江县普查队 451226130529017LY（IBK、GXMG、CMMI）

功效：全株，祛风湿、清湿热、化瘀止痛、杀虫止痒。

功效来源：《广西壮族自治区壮药质量标准 第三卷》（2018年版）

算盘子属 *Glochidion* J. R. Forst. et G. Forst.

毛果算盘子

Glochidion eriocarpum Champ. ex Benth.

凭证标本：环江县普查队 451226130529005LY（IBK、GXMG、CMMI）

功效：地上部分，清热利湿、散瘀消肿、解毒止痒。

功效来源：《广西壮族自治区壮药质量标准 第一卷》（2008年版）

甜叶算盘子

Glochidion philippicum (Cav.) C. B. Rob.

凭证标本：环江县普查队 451226130601014LY（IBK、GXMG、CMMI）

功效：叶，清热。

功效来源：《药用植物辞典》

算盘子

Glochidion puberum (L.) Hutch.

凭证标本：环江县普查队 451226130601018LY（IBK、GXMG、CMMI）

功效：全株，清热利湿、解毒消肿。

功效来源：《广西壮族自治区壮药质量标准 第三卷》（2018年版）

茸毛算盘子

Glochidion velutinum Wight

凭证标本：环江县普查队 451226130503007LY（IBK、GXMG、CMMI）

功效：茎皮，制成糊膏剂外治骨脱位。

功效来源：《药用植物辞典》

水柳属 *Homonoia* Lour.

水柳 水椎木

Homonoia riparia Lour.

凭证标本：许为斌等 ML1393（IBK）

功效：根，清热利胆、消炎解毒。

功效来源：《全国中草药汇编》

雀舌木属 *Leptopus* Decne.

雀儿舌头

Leptopus chinensis (Bunge) Pojark.

凭证标本：黄俞淞等 Y1244（IBK）

功效：嫩苗、叶，止痛、杀虫。

功效来源：《药用植物辞典》

血桐属 *Macaranga* Thouars

中平树

Macaranga denticulata (Blume) Müll. Arg.

凭证标本：环江县普查队 451226130529016LY（IBK、GXMG、CMMI）

功效：根，行气止痛、清热利湿。茎皮，清热消炎、泻下。

功效来源：《药用植物辞典》

草鞋木

Macaranga henryi (Pax et K. Hoffm.) Rehder

凭证标本：环江县普查队 451226130318004LY（IBK、GXMG、CMMI）

功效：根，外用治风湿痹痛。有毒。

功效来源：《广西中药资源名录》

野桐属 *Mallotus* Lour.

毛桐

Mallotus barbatus (Wall.) Müll. Arg.

凭证标本：环江县普查队 451226130426022LY（IBK、GXMG、CMMI）

功效：根，清热利尿。

功效来源：《广西壮族自治区壮药质量标准 第三卷》（2018年版）

野梧桐

Mallotus japonicus (L. f.) Müll. Arg.

凭证标本：滇黔桂区系队 70341（KUN）

功效：树皮、根及叶，清热解毒、收敛止血。

功效来源：《中华本草》

尼泊尔野桐 山桐子

Mallotus nepalensis Müll. Arg.

功效：根、皮，生新解毒。

功效来源：《全国中草药汇编》

注：《广西中药资源名录》有记载。

茸毛野桐

Mallotus oreophilus Müll. Arg.

功效：根、叶，用于血尿。

功效来源：《广西中药资源名录》

注：《广西中药资源名录》有记载。

白楸

Mallotus paniculatus (Lam.) Müll. Arg.

凭证标本：环江县普查队 451226130728009LY (IBK、GXMG、CMMI)

功效：根、茎、叶、果实，固脱、止痢、消炎。

功效来源：《药用植物辞典》

粗糠柴 粗糠柴根

Mallotus philippinensis (Lam.) Müll. Arg.

凭证标本：环江县普查队 451226130318023LY (IBK、GXMG、CMMI)

功效：根，清热利湿、解毒消肿。

功效来源：《广西壮族自治区壮药质量标准 第一卷》（2008年版）

石岩枫 杠香藤

Mallotus repandus (Willd.) Müll. Arg.

凭证标本：环江县普查队 451226130423017LY (IBK、GXMG、CMMI)

功效：根、茎、叶，祛风除湿、活血通络、解毒消肿、驱虫止痒。

功效来源：《中华本草》

木薯属 *Manihot* Mill.

木薯

Manihot esculenta Crantz

功效：叶或根，解毒消肿。

功效来源：《中华本草》

注：民间常见栽培物种。

珠子木属 *Phyllanthodendron* Hemsl.

枝翅珠子木

Phyllanthodendron dunnianum H. Lév.

凭证标本：环江县普查队 451226141005047LY (IBK、GXMG、CMMI)

功效：根，止血、止痢。

功效来源：《药用植物辞典》

叶下珠属 *Phyllanthus* L.

余甘子

Phyllanthus emblica L.

功效：成熟果实，清热凉血、消食健胃、生津止咳。

功效来源：《中国药典》（2020年版）

注：《广西中药资源名录》有记载。

叶下珠

Phyllanthus urinaria L.

凭证标本：环江县普查队 451226130720001LY (IBK、GXMG、CMMI)

功效：全草，平肝清热、利水解毒。

功效来源：《广西壮族自治区壮药质量标准 第二卷》（2011年版）

黄珠子草

Phyllanthus virgatus G. Forst.

凭证标本：环江县普查队 451226130720012LY (IBK、GXMG、CMMI)

功效：全草，健脾消积、利尿通淋、清热解毒。

功效来源：《中华本草》

蓖麻属 *Ricinus* L.

蓖麻 蓖麻子

Ricinus communis L.

凭证标本：环江县普查队 451226130502008LY (IBK、GXMG、CMMI)

功效：成熟种子，消肿拔毒、泻下通滞。

功效来源：《中国药典》（2020年版）

乌桕属 *Sapium* Jacq.

山乌桕

Sapium discolor (Champ. ex Benth.) Müll. Arg.

凭证标本：环江县普查队 451226130425056LY (IBK、GXMG、CMMI)

功效：根皮、树皮及叶，泻下逐水、消肿散瘀。

功效来源：《全国中草药汇编》

圆叶乌桕

Sapium rotundifolium Hemsl.

凭证标本：环江县普查队 451226130719032LY (IBK、GXMG、CMMI)

功效：叶或果实，解毒消肿、杀虫。

功效来源：《中华本草》

乌桕 乌桕根

Sapium sebiferum (L.) Roxb.

凭证标本：环江县普查队 451226130527010LY (IBK、GXMG、CMMI)

功效：根，泻下逐水、消肿散结、解蛇虫毒。

功效来源：《广西壮族自治区壮药质量标准 第二卷》（2011年版）

油桐属 *Vernicia* Lour.

油桐

Vernicia fordii (Hemsl.) Airy Shaw

凭证标本：环江县普查队 451226130317042LY (IBK、GXMG、CMMI)

功效：根、叶、花、果实、种子所榨出的油，下气消积、利水化痰、驱虫。

功效来源：《中华本草》

木油桐

Vernicia montana Lour.

凭证标本：环江县普查队 451226130425030LY (IBK、GXMG、CMMI)

功效：根、叶、果实，杀虫止痒、拔毒生肌。

功效来源：《药用植物辞典》

136a. 虎皮楠科 Daphniphyllaceae

虎皮楠属 *Daphniphyllum* Blume

牛耳枫

Daphniphyllum calycinum Benth.

凭证标本：环江县普查队 451226130602040LY (IBK、GXMG、CMMI)

功效：全株，清热解毒、活血舒筋。

功效来源：《广西壮族自治区壮药质量标准 第一卷》（2008年版）

虎皮楠

Daphniphyllum oldhamii (Hemsl.) Rosenthal

凭证标本：韦发南等 M0082 (IBK)

功效：根、叶，清热解毒、活血散瘀。

功效来源：《中华本草》

139a. 鼠刺科 Escalloniaceae

鼠刺属 *Itea* L.

厚叶鼠刺

Itea coriacea Y. C. Wu

凭证标本：环江县普查队 451226130826008LY (IBK、GXMG、CMMI)

功效：叶，用于刀伤出血。

功效来源：《药用植物辞典》

毛鼠刺

Itea indochinensis Merr.

凭证标本：环江县普查队 451226130604036LY (IBK、CMMI)

功效：茎，用于风湿痹痛、跌打损伤。叶，外用治骨折。

功效来源：《广西中药资源名录》

142. 绣球花科 Hydrangeaceae

溲疏属 *Deutzia* Thunb.

四川溲疏

Deutzia setchuenensis Franch.

凭证标本：许为斌等 08029 (IBK)

功效：枝叶，用于小儿疳积、风湿骨痛、毒蛇咬伤。果实，用于膀胱炎。

功效来源：《广西中药资源名录》

常山属 *Dichroa* Lour.

常山

Dichroa febrifuga Lour.

凭证标本：环江县普查队 451226130605015LY (IBK、GXMG、CMMI)

功效：根，涌吐痰涎、截疟。

功效来源：《中国药典》（2020年版）

绣球属 *Hydrangea* L.

马桑绣球

Hydrangea aspera D. Don

凭证标本：环江县普查队 451226130721021LY (IBK、GXMG、CMMI)

功效：根，消食积、健脾利湿、清热解毒、消暑止渴。树皮、枝，接筋骨、利湿截疟。

功效来源：《药用植物辞典》

粤西绣球

Hydrangea kwangsiensis Hu

凭证标本：环江县普查队 451226130425040LY (IBK、GXMG、CMMI)

功效：根、叶，用于跌打损伤、刀伤出血。

功效来源：《药用植物辞典》

蜡莲绣球 土常山

Hydrangea strigosa Rehder

凭证标本：环江县普查队 451226121207007LY (IBK、GXMG、CMMI)

功效：根，截疟、消食、清热解毒、祛痰散结。

功效来源：《中华本草》

冠盖藤属 *Pileostegia* Hook. f. et Thomson

冠盖藤 青棉花藤叶

Pileostegia viburnoides Hook. f. et Thoms.

凭证标本：环江调查队 4-3-887 (GXMI)

功效：根，祛风除湿、散瘀止痛、消肿解毒。

功效来源：《中华本草》

143. 蔷薇科 Rosaceae

龙芽草属 *Agrimonia* L.

龙芽草 仙鹤草

Agrimonia pilosa Ledeb.

凭证标本：环江县普查队 451226130719027LY (IBK、GXMG、CMMI)

功效：地上部分，收敛止血、杀虫。

功效来源：《广西壮族自治区壮药质量标准 第二卷》（2011年版）

桃属 *Amygdalus* L.

桃 桃花

Amygdalus persica L.

凭证标本：环江县普查队 451226130314049LY (IBK、GXMG、CMMI)

功效：花，泻下通便、利水消肿。

功效来源：《全国中草药汇编》

杏属 *Armeniaca* Scop.
梅 梅花
Armeniaca mume Sieb.
凭证标本：环江县普查队 451226130428008LY（IBK、GXMG、CMMI）
功效：花蕾，疏肝和中、化痰散结。
功效来源：《中国药典》（2020年版）

木瓜属 *Chaenomeles* Lindl.
毛叶木瓜 榠楂
Chaenomeles cathayensis (Hemsl.) Schneid.
功效：果实，和胃化湿、舒筋活络。
功效来源：《中华本草》
注：民间常见栽培物种。

山楂属 *Crataegus* L.
野山楂 山楂
Crataegus cuneata Sieb. et Zucc.
凭证标本：滇黔桂队 70131（IBK）
功效：果实、根、叶，消食化积、散瘀止痛。
功效来源：《全国中草药汇编》

蛇莓属 *Duchesnea* Sm.
皱果蛇莓
Duchesnea chrysantha (Zoll. et Moritzi) Miq.
凭证标本：环江县普查队 451226130423010LY（IBK、GXMG、CMMI）
功效：全草，止血。
功效来源：《药用植物辞典》

蛇莓
Duchesnea indica (Andrews) Focke
凭证标本：彭日成等 ML0484（IBK）
功效：全草、根，清热解毒、散瘀消肿、凉血止血。
功效来源：《中华本草》

枇杷属 *Eriobotrya* Lindl.
枇杷 枇杷叶
Eriobotrya japonica (Thunb.) Lindl.
凭证标本：环江县普查队 451226130427046LY（IBK、GXMG、CMMI）
功效：叶，清肺止咳、降逆止呕。
功效来源：《中国药典》（2020年版）

路边青属 *Geum* L.
柔毛路边青 蓝布正
Geum japonicum Thunb. var. *chinense* F. Bolle
凭证标本：韦发南等 M0273（IBK）
功效：全草，益气健脾、补血养阴、润肺化痰。
功效来源：《中国药典》（2020年版）

桂樱属 *Laurocerasus* Duham.
腺叶桂樱
Laurocerasus phaeosticta (Hance) C. K. Schneid.
凭证标本：环江县普查队 451226130603021LY（IBK、GXMG、CMMI）
功效：全株、种子，活血祛瘀、镇咳利尿、润燥滑肠。
功效来源：《药用植物辞典》

尖叶桂樱
Laurocerasus undulata (Buch.-Ham. ex D. Don) M. Roem.
凭证标本：韦发南等 M0195（IBK）
功效：根，用于关节肿痛、水肿。
功效来源：《广西中药资源名录》

大叶桂樱
Laurocerasus zippeliana (Miq.) T. T. Yü et L. T. Lu
凭证标本：黄俞淞等 ML1424（IBK）
功效：根、叶，治鹤膝风、跌打损伤。叶，镇咳祛痰、祛风解毒。
功效来源：《药用植物辞典》

苹果属 *Malus* Mill.
湖北海棠 湖北海棠根
Malus hupehensis (Pamp.) Rehder
凭证标本：环江县普查队 451226130314009LY（IBK、GXMG、CMMI）
功效：根，活血通络。
功效来源：《中华本草》

石楠属 *Photinia* Lindl.
厚叶石楠
Photinia crassifolia H. Lév.
凭证标本：许为斌等 11075（IBK）
功效：花、果实，用于久咳不止。
功效来源：《药用植物辞典》

光叶石楠
Photinia glabra (Thunb.) Maxim.
凭证标本：韦发南 2180（IBK）
功效：果，杀虫、止血、涩肠、生津、解酒。叶，清热利尿、消肿止痛。
功效来源：《中华本草》

广西石楠
Photinia kwangsiensis H. L. Li
凭证标本：覃壮卫 4–3–742（GXMI）
功效：叶，用于风湿关节痛。
功效来源：《药用植物辞典》

小叶石楠
Photinia parvifolia (E. Pritz.) C. K. Schneid.
凭证标本：韦发南 2037 (IBK)
功效：根，清热解毒、活血止痛。
功效来源：《中华本草》

石楠
Photinia serratifolia (Desf.) Kalkman
凭证标本：韦发南等 M0422 (IBK)
功效：根、叶，祛风止痛。
功效来源：《全国中草药汇编》

委陵菜属 *Potentilla* L.
三叶委陵菜 地蜂子
Potentilla freyniana Bornm.
凭证标本：环江县普查队 451226130320001LY (IBK、GXMG、CMMI)
功效：根或全草，清热解毒、止痛止血。
功效来源：《全国中草药汇编》

蛇含委陵菜 蛇含
Potentilla kleiniana Wight et Arn.
凭证标本：环江县普查队 451226130313053LY (IBK、GXMG、CMMI)
功效：全草，清热定惊、截疟、止咳化痰、解毒活血。
功效来源：《中华本草》

李属 *Prunus* L.
李
Prunus salicina Lindl.
凭证标本：环江县普查队 451226130423028LY (IBK、GXMG、CMMI)
功效：根，清热解毒、利湿、止痛。种仁，活血祛瘀、滑肠、利水。
功效来源：《全国中草药汇编》

火棘属 *Pyracantha* M. Roem.
全缘火棘
Pyracantha atalantioides (Hance) Stapf
凭证标本：环江县普查队 451226130427039LY (IBK、GXMG、CMMI)
功效：叶、果实，清热解毒、止血。
功效来源：《中华本草》

细圆齿火棘
Pyracantha crenulata (D. Don) M. Roem.
凭证标本：环江调查队 4-3-588 (GXMI)
功效：根、叶，用于劳伤腰痛、肠风下血、疔疮、盗汗、火眼。
功效来源：《药用植物辞典》

火棘
Pyracantha fortuneana (Maxim.) H. L. Li
凭证标本：环江县普查队 451226121202016LY (IBK、GXMG、CMMI)
功效：叶、果实，清热解毒、止血。
功效来源：《中华本草》

梨属 *Pyrus* L.
豆梨
Pyrus calleryana Decne.
凭证标本：环江县普查队 451226130729040LY (IBK、GXMG、CMMI)
功效：根皮、果，清热解毒、敛疮、健脾消食、涩肠止痢。
功效来源：《中华本草》

沙梨
Pyrus pyrifolia (Burm. f.) Nakai
凭证标本：环江县普查队 451226130317040LY (IBK、GXMG、CMMI)
功效：果实，生津、润燥、清热、化痰。
功效来源：《广西壮族自治区壮药质量标准 第三卷》（2018年版）

石斑木属 *Rhaphiolepis* Lindl.
石斑木
Rhaphiolepis indica (L.) Lindl.
功效：根，活血祛风、止痛、消肿解毒。叶，清热解毒、散寒、消肿、止血。
功效来源：《药用植物辞典》
注：《广西植物名录》有记载。

蔷薇属 *Rosa* L.
月季花
Rosa chinensis Jacquem.
凭证标本：环江县普查队 451226130503011LY (IBK、GXMG、CMMI)
功效：花，活血调经、疏肝解郁。
功效来源：《中国药典》（2020年版）

小果蔷薇 金樱根
Rosa cymosa Tratt.
凭证标本：环江县普查队 451226130503032LY (IBK、GXMG、CMMI)
功效：根及根茎，清热解毒、利湿消肿、收敛止血、活血散瘀、固涩益肾。
功效来源：《广西壮族自治区瑶药材质量标准 第一卷》（2014年版）

金樱子
Rosa laevigata Michx.

凭证标本：环江县普查队 451226121202008LY (IBK、GXMG、CMMI)

功效：成熟果实，固精缩尿、固崩止带、涩肠止泻。

功效来源：《中国药典》（2020年版）

香水月季
Rosa odorata (Andrews) Sweet

凭证标本：环江县普查队 451226130320003LY (IBK、GXMG、CMMI)

功效：根、叶、虫瘿，调气和血、止痢、止咳、定喘、消炎、杀菌。

功效来源：《全国中草药汇编》

缫丝花 刺梨子
Rosa roxburghii Tratt. f. roxburghii

凭证标本：吴磊等 ML0038 (IBK)

功效：根，消食健脾、收敛止泻。果，解暑、消食。

功效来源：《全国中草药汇编》

单瓣缫丝花
Rosa roxburghii Tratt. f. normalis Rehder et E. H. Wilson

功效：果实，解暑、消食。

功效来源：《药用植物辞典》

注：《广西中药资源名录》有记载。

悬钩子蔷薇
Rosa rubus H. Lév. et Vaniot

凭证标本：环江县普查队 451226130314072LY (IBK、GXMG、CMMI)

功效：根，清热利湿、收敛、固涩。果实，清肝热、解毒。内皮，敛毒、除湿。叶，止血化瘀。

功效来源：《药用植物辞典》

悬钩子属 *Rubus* L.

粗叶悬钩子
Rubus alceifolius Poir.

凭证标本：环江县普查队 451226130426023LY (IBK、GXMG、CMMI)

功效：根、叶，清热利湿、止血、散瘀。

功效来源：《中华本草》

山莓
Rubus corchorifolius L. f.

凭证标本：环江县普查队 451226130314039LY (IBK、GXMG、CMMI)

功效：根及叶，活血、止血、祛风利湿。

功效来源：《全国中草药汇编》

栽秧泡
Rubus ellipticus Sm. var. *obcordatus* (Franch.) Focke

凭证标本：环江县普查队 451226130425054LY (IBK、GXMG、CMMI)

功效：根，通络、消肿、清热、止泻。果实，补肾涩精。

功效来源：《药用植物辞典》

高粱泡 高粱泡叶
Rubus lambertianus Ser.

凭证标本：环江县普查队 451226121207020LY (IBK、GXMG、CMMI)

功效：叶，清热凉血、解毒疗疮。

功效来源：《中华本草》

白花悬钩子
Rubus leucanthus Hance

凭证标本：环江调查队 4-3-768 (GXMI)

功效：根，用于赤痢、腹泻。

功效来源：《广西中药资源名录》

红泡刺藤 紫泡
Rubus niveus Thunb.

凭证标本：环江县普查队 451226130501022LY (IBK、GXMG、CMMI)

功效：根、果实，止泻痢、祛风止痛、清热利湿、消炎。

功效来源：《全国中草药汇编》

茅莓
Rubus parvifolius L.

凭证标本：蒋日红等 11463 (IBK)

功效：地上部分、根，清热解毒、散瘀止血、杀虫、疗疮。

功效来源：《广西壮族自治区壮药质量标准 第一卷》（2008年版）

空心泡 倒触伞
Rubus rosifolius Sm.

凭证标本：环江县普查队 451226130314054LY (IBK、GXMG、CMMI)

功效：根或嫩枝叶，清热、止咳、收敛止血、解毒、接骨。

功效来源：《中华本草》

红腺悬钩子 牛奶莓
Rubus sumatranus Miq.

凭证标本：环江县普查队 451226130425061LY (IBK、GXMG、CMMI)

功效：根，清热解毒、开胃、利水。

功效来源：《中华本草》

木莓
Rubus swinhoei Hance

凭证标本：环江县普查队 451226130318025LY (IBK、GXMG、CMMI)

功效：根、叶，凉血止血、活血调经、收敛解毒、消食积、止泻痢。

功效来源：《药用植物辞典》

灰白毛莓

Rubus tephrodes Hance

功效：果实、种子，补肝肾、缩小便、补气益精。叶，止血解毒。

功效来源：《药用植物辞典》

注：《广西植物名录》有记载。

红毛悬钩子

Rubus wallichianus Wight et Arn.

凭证标本：许为斌等 ML1256 (IBK)

功效：根、叶，祛风除湿、散瘀、补肾。

功效来源：《药用植物辞典》

黄脉莓

Rubus xanthoneurus Focke

凭证标本：环江县普查队 451226130501007LY (IBK、GXMG、CMMI)

功效：根，止血、消肿。

功效来源：《药用植物辞典》

花楸属 *Sorbus* L.

美脉花楸

Sorbus caloneura (Stapf) Rehder

凭证标本：环江县普查队 451226130606005LY (IBK、GXMG、CMMI)

功效：果实、根，消积健胃、助消化、收敛止泻。枝叶，消炎、止血。

功效来源：《药用植物辞典》

绣线菊属 *Spiraea* L.

绣球绣线菊 珍珠绣球

Spiraea blumei G. Don

凭证标本：许为斌等 ML1099 (IBK)

功效：根、果实，调气、止痛、散瘀利湿。

功效来源：《全国中草药汇编》

渐尖绣线菊 吹火筒

Spiraea japonica L. f. var. *acuminata* Franch.

凭证标本：环江县普查队 451226130605029LY (IBK、GXMG、CMMI)

功效：全株，通经、通便、利尿。

功效来源：《全国中草药汇编》

146. 含羞草科 Mimosaceae

猴耳环属 *Abarema* Pittier

围涎树 尿桶弓

Abarema clypearia (Jack.) Kosterm.

凭证标本：环江县普查队 451226130729003LY (IBK、GXMG、CMMI)

功效：枝叶，祛风消肿、凉血解毒、收敛生肌。

功效来源：《中华本草》

亮叶猴耳环

Abarema lucida (Benth.) Kosterm.

功效：枝叶，消肿、祛风湿、凉血、消炎生肌。

功效来源：《药用植物辞典》

注：《广西植物名录》有记载。

金合欢属 *Acacia* Mill.

儿茶

Acacia catechu (L. f.) Willd.

功效：去皮枝、干燥煎膏，活血止痛、止血生肌、收湿敛疮、清肺化痰。

功效来源：《中国药典》（2020年版）

注：《广西植物名录》有记载。

台湾相思

Acacia confusa Merr.

凭证标本：环江县普查队 451226130719023LY (IBK、GXMG、CMMI)

功效：枝叶，去腐生肌。

功效来源：《药用植物辞典》

藤金合欢

Acacia sinuata (Lour.) Merr.

凭证标本：彭日成等 ML0717 (IBK)

功效：叶，解毒消肿。

功效来源：《全国中草药汇编》

海红豆属 *Adenanthera* L.

海红豆

Adenanthera pavonina L. var. *pavonina*

凭证标本：吴磊等 ML0209 (IBK)

功效：种子，疏风清热、燥湿止痒、润肤养颜。

功效来源：《中华本草》

小籽海红豆 海红豆

Adenanthera pavonina L. var. *microsperma* (Teijsm. et Binn.) I. C. Nielsen

凭证标本：环江县普查队 451226130526031LY (IBK、GXMG、CMMI)

功效：种子，疏风清热、燥湿止痒、润肤养颜。

功效来源：《中华本草》

合欢属 *Albizia* Durazz.

楹树

Albizia chinensis (Osbeck) Merr.

功效：树皮，固涩止泻、收敛生肌。

功效来源：《药用植物辞典》

注：《广西植物名录》有记载。

山槐

Albizia kalkora (Roxb.) Prain

凭证标本：环江县普查队 451226130425059LY (IBK、GXMG、CMMI)

功效：根、树皮、花，舒筋活络、活血、消肿止痛、解郁安神。

功效来源：《药用植物辞典》

阔荚合欢

Albizia lebbeck (L.) Benth.

凭证标本：环江县普查队 451226130429016LY (IBK、GXMG、CMMI)

功效：树皮，消肿止痛、收敛。根皮，固齿、镇惊、安神、驱虫。

功效来源：《药用植物辞典》

香合欢

Albizia odoratissima (L. f.) Benth.

凭证标本：环江县普查队 451226130719003LY (IBK、GXMG、CMMI)

功效：根，用于风湿关节痛、跌打损伤、创伤出血、疥癣。

功效来源：《药用植物辞典》

银合欢属 *Leucaena* Benth.

银合欢

Leucaena leucocephala (Lam.) de Wit

凭证标本：环江县普查队 451226130503028LY (IBK、GXMG、CMMI)

功效：种子，驱虫、消渴。

功效来源：《药用植物辞典》

含羞草属 *Mimosa* L.

含羞草

Mimosa pudica L.

功效：全草，凉血解毒、清热利湿、镇静安神。

功效来源：《中华本草》

注：《广西植物名录》有记载。

147. 苏木科 Caesalpiniaceae

羊蹄甲属 *Bauhinia* L.

鞍叶羊蹄甲

Bauhinia brachycarpa Wall. ex Benth. var. *brachycarpa*

凭证标本：滇黔桂队 70186 (IBK)

功效：全株，清热润肺、敛阴安神、除湿、杀虫。种子，驱虫。

功效来源：《药用植物辞典》

刀果鞍叶羊蹄甲

Bauhinia brachycarpa Wall. ex Benth. var. *cavaleriei* (H. Lév.) T. C. Chen

凭证标本：环江县普查队 451226121207008LY (IBK、GXMG、CMMI)

功效：根、嫩枝叶、种子，清热润肺、敛阴安神、除湿、杀虫。种子，驱虫。

功效来源：《药用植物辞典》

龙须藤 九龙藤

Bauhinia championii (Benth.) Benth.

凭证标本：饶伟源 56673 (GXMI)

功效：藤茎，祛风除湿、活血止痛、健脾理气。

功效来源：《广西壮族自治区壮药质量标准 第一卷》（2008年版）

粉叶羊蹄甲

Bauhinia glauca (Wall. ex Benth.) Benth.

凭证标本：环江县普查队 451226130606010LY (IBK、GXMG)

功效：根，清热利湿、消肿止痛、收敛止血。

功效来源：《药用植物辞典》

囊托羊蹄甲

Bauhinia touranensis Gagnep.

凭证标本：环江调查队 4-3-1609 (GXMI)

功效：茎，祛风活络。

功效来源：《药用植物辞典》

云实属 *Caesalpinia* L.

刺果苏木

Caesalpinia bonduc (L.) Roxb.

凭证标本：彭日成等 ML0861 (IBK)

功效：叶，祛风健胃。种子，暖胃、补肾。

功效来源：《药用植物辞典》

云实 云实根

Caesalpinia decapetala (Roth) Alston

凭证标本：环江县普查队 451226130316010LY (IBK、GXMG、CMMI)

功效：根或茎，解表散寒、祛风除湿。

功效来源：《广西中药材标准 第一册》

大叶云实

Caesalpinia magnifoliolata F. P. Metcalf

凭证标本：许为斌等 ML1296 (IBK)

功效：根，活血消肿。

功效来源：《中华本草》

喙荚云实 南蛇簕

Caesalpinia minax Hance

功效：茎，清热利湿、散瘀止痛。成熟果实，泻火解毒、祛湿。

功效来源：《广西壮族自治区壮药质量标准 第二卷》（2011年版）

注：《广西植物名录》有记载。

鸡嘴簕

Caesalpinia sinensis (Hemsl.) J. E. Vidal

凭证标本：滇黔桂队 70033 (IBK)

功效：根、茎、叶，清热解毒、消肿止痛、止痒。

功效来源：《药用植物辞典》

矮含羞草属 *Chamaecrista* Moench
含羞草决明

Chamaecrista mimosoides (L.) Greene

功效：全草，清热解毒、散瘀化积、利尿、通便。种子，利尿、健胃。

功效来源：《药用植物辞典》

注：《广西植物名录》有记载。

短叶决明

Chamaecrista nictitans (L.) Moench subsp. *patellaris* (DC. ex Collad.) H. S. Irwin et Barneby var. *glabrata* (Vogel) H. S. Irwin et Barneby

凭证标本：环江县普查队 451226130718044LY (IBK、GXMG、CMMI)

功效：种子，清热利湿、散瘀化积。根，清热解毒、平肝、安神、消肿排脓。全草，有泻下作用。

功效来源：《药用植物辞典》

皂荚属 *Gleditsia* L.
华南皂荚

Gleditsia fera (Lour.) Merr.

凭证标本：环江县普查队 451226130526005LY (IBK、GXMG、CMMI)

功效：果实、全株，杀虫、开窍、祛痰。

功效来源：《药用植物辞典》

皂荚

Gleditsia sinensis Lam.

凭证标本：滇黔桂队 70009 (IBK)

功效：棘刺、不育果实，消肿托毒、排脓、杀虫。

功效来源：《中国药典》（2020年版）

老虎刺属 *Pterolobium* R. Br. ex Wight et Arn.
老虎刺

Pterolobium punctatum Hemsl.

凭证标本：环江县普查队 451226130718008LY (IBK、GXMG、CMMI)

功效：根，消炎、解热、止痛。

功效来源：《全国中草药汇编》

山扁豆属 *Senna* Mill.
望江南 望江南子

Senna occidentalis (L.) Link

功效：种子，清肝明目、健胃、通便、解毒。

功效来源：《广西中药材标准 第一册》

注：《广西植物名录》有记载。

决明 决明子

Senna tora (L.) Roxb.

凭证标本：环江县普查队 451226130718027LY (IBK、GXMG、CMMI)

功效：成熟种子，清热明目、润肠通便。

功效来源：《中国药典》（2020年版）

酸豆属 *Tamarindus* L.
酸豆 罗望子

Tamarindus indica L.

功效：果实，清热解暑、消食化积。

功效来源：《全国中草药汇编》

注：民间常见栽培物种。

148. 蝶形花科 Papilionaceae
落花生属 *Arachis* L.
落花生 花生衣

Arachis hypogaea L.

凭证标本：环江县普查队 451226130604025LY (IBK、GXMG、CMMI)

功效：种皮，止血、散瘀、消肿。

功效来源：《全国中草药汇编》

黄芪属 *Astragalus* L.
紫云英 红花菜

Astragalus sinicus L.

凭证标本：彭日成等 ML0935 (IBK)

功效：全草，清热解毒、祛风明目、凉血止血。

功效来源：《中华本草》

木豆属 Cajanus Adans.
木豆

Cajanus cajan (L.) Huth

功效：根，利湿消肿、散瘀止痛。

功效来源：《全国中草药汇编》

注：《广西植物名录》有记载。

昆明鸡血藤属 *Callerya* Endl.
喙果崖豆藤

Callerya cochinchinensis (Gagnep.) Schot

凭证标本：环江调查队 4-3-725 (GXMI)

功效：根、茎藤，行血、补气、祛风。茎，补血、祛风湿、调经。

功效来源：《药用植物辞典》

异果崖豆藤

Callerya dielsiana Harms var. *herterocarpa* (Chun ex T. C. Chen) X. Y. Zhu

凭证标本：环江县普查队 451226131110017LY (IBK、GXMG、CMMI)

功效：根、茎藤，补血行血、活血祛瘀。

功效来源：《药用植物辞典》

雪峰山崖豆藤

Callerya dielsiana Harms var. *solida* (T. C. Chen ex Z. Wei) X. Y. Zhu

凭证标本：环江县普查队 451226130430001LY (IBK、GXMG、CMMI)

功效：根，补血、行血。

功效来源：《药用植物辞典》

网脉崖豆藤 鸡血藤

Callerya reticulata (Benth.) Schot

凭证标本：环江调查队 4-3-315 (GXMI)

功效：藤茎，补血、活血、通络。

功效来源：《中国药典》（2020年版）

线叶崖豆藤 拐子药

Callerya reticulata (Benth.) Schot var. *stenophylla* (Merr. et Chun) X. Y. Zhu

功效：根、茎，用于跌打损伤、毒蛇咬伤。

功效来源：《广西中药资源名录》

注：《广西中药资源名录》有记载。

刀豆属 *Canavalia* Adans.

直生刀豆

Canavalia ensiformis (L.) DC.

功效：种子，温中、下气、止呃、补肾。豆荚，益肾、温中、除湿。

功效来源：《药用植物辞典》

注：民间常见栽培物种。

蝙蝠草属 *Christia* Moench

铺地蝙蝠草 半边钱

Christia obcordata (Poir.) Bakh. f. ex Meeuwen

功效：全株，利水通淋、散瘀止血、清热解毒。

功效来源：《中华本草》

注：《广西植物名录》有记载。

香槐属 *Cladrastis* Raf.

翅荚香槐 香槐

Cladrastis platycarpa (Maxim.) Makino

凭证标本：滇黔桂队 70002 (IBK)

功效：根或果实，祛风止痛。

功效来源：《中华本草》

舞草属 *Codariocalyx* Hassk.

小叶三点金

Codariocalyx microphyllus (Thunb.) H. Ohashi

功效：根，清热利湿、止血、通络。

功效来源：《药用植物辞典》

注：《广西植物名录》有记载。

猪屎豆属 *Crotalaria* L.

响铃豆

Crotalaria albida B. Heyne ex Roth

凭证标本：环江县普查队 451226130526015LY (IBK)

功效：根及全草，清热解毒、止咳平喘。

功效来源：《全国中草药汇编》

大猪屎豆 自消容

Crotalaria assamica Benth.

功效：茎叶，清热解毒、凉血止血、利水消肿。

功效来源：《中华本草》

注：本种为普遍分布种，《广西中药资源名录》有记载。

菽麻

Crotalaria juncea L.

功效：根、种子，清热解毒、消肿止痛、利尿通淋、麻醉。

功效来源：《药用植物辞典》

注：民间常见栽培物种。

线叶猪屎豆 条叶猪屎豆

Crotalaria linifolia L. f.

凭证标本：环江县普查队 451226130601012LY (IBK、GXMG、CMMI)

功效：根，清热解毒、理气消积。

功效来源：《全国中草药汇编》

三尖叶猪屎豆

Crotalaria micans Link

功效：全草，祛风除湿、消肿止痛、抗肿瘤。

功效来源：《药用植物辞典》

注：民间常见栽培物种。

三圆叶猪屎豆 猪屎豆

Crotalaria pallida Aiton var. *obovata* (G. Don) Polhill

功效：全草，清热利湿、解毒散结。

功效来源：《中华本草》

注：《广西中药资源名录》有记载。

野百合

Crotalaria sessiliflora L.

凭证标本：环江县普查队 451226130726007LY (IBK、CMMI)

功效：全草，清热、利湿、解毒，用于治痢疾、疮疖、小儿疳积。

功效来源：《中药大辞典》

黄檀属 *Dalbergia* L. f.

南岭黄檀

Dalbergia balansae Prain

凭证标本：蒋日红等 11543 (IBK)

功效：木材，行气止痛、解毒消肿。

功效来源：《中华本草》

两广黄檀

Dalbergia benthamii Prain

凭证标本：环江县普查队 451226130604034LY (IBK、GXMG、CMMI)

功效：茎，活血通经。

功效来源：《药用植物辞典》

藤黄檀

Dalbergia hancei Benth.

凭证标本：环江县普查队 451226130726014LY (IBK、GXMG、CMMI)

功效：根，理气止痛、舒筋活络、强壮筋骨。

功效来源：《广西壮族自治区壮药质量标准 第二卷》（2011年版）

黄檀 檀根

Dalbergia hupeana Hance

凭证标本：彭日成等 ML1613 (IBK)

功效：根、根皮，清热解毒、止血消肿。

功效来源：《中华本草》

多裂黄檀

Dalbergia rimosa Roxb.

凭证标本：环江县普查队 451226130526003LY (IBK、GXMG、CMMI)

功效：根，止痛、接骨。叶，用于疗疮。

功效来源：《药用植物辞典》

假木豆属 *Dendrolobium* (Wight et Arn.) Benth.

假木豆

Dendrolobium triangulare (Retz.) Schindl.

凭证标本：环江县普查队 451226130720017LY (IBK、GXMG、CMMI)

功效：根或叶，清热凉血、舒筋活络、健脾利湿。

功效来源：《中华本草》

鱼藤属 *Derris* Lour.

毛鱼藤

Derris elliptica (Wall.) Benth.

功效：根及根茎，杀虫止痒。

功效来源：《药用植物辞典》

注：《广西植物名录》有记载。

中南鱼藤 毒鱼藤

Derris fordii Oliv.

凭证标本：环江县普查队 451226130423016LY (IBK、GXMG、CMMI)

功效：茎、叶，解毒、杀虫。

功效来源：《中华本草》

鱼藤

Derris trifoliata Lour.

凭证标本：环江县普查队 451226130502010LY (IBK、GXMG、CMMI)

功效：全株及根状茎，散瘀止痛、杀虫。

功效来源：《全国中草药汇编》

山蚂蝗属 *Desmodium* Desv.

假地豆 山花生

Desmodium heterocarpon (L.) DC.

凭证标本：滇黔桂队 70388 (IBK)

功效：全草，清热解毒、消肿止痛。

功效来源：《全国中草药汇编》

大叶拿身草

Desmodium laxiflorum DC.

凭证标本：环江县普查队 451226130723028LY (IBK、GXMG、CMMI)

功效：全草，活血、平肝、清热、利湿、解毒。

功效来源：《中华本草》

长波叶山蚂蝗

Desmodium sequax Wall.

凭证标本：陈少卿 15441 (IBK)

功效：根，润肺止咳、平喘、补虚、驱虫。果实，止血。全草，健脾补气。

功效来源：《药用植物辞典》

单叶拿身草

Desmodium zonatum Miq.

凭证标本：韦发南等 M0186 (IBK)

功效：根，清热消滞。

功效来源：《药用植物辞典》

山黑豆属 *Dumasia* DC.

柔毛山黑豆

Dumasia villosa DC.

凭证标本：彭日成等 ML0552 (IBK)

功效：荚果，清热解毒、通经消食。

功效来源：《药用植物辞典》

鸡头薯属 *Eriosema* (DC.) D. Don

鸡头薯 猪仔笠

Eriosema chinense Vogel

功效：块根，清肺化痰、生津止渴、消肿。

功效来源：《中华本草》

注：《广西植物名录》有记载。

千斤拔属 *Flemingia* Roxb. ex W. T. Aiton

宽叶千斤拔

Flemingia latifolia Benth.

凭证标本：环江县普查队 451226121203035LY (IBK、CMMI)

功效：根，壮筋骨、祛风湿、调经补血。

功效来源：《药用植物辞典》

大叶千斤拔 千斤拔

Flemingia macrophylla (Willd.) Kuntze ex Prain

凭证标本：滇黔桂队 70227 (IBK)

功效：根，祛风湿、强腰膝。

功效来源：《广西中药材标准 第一册》

千斤拔

Flemingia prostrata Roxb. f. ex Roxb.

功效：根，祛风利湿、强筋壮骨、消瘀解毒。

功效来源：《广西壮族自治区壮药质量标准 第一卷》（2008年版）

注：《广西植物名录》有记载。

球穗千斤拔

Flemingia strobilifera (L.) R. Br.

凭证标本：饶伟源 56676 (GXMI)

功效：叶，止血、生肌收口、驱虫。

功效来源：《药用植物辞典》

大豆属 *Glycine* Willd.

大豆 淡豆豉

Glycine max (L.) Merr.

功效：种子，解表、除烦、宣发郁热。

功效来源：《中国药典》（2020年版）

注：民间常见栽培物种。

野大豆

Glycine soja Sieb. et Zucc.

功效：种子，益肾、止汗。

功效来源：《全国中草药汇编》

注：《广西植物名录》有记载。

长柄山蚂蝗属 *Hylodesmum* H. Ohashi et R. R. Mill

细柄山绿豆

Hylodesmum leptopus (A. Gray ex Benth.) H. Ohashi et R. Mill

凭证标本：滇黔桂队 70151 (IBK)

功效：全草，用于肝炎、贫血、外用治毒蛇咬伤。

功效来源：《广西中药资源名录》

尖叶长柄山蚂蝗

Hylodesmum podocarpum (DC.) H. Ohashi et R. R. Mill subsp. *oxyphyllum* (DC.) H. Ohashi et R. R. Mill

凭证标本：韦加必 4-3-1448 (GXMI)

功效：根及全草，祛风活络、解毒消肿。

功效来源：《药用植物辞典》

木蓝属 *Indigofera* L.

河北木蓝

Indigofera bungeana Walp.

凭证标本：韦发南等 M0007 (IBK)

功效：全草、根茎，清热解毒、消肿止血、生肌收口、利湿。

功效来源：《药用植物辞典》

宜昌木蓝

Indigofera decora Lindl. var. *ichangensis* (Craib) Y. Y. Fang et C. Z. Zheng

凭证标本：莫瑞雅 4-3-812 (GXMI)

功效：根、根茎，清热解毒、消肿、止痛。

功效来源：《药用植物辞典》

黔南木蓝

Indigofera esquirolii H. Lév.

凭证标本：环江县普查队 451226130729032LY (IBK、GXMG、CMMI)

功效：全草，清热解毒、消肿止痛。

功效来源：《药用植物辞典》

马棘

Indigofera pseudotinctoria Matsum.

凭证标本：环江县普查队 451226130427043LY (IBK、GXMG、CMMI)

功效：根或全株，清热解毒、消肿散结。

功效来源：《全国中草药汇编》

鸡眼草属 *Kummerowia* (A. K.) Schindl.

鸡眼草

Kummerowia striata (Thunb.) Schindl.

凭证标本：环江县普查队 451226130718042LY (IBK、GXMG、CMMI)

功效：全草，清热解毒、健脾利湿、活血止血。

功效来源：《中华本草》

扁豆属 *Lablab* Adans.

扁豆 白扁豆

Lablab purpureus (L.) Sw.

功效：种子，健脾化湿、和中消暑。

功效来源：《中国药典》（2020年版）

注：民间常见栽培物种。

胡枝子属 *Lespedeza* Michx.
胡枝子
Lespedeza bicolor Turcz.

凭证标本：谭月妹 4-3-1404 (GXMI)

功效：根，解表。

功效来源：《全国中草药汇编》

截叶铁扫帚 铁扫帚
Lespedeza cuneata (Dum. Cours.) G. Don

凭证标本：彭日成等 ML1566 (IBK)

功效：地上部分，补肝肾、益肺阴、散瘀消肿。

功效来源：《广西壮族自治区壮药质量标准 第一卷》（2008年版）

鸡血藤属 *Millettia* Wight et Arn.
厚果崖豆藤 苦檀子
Millettia pachycarpa Benth.

凭证标本：环江县普查队 451226130720003LY (IBK、GXMG、CMMI)

功效：根、叶及种子，散瘀消肿。

功效来源：《全国中草药汇编》

油麻藤属 *Mucuna* Adans.
白花油麻藤
Mucuna birdwoodiana Tutcher

凭证标本：吴磊等 ML0044 (IBK)

功效：藤茎，补血、通经络、强筋骨。

功效来源：《全国中草药汇编》

大果油麻藤 老鸦花藤
Mucuna macrocarpa Wall.

凭证标本：黄俞淞等 Y1384 (IBK)

功效：茎，强筋壮骨、调经补血。

功效来源：《全国中草药汇编》

大井属 *Ohwia* H. Ohashi
小槐花
Ohwia caudata (Thunb.) Ohashi

凭证标本：环江县普查队 451226130729039LY (IBK、GXMG、CMMI)

功效：根或全株，清热解毒、祛风利湿。

功效来源：《广西壮族自治区壮药质量标准 第一卷》（2008年版）

红豆树属 *Ormosia* Jacks.
肥荚红豆
Ormosia fordiana Oliv.

凭证标本：环江调查队 4-3-695 (GXMI)

功效：茎皮、根、叶，清热解毒、消肿止痛。

功效来源：《全国中草药汇编》

木荚红豆
Ormosia xylocarpa Chun ex Merr. et L. Chen

凭证标本：环江县普查队 451226131116011LY (IBK、CMMI)

功效：种子，理气、通经。根，清热解毒、补虚镇痛。

功效来源：《药用植物辞典》

排钱树属 *Phyllodium* Desv.
毛排钱树
Phyllodium elegans (Lour.) Desv.

功效：根及地上部分，清热利湿、散瘀消肿、活血。叶，接骨。全草，开胃健脾、清热利湿。

功效来源：《药用植物辞典》

注：《广西植物名录》有记载。

排钱树
Phyllodium pulchellum (L.) Desv.

凭证标本：环江县普查队 451226130721028LY (IBK、GXMG、CMMI)

功效：根、地上部分，清热利水。

功效来源：《广西壮族自治区壮药质量标准 第一卷》（2008年版）

豌豆属 *Pisum* L.
豌豆
Pisum sativum L.

功效：种子，和中下气、强壮、利小便、解疮毒。花、叶，清热除湿、清凉解暑、消肿散结。

功效来源：《药用植物辞典》

注：民间常见栽培物种。

葛属 *Pueraria* DC.
葛 葛根
Pueraria montana (Lour.) Merr. var. *lobata* (Willd.) Maesen et S. M. Almeida ex Sanjappa et Predeep

功效：根，解肌退热、生津止渴、透疹、升阳止泻、通经活络、解酒毒。

功效来源：《广西壮族自治区瑶药材质量标准 第一卷》（2014年版）

注：《广西植物名录》有记载。

鹿藿属 *Rhynchosia* Lour.
鹿藿
Rhynchosia volubilis Lour.

凭证标本：环江县普查队 451226130718024LY (IBK、

GXMG、CMMI）

功效：根、茎叶，活血止痛、解毒、消积。

功效来源：《中华本草》

田菁属 *Sesbania* Scop.

田菁

Sesbania cannabina (Retz.) Poir.

功效：叶、种子，消炎、止痛。

功效来源：《全国中草药汇编》

注：《广西植物名录》有记载。

坡油甘属 *Smithia* Aiton

坡油甘 田唇乌蝇翼

Smithia sensitiva Aiton

功效：全草，解毒消肿、止咳。

功效来源：《中华本草》

注：《广西植物名录》有记载。

槐属 *Sophora* L.

多叶越南槐 山豆根

Sophora tonkinensis Gagnep. var. *polyphylla* S. Z. Huang et Z. C. Zhou

凭证标本：环江县普查队 451226130314024LY（IBK、GXMG、CMMI）

功效：根及根茎，清热解毒、消肿利咽。

功效来源：《中国药典》（2020年版）

葫芦茶属 *Tadehagi* H. Ohashi

蔓茎葫芦茶

Tadehagi pseudotriquetrum (DC.) H. Ohashi

凭证标本：环江县普查队 451226130718045LY（IBK、GXMG、CMMI）

功效：根、全株，清热解毒、消积利湿、祛痰止咳、止呕、杀虫。

功效来源：《药用植物辞典》

葫芦茶

Tadehagi triquetrum (L.) H. Ohashi

凭证标本：彭日成等 ML0497（IBK）

功效：根、枝叶，清热止咳、拔毒散结。

功效来源：《广西壮族自治区壮药质量标准 第一卷》（2008年版）

车轴草属 *Trifolium* L.

红车轴草

Trifolium pratense L.

功效：花序及带花枝叶，止咳、止喘、镇痉。

功效来源：《全国中草药汇编》

注：民间常见栽培物种。

白车轴草

Trifolium repens L.

功效：全草，清热、凉血、宁心。

功效来源：《全国中草药汇编》

注：民间常见栽培物种。

狸尾豆属 *Uraria* Desv.

猫尾草 布狗尾

Uraria crinita (L.) Desv.

凭证标本：环江调查队 4-3-1293（GXMI）

功效：全草，清热化痰、凉血止血、杀虫。

功效来源：《全国中草药汇编》

狸尾豆 狸尾草

Uraria lagopodioides (L.) Desv. ex DC.

功效：全草，清热解毒、散结消肿。

功效来源：《全国中草药汇编》

注：《广西植物名录》有记载。

山野豌豆属 *Vicia* L.

蚕豆

Vicia faba L.

功效：花，凉血止血、止带降压。豆，健脾利湿。豆荚，敛疮。梗，止血止泻。叶，解毒。

功效来源：《全国中草药汇编》

注：民间常见栽培物种。

豇豆属 *Vigna* Savi

赤豆 赤小豆

Vigna angularis (Willd.) Ohwi et H. Ohashi

凭证标本：彭日成等 ML1932（IBK）

功效：种子，利水消肿、解毒排脓。

功效来源：《中国药典》（2020年版）

绿豆

Vigna radiata (L.) R. Wilczek

功效：种皮，消暑止渴、利尿解毒、退目翳。种子，清热、消暑、利水、解毒。

功效来源：《中华本草》

注：民间常见栽培物种。

短豇豆

Vigna unguiculata (L.) Walp. subsp. *cylindrica* (L.) Verdc.

功效：种子，调中益气、健脾益肾。

功效来源：《药用植物辞典》

注：民间常见栽培物种。

长豇豆

Vigna unguiculata (L.) Walp. subsp. *sesquipedalis* (L.) Verdc.

功效：种子，健胃、补气。

功效来源：《药用植物辞典》

注：民间常见栽培物种。

云南野豇豆

Vigna vexillata (L.) A. Rich.

凭证标本：吴磊等 ML0137 (IBK)

功效：根，清热解毒、消肿止痛、利咽。

功效来源：《药用植物辞典》

紫藤属 *Wisteria* Nutt.

紫藤

Wisteria sinensis (Sims) Sweet

功效：茎皮、花及种子，止痛、杀虫。

功效来源：《全国中草药汇编》

注：民间常见栽培物种。

150. 旌节花科 Stachyuraceae

旌节花属 *Stachyurus* Sieb. et Zucc.

中国旌节花 小通草

Stachyurus chinensis Franch.

凭证标本：环江县普查队 451226130314057LY (IBK、GXMG、CMMI)

功效：茎髓，清热、利尿、下乳。

功效来源：《中国药典》（2020年版）

西域旌节花 小通草

Stachyurus himalaicus Hook. f. et Thomson ex Benth.

凭证标本：环江调查队 4-3-211 (GXMI)

功效：茎髓，清热、利尿、下乳。

功效来源：《中国药典》（2020年版）

151. 金缕梅科 Hamamelidaceae

蕈树属 *Altingia* Noronha

蕈树 半边风

Altingia chinensis (Champ. ex Benth.) Oliv. ex Hance

凭证标本：环江县普查队 451226130318001LY (IBK、GXMG、CMMI)

功效：根，祛风湿、通经络。

功效来源：《中华本草》

蜡瓣花属 *Corylopsis* Sieb. et Zucc.

瑞木

Corylopsis multiflora Hance

凭证标本：环江县普查队 451226121203031LY (IBK、GXMG、CMMI)

功效：根皮、叶，用于恶性发热、呕逆、恶心呕吐、心悸不安、烦乱昏迷、白喉、内伤出血。

功效来源：《药用植物辞典》

蜡瓣花 蜡瓣花根

Corylopsis sinensis Hemsl.

功效：根或根皮，疏风和胃、宁心安神。

功效来源：《中华本草》

注：《广西植物名录》有记载。

蚊母树属 *Distylium* Sieb. et Zucc.

小叶蚊母树

Distylium buxifolium (Hance) Merr.

凭证标本：韦发南等 M0366 (IBK)

功效：果实，民间用于癥瘕痞块。

功效来源：《药用植物辞典》

窄叶蚊母树

Distylium dunnianum H. Lév.

凭证标本：环江县普查队 451226130319039LY (IBK、GXMG、CMMI)

功效：全草、根，清热、止血。

功效来源：《药用植物辞典》

杨梅蚊母树

Distylium myricoides Hemsl.

功效：根，通络、消肿。

功效来源：《药用植物辞典》

注：《广西植物名录》有记载。

马蹄荷属 *Exbucklandia* R. W. Br.

马蹄荷

Exbucklandia populnea (R. Br. ex Griff.) R. W. Br.

凭证标本：环江县普查队 451226130427048LY (IBK、GXMG、CMMI)

功效：茎枝，祛风活络、止痛。

功效来源：《中华本草》

金缕梅属 *Hamamelis* L.

金缕梅

Hamamelis mollis Oliv.

功效：根，益气。

功效来源：《中华本草》

注：《广西植物名录》有记载。

枫香树属 *Liquidambar* L.

枫香树 枫香脂

Liquidambar formosana Hance

凭证标本：环江县普查队 451226130423041LY (IBK、GXMG、CMMI)

功效：树脂，活血止痛、解毒生肌、凉血止血。

功效来源：《中国药典》（2020年版）

檵木属 *Loropetalum* R. Br. ex Rchb.

檵木 檵花

Loropetalum chinense (R. Br.) Oliv.

凭证标本：环江县普查队 451226130313042LY (IBK、

GXMG、CMMI)

功效：花，清热、止血。

功效来源：《中药大辞典》

半枫荷属 *Semiliquidambar* H. T. Chang

半枫荷 金缕半枫荷叶

Semiliquidambar cathayensis H. T. Chang

凭证标本：环江县普查队 451226131116032LY (IBK、GXMG、CMMI)

功效：叶，祛风止痛、通络止痛。

功效来源：《中华本草》

152. 杜仲科 Eucommiaceae

杜仲属 *Eucommia* Oliv.

杜仲

Eucommia ulmoides Oliv.

凭证标本：环江县普查队 451226130605044LY (IBK、GXMG、CMMI)

功效：树皮、叶，强筋骨、补肝肾、安胎。

功效来源：《中国药典》（2020年版）

154. 黄杨科 Buxaceae

黄杨属 *Buxus* L.

匙叶黄杨 细叶黄杨

Buxus harlandii Hance

凭证标本：环江县普查队 451226130319035LY (IBK、GXMG、CMMI)

功效：叶，清热解毒。

功效来源：《全国中草药汇编》

阔柱黄杨

Buxus latistyla Gagnep.

凭证标本：韦发南等 M0178 (IBK)

功效：树皮，息风定惊。叶，接骨生肌。

功效来源：《药用植物辞典》

大叶黄杨

Buxus megistophylla Lévl.

凭证标本：环江调查队 4-3-681 (GXMI)

功效：根，祛风除湿、行气活血。茎，祛风除湿、理气止痛。

功效来源：《药用植物辞典》

皱叶黄杨

Buxus rugulosa Hatusima

凭证标本：蒙敏姣 4-3-412 (GXMI)

功效：根，祛风除湿、行气活血。茎，祛风除湿、理气止痛。

功效来源：《药用植物辞典》

野扇花属 *Sarcococca* Lindl.

长叶柄野扇花

Sarcococca longipetiolata M. Cheng

凭证标本：环江县普查队 451226131115031LY (IBK、GXMG、CMMI)

功效：全株，凉血散瘀、解毒敛疮。

功效来源：《中华本草》

野扇花

Sarcococca ruscifolia Stapf

凭证标本：韦发南等 M0332 (IBK)

功效：根、果实，祛风通络、活血止痛。

功效来源：《中药大辞典》

海南野扇花

Sarcococca vagans Stapf

凭证标本：环江调查队 4-3-1438 (GXMI)

功效：根、叶，止咳、接骨。

功效来源：《药用植物辞典》

156. 杨柳科 Salicaceae

杨属 *Populus* L.

响叶杨

Populus adenopoda Maxim.

凭证标本：环江县普查队 451226130720020LY (IBK、GXMG、CMMI)

功效：根、叶、茎，散瘀活血、止痛。

功效来源：《全国中草药汇编》

柳属 *Salix* L.

垂柳 柳枝

Salix babylonica L.

凭证标本：蒋日红等 11627 (IBK)

功效：枝条，祛风、利湿、止痛、消肿。

功效来源：《广西中药材标准 第一册》

159. 杨梅科 Myricaceae

杨梅属 *Myrica* L.

毛杨梅 毛杨梅根皮

Myrica esculenta Buch.-Ham. ex D. Don

凭证标本：环江县普查队 451226130423038LY (IBK、GXMG、CMMI)

功效：根皮，收涩止泻、活血止痛、杀虫、敛疮。树皮，涩肠止泻、止血、止痛。

功效来源：《中华本草》

杨梅

Myrica rubra (Lour.) Siebold et Zucc.

凭证标本：环江县普查队 451226130314022LY (IBK、GXMG、CMMI)

功效：果实，生津解烦、和中消食、解酒、止血。

功效来源：《中华本草》

161. 桦木科 Betulaceae

桤木属 *Alnus* Mill.

尼泊尔桤木 旱冬瓜

Alnus nepalensis D. Don

功效：树皮，止泻、消炎、接骨。

功效来源：《全国中草药汇编》

注：《广西植物名录》有记载。

桦木属 *Betula* L.

西桦

Betula alnoides Buch.-Ham. ex D. Don

凭证标本：环江县普查队 451226130317039LY (IBK、GXMG、CMMI)

功效：叶，解毒、敛口。

功效来源：《全国中草药汇编》

亮叶桦

Betula luminifera H. J. P. Winkl.

凭证标本：环江县普查队 451226130605027LY (IBK、GXMG、CMMI)

功效：叶，清热利尿。

功效来源：《全国中草药汇编》

162. 榛木科 Corylaceae

鹅耳枥属 *Carpinus* L.

云贵鹅耳枥

Carpinus pubescens Burkill

凭证标本：韦发南等 M0433 (IBK)

功效：树皮，用于痢疾。

功效来源：《药用植物辞典》

163. 壳斗科 Fagaceae

栗属 *Castanea* Mill.

锥栗

Castanea henryi (Skan) Rehder et E. H. Wilson

凭证标本：环江县普查队 451226130605018LY (IBK、GXMG、CMMI)

功效：叶、壳斗、种子、种仁，补脾、健胃、补肾强腰、活血止血、收敛、祛湿。

功效来源：《药用植物辞典》

栗

Castanea mollissima Blume

凭证标本：环江县普查队 451226130427003LY (IBK、GXMG、CMMI)

功效：果实，滋阴补肾。花序，止泻。

功效来源：《全国中草药汇编》

锥属 *Castanopsis* (D. Don) Spach

米槠

Castanopsis carlesii (Hemsl.) Hayata

凭证标本：滇黔桂队 70292 (IBK)

功效：种仁，用于痢疾。

功效来源：《药用植物辞典》

锥 锥栗

Castanopsis chinensis (Spreng.) Hance

功效：壳斗、叶及种子，健胃补肾、除湿热。

功效来源：《全国中草药汇编》

注：《广西植物名录》有记载。

罗浮锥

Castanopsis fabri Hance

凭证标本：环江调查队 4-3-815 (GXMI)

功效：种仁，滋养强壮、健胃、消食。

功效来源：《药用植物辞典》

黧蒴锥

Castanopsis fissa (Champ. ex Benth.) Rehder et E. H. Wilson

凭证标本：环江县普查队 451226130427041LY (IBK、GXMG、CMMI)

功效：叶，外用治跌打损伤、疮疖。果实，用于咽喉肿痛。

功效来源：《药用植物辞典》

秀丽锥

Castanopsis jucunda Hance

凭证标本：蔡灿星 7718 (IBK)

功效：种仁，用于痢疾。

功效来源：《药用植物辞典》

青冈属 *Cyclobalanopsis* Oersted

滇青冈

Cyclobalanopsis glaucoides Schottky

凭证标本：许为斌等 ML1358 (IBK)

功效：果仁，消乳肿。

功效来源：《药用植物辞典》

细叶青冈

Cyclobalanopsis gracilis (Rehder et E. H. Wils.) W. C. Cheng et T. Hong

凭证标本：韦发南 2110 (IBK)

功效：种仁，止渴、止痢、破恶血、令健行。

功效来源：《药用植物辞典》

小叶青冈

Cyclobalanopsis myrsinifolia (Blume) Oerst.

凭证标本：韦发南等 M0445 (IBK)

功效：种仁，止泻痢、消食、止渴、令健行、除恶血。树皮、叶，收敛、止血、敛疮。

功效来源：《药用植物辞典》

水青冈属 *Fagus* L.
水青冈

Fagus longipetiolata Seem.

凭证标本：陈少卿 15402 (NAS)

功效：壳斗，健胃、消食、理气。

功效来源：《药用植物辞典》

柯属 *Lithocarpus* Blume
木姜叶柯

Lithocarpus litseifolius (Hance) Chun

凭证标本：韦发南等 M0407 (IBK)

功效：茎，祛风除湿、止痛。根，补肾助阳。叶，清热解毒、利湿。

功效来源：《药用植物辞典》

栎属 *Quercus* L.
白栎 白栎蔀

Quercus fabri Hance

凭证标本：环江县普查队 451226130605028LY (IBK、GXMG、CMMI)

功效：带有虫瘿的果实、总苞或根，理气消积、明目解毒。

功效来源：《中华本草》

乌冈栎

Quercus phillyreoides A. Gray

凭证标本：韦发南等 M0096 (IBK)

功效：带有虫瘿的果实，健脾消积、理气、清火、明目。

功效来源：《药用植物辞典》

165. 榆科 Ulmaceae
朴属 *Celtis* L.
紫弹树

Celtis biondii Pamp.

凭证标本：环江县普查队 451226130425051LY (IBK、GXMG、CMMI)

功效：叶、根皮、茎、枝，清热解毒、祛痰、利小便。

功效来源：《全国中草药汇编》

朴树

Celtis sinensis Pers.

凭证标本：彭日成等 ML1775 (IBK)

功效：树皮或根皮，调经。

功效来源：《药用植物辞典》

四蕊朴

Celtis tetrandra Roxb.

凭证标本：环江县普查队 451226130722015LY (IBK、GXMG、CMMI)

功效：叶，外用治浮肿。

功效来源：《药用植物辞典》

青檀属 *Pteroceltis* Maxim.
青檀

Pteroceltis tatarinowii Maxim.

凭证标本：环江县普查队 451226130901007LY (IBK、GXMG、CMMI)

功效：茎、叶，祛风、止血、止痛。

功效来源：《药用植物辞典》

山黄麻属 *Trema* Lour.
光叶山黄麻

Trema cannabina Lour.

凭证标本：环江县普查队 451226130722020LY (IBK、GXMG、CMMI)

功效：根皮、全株，利水、解毒、活血祛瘀。

功效来源：《中华本草》

异色山黄麻 山黄麻

Trema orientalis (L.) Blume

功效：根、叶，散瘀、消肿、止血。

功效来源：《全国中草药汇编》

注：《广西植物名录》有记载。

榆属 *Ulmus* L.
榔榆 榔榆叶

Ulmus parvifolia Jacquem.

凭证标本：韦发南等 M0388 (IBK)

功效：叶，清热解毒、消肿止痛。

功效来源：《中华本草》

167. 桑科 Moraceae
波罗蜜属 *Artocarpus* J. R. Forst. et G. Forst.
白桂木 将军树

Artocarpus hypargyreus Hance

凭证标本：韦发南等 M0446 (IBK)

功效：根，祛风利湿、止痛。

功效来源：《全国中草药汇编》

红山梅

Artocarpus styracifolius Pierre

凭证标本：环江县普查队 451226130729004LY (IBK、GXMG、CMMI)

功效：根，祛风除湿、舒筋活血。

功效来源：《药用植物辞典》

构属 *Broussonetia* L'Her. ex Vent.

藤构 谷皮藤
Broussonetia kaempferi Sieb. var. *australis* T. Suzuki
凭证标本：环江县普查队 451226130315024LY (IBK、GXMG、CMMI)
功效：全株，清热养阴、平肝、益肾。
功效来源：《中华本草》

小构树 谷皮树
Broussonetia kazinoki Sieb. et Zucc.
凭证标本：彭日成等 ML1436 (IBK)
功效：根、根皮，散瘀止痛。叶、树皮汁，解毒、杀虫。
功效来源：《全国中草药汇编》

构树 楮实子
Broussonetia papyrifera (L.) L' Her. ex Vent.
凭证标本：环江县普查队 451226130316016LY (IBK、GXMG、CMMI)
功效：成熟果实，明目、补肾、强筋骨、利尿。
功效来源：《中国药典》（2020年版）

水蛇麻属 *Fatoua* Gaudich.
水蛇麻
Fatoua villosa (Thunb.) Nakai
凭证标本：环江县普查队 451226130718025LY (IBK、GXMG、CMMI)
功效：根皮，清热解毒、凉血止血。全株，清热解毒。
功效来源：《药用植物辞典》

榕属 *Ficus* L.
石榕树
Ficus abelii Miq.
凭证标本：环江县普查队 451226121203037LY (IBK、GXMG、CMMI)
功效：叶，清热解毒、止血、消肿止痛、祛腐生新。根、茎，清热利尿、止痛。
功效来源：《药用植物辞典》

无花果
Ficus carica L.
功效：果，润肺止咳、清热润肠。
功效来源：《全国中草药汇编》
注：民间常见栽培物种。

歪叶榕
Ficus cyrtophylla (Wall. ex Miq.) Miq.
凭证标本：环江县普查队 451226130315051LY (IBK、GXMG、CMMI)
功效：叶，用于支气管炎。

功效来源：《广西中药资源名录》

矮小天仙果 天仙果
Ficus erecta Thunb.
凭证标本：韦发南等 M0161 (IBK)
功效：果，润肠通便、解毒消肿。茎、叶，补中健脾、祛风除湿、活血通络。根，益气健脾、活血通络、祛风除湿。
功效来源：《中华本草》

黄毛榕
Ficus esquiroliana H. Lév.
凭证标本：环江县普查队 451226130603035LY (IBK、GXMG、CMMI)
功效：根皮，益气健脾、活血祛风。
功效来源：《中华本草》

台湾榕 奶汁树
Ficus formosana Maxim.
凭证标本：环江县普查队 451226130313018LY (IBK、GXMG、CMMI)
功效：根、叶，活血补血、催乳、祛风利湿、清热解毒。
功效来源：《中华本草》

长叶冠毛榕
Ficus gasparriniana Miq. var. *esquirolii* (Lév. et Vaniot) Corner
凭证标本：环江县普查队 451226130719002LY (IBK、GXMG、CMMI)
功效：根，用于胃痛、风湿骨痛。叶，外用治乳痈。
功效来源：《广西中药资源名录》

大叶水榕
Ficus glaberrima Blume
凭证标本：环江县普查队 451226130419001LY (IBK、GXMG、CMMI)
功效：树皮，用于消化不良、泄泻、白带异常。
功效来源：《广西中药资源名录》

尖叶榕
Ficus henryi Warb.
凭证标本：韦发南 2208 (IBK)
功效：果实，催乳、解毒消肿、利湿。
功效来源：《药用植物辞典》

异叶榕 奶浆果
Ficus heteromorpha Hemsl.
凭证标本：环江县普查队 451226130425032LY (IBK、GXMG、CMMI)
功效：果实，下乳补血。

功效来源：《全国中草药汇编》

粗叶榕 五指毛桃

Ficus hirta Vahl

功效：根，健脾补肺、行气利湿、舒筋活络。茎、叶，健脾化湿、祛瘀消肿、止咳。

功效来源：《广西壮族自治区壮药质量标准 第二卷》（2011年版）

注：本种为普遍分布种，《广西中药资源名录》有记载。

对叶榕

Ficus hispida L. f.

凭证标本：环江县普查队 451226130528015LY (IBK、GXMG、CMMI)

功效：根及茎，清热利湿、消积化痰。

功效来源：《广西壮族自治区壮药质量标准 第一卷》（2008年版）

壶托榕

Ficus ischnopoda Miq.

凭证标本：环江县普查队 451226130729015LY (IBK、GXMG、CMMI)

功效：全株，清热解毒。根皮，舒筋活络。

功效来源：《药用植物辞典》

榕树

Ficus microcarpa L. f.

功效：叶，清热祛湿、化痰止咳、活血散瘀。气根，发汗、清热、透疹。

功效来源：《广西壮族自治区壮药质量标准 第二卷》（2011年版）

注：本种为普遍分布种，《广西中药资源名录》有记载。

全缘琴叶榕

Ficus pandurata Hance var. *holophylla* Migo

凭证标本：环江县普查队 451226131115040LY (IBK、GXMG、CMMI)

功效：根、叶，祛风除湿、舒筋通络、活血调经、解毒消肿。花托，清热解毒。

功效来源：《药用植物辞典》

薜荔 王不留行

Ficus pumila L.

凭证标本：环江县普查队 451226130429029LY (IBK、GXMG、CMMI)

功效：花序托，补肾固精、利湿通乳。

功效来源：《广西壮族自治区壮药质量标准 第一卷》（2008年版）

聚果榕

Ficus racemosa L.

凭证标本：彭日成等 ML0553 (IBK)

功效：树皮，收敛止泻、止痢。果实，收敛、健胃、祛风。叶，驱虫。

功效来源：《药用植物辞典》

乳源榕

Ficus ruyuanensis S. S. Chang

功效：根，用于贫血、风湿痹痛。

功效来源：《广西中药资源名录》

注：《广西植物名录》有记载。

珍珠榕 珍珠莲

Ficus sarmentosa Buch.-Ham. ex Sm. var. *henryi* (King ex Oliv.) Corner

凭证标本：环江调查队 4-3-38 (GXMI)

功效：藤、根，祛风除湿、消肿解毒、杀虫。

功效来源：《全国中草药汇编》

薄叶爬藤榕

Ficus sarmentosa Buch.-Ham. ex Sm. var. *lacrymans* (Lév.) Corner

凭证标本：环江县普查队 451226130313048LY (IBK、GXMG、CMMI)

功效：根、藤、种子，清热解毒、祛风通络、舒筋活血、止痛。

功效来源：《药用植物辞典》

竹叶榕

Ficus stenophylla Hemsl.

凭证标本：环江县普查队 451226130827007LY (IBK、GXMG、CMMI)

功效：全株，祛痰止咳、行气活血、祛风除湿。

功效来源：《全国中草药汇编》

地果 地瓜果

Ficus tikoua Bureau

凭证标本：环江县普查队 451226130319048LY (IBK、GXMG、CMMI)

功效：榕果，清热解毒、涩精止遗。

功效来源：《中华本草》

山猪枷

Ficus tinctoria G. Forst. subsp. *tinctoria*

凭证标本：滇黔桂队 70363 (IBK)

功效：根，为强力缓泻剂。

功效来源：《药用植物辞典》

斜叶榕

Ficus tinctoria G. Forst. subsp. *gibbosa* (Blume) Corner

凭证标本：环江县普查队 451226130319050LY (IBK、

GXMG、CMMI)

功效：树皮，清热利湿、解毒。

功效来源：《中华本草》

楔叶榕

Ficus trivia Corner

凭证标本：彭日成等 ML1640 (IBK)

功效：根，用于咳嗽、脾虚泄泻、月经不调、白带异常、风湿腰腿痛。

功效来源：《广西中药资源名录》

岩木瓜

Ficus tsiangii Merr. ex Corner

凭证标本：环江县普查队 451226130602015LY (IBK、GXMG、CMMI)

功效：根，用于肝炎。

功效来源：《药用植物辞典》

变叶榕

Ficus variolosa Lindl. ex Benth.

功效：根，祛风除湿、活血止痛。

功效来源：《中华本草》

注：本种为普遍分布种，《广西中药资源名录》有记载。

黄葛树 雀榕叶

Ficus virens Aiton

凭证标本：环江县普查队 451226130419005LY (IBK、GXMG、CMMI)

功效：叶，清热解毒、除湿止痒。根，清热解毒。

功效来源：《中华本草》

柘属 *Maclura* Nutt.

构棘 穿破石

Maclura cochinchinensis (Lour.) Corner

凭证标本：环江县普查队 451226130425024LY (IBK、GXMG、CMMI)

功效：根，祛风通络、清热除湿、解毒消肿。

功效来源：《广西壮族自治区壮药质量标准　第三卷》（2018年版）

柘 穿破石

Maclura tricuspidata Carrière

凭证标本：环江县普查队 451226130502001LY (IBK、GXMG、CMMI)

功效：根，祛风通络、清热除湿、解毒消肿。

功效来源：《广西壮族自治区壮药质量标准　第三卷》（2018年版）

桑属 *Morus* L.

桑 桑椹

Morus alba L.

凭证标本：许为斌等 ML1341 (IBK)

功效：果穗，补血滋阴、生津润燥。

功效来源：《中国药典》（2020年版）

鸡桑 鸡桑叶

Morus australis Poir.

凭证标本：环江县普查队 451226130427009LY (IBK、GXMG、CMMI)

功效：叶，清热解表、宣肺止咳。根或根皮，清肺、凉血、利湿。

功效来源：《中华本草》

蒙桑

Morus mongolica (Bureau) C. K. Schneid

凭证标本：环江县普查队 451226130314046LY (IBK、GXMG、CMMI)

功效：叶，清热、祛风、清肺止咳、凉血明目。桑根白皮，利尿消肿、止咳平喘。果实，益肠胃、补肝肾、养血祛风。

功效来源：《药用植物辞典》

169. 荨麻科 Urticaceae

苎麻属 *Boehmeria* Jacq.

序叶苎麻 水火麻

Boehmeria clidemioides Miq. var. *diffusa* (Wedd.) Hand.-Mazz.

凭证标本：韦发南等 M0274 (IBK)

功效：全草，祛风除湿。

功效来源：《中华本草》

密球苎麻

Boehmeria densiglomerata W. T. Wang

凭证标本：环江县普查队 451226130718011LY (IBK、GXMG、CMMI)

功效：全草，祛风除湿。

功效来源：《药用植物辞典》

野线麻 水禾麻

Boehmeria japonica (L. f.) Miq.

凭证标本：韦发南 2191 (IBK)

功效：全草，祛风除湿、接骨、解表寒。

功效来源：《中药大辞典》

水苎麻

Boehmeria macrophylla Hornem.

功效：全草，用于风湿关节痛。

功效来源：《药用植物辞典》

注：《广西植物名录》有记载。

苎麻 苎麻根

Boehmeria nivea (L.) Gaudich. var. *nivea*

功效：根及根状茎，清热毒、凉血止血。

功效来源：《广西壮族自治区壮药质量标准 第一卷》（2008年版）

注：《广西植物名录》有记载。

青叶苎麻 青叶苎麻根

Boehmeria nivea (L.) Gaudich. var. *tenacissima* (Gaudich.) Miq.

凭证标本：环江县普查队 451226130721024LY (IBK、GXMG、CMMI)

功效：根，止泻。

功效来源：《中华本草》

水麻属 *Debregeasia* Gaudich.

长叶水麻

Debregeasia longifolia (Burm. f.) Wedd.

凭证标本：彭日成等 ML0454 (IBK)

功效：茎叶，祛风止咳、清热利湿。

功效来源：《中华本草》

水麻 冬里麻

Debregeasia orientalis C. J. Chen

凭证标本：环江县普查队 451226130314048LY (IBK、GXMG、CMMI)

功效：枝叶，疏风止咳、清热透疹、化瘀止血。

功效来源：《中华本草》

火麻树属 *Dendrocnide* Miq.

火麻树 树火麻

Dendrocnide urentissima (Gagnep.) Chew

凭证标本：韦发南 2199 (IBK)

功效：树皮，驱虫。

功效来源：《中华本草》

楼梯草属 *Elatostema* J. R. Forst. et G. Forst.

骤尖楼梯草

Elatostema cuspidatum Wight

凭证标本：环江县普查队 451226121203020LY (IBK、GXMG、CMMI)

功效：全草，祛风除湿、清热解毒。

功效来源：《药用植物辞典》

锐齿楼梯草 毛叶楼梯草

Elatostema cyrtandrifolium (Zoll. et Mor.) Miq.

凭证标本：环江县普查队 451226141005043LY (IBK、GXMG、CMMI)

功效：全草，祛风除湿、解毒杀虫。

功效来源：《中华本草》

长圆楼梯草

Elatostema oblongifolium Fu

凭证标本：环江县普查队 451226130502003LY (IBK、GXMG、CMMI)

功效：全草，行血、消肿止痛。

功效来源：《药用植物辞典》

条叶楼梯草 半边山

Elatostema sublineare W. T. Wang

凭证标本：环江县普查队 451226130315040LY (IBK、GXMG、CMMI)

功效：全草，接骨消肿、清肝解毒、利湿。

功效来源：《中华本草》

糯米团属 *Gonostegia* Turcz.

糯米团 糯米藤

Gonostegia hirta (Blume ex Hassk.) Miq.

凭证标本：环江县普查队 451226130423014LY (IBK、GXMG、CMMI)

功效：全草，清热解毒、止血、健脾。

功效来源：《中华本草》

艾麻属 *Laportea* Gaudich.

珠芽艾麻 野绿麻

Laportea bulbifera (Sieb. et Zucc.) Wedd.

凭证标本：黄俞淞等 Y1293 (IBK)

功效：全草，祛风除湿、活血调经。

功效来源：《广西壮族自治区瑶药材质量标准 第一卷》（2014年版）

花点草属 *Nanocnide* Blume

毛花点草 雪药

Nanocnide lobata Wedd.

凭证标本：环江县普查队 451226130315023LY (IBK、GXMG、CMMI)

功效：全草，通经活血。

功效来源：《中华本草》

紫麻属 *Oreocnide* Miq.

紫麻

Oreocnide frutescens (Thunb.) Miq.

凭证标本：环江县普查队 451226130425036LY (IBK、GXMG、CMMI)

功效：全株，行气、活血。

功效来源：《中华本草》

广西紫麻 广西花点草根

Oreocnide kwangsiensis Hand.-Mazz.

凭证标本：环江县普查队 451226130426004LY (IBK、GXMG、CMMI)

功效：根，接骨愈伤、解毒消肿。

功效来源：《中华本草》

赤车属 *Pellionia* Gaudich.

短叶赤车 猴接骨草
Pellionia brevifolia Benth.
凭证标本：环江县普查队 451226121208042LY（IBK、GXMG、CMMI）
功效：全草，活血化瘀、消肿止痛。
功效来源：《中华本草》

赤车
Pellionia radicans (Sieb. et Zucc.) Wedd.
凭证标本：环江县普查队 451226121203012LY（IBK、GXMG、CMMI）
功效：根或全草，祛瘀、消肿、解毒、止痛。
功效来源：《全国中草药汇编》

冷水花属 *Pilea* Lindl.

圆瓣冷水花
Pilea angulata (Blume) Blume
凭证标本：彭日成等 ML0971（IBK）
功效：全草，祛风通络、活血止痛。
功效来源：《中华本草》

基心叶冷水花 接骨风
Pilea basicordata W. T. Wang ex C. J. Chen
凭证标本：环江县普查队 451226130315006LY（IBK、GXMG、CMMI）
功效：全草，清热解毒、散瘀消肿。
功效来源：《中华本草》

圆齿石油菜 石油菜
Pilea cavaleriei H. Lév. subsp. *crenata* C. J. Chen
凭证标本：环江县普查队 451226130426015LY（IBK、GXMG、CMMI）
功效：全草，清肺止咳、解毒消肿。
功效来源：《中华本草》

长茎冷水花 白淋草
Pilea longicaulis Hand.-Mazz.
凭证标本：环江县普查队 451226130313031LY（IBK、GXMG、CMMI）
功效：全草，散瘀消肿、解毒敛疮。
功效来源：《中华本草》

小叶冷水花 透明草
Pilea microphylla (L.) Liebm.
凭证标本：环江县普查队 451226130721011LY（IBK、GXMG、CMMI）
功效：全草，清热解毒。
功效来源：《中华本草》

盾叶冷水花 背花疮
Pilea peltata Hance

凭证标本：环江调查队 4-3-299（GXMI）
功效：全草，清热解毒、祛痰化瘀。
功效来源：《中华本草》

石筋草
Pilea plataniflora C. H. Wright
凭证标本：环江县普查队 451226130423047LY（IBK、GXMG、CMMI）
功效：全草，舒筋活络、消肿利尿。
功效来源：《全国中草药汇编》

玻璃草 三角叶冷水花
Pilea swinglei Merr.
凭证标本：彭日成等 ML2043（IBK）
功效：全草，清热解毒、祛瘀止痛。
功效来源：《中华本草》

疣果冷水花
Pilea verrucosa Hand.-Mazz.
凭证标本：环江县普查队 451226130315010LY（IBK、GXMG、CMMI）
功效：全草，清热解毒、消肿。
功效来源：《中华本草》

雾水葛属 *Pouzolzia* Gaudich.

红雾水葛 大粘药
Pouzolzia sanguinea (Blume) Merr.
凭证标本：环江县普查队 451226130718001LY（IBK、GXMG、CMMI）
功效：叶、根，祛风除湿、舒筋络。
功效来源：《全国中草药汇编》

雾水葛
Pouzolzia zeylanica (L.) Benn. et R. Br. var. *zeylanica*
功效：全草，清热利湿、解毒排脓。
功效来源：《全国中草药汇编》
注：本种为普遍分布种，《广西中药资源名录》有记载。

多枝雾水葛 石珠
Pouzolzia zeylanica (L.) Benn. et R. Br. var. *microphylla* (Wedd.) W. T. Wang
凭证标本：环江县普查队 451226130601027LY（IBK、GXMG、CMMI）
功效：全草，解毒消肿、接骨。
功效来源：《中华本草》

藤麻属 *Procris* Comm. ex Juss.

藤麻 眼睛草
Procris crenata C. B. Rob.
凭证标本：彭日成等 ML1741（IBK）

功效：茎叶，清热解毒、退翳明目。

功效来源：《全国中草药汇编》

荨麻属 *Urtica* L.

荨麻 白活麻

Urtica fissa E. Pritz.

凭证标本：环江县普查队 451226130503001LY (IBK、GXMG、CMMI)

功效：全草，祛风除湿。

功效来源：《全国中草药汇编》

170. 大麻科 Cannabinaceae

大麻属 *Cannabis* L.

大麻 火麻仁

Cannabis sativa L.

凭证标本：彭日成等 ML2059 (IBK)

功效：果实，润肠通便。

功效来源：《中国药典》（2020年版）

葎草属 *Humulus* L.

啤酒花

Humulus lupulus L.

凭证标本：环江县普查队 451226130601026LY (IBK、GXMG、CMMI)

功效：果穗，健胃消食、抗痨、安神利尿。

功效来源：《全国中草药汇编》

171. 冬青科 Aquifoliaceae

冬青属 *Ilex* L.

刺叶冬青

Ilex bioritsensis Hayata

凭证标本：韦发南等 M0416 (IBK)

功效：根、叶、枝，滋阴、补肾、清热、止血、活血。

功效来源：《药用植物辞典》

榕叶冬青 上山虎

Ilex ficoidea Hemsl.

凭证标本：欧赈 4-3-1928 (GXMI)

功效：根，清热解毒、活血止痛。

功效来源：《中华本草》

海南冬青 山绿茶

Ilex hainanensis Merr.

功效：叶，清热平肝、消肿止痛、活血通脉。

功效来源：《广西壮族自治区壮药质量标准 第一卷》（2008年版）

注：《广西植物名录》有记载。

小果冬青

Ilex micrococca Maxim. f. micrococca

凭证标本：环江县普查队 451226130427020LY (IBK、GXMG、CMMI)

功效：根、叶，清热解毒、消炎、消肿止痛。

功效来源：《药用植物辞典》

毛梗冬青

Ilex micrococca Maxim. f. pilosa S. Y. Hu

凭证标本：王忠林 4-3-834 (GXMI)

功效：树皮，止痛。

功效来源：《药用植物辞典》

毛冬青

Ilex pubescens Hook. et Arn.

功效：根，清热解毒、活血通脉、消肿止痛。

功效来源：《广西壮族自治区壮药质量标准 第二卷》（2011年版）

注：《广西植物名录》有记载。

铁冬青 救必应

Ilex rotunda Thunb.

功效：树皮，清热解毒、利湿止痛。

功效来源：《中国药典》（2020年版）

注：《广西植物名录》有记载。

三花冬青 小冬青

Ilex triflora Blume

功效：根，清热解毒。

功效来源：《桂本草》（第二卷 上）

注：《广西植物名录》有记载。

173. 卫矛科 Celastraceae

南蛇藤属 *Celastrus* L.

过山枫

Celastrus aculeatus Merr.

凭证标本：环江县普查队 451226130526010LY (IBK、GXMG、CMMI)

功效：藤茎，清热解毒、祛风除湿。

功效来源：《广西壮族自治区瑶药材质量标准 第一卷》（2014年版）

大芽南蛇藤 霜红藤、绵藤

Celastrus gemmatus Loes.

凭证标本：陈少卿 15404 (KUN)

功效：根，舒筋活血、散瘀。根、叶，化瘀消肿、止血生肌。

功效来源：《全国中草药汇编》

青江藤

Celastrus hindsii Benth.

凭证标本：韦发南等 M0228 (IBK)

功效：根，通经、利尿。

功效来源：《中华本草》

圆叶南蛇藤 称星蛇
Celastrus kusanoi Hayata
凭证标本：环江调查队 4-3-714 (GXMI)
功效：根，宣肺化痰、止咳解毒。
功效来源：《全国中草药汇编》

南蛇藤
Celastrus orbiculatus Thunb.
凭证标本：韦发南等 M0361 (IBK)
功效：根、藤，祛风活血、消肿止痛。果实，安神镇静。叶，解毒、散瘀。
功效来源：《全国中草药汇编》

灯油藤 灯油藤子
Celastrus paniculatus Willd.
凭证标本：黄俞淞等 Y1362 (IBK)
功效：种子，祛风止痛、通便、催吐。
功效来源：《中华本草》

卫矛属 *Euonymus* L.
刺果卫矛
Euonymus acanthocarpus Franch.
凭证标本：环江县普查队 451226130426021LY (IBK、GXMG、CMMI)
功效：藤、茎皮，祛风除湿、通筋活络、止痛止血。根，祛风除湿、散寒。
功效来源：《药用植物辞典》

软刺卫矛 小千金
Euonymus aculeatus Hemsl.
凭证标本：彭日成 ML0443 (IBK)
功效：根，祛风除湿、舒筋活络。
功效来源：《全国中草药汇编》

百齿卫矛
Euonymus centidens H. Lév.
凭证标本：环江县普查队 451226130823012LY (IBK、GXMG、CMMI)
功效：根、茎皮、果实，活血化瘀、强筋壮骨。
功效来源：《药用植物辞典》

裂果卫矛
Euonymus dielsianus Loes. et Diels
凭证标本：环江县普查队 451226130526001LY (IBK、GXMG、CMMI)
功效：根、茎皮、果实，活血化瘀、强筋健骨。
功效来源：《药用植物辞典》

棘刺卫矛
Euonymus echinatus Wall.
功效：树皮，充杜仲用，用于腰酸背痛。

功效来源：《药用植物辞典》
注：《广西中药资源名录》有记载。

扶芳藤
Euonymus fortunei (Turcz.) Hand.-Mazz.
凭证标本：环江县普查队 451226130317006LY (IBK、GXMG、CMMI)
功效：地上部分，益气血、补肝肾、舒筋活络。
功效来源：《广西壮族自治区壮药质量标准 第一卷》（2008年版）

冬青卫矛 扶芳藤
Euonymus japonicus Thunb.
功效：地上部分，益气血、补肝肾、舒筋活络。
功效来源：《广西中药材标准 第一册》
注：《广西植物名录》有记载。

疏花卫矛 山杜仲
Euonymus laxiflorus Champ. ex Benth.
凭证标本：韦发南等 M0124 (IBK)
功效：根皮、树皮，祛风除湿、强筋骨。
功效来源：《全国中草药汇编》

大果卫矛
Euonymus myrianthus Hemsl.
凭证标本：环江县普查队 451226130727009LY (IBK、GXMG、CMMI)
功效：根、茎，益肾壮腰、化瘀利湿。
功效来源：《中华本草》

中华卫矛
Euonymus nitidus Benth.
凭证标本：环江县普查队 451226130313035LY (IBK、GXMG、CMMI)
功效：全株，舒筋活络、强筋健骨。
功效来源：《药用植物辞典》

假卫矛属 *Microtropis* Wall. ex Meisn.
密花假卫矛
Microtropis gracilipes Merr. et F. P. Metcalf
凭证标本：环江县普查队 451226121208014LY (IBK、GXMG、CMMI)
功效：根，利尿。
功效来源：《药用植物辞典》

178. 翅子藤科 Hippocrateaceae
五层龙属 *Salacia* L.
无柄五层龙
Salacia sessiliflora Hand.-Mazz.
凭证标本：滇黔桂队 70262 (IBK)
功效：果实，用于胃痛。

功效来源：《药用植物辞典》

179. 茶茱萸科 Icacinaceae
粗丝木属 Gomphandra Wall. ex Lindl.
粗丝木

Gomphandra tetrandra (Wall.) Sleum.

凭证标本：环江县普查队 451226130424027LY (IBK、GXMG、CMMI)

功效：根，清热利湿、解毒。

功效来源：《药用植物辞典》

微花藤属 Iodes Blume
微花藤

Iodes cirrhosa Turcz.

凭证标本：蒋日红等 11564 (IBK)

功效：根，祛风除湿、止痛。

功效来源：《药用植物辞典》

瘤枝微花藤

Iodes seguinii (H. Lév.) Rehder

凭证标本：环江县普查队 451226130503020LY (IBK、GXMG、CMMI)

功效：茎，用于风湿痹痛、内伤积瘀疼痛、小儿疳积、胃痛、消化不良。枝叶，用于毒蛇咬伤。

功效来源：《广西中药资源名录》

假柴龙树属 Nothapodytes Blume
马比木

Nothapodytes pittosporoides (Oliv.) Sleum.

凭证标本：彭日成等 ML1948 (IBK)

功效：根皮，祛风除湿、理气散寒。

功效来源：《中华本草》

182. 铁青树科 Olacaceae
青皮木属 Schoepfia Schreb.
华南青皮木 碎骨仔树

Schoepfia chinensis Gardner et Champ.

凭证标本：环江县普查队 451226130428026LY (IBK、GXMG、CMMI)

功效：根、树枝、叶，清热利湿、活血止痛。

功效来源：《中华本草》

青皮木 脆骨风

Schoepfia jasminodora Sieb. et Zucc.

凭证标本：滇黔桂队 70008 (IBK)

功效：全株，散瘀、消肿止痛。

功效来源：《全国中草药汇编》

185. 桑寄生科 Loranthaceae
离瓣寄生属 Helixanthera Lour.

离瓣寄生 五瓣寄生

Helixanthera parasitica Lour.

凭证标本：环江县普查队 451226130109013LY (IBK、GXMG、CMMI)

功效：带叶茎枝，祛风除湿、止咳、止痢。

功效来源：《广西药用植物名录》

栗寄生属 Korthalsella Van Tiegh.
栗寄生

Korthalsella japonica (Thunb.) Engl.

凭证标本：环江县普查队 451226130319043LY (IBK、GXMG、CMMI)

功效：枝叶，祛风除湿、补肝肾、行气活血、止痛。

功效来源：《中华本草》

鞘花属 Macrosolen (Blume) Rchb.
双花鞘花

Macrosolen bibracteolatus (Hance) Danser

功效：带叶茎枝，祛风除湿。

功效来源：《中华本草》

注：《广西植物名录》有记载。

鞘花 杉寄生

Macrosolen cochinchinensis (Lour.) Tiegh.

凭证标本：环江县普查队 451226130313012LY (IBK、GXMG、CMMI)

功效：茎枝、叶，祛风除湿、补肝肾、活血止痛、止咳。

功效来源：《中华本草》

梨果寄生属 Scurrula L.
卵叶梨果寄生 卵叶寄生

Scurrula chingii (W. C. Cheng) H. S. Kiu

凭证标本：环江县普查队 451226130901005LY (IBK、GXMG、CMMI)

功效：带叶茎枝，祛风除湿、化痰止咳、解毒。

功效来源：《中华本草》

红花寄生

Scurrula parasitica L.

功效：枝叶，祛风除湿、强筋骨、活血解毒。

功效来源：《中华本草》

注：《广西植物名录》有记载。

钝果寄生属 Taxillus Tiegh.
广寄生 桑寄生

Taxillus chinensis (DC.) Danser

凭证标本：蒋日红等 11621 (IBK)

功效：带叶茎枝，补肝肾、强筋骨、祛风除湿、安胎。

功效来源：《中国药典》（2020年版）

锈毛钝果寄生

Taxillus levinei (Merr.) H. S. Kiu

功效：带叶茎枝，清肺止咳、祛风除湿。

功效来源：《中华本草》

注：《广西植物名录》有记载。

木兰寄生

Taxillus limprichtii (Grüning) H. S. Kiu

功效：茎枝，补肝肾、祛风除湿、安胎。

功效来源：《中华本草》

注：《广西植物名录》有记载。

毛叶钝果寄生

Taxillus nigrans (Hance) Danser

功效：枝叶，补肝肾、强筋骨、祛风除湿、安胎。

功效来源：《药用植物辞典》

注：《广西植物名录》有记载。

桑寄生

Taxillus sutchuenensis (Lecomte) Danser

凭证标本：环江县普查队 451226141006001LY (IBK、GXMG、CMMI)

功效：带叶茎枝，补肝肾、强筋骨、祛风除湿、安胎。

功效来源：《广西壮族自治区壮药质量标准 第二卷》（2011年版）

大苞寄生属 *Tolypanthus* (Blume) Blume

黔桂大苞寄生 大苞寄生

Tolypanthus esquirolii (H. Lév.) Lauener

凭证标本：蒋日红等 11410 (IBK)

功效：茎枝，补肝肾、强筋骨、祛风除湿。

功效来源：《中华本草》

大苞寄生

Tolypanthus maclurei (Merr.) Danser

凭证标本：环江调查队 4–3–302 (GXMI)

功效：带叶茎枝，补肝肾、强筋骨、祛风除湿。

功效来源：《中华本草》

槲寄生属 *Viscum* L.

棱枝槲寄生 柿寄生

Viscum diospyrosicola Hayata

功效：带叶茎枝，祛风除湿、强筋骨、止咳、降压。

功效来源：《中华本草》

注：《广西植物名录》有记载。

枫香槲寄生 枫香寄生

Viscum liquidambaricola Hayata

凭证标本：环江县普查队 451226130430011LY (IBK、GXMG、CMMI)

功效：带叶茎枝，祛风除湿、舒筋活血。

功效来源：《中华本草》

189. 蛇菰科 Balanophoraceae

蛇菰属 *Balanophora* J. R. Forst. et G. Forst.

疏花蛇菰 鹿仙草

Balanophora laxiflora Hemsl.

凭证标本：陈少卿 15409 (IBSC)

功效：全草，益肾养阴、清热止血。

功效来源：《中华本草》

多蕊蛇菰 通天蜡烛

Balanophora polyandra Griff.

凭证标本：彭日成等 ML0333 (IBK)

功效：全草，清热解毒、滋阴养血、止血。

功效来源：《中华本草》

190. 鼠李科 Rhamnaceae

勾儿茶属 *Berchemia* Neck. ex DC.

多花勾儿茶

Berchemia floribunda (Wall.) Brongn.

凭证标本：环江县普查队 451226130316019LY (IBK、GXMG、CMMI)

功效：根，健脾利湿、通经活络。茎、叶，清热解毒、利尿。

功效来源：《药用植物辞典》

光枝勾儿茶

Berchemia polyphylla Wall. ex Lawson var. *leioclada* (Hand.-Mazz.) Hand.-Mazz.

凭证标本：环江县普查队 451226130823003LY (IBK、GXMG、CMMI)

功效：根，止咳、祛痰、平喘、安神。

功效来源：《全国中草药汇编》

咀签属 *Gouania* Jacq.

毛咀签

Gouania javanica Miq.

凭证标本：环江县普查队 451226121207031LY (IBK、GXMG、CMMI)

功效：茎、叶，清热解毒、收敛止血。

功效来源：《药用植物辞典》

枳椇属 *Hovenia* Thunb.

枳椇 枳椇子

Hovenia acerba Lindl.

凭证标本：蒙志华 4–3–545 (GXMI)

功效：带果序轴的果实，止渴除烦、解酒毒、利尿通便。

功效来源：《广西壮族自治区壮药质量标准 第二卷》（2011年版）

马甲子属 *Paliurus* Mill.

铜钱树 金钱木根

Paliurus hemsleyanus Rehder

凭证标本：谭杨胜 4-3-1421 (GXMI)

功效：根，补气。

功效来源：《中华本草》

马甲子 铁篱笆

Paliurus ramosissimus (Lour.) Poir.

功效：刺、花及叶，清热解毒。

功效来源：《中华本草》

注：民间常见栽培物种。

猫乳属 *Rhamnella* Miq.

苞叶木 十两叶

Rhamnella rubrinervis (H. Lév.) Rehder

凭证标本：环江县普查队 451226130724008LY (IBK、GXMG、CMMI)

功效：全株，利胆退黄、祛风止痛。

功效来源：《中华本草》

鼠李属 *Rhamnus* L.

长叶冻绿 黎辣根

Rhamnus crenata Sieb. et Zucc.

凭证标本：环江县普查队 451226130603026LY (IBK、GXMG、CMMI)

功效：根或根皮，清热解毒、杀虫、利湿。

功效来源：《中华本草》

贵州鼠李

Rhamnus esquirolii H. Lév.

凭证标本：梁玉汉 4-3-523 (GXMI)

功效：根、叶、果，清热利湿、活血消积、理气止痛。

功效来源：《药用植物辞典》

黄鼠李

Rhamnus fulvotincta Metcalf

凭证标本：环江调查队 4-3-707 (GXMI)

功效：全株、根，解毒、祛风除湿、清肝明目。

功效来源：《药用植物辞典》

钩齿鼠李

Rhamnus lamprophylla C. K. Schneid.

凭证标本：环江县普查队 451226130823015LY (IBK、GXMG、CMMI)

功效：根，用于肺热咳嗽。果实，用于腹胀便秘。

功效来源：《药用植物辞典》

薄叶鼠李 绛梨木

Rhamnus leptophylla C. K. Schneid.

功效：根和果实，消食顺气、活血祛瘀。

功效来源：《全国中草药汇编》

注：《广西中药资源名录》有记载。

长柄鼠李

Rhamnus longipes Merr. et Chun

凭证标本：环江县普查队 451226130420004LY (IBK、GXMG、CMMI)

功效：根皮、全株，清热泻下、消瘰疬。

功效来源：《药用植物辞典》

尼泊尔鼠李

Rhamnus napalensis (Wall.) Lawson

凭证标本：环江县普查队 451226131110021LY (IBK、GXMG、CMMI)

功效：叶、根、果实，祛风除湿、利水消肿。

功效来源：《药用植物辞典》

冻绿

Rhamnus utilis Decne.

凭证标本：环江县普查队 451226130529020LY (IBK、GXMG、CMMI)

功效：叶、果实，止痛、消食。

功效来源：《中华本草》

雀梅藤属 *Sageretia* Brongn.

梗花雀梅藤

Sageretia henryi Drumm. et Sprague

凭证标本：黄俞淞等 Y1273 (IBK)

功效：果实，清热、降火。

功效来源：《中华本草》

对节刺

Sageretia pycnophylla C. K. Schneid.

凭证标本：环江县普查队 451226130314071LY (IBK、GXMG、CMMI)

功效：根、果实，清热解毒、理气止痛。

功效来源：《药用植物辞典》

皱叶雀梅藤

Sageretia rugosa Hance

凭证标本：滇黔桂队 70100 (IBK)

功效：根，舒筋活络。

功效来源：《药用植物辞典》

雀梅藤

Sageretia thea (Osbeck) M. C. Johnst.

凭证标本：许为斌等 ML1074 (IBK)

功效：根，降气、化痰、祛风利湿。

功效来源：《中华本草》

翼核果属 *Ventilago* Gaertn.

翼核果 血风藤

Ventilago leiocarpa Benth. var. *leiocarpa*

凭证标本：许为斌等 ML1378 (IBK)

功效：根和根状茎，补气血、强筋骨、舒经络。

功效来源：《广西壮族自治区瑶药材质量标准 第一卷》（2014年版）

毛叶翼核果

Ventilago leiocarpa Benth. var. *pubescens* Y. L. Chen et P. K. Chou

凭证标本：环江县普查队 451226130604006LY (IBK、GXMG、CMMI)

功效：根、茎，祛风除湿、消肿止痛。叶，止痛。

功效来源：《药用植物辞典》

枣属 *Ziziphus* Mill.

印度枣

Ziziphus incurva Roxb.

凭证标本：韦发南 2192 (IBK)

功效：根，外用治跌打损伤。

功效来源：《广西中药资源名录》

191. 胡颓子科 Elaeagnaceae

胡颓子属 *Elaeagnus* L.

巴东胡颓子

Elaeagnus difficilis Servettaz

凭证标本：黄长春 17197 (GXMI)

功效：根，温下焦、祛寒湿、收敛止泻。

功效来源：《药用植物辞典》

蔓胡颓子

Elaeagnus glabra Thunb.

凭证标本：环江县普查队 451226131115002LY (IBK、GXMG、CMMI)

功效：果实，收敛止泻、健脾消食、止咳平喘、止血。

功效来源：《中华本草》

披针叶胡颓子 盐匏藤

Elaeagnus lanceolata Warb.

凭证标本：滇黔桂队 70170 (IBK)

功效：根，温下焦、祛寒湿。

功效来源：《全国中草药汇编》

193. 葡萄科 Vitaceae

蛇葡萄属 *Ampelopsis* Michx.

广东蛇葡萄 甜茶藤

Ampelopsis cantoniensis (Hook. et Arn.) K. Koch

凭证标本：环江调查队 4-3-16042 (GXMI)

功效：茎叶或根，清热解毒、利湿消肿。

功效来源：《中华本草》

蛇葡萄 蝙蝠葛

Ampelopsis glandulosa (Wall.) Momiy. var. *glandulosa*

凭证标本：彭日成等 ML1763 (IBK)

功效：根或根状茎，利尿、消炎、止血。叶，清热解毒、消肿止痛。

功效来源：《广西壮族自治区壮药质量标准 第三卷》（2018年版）

光叶蛇葡萄

Ampelopsis glandulosa (Wall.) Momiy. var. *hancei* (Planch.) Momiy.

凭证标本：彭日成等 ML1455 (IBK)

功效：根状茎，利尿、消肿、止血、消炎解毒。

功效来源：《药用植物辞典》

异叶蛇葡萄

Ampelopsis glandulosa (Wall.) Momiy. var. *heterophylla* (Thunb.) Momiy.

凭证标本：韦发南等 M0270 (IBK)

功效：根、根皮，清热解毒、祛风活络。茎叶，利尿、消炎、止血。

功效来源：《药用植物辞典》

显齿蛇葡萄 甜茶藤

Ampelopsis grossedentata (Hand.-Mazz.) W. T. Wang

凭证标本：环江县普查队 451226130603008LY (IBK、GXMG、CMMI)

功效：茎叶或根，清热解毒、利湿消肿。

功效来源：《中华本草》

毛枝蛇葡萄

Ampelopsis rubifolia (Wall.) Planch.

凭证标本：环江调查队 4-3-231 (GXMI)

功效：根皮，活血散瘀、解毒生肌长骨、祛风除湿。

功效来源：《药用植物辞典》

乌蔹莓属 *Cayratia* Juss.

乌蔹莓

Cayratia japonica (Thunb.) Gagnep. var. *japonica*

凭证标本：环江县普查队 451226130428025LY (IBK、GXMG、CMMI)

功效：全草，解毒消肿、清热利湿。

功效来源：《中华本草》

毛乌蔹莓 红母猪藤

Cayratia japonica (Thunb.) Gagnep. var. *mollis* (Wall.) Momiy.

凭证标本：环江县普查队 451226121203030LY (IBK、

GXMG、CMMI)

功效：全草，清热毒、消痈肿。

功效来源：《全国中草药汇编》

白粉藤属 Cissus L.

苦郎藤 风叶藤

Cissus assamica (M. A. Lawson) Craib

凭证标本：环江县普查队 451226130605007LY (IBK、GXMG、CMMI)

功效：根，拔脓消肿、散瘀止痛。

功效来源：《全国中草药汇编》

地锦属 Parthenocissus Planch.

地锦 爬山虎

Parthenocissus tricuspidata (Sieb. et Zucc.) Planch.

凭证标本：环江县普查队 451226130426001LY (IBK、GXMG、CMMI)

功效：根和茎，祛风通络、活血解毒。

功效来源：《全国中草药汇编》

崖爬藤属 Tetrastigma (Miq.) Planch.

三叶崖爬藤 三叶青

Tetrastigma hemsleyanum Diels et Gilg

凭证标本：环江县普查队 451226130430018LY (IBK、GXMG、CMMI)

功效：块根或全草，清热解毒、祛风化痰、活血止痛。

功效来源：《广西壮族自治区壮药质量标准 第三卷》（2018年版）

崖爬藤 走游草

Tetrastigma obtectum (Wall. ex Lawson) Planch. ex Franch. var. *obtectum*

凭证标本：彭日成等 ML0513 (IBK)

功效：全株，祛风活络、活血止痛。

功效来源：《全国中草药汇编》

无毛崖爬藤 小九节铃

Tetrastigma obtectum (Wall. ex Lawson) Planch. ex Franch. var. *glabrum* (H. Lév.) Gagnep.

凭证标本：谭杨胜 4–3–403 (GXMI)

功效：根，接骨生肌、止血消炎。

功效来源：《全国中草药汇编》

扁担藤

Tetrastigma planicaule (Hook. f.) Gagnep.

功效：藤茎，祛风除湿、舒筋活络。

功效来源：《广西壮族自治区壮药质量标准 第二卷》（2011年版）

注：本种为普遍分布种，《广西中药资源名录》有记载。

葡萄属 Vitis L.

毛葡萄

Vitis heyneana Roem. et Schult.

凭证标本：环江县普查队 451226130421004LY (IBK、GXMG、CMMI)

功效：根皮，调经活血、补虚止带、清热解毒、生肌、利湿。全株，止血、祛风除湿、安胎、解热。叶，清热利湿、消肿解毒。

功效来源：《药用植物辞典》

绵毛葡萄

Vitis retordii Roman.

凭证标本：环江县普查队 451226130719040LY (IBK、GXMG、CMMI)

功效：根，用于风湿、跌打损伤。

功效来源：《药用植物辞典》

葡萄

Vitis vinifera L.

功效：果实，解表透疹、利尿、安胎。根、藤，祛风除湿、利尿。

功效来源：《全国中草药汇编》

注：民间常见栽培物种。

194. 芸香科 Rutaceae

柑橘属 Citrus L.

酸橙 枳壳

Citrus aurantium L.

功效：果皮，理气宽中、行滞消胀。

功效来源：《中国药典》（2020年版）

注：民间常见栽培物种。

宜昌橙

Citrus ichangensis Swingle

功效：果实，化痰止咳、生津健胃、止血消炎、祛瘀止痛。根，行气、止痛、止咳平喘。

功效来源：《药用植物辞典》

注：民间常见栽培物种。

柠檬

Citrus limon (L.) Burm. f.

凭证标本：彭日成等 ML0588 (IBK)

功效：果皮，行气、和胃、止痛。根，行气止血、止痛、止咳。叶，化痰止咳、理气和胃、止泻。果实，生津止渴、和胃安胎。

功效来源：《中华本草》

黎檬 柠檬

Citrus limonia Osbeck

凭证标本：环江县普查队 451226130825006LY (IBK、GXMG、CMMI)

功效：果实，化痰止咳、生津健胃。根，行气止痛、止咳平喘。

功效来源：《全国中草药汇编》

柚 橘红

Citrus maxima (Burm.) Merr.

凭证标本：环江县普查队 451226130315036LY（IBK、GXMG、CMMI）

功效：未成熟或近成熟的外层果皮，理气宽中、燥湿化痰。叶，行气止痛、解毒消肿。花蕾或开放的花，行气、化痰、镇痛。

功效来源：《广西壮族自治区壮药质量标准　第二卷》（2011年版）

香橼

Citrus medica L. var. *medica*

凭证标本：滇黔桂队 70390（IBK）

功效：果实，疏肝理气、宽中、化痰。

功效来源：《中国药典》（2020年版）

佛手

Citrus medica L. var. *sarcodactylis* Swingle

功效：果实，疏肝理气、和胃止痛、燥湿化痰。

功效来源：《中国药典》（2020年版）

注：民间常见栽培物种。

柑橘 青皮

Citrus reticulata Blanco

功效：幼果或未成熟果实的果皮，疏肝破气、消积化滞。

功效来源：《中国药典》（2020年版）

注：民间常见栽培物种。

甜橙 枳实

Citrus sinensis (L.) Osbeck

功效：幼果，破气消积、化痰散痞。

功效来源：《中国药典》（2020年版）

注：民间常见栽培物种。

黄皮属 *Clausena* Burm. f.

齿叶黄皮 野黄皮

Clausena dunniana H. Lév.

凭证标本：环江县普查队 451226130526012LY（IBK、GXMG、CMMI）

功效：叶、根，疏风解表、除湿消肿、行气散瘀。

功效来源：《中华本草》

黄皮

Clausena lansium (Lour.) Skeels

凭证标本：环江县普查队 451226130429017LY（IBK、GXMG、CMMI）

功效：叶，疏风解表、除痰行气。成熟种子，理气、消滞、散结、止痛。

功效来源：《广西壮族自治区壮药质量标准　第一卷》（2008年版）

金橘属 *Fortunella* Swingle

山橘

Fortunella hindsii (Champ. ex Benth.) Swingle

功效：根，醒脾行气。果实，宽中化痰下气。

功效来源：《全国中草药汇编》

注：《广西植物名录》有记载。

山小橘属 *Glycosmis* Corrêa

小花山小橘 山小橘

Glycosmis parviflora (Sims) Kurz

凭证标本：环江县普查队 451226141005005LY（IBK、GXMG、CMMI）

功效：叶，散瘀消肿、化痰、消积。

功效来源：《广西壮族自治区壮药质量标准　第一卷》（2008年版）

蜜茱萸属 *Melicope* J. R. Forst. et G. Forst.

三桠苦 三叉苦

Melicope pteleifolia (Champ. ex Benth.) Hartley

凭证标本：环江县普查队 451226130427002LY（IBK、GXMG、CMMI）

功效：茎，清热解毒、祛风除湿、消肿止痛。

功效来源：《广西壮族自治区壮药质量标准　第一卷》（2008年版）

小芸木属 *Micromelum* Blume

小芸木

Micromelum integerrimum (Buch.-Ham. ex Colebr.) M. Roem.

凭证标本：环江县普查队 451226130319032LY（IBK、GXMG、CMMI）

功效：根、树皮或叶，疏风解表、温中行气、散瘀消肿。

功效来源：《中华本草》

九里香属 *Murraya* J. König ex L.

豆叶九里香 穿花针

Murraya euchrestifolia Hayata

凭证标本：环江县普查队 451226130429001LY（IBK、GXMG、CMMI）

功效：叶或带嫩枝的叶，祛风解表、行气止痛、活血化瘀。

功效来源：《广西壮族自治区壮药质量标准　第一卷》（2008年版）

九里香

Murraya exotica L.

功效：叶和带叶嫩枝，行气止痛、活血散瘀。

功效来源：《中国药典》（2020年版）

注：《广西植物名录》有记载。

千里香 九里香

Murraya paniculata (L.) Jack.

凭证标本：环江县普查队 451226130313006LY（IBK、GXMG、CMMI）

功效：干燥叶和带叶嫩枝，行气止痛、活血散瘀。

功效来源：《中国药典》（2020年版）

枳属 *Poncirus* Raf.

枳 枸橘

Poncirus trifoliata (L.) Raf.

功效：果实，健胃消食、理气止痛。叶，行气消食、止呕。

功效来源：《全国中草药汇编》

注：《广西植物名录》有记载。

裸芸香属 *Psilopeganum* Hemsl.

裸芸香 虱子草

Psilopeganum sinense Hemsl.

功效：全草，解表、止呕、定喘。根，用于腰痛。

功效来源：《全国中草药汇编》

注：民间常见栽培物种。

茵芋属 *Skimmia* Thunb.

茵芋

Skimmia reevesiana (Fortune) Fortune

凭证标本：环江县普查队 451226131115005LY（IBK、GXMG、CMMI）

功效：茎叶，祛风除湿。

功效来源：《中华本草》

吴茱萸属 *Tetradium* Lour.

石山吴萸

Tetradium calcicola (Chun ex Huang) Hartley

凭证标本：环江县普查队 451226141006002LY（IBK、GXMG、CMMI）

功效：叶，清热解毒。果实，散寒、行气、止痛。

功效来源：《药用植物辞典》

牛科吴萸 五除叶

Tetradium trichotomum Lour.

凭证标本：环江县普查队 451226130723004LY（IBK、GXMG、CMMI）

功效：叶，祛风除湿、散寒止痛。

功效来源：《中华本草》

飞龙掌血属 *Toddalia* Juss.

飞龙掌血

Toddalia asiatica (L.) Lam.

凭证标本：滇黔桂队 70007（IBK）

功效：根，祛风止痛、散瘀止血。

功效来源：《广西壮族自治区壮药质量标准》第二卷（2011年版）

花椒属 *Zanthoxylum* L.

椿叶花椒 浙桐皮

Zanthoxylum ailanthoides Sieb. et Zucc.

功效：树皮，祛风除湿、通经络。

功效来源：《中药大辞典》

注：《广西植物名录》有记载。

竹叶花椒

Zanthoxylum armatum DC.

凭证标本：环江县普查队 451226130314001LY（IBK、GXMG、CMMI）

功效：成熟果实，散寒、止痛、驱蛔。

功效来源：《广西中药材标准 第一册》

簕欓花椒

Zanthoxylum avicennae (Lam.) DC.

凭证标本：彭日成等 ML0987（IBK）

功效：根，祛风、化湿、消肿、通络。

功效来源：《药用植物辞典》

花椒

Zanthoxylum bungeanum Maxim.

功效：果皮，温中散寒、除湿止痛、杀虫、解鱼腥毒。

功效来源：《药用植物辞典》

注：《广西植物名录》有记载。

石山花椒

Zanthoxylum calcicola C. C. Huang

凭证标本：彭日成等 ML1009（IBK）

功效：根或果实，散寒除湿、活血止痛。

功效来源：《中华本草》

蚬壳花椒 大叶花椒

Zanthoxylum dissitum Hemsl.

凭证标本：韦发南等 M0406（IBK）

功效：茎、叶、果实或种子，消食助运、行气止痛。

功效来源：《中华本草》

刺壳花椒 单面针

Zanthoxylum echinocarpum Hemsl. var. *echinocarpum*

凭证标本：环江县普查队 451226121207029LY（IBK、GXMG、CMMI）

功效：根、根皮或茎、叶，消食助运、行气止痛。

功效来源：《中华本草》

毛刺壳花椒

Zanthoxylum echinocarpum Hemsl. var. *tomentosum* C. C. Huang

功效：根，用于跌打损伤、扭挫伤、风湿痹痛。

功效来源：《药用植物辞典》

注：《广西中药资源名录》有记载。

两面针

Zanthoxylum nitidum (Roxb.) DC.

凭证标本：罗接奋 4-3-1915 (GXMI)

功效：根，行气止痛、活血化瘀、祛风通络。

功效来源：《中国药典》（2020年版）

异叶花椒 羊山刺

Zanthoxylum ovalifolium Wight

凭证标本：环江县普查队 451226131110004LY (IBK、GXMG、CMMI)

功效：枝叶，散寒燥湿。

功效来源：《中华本草》

花椒簕

Zanthoxylum scandens Blume

凭证标本：蒋日红等 11584 (IBK)

功效：根及果实，活血化瘀、镇痛、清热解毒、祛风行气。

功效来源：《药用植物辞典》

195. 苦木科 Simaroubaceae

苦树属 *Picrasma* Blume

苦树 苦木

Picrasma quassioides (D. Don) Benn.

凭证标本：滇黔桂队 70335 (IBK)

功效：枝和叶，清热解毒、燥湿杀虫。

功效来源：《广西壮族自治区壮药质量标准 第一卷》（2008年版）

196. 橄榄科 Burseraceae

橄榄属 *Canarium* L.

橄榄 青果核

Canarium album (Lour.) Raeuschel

凭证标本：环江县普查队 451226130721019LY (IBK、GXMG、CMMI)

功效：果核，清热解毒、敛疮止血。

功效来源：《广西壮族自治区壮药质量标准 第三卷》（2018年版）

197. 楝科 Meliaceae

米仔兰属 *Aglaia* Lour.

米仔兰

Aglaia odorata Lour.

功效：枝叶，活血化瘀、消肿止痛。花，行气解郁。

功效来源：《全国中草药汇编》

注：《广西植物名录》有记载。

麻楝属 *Chukrasia* A. Juss.

麻楝

Chukrasia tabularis A. Juss.

凭证标本：滇黔桂队 70328 (IBK)

功效：树皮，退热、祛风止痒。根，清热润肺、止咳。

功效来源：《药用植物辞典》

浆果楝属 *Cipadessa* Blume

灰毛浆果楝 野茶辣

Cipadessa baccifera (Roth) Miq.

凭证标本：环江县普查队 451226130313039LY (IBK、GXMG、CMMI)

功效：根、叶，祛风化湿、行气止痛。

功效来源：《中华本草》

樫木属 *Dysoxylum* Blume

香港樫木

Dysoxylum hongkongense (Tutcher) Merr.

凭证标本：韦发南 2196 (IBK)

功效：全草、根、树皮，抗疟。

功效来源：《药用植物辞典》

鹧鸪花属 *Heynea* Roxb. ex Sims

鹧鸪花

Heynea trijuga Roxb.

凭证标本：环江县普查队 451226130428029LY (IBK、GXMG、CMMI)

功效：根，清热解毒、祛风除湿、利咽喉。

功效来源：《药用植物辞典》

楝属 *Melia* L.

楝 苦楝

Melia azedarach L.

凭证标本：环江县普查队 451226130423013LY (IBK、GXMG、CMMI)

功效：果实、叶、树皮及根皮，行气止痛、杀虫。

功效来源：《中华本草》

香椿属 *Toona* (Endl.) M. Roem.

香椿

Toona sinensis (Juss.) Roem.

功效：果实、树皮或根皮韧皮部、花、树干流出的液汁，祛风、散寒、止痛。

功效来源：《中华本草》

注：《广西植物名录》有记载。

198. 无患子科 Sapindaceae

黄梨木属 *Boniodendron* Gagnep.

黄梨木

Boniodendron minius (Hemsl.) T. C. Chen

凭证标本：环江调查队 4-3-578 (GXMI)

功效：花、果实，外用治目赤、眼皮溃烂。

功效来源：《广西中药资源名录》

倒地铃属 *Cardiospermum* L.

倒地铃 三角泡

Cardiospermum halicacabum L.

功效：全草，清热利湿、凉血解毒。

功效来源：《广西壮族自治区壮药质量标准 第二卷》（2011年版）

注：《广西植物名录》有记载。

车桑子属 *Dodonaea* Mill.

车桑子

Dodonaea viscosa Jacquem.

功效：根，消肿解毒。叶，清热解毒、祛瘀消肿、消炎镇咳、祛风除湿。

功效来源：《药用植物辞典》

注：《广西植物名录》有记载。

栾树属 *Koelreuteria* Laxm.

复羽叶栾树

Koelreuteria bipinnata Franch.

凭证标本：环江县普查队 451226130901004LY (IBK、GXMG、CMMI)

功效：根，消肿止痛、活血、驱虫。花，清肝明目、清热止咳。

功效来源：《药用植物辞典》

荔枝属 *Litchi* Sonn.

荔枝 荔枝核

Litchi chinensis Sonn.

功效：果实，行气散结、祛寒止痛。

功效来源：《广西壮族自治区壮药质量标准 第二卷》（2011年版）

注：民间常见栽培物种。

无患子属 *Sapindus* L.

无患子

Sapindus saponaria L.

功效：种子，清热、祛痰、消积、杀虫。

功效来源：《广西壮族自治区壮药质量标准 第一卷》（2008年版）

注：《广西植物名录》有记载。

198a. 七叶树科 Hippocastanaceae

掌叶木属 *Handeliodendron* Rehd.

掌叶木

Handeliodendron bodinieri (H. Lév.) Rehder

凭证标本：环江县普查队 451226130424011LY (IBK、GXMG、CMMI)

功效：树皮，煎剂口服治腹泻、热病。

功效来源：《药用植物辞典》

200. 槭树科 Aceraceae

槭属 *Acer* L.

紫果槭

Acer cordatum Pax

凭证标本：许为斌等 ML1345 (IBK)

功效：叶芽，清热明目。

功效来源：《药用植物辞典》

青榨槭

Acer davidii Franch.

凭证标本：环江县普查队 451226131116022LY (IBK、GXMG、CMMI)

功效：根、根皮、树皮，消炎、止痛、止血、祛风除湿、活血化瘀。枝叶，清热解毒、行气止痛。

功效来源：《药用植物辞典》

罗浮槭 蝴蝶果

Acer fabri Hance

凭证标本：环江县普查队 451226130503027LY (IBK、GXMG、CMMI)

功效：果实，清热、利咽喉。

功效来源：《广西中药材标准 第一册》

桂林槭

Acer kweilinense Fang et Fang f.

凭证标本：韦发南等 M0309 (IBK)

功效：果实，用于咽喉肿痛、咽喉炎。

功效来源：《药用植物辞典》

光叶槭

Acer laevigatum Wall.

凭证标本：韦发南 2044 (IBK)

功效：根、树皮，祛风除湿、活血。果实，清热利咽。

功效来源：《药用植物辞典》

飞蛾槭

Acer oblongum Wall. ex DC.

凭证标本：蒋日红等 11454 (IBK)

功效：根皮，祛风除湿。果实，清热利咽。

功效来源：《药用植物辞典》

五裂槭

Acer oliverianum Pax

凭证标本：罗正光 4-3-844 (GXMI)

功效：枝、叶，清热解毒、理气止痛。

功效来源：《药用植物辞典》

金沙槭

Acer paxii Franch.

凭证标本：许为斌等 ML1364 (IBK)

功效：根皮、枝叶，祛风除湿、舒筋活血、止痛接骨。

功效来源：《药用植物辞典》

角叶槭

Acer sycopseoides Chun

凭证标本：环江县普查队 451226130314027LY (IBK、GXMG、CMMI)

功效：根，祛风除湿。

功效来源：《药用植物辞典》

都安槭

Acer yinkunii Fang

凭证标本：环江县普查队 451226130430010LY (IBK、GXMG、CMMI)

功效：树皮，用于蛇咬伤。

功效来源：《广西中药资源名录》

201. 清风藤科 Sabiaceae

清风藤属 *Sabia* Colebr.

平伐清风藤

Sabia dielsii H. Lév.

凭证标本：韦发南等 M0073 (IBK)

功效：根皮，拔毒、消水肿。

功效来源：《药用植物辞典》

灰背清风藤 广藤根

Sabia discolor Dunn

凭证标本：环江县普查队 451226130605030LY (IBK、GXMG、CMMI)

功效：藤茎，祛风除湿、活血止痛。

功效来源：《广西壮族自治区瑶药材质量标准 第一卷》（2014年版）

凹萼清风藤

Sabia emarginata Lecomte

凭证标本：环江县普查队 451226130605034LY (IBK、GXMG、CMMI)

功效：全株，祛风除湿、止痛。

功效来源：《药用植物辞典》

柠檬清风藤

Sabia limoniacea Wall. ex Hook. f. et Thomson

功效：根、茎，用于产后瘀血不尽、风湿痹痛。

功效来源：《药用植物辞典》

注：《广西植物名录》有记载。

尖叶清风藤

Sabia swinhoei Hemsl.

凭证标本：环江县普查队 4512261303313051LY (IBK、GXMG、CMMI)

功效：根、茎、叶，祛风止痛。

功效来源：《药用植物辞典》

204. 省沽油科 Staphyleaceae

野鸦椿属 *Euscaphis* Sieb. & Zucc.

野鸦椿

Euscaphis japonica (Thunb.) Dippel

功效：根、果实、花，清热解表、利湿。

功效来源：《中华本草》

注：《广西植物名录》有记载。

山香圆属 *Turpinia* Vent.

锐尖山香圆 山香圆叶

Turpinia arguta Seem. var. *arguta*

凭证标本：环江县普查队 451226130313061LY (IBK、GXMG、CMMI)

功效：干燥叶，清热解毒、消肿止痛。

功效来源：《中国药典》（2020年版）

茸毛锐尖山香圆

Turpinia arguta Seem. var. *pubescens* T. Z. Hsu

凭证标本：环江调查队 4-3-248 (GXMI)

功效：全株，用于产后或病后虚弱。叶，外用治骨折。

功效来源：《广西中药资源名录》

山香圆

Turpinia montana (Blume) Kurz

凭证标本：环江县普查队 451226130723027LY (IBK、GXMG、CMMI)

功效：根，主治慢性咽喉炎。枝叶，主治肺炎、支气管炎。

功效来源：《广西中药资源名录》

大果山香圆

Turpinia pomifera (Roxb.) DC.

凭证标本：罗接份 4-3-1927 (GXMI)

功效：全株，祛风活血、通经络。

功效来源：《新华本草纲要》第二册

205. 漆树科 Anacardiaceae

南酸枣属 *Choerospondias* Burtt et A. W. Hill

南酸枣 广枣

Choerospondias axillaris (Roxb.) B. L. Burtt et A. W. Hill
凭证标本：彭日成等 ML1510 (IBK)
功效：果实，行气活血、养心安神。
功效来源：《中国药典》（2020年版）

杧果属 *Mangifera* L.
杧果 杧果核
Mangifera indica L.
凭证标本：环江县普查队 451226130429015LY (IBK、GXMG、CMMI)
功效：叶，行气疏滞、祛瘀积。干燥成熟果核，清热消滞。
功效来源：《广西壮族自治区壮药质量标准 第一卷》（2008年版）

藤漆属 *Pegia* Colebr.
利黄藤 脉果漆
Pegia sarmentosa (Lecomte) Hand.-Mazz.
凭证标本：环江县普查队 451226130426031LY (IBK、GXMG、CMMI)
功效：茎、叶，清湿热、解毒。
功效来源：《中华本草》

黄连木属 *Pistacia* L.
黄连木 黄楝树
Pistacia chinensis Bunge
功效：叶芽、叶或根、树皮，清热解毒、生津。
功效来源：《中华本草》
注：《广西植物名录》有记载。

清香木 紫油木叶
Pistacia weinmanniifolia J. Poisson ex Franch.
凭证标本：环江县普查队 451226130430027LY (IBK、GXMG、CMMI)
功效：嫩叶，清热、祛湿、导滞。
功效来源：《中华本草》

盐肤木属 *Rhus* L.
盐肤木 五倍子
Rhus chinensis Mill. var. *chinensis*
凭证标本：彭日成等 ML1452 (IBK)
功效：虫瘿，敛肺降火、涩肠止泻、敛汗止血、收湿敛疮。
功效来源：《中国药典》（2020年版）

滨盐肤木 盐酸树
Rhus chinensis Mill. var. *roxburghii* (DC.) Rehder
功效：根、叶，解毒消肿、散瘀止痛。
功效来源：《中华本草》
注：《广西植物名录》有记载。

漆属 *Toxicodendron* Mill.
野漆 野漆树
Toxicodendron succedaneum (L.) Kuntze
凭证标本：彭日成等 ML1733 (IBK)
功效：叶，散瘀止血、解毒。
功效来源：《中华本草》

山漆树 木蜡树
Toxicodendron sylvestre (Sieb. et Zucc.) Kuntze
功效：根，祛瘀、止痛、止血。
功效来源：《中华本草》
注：《广西植物名录》有记载。

206. 牛栓藤科 Connaraceae
红叶藤属 *Rourea* Aubl.
小叶红叶藤
Rourea microphylla (Hook. et Arn.) Planch.
凭证标本：环江县普查队 451226130604035LY (IBK、GXMG、CMMI)
功效：根及茎叶，止血止痛、活血通经。
功效来源：《药用植物辞典》

207. 胡桃科 Juglandaceae
山核桃属 *Carya* Nutt.
山核桃 山核桃仁
Carya cathayensis Sarg.
凭证标本：环江县普查队 451226130602025LY (IBK、GXMG、CMMI)
功效：种仁，滋润补养。
功效来源：《药用植物辞典》

黄杞属 *Engelhardia* Lesch. ex Bl.
黄杞 罗汉茶
Engelhardia roxburghiana Wall.
凭证标本：环江县普查队 451226130606011LY (IBK、GXMG、CMMI)
功效：叶，清热解毒、生津解渴、解暑利湿。
功效来源：《广西壮族自治区壮药质量标准 第二卷》（2011年版）

化香树属 *Platycarya* Sieb. et Zucc.
圆果化香 化香树叶
Platycarya longipes Y. C. Wu
凭证标本：环江县普查队 451226130426038LY (IBK、GXMG、CMMI)
功效：叶，解毒疗疮、杀虫止痒。
功效来源：《中华本草》

化香树
Platycarya strobilacea Sieb. et Zucc.
凭证标本：环江县普查队 451226130425060LY (IBK、

GXMG、CMMI)

功效：果实，顺气祛风、消肿止痛、燥湿杀虫。叶，理气、解毒、消肿止痛、杀虫止痒。

功效来源：《药用植物辞典》

枫杨属 *Pterocarya* Kunth
枫杨
Pterocarya stenoptera C. DC.
凭证标本：环江县普查队 451226130424045LY (IBK、GXMG、CMMI)

功效：树皮，解毒、杀虫止痒、祛风止痛。

功效来源：《药用植物辞典》

207a. 马尾树科 Rhoipteleaceae
马尾树属 *Rhoiptelea* Diels et Hand.-Mazz.
马尾树
Rhoiptelea chiliantha Diels et Hand.-Mazz.
凭证标本：环江县普查队 451226131116023LY (IBK、GXMG、CMMI)

功效：树皮，收敛止血。

功效来源：《药用植物辞典》

209. 山茱萸科 Cornaceae
桃叶珊瑚属 *Aucuba* Thunb.
桃叶珊瑚 天脚板
Aucuba chinensis Benth.
凭证标本：许为斌等 ML1173 (IBK)
功效：叶，清热解毒、消肿止痛。
功效来源：《中华本草》

山茱萸属 *Cornus* L.
灯台树
Cornus controversa Hemsl.
凭证标本：环江县普查队 451226130318014LY (IBK、GXMG、CMMI)
功效：树皮或根皮、叶，清热、消肿止痛。
功效来源：《中华本草》

黑毛四照花
Cornus hongkongensis Hemsl. subsp. *melanotricha* (Pojark.) Q. Y. Xiang
功效：花，用于乳痈。
功效来源：《广西中药资源名录》
注：《广西中药资源名录》有记载。

小花梾木
Cornus parviflora S. S. Chien
凭证标本：韦发南 2059 (IBK)
功效：树皮，通经活络。
功效来源：《药用植物辞典》

209a. 鞘柄木科 Toricelliaceae
鞘柄木属 *Toricellia* DC.
角叶鞘柄木 水冬瓜花
Toricellia angulata Oliv.
凭证标本：环江县普查队 451226130504023LY (IBK、GXMG、CMMI)
功效：花，破血通经、止咳平喘。叶，清热解毒、利湿。
功效来源：《中华本草》

210. 八角枫科 Alangiaceae
八角枫属 *Alangium* Lam.
八角枫
Alangium chinense (Lour.) Harms
凭证标本：环江县普查队 451226130423011LY (IBK、GXMG、CMMI)
功效：根，祛风除湿、舒筋活络、散淤止痛。
功效来源：《广西壮族自治区壮药质量标准 第一卷》（2008年版）

小花八角枫 五代同堂
Alangium faberi Oliv.
凭证标本：韦发南等 M0131 (IBK)
功效：根，理气活血、祛风除湿。
功效来源：《中华本草》

毛八角枫
Alangium kurzii Craib
凭证标本：环江县普查队 451226130428028LY (IBK、GXMG、CMMI)
功效：根、叶，舒筋活血、行瘀止痛。花，清热解毒。种子，拔毒消炎。
功效来源：《药用植物辞典》

211. 珙桐科 Nyssaceae
喜树属 *Camptotheca* Decne.
喜树
Camptotheca acuminata Decne.
凭证标本：环江县普查队 451226130425052LY (IBK、GXMG、CMMI)
功效：果实，抗癌、散结、破血化瘀。
功效来源：《广西壮族自治区壮药质量标准 第一卷》（2008年版）

蓝果树属 *Nyssa* Gronov. ex L.
蓝果树
Nyssa sinensis Oliver
凭证标本：环江县普查队 451226131115043LY (IBK、GXMG、CMMI)
功效：根，抗癌。
功效来源：《药用植物辞典》

212. 五加科 Araliaceae

楤木属 *Aralia* L.

长刺楤木 刺叶楤木

Aralia spinifolia Merr.

凭证标本：饶伟源 56669 (GXMI)

功效：根，祛风除湿、活血止血。

功效来源：《中华本草》

罗伞属 *Brassaiopsis* Decne. et Planch.

纤齿罗伞 假通草树皮

Brassaiopsis ciliata Dunn

凭证标本：许为斌等 ML1207 (IBK)

功效：树皮，祛风除湿、舒筋消肿。

功效来源：《中华本草》

罗伞 鸭脚罗伞

Brassaiopsis glomerulata (Blume) Regel

凭证标本：环江县普查队 451226130602023LY (IBK、GXMG、CMMI)

功效：根、树皮或叶，祛风除湿、散瘀止痛。

功效来源：《中华本草》

树参属 *Dendropanax* Decne. et Planch.

树参 枫荷桂

Dendropanax dentiger (Harms) Merr.

凭证标本：环江县普查队 451226130826007LY (IBK、GXMG、CMMI)

功效：茎枝，祛风除湿、活血消肿。

功效来源：《广西壮族自治区瑶药材质量标准 第一卷》（2014年版）

马蹄参属 *Diplopanax* Hand.-Mazz.

马蹄参

Diplopanax stachyanthus Hand.-Mazz.

凭证标本：环江县普查队 451226131116030LY (IBK、GXMG、CMMI)

功效：树皮，强筋骨。

功效来源：《药用植物辞典》

刺五加属 *Eleutherococcus* Maxim.

白簕 三加

Eleutherococcus trifoliatus (L.) S. Y. Hu

凭证标本：彭日成 ML0438 (IBK)

功效：干燥根及茎，清热解毒、祛风利湿、舒筋活血。

功效来源：《广西壮族自治区壮药质量标准 第一卷》（2008年版）

常春藤属 *Hedera* L.

尼泊尔常春藤

Hedera nepalensis K. Koch

凭证标本：陈少卿 15410 (IBSC)

功效：全株，祛风利湿、活血消肿。

功效来源：《药用植物辞典》

常春藤 常春藤子

Hedera sinensis (Tobler) Hand.-Mazz.

凭证标本：环江县普查队 451226130721022LY (IBK、GXMG、CMMI)

功效：果实，补肝肾、强腰膝、行气止痛。

功效来源：《中华本草》

刺楸属 *Kalopanax* Miq.

刺楸 川桐皮

Kalopanax septemlobus (Thunb.) Koidz.

凭证标本：滇黔桂队 70120 (IBK)

功效：树皮，祛风利湿、活血止痛。

功效来源：《中药大辞典》

鹅掌柴属 *Schefflera* J. R. Forst. et G. Forst.

穗序鹅掌柴 大泡通皮

Schefflera delavayi (Franch.) Harms

凭证标本：环江县普查队 451226130108001LY (IBK、GXMG、CMMI)

功效：树皮，用于风湿麻木、关节肿痛、跌打瘀痛、腰膝酸痛、胃痛。叶，用于皮炎、湿疹、风疹。

功效来源：《全国中草药汇编》

密脉鹅掌柴

Schefflera elliptica (Blume) Harms

凭证标本：环江县普查队 451226130109012LY (IBK、GXMG、CMMI)

功效：茎皮，舒筋活络、消肿止痛。

功效来源：《药用植物辞典》

球序鹅掌柴

Schefflera pauciflora R. Vig.

凭证标本：滇黔桂队 70025 (IBK)

功效：根或树皮，祛风活络、散瘀止痛、消肿利水。

功效来源：《中华本草》

通脱木属 *Tetrapanax* (K. Koch) K. Koch

通脱木

Tetrapanax papyrifer (Hook.) K. Koch

凭证标本：环江县普查队 451226130720004LY (IBK、GXMG、CMMI)

功效：根和茎枝，清热利水、活血下乳。

功效来源：《广西壮族自治区瑶药材质量标准 第一卷》（2014年版）

刺通草属 *Trevesia* Vis.

刺通草

Trevesia palmata (DC.) Vis.
凭证标本：彭日成等 ML0664 (IBK)
功效：叶，化瘀止痛。
功效来源：《中华本草》

213. 伞形科 Apiaceae

莳萝属 *Anethum* L.

莳萝 莳萝苗
Anethum graveolens L.
功效：嫩茎叶或全草，行气利膈、降逆止呕、化痰止咳。
功效来源：《中华本草》
注：民间常见栽培物种。

当归属 *Angelica* L.

杭白芷 白芷
Angelica dahurica (Fisch. ex Hoffmann) Benth. et Hook. f. ex Franch. et Sav. 'Hangbaizlii'
功效：根，解表散寒、祛风止痛、宣通鼻窍、燥湿止带、消肿排脓。
功效来源：《中国药典》（2020年版）
注：民间常见栽培物种。

紫花前胡 前胡
Angelica decursiva (Miq.) Franch. et Sav.
功效：根，降气化痰、散风清热。
功效来源：《中国药典》（2020年版）
注：民间常见栽培物种。

芹属 *Apium* L.

旱芹
Apium graveolens L.
功效：全草，平肝、清热、祛风、利水、止血、解毒。
功效来源：《桂本草》（第一卷 上）
注：民间常见栽培物种。

积雪草属 *Centella* L.

积雪草
Centella asiatica (L.) Urb.
凭证标本：蒋日红等 11644 (IBK)
功效：全草，清热利湿、解毒消肿。
功效来源：《中国药典》（2020年版）

蛇床属 *Cnidium* Cuss.

蛇床 蛇床子
Cnidium monnieri (L.) Cusson
凭证标本：环江县普查队 451226121207012LY (IBK、GXMG、CMMI)
功效：果实，燥湿祛风、杀虫止痒、温肾壮阳。
功效来源：《中国药典》（2020年版）

芫荽属 *Coriandrum* L.

芫荽 胡荽
Coriandrum sativum L.
凭证标本：环江县普查队 451226130423036LY (IBK、GXMG、CMMI)
功效：根及全草，发表透疹、消食开胃、止痛解毒。
功效来源：《中华本草》

鸭儿芹属 *Cryptotaenia* DC.

鸭儿芹
Cryptotaenia japonica Hassk.
凭证标本：环江县普查队 451226130426020LY (IBK、GXMG、CMMI)
功效：茎叶，祛风止咳、活血祛瘀。
功效来源：《中华本草》

胡萝卜属 *Daucus* L.

胡萝卜
Daucus carota L. var. *sativa* Hoffm.
功效：根，健脾和胃、滋肝明目、化痰止咳、清热解毒。
功效来源：《中华本草》
注：民间常见栽培物种。

茴香属 *Foeniculum* Mill.

茴香 小茴香
Foeniculum vulgare Mill.
功效：果实，散寒止痛、理气和胃。
功效来源：《中国药典》（2020年版）
注：民间常见栽培物种。

天胡荽属 *Hydrocotyle* L.

红马蹄草
Hydrocotyle nepalensis Hook.
凭证标本：环江县普查队 451226130603038LY (IBK、GXMG、CMMI)
功效：全草，清肺止咳、止血活血。
功效来源：《中华本草》

天胡荽
Hydrocotyle sibthorpioides Lam. var. *sibthorpioides*
凭证标本：环江县普查队 451226130503038LY (IBK、GXMG、CMMI)
功效：全草，清热利尿、解毒消肿、祛痰止咳。
功效来源：《药用植物辞典》

破铜钱 天胡荽
Hydrocotyle sibthorpioides Lam. var. *batrachaum* (Hance) Hand.-Mazz. ex Shan
功效：全草，清热利湿、解毒消肿。
功效来源：《广西中药材标准 第一册》

注：本种为普遍分布种，《广西中药资源名录》有记载。

肾叶天胡荽 毛叶天胡荽
Hydrocotyle wilfordii Maxim.
凭证标本：环江县普查队 451226130728015LY (IBK、GXMG、CMMI)
功效：全草，清热解毒、利湿。
功效来源：《中华本草》

水芹属 *Oenanthe* L.
水芹
Oenanthe javanica (Blume) DC.
凭证标本：环江县普查队 451226130503018LY (IBK、GXMG、CMMI)
功效：根及全草，清热利湿、止血、降血压。
功效来源：《全国中草药汇编》

前胡属 *Peucedanum* L.
广西前胡
Peucedanum guangxiense R. H. Shan et M. L. Sheh
凭证标本：谭杨胜 4–3–1430 (GXMI)
功效：根，用于感冒、头痛。
功效来源：《药用植物辞典》

马山前胡防风
Peucedanum mashanense R. H. Shan et M. L. Sheh
凭证标本：卢元处 4–3–505 (GXMI)
功效：根，用于感冒、头痛。
功效来源：《药用植物辞典》

茴芹属 *Pimpinella* L.
异叶茴芹 鹅脚板
Pimpinella diversifolia DC.
凭证标本：彭日成等 ML0326 (IBK)
功效：全草、根，祛风活血、解毒消肿。
功效来源：《中华本草》

囊瓣芹属 *Pternopetalum* Franch.
裸茎囊瓣芹 药芹菜根
Pternopetalum nudicaule (H. Boissieu) Hand.-Mazz.
凭证标本：黄俞淞等 Y1292 (IBK)
功效：根，活血通络、解毒。
功效来源：《中华本草》

五匹青 紫金沙
Pternopetalum vulgare (Dunn) Hand.-Mazz.
凭证标本：环江调查队 4–3–16024 (GXMI)
功效：根，散寒、理气、止痛。
功效来源：《全国中草药汇编》

变豆菜属 *Sanicula* L.
变豆菜
Sanicula chinensis Bunge
凭证标本：韦发南等 M0272 (IBK)
功效：全草，解毒、止血。
功效来源：《中华本草》

薄片变豆菜 大肺筋草
Sanicula lamelligera Hance
凭证标本：环江县普查队 451226130315013LY (IBK、GXMG、CMMI)
功效：全草，祛风发表、化痰止咳、活血调经。
功效来源：《中华本草》

野鹅脚板
Sanicula orthacantha S. Moore
凭证标本：环江县普查队 451226130317015LY (IBK、GXMG、CMMI)
功效：全草，清热、解毒。
功效来源：《全国中草药汇编》

窃衣属 *Torilis* Adans.
窃衣
Torilis scabra (Thunb.) DC.
凭证标本：环江县普查队 451226130316032LY (IBK、GXMG、CMMI)
功效：果实、全草，杀虫止泻、除湿止痒。
功效来源：《中华本草》

214. 桤叶树科 Clethraceae
山柳属 *Clethra* L.
单毛桤叶树
Clethra bodinieri H. Lév.
凭证标本：环江县普查队 451226130428013LY (IBK、GXMG、CMMI)
功效：根，外用治疮疖肿毒。
功效来源：《药用植物辞典》

215. 杜鹃花科 Ericaceae
白珠树属 *Gaultheria* Kalm ex L.
滇白珠 白珠树
Gaultheria leucocarpa Blume var. *yunnanensis* (Franch.) T. Z. Hsu et R. C. Fang
凭证标本：环江县普查队 451226130728030LY (IBK、GXMG、CMMI)
功效：全株，祛风除湿、散寒止痛、活血通络、化痰止咳。
功效来源：《广西壮族自治区壮药质量标准 第二卷》（2011年版）

珍珠花属 *Lyonia* Nutt.

珍珠花 南烛
Lyonia ovalifolia (Wall.) Drude var. *ovalifolia*
凭证标本：环江县普查队 451226130314037LY（IBK、GXMG、CMMI）
功效：茎、叶、果，活血、祛瘀、止痛。
功效来源：《全国中草药汇编》

小果珍珠花 緫木
Lyonia ovalifolia (Wall.) Drude var. *elliptica* (Sieb. et Zucc.) Hand.-Mazz.
凭证标本：环江县普查队 451226130425022LY（IBK、GXMG、CMMI）
功效：根、果、叶，健脾止泻、活血强筋。
功效来源：《全国中草药汇编》

毛果珍珠花
Lyonia ovalifolia (Wall.) Drude var. *hebecarpa* (Franch. ex F. B. Forbes et Hemsl.) Chun
凭证标本：环江县普查队 451226130726003LY（IBK、GXMG、CMMI）
功效：根、叶，活血、健脾、止泻。
功效来源：《药用植物辞典》

杜鹃花属 *Rhododendron* L.

腺萼马银花
Rhododendron bachii H. Lév.
凭证标本：环江县普查队 451226130606006LY（IBK、GXMG、CMMI）
功效：叶，清热利湿、止咳化痰。
功效来源：《药用植物辞典》

毛棉杜鹃花 丝线吊芙蓉
Rhododendron moulmainense Hook. f.
功效：根皮、茎皮，利水、活血。
功效来源：《中华本草》
注：《广西植物名录》有记载。

马银花
Rhododendron ovatum (Lindl.) Planch. ex Maxim.
凭证标本：环江县普查队 451226130318003LY（IBK、GXMG、CMMI）
功效：根，清热利湿。
功效来源：《全国中草药汇编》

杜鹃 杜鹃花根
Rhododendron simsii Planch.
功效：根及根状茎，祛风除湿、活血去瘀、止血。
功效来源：《广西中药材标准 第一册》
注：《广西植物名录》有记载。

216. 乌饭树科 Vacciniaceae

越桔属 *Vaccinium* L.

南烛 南烛根
Vaccinium bracteatum Thunb.
凭证标本：彭日成 ML0404（IBK）
功效：根，散瘀、止痛。
功效来源：《中华本草》

黄背越桔
Vaccinium iteophyllum Hance
凭证标本：陈少卿 15408（IBK）
功效：全株，祛风除湿、利尿消肿、舒筋活络、散炎止痛。
功效来源：《药用植物辞典》

石生越桔
Vaccinium saxicola Chun ex Sleumer
凭证标本：环江县普查队 451226130430020LY（IBK、GXMG、CMMI）
功效：枝叶，通经散瘀。
功效来源：《药用植物辞典》

218. 水晶兰科 Monotropaceae

水晶兰属 *Monotropa* L.

水晶兰
Monotropa uniflora L.
凭证标本：蒋日红等 11395（IBK）
功效：全草，补虚止咳。
功效来源：《全国中草药汇编》

221. 柿科 Ebenaceae

柿属 *Diospyros* L.

岩柿 毛叶柿叶
Diospyros dumetorum W. W. Smith
凭证标本：环江调查队 4-3-862（GXMI）
功效：叶，健脾胃、解疮毒。
功效来源：《中华本草》

乌材
Diospyros eriantha Champ. ex Benth.
凭证标本：黄俞淞等 Y0222（IBK）
功效：叶，外敷治创伤。
功效来源：《药用植物辞典》

柿 柿叶
Diospyros kaki Thunb. var. *kaki*
功效：叶，止咳定喘、生津止渴、活血止血。
功效来源：《广西壮族自治区壮药质量标准 第二卷》（2011年版）
注：《广西植物名录》有记载。

野柿

Diospyros kaki Thunb. var. *silvestris* Makino

凭证标本：环江县普查队 451226130430023LY (IBK、GXMG、CMMI)

功效：果实，润肺止咳、生津、润肠。

功效来源：《药用植物辞典》

罗浮柿

Diospyros morrisiana Hance

凭证标本：环江县普查队 451226131116019LY (IBK、GXMG、CMMI)

功效：叶、茎皮，解毒消炎、收敛止泻。

功效来源：《中华本草》

油柿

Diospyros oleifera Cheng

凭证标本：环江县普查队 451226130418015LY (IBK、GXMG、CMMI)

功效：果实，清热、润肺。

功效来源：《药用植物辞典》

石山柿

Diospyros saxatilis S. Lee

凭证标本：环江县普查队 451226130421006LY (IBK、GXMG、CMMI)

功效：全株，用于口腔炎、泄泻、淋浊、白带异常。

功效来源：《广西中药资源名录》

223. 紫金牛科 Myrsinaceae

紫金牛属 *Ardisia* Sw.

细罗伞 波叶紫金牛

Ardisia sinoaustralis C. Chen

凭证标本：环江县普查队 451226130726017LY (IBK、GXMG、CMMI)

功效：全株，利咽止咳、理气活血。

功效来源：《中华本草》

九管血 血党

Ardisia brevicaulis Diels

凭证标本：环江县普查队 451226130606012LY (IBK、CMMI)

功效：全株，祛风除湿、活血调经、消肿止痛。

功效来源：《广西壮族自治区壮药质量标准 第二卷》（2011年版）

小紫金牛

Ardisia chinensis Benth.

凭证标本：环江县普查队 451226131115022LY (IBK、GXMG、CMMI)

功效：全株，活血止血、散瘀止痛、清热利湿。

功效来源：《中华本草》

朱砂根

Ardisia crenata Sims

功效：根，行血祛风、解毒消肿。

功效来源：《中国药典》（2020年版）

注：《广西植物名录》有记载。

百两金

Ardisia crispa (Thunb.) A. DC

凭证标本：北京队 899103 (GXMI)

功效：根及根状茎，清热利咽、祛痰利湿、活血解毒。

功效来源：《中华本草》

剑叶紫金牛

Ardisia ensifolia E. Walker

凭证标本：彭日成等 ML1819 (IBK)

功效：全株，镇咳祛瘀、活血、利尿、解毒。

功效来源：《药用植物辞典》

月月红

Ardisia faberi Hemsl.

凭证标本：环江县普查队 451226141005003LY (IBK、GXMG、CMMI)

功效：全株，清热解毒、祛痰利湿、活血止血。

功效来源：《药用植物辞典》

郎伞树 凉伞盖珍珠

Ardisia hanceana Mez

凭证标本：彭日成等 ML0518 (IBK)

功效：根，活血止痛。

功效来源：《中华本草》

心叶紫金牛 红云草

Ardisia maclurei Merr.

凭证标本：环江县普查队 451226130425038LY (IBK、GXMG、CMMI)

功效：全株，活血止血、调经通络。

功效来源：《广西壮族自治区瑶药材质量标准 第一卷》（2014年版）

虎舌红 红毛走马胎

Ardisia mamillata Hance

凭证标本：环江县普查队 451226130319017LY (IBK、GXMG、CMMI)

功效：全株，散瘀止血、清热利湿、去腐生肌。

功效来源：《中华本草》

莲座紫金牛 铺地罗伞

Ardisia primulifolia Gardner et Champ.

凭证标本：环江县普查队 451226130428020LY (IBK、GXMG、CMMI)

功效：全株，祛风通络、散瘀止血、解毒消痈。

功效来源：《中华本草》

九节龙 小青
Ardisia pusilla A. DC.
凭证标本：环江县普查队 451226130313059LY (IBK、GXMG、CMMI)
功效：全株或叶，清热利湿、活血消肿。
功效来源：《中华本草》

海南罗伞树 大罗伞树
Ardisia quinquegona Blume
凭证标本：环江县普查队 451226130313003LY (IBK、GXMG、CMMI)
功效：地上部分，止咳化痰、祛风解毒、活血止痛。
功效来源：《广西壮族自治区壮药质量标准　第三卷》（2018年版）

雪下红
Ardisia villosa Roxb.
凭证标本：韦发南等 M0052 (IBK)
功效：全株，活血散瘀、消肿止痛。
功效来源：《全国中草药汇编》

酸藤子属 *Embelia* Burm. f.
酸藤子
Embelia laeta (L.) Mez
功效：根，清热解毒、散瘀止血。
功效来源：《广西壮族自治区瑶药材质量标准　第一卷》（2014年版）
注：《广西植物名录》有记载。

当归藤
Embelia parviflora Wall. ex A. DC.
凭证标本：环江县普查队 451226130425011LY (IBK、GXMG、CMMI)
功效：根及老茎，补血、活血、强腰膝。
功效来源：《中华本草》

白花酸藤果 咸酸蔃
Embelia ribes Burm. f.
凭证标本：环江县普查队 451226130318032LY (IBK、GXMG、CMMI)
功效：根或叶，活血调经、清热利湿、消肿解毒。
功效来源：《中华本草》

瘤皮孔酸藤子 假刺藤
Embelia scandens (Lour.) Mez
凭证标本：环江县普查队 451226130316030LY (IBK、GXMG、CMMI)
功效：根或叶，舒筋活络、敛肺止咳。
功效来源：《中华本草》

密齿酸藤子 打虫果
Embelia vestita Roxb.
凭证标本：环江县普查队 451226130428010LY (IBK、GXMG、CMMI)
功效：果实，驱虫。
功效来源：《中华本草》

杜茎山属 *Maesa* Forssk.
杜茎山
Maesa japonica (Thunb.) Moritzi et Zoll.
凭证标本：环江县普查队 451226121208025LY (IBK、GXMG、CMMI)
功效：根、茎、叶，祛风邪、解疫毒、消肿胀。
功效来源：《中华本草》

金珠柳
Maesa montana A. DC.
凭证标本：环江县普查队 451226121202019LY (IBK、GXMG、CMMI)
功效：叶、根，清湿热。
功效来源：《中华本草》

鲫鱼胆
Maesa perlarius (Lour.) Merr.
凭证标本：滇黔桂队 70056 (IBK)
功效：全株，接骨消肿、去腐生肌。
功效来源：《全国中草药汇编》

铁仔属 *Myrsine* L.
广西密花树
Myrsine kwangsiensis (E. Walker) Pipoly et C. Chen
凭证标本：环江县普查队 451226130109014LY (IBK、GXMG、CMMI)
功效：根，用于跌打损伤。
功效来源：《药用植物辞典》

打铁树
Myrsine linearis (Lour.) Poir.
凭证标本：环江县普查队 451226130314042LY (IBK、GXMG、CMMI)
功效：叶，外用治疮疡肿毒。
功效来源：《广西中药资源名录》

密花树
Myrsine seguinii H. Lév.
凭证标本：滇黔桂队 70299 (IBK)
功效：根皮、叶，清热解毒、凉血、祛湿。
功效来源：《药用植物辞典》

针齿铁仔 针刺铁仔
Myrsine semiserrata Wall.
凭证标本：环江县普查队 451226130313004LY (IBK、

GXMG、CMMI)

功效：果实，驱虫。

功效来源：《中华本草》

224. 安息香科 Styracaceae

赤杨叶属 Alniphyllum Matsum.

赤杨叶 豆渣树

Alniphyllum fortunei (Hemsl.) Makino

凭证标本：环江调查队 4–3–8109 (GXMI)

功效：根、叶，祛风除湿、利水消肿。

功效来源：《中华本草》

陀螺果属 Melliodendron Hand.-Mazz.

陀螺果

Melliodendron xylocarpum Hand.-Mazz.

凭证标本：环江县普查队 451226130729011LY (IBK、GXMG、CMMI)

功效：根、叶，清热、杀虫。枝叶，滑肠。

功效来源：《药用植物辞典》

安息香属 Styrax L.

赛山梅

Styrax confusus Hemsl.

凭证标本：黄俌淞等 Y1310 (IBK)

功效：果实，清热解毒、消痈散结。全株，止泻、止痒。

功效来源：《药用植物辞典》

野茉莉

Styrax japonicus Sieb. et Zucc.

凭证标本：韦发南等 M0374 (IBK)

功效：花，清火。虫瘿、叶、果实，祛风除湿。

功效来源：《全国中草药汇编》

栓叶安息香 红皮

Styrax suberifolius Hook. et Arn.

凭证标本：韦发南 2183 (IBK)

功效：叶、根，祛风除湿、理气止痛。

功效来源：《中华本草》

225. 山矾科 Symplocaceae

山矾属 Symplocos Jacq.

越南山矾

Symplocos cochinchinensis (Lour.) S. Moore var. *cochinchinensis*

凭证标本：韦发南 2200 (IBK)

功效：根，用于咳嗽、腹痛、泄泻。

功效来源：《广西中药资源名录》

黄牛奶树

Symplocos cochinchinensis (Lour.) S. Moore var. *laurina*

(Retz.) Noot.

功效：根、树皮，散热、清热。

功效来源：《药用植物辞典》

注：《广西植物名录》有记载。

光叶山矾 刀灰树

Symplocos lancifolia Sieb. et Zucc.

凭证标本：韦发南 2184 (IBK)

功效：全株，和肝健脾、止血生肌。

功效来源：《全国中草药汇编》

白檀

Symplocos paniculata (Thunb.) Miq.

功效：根、叶、花或种子，清热解毒、调气散结、祛风止痒。

功效来源：《中华本草》

注：《广西植物名录》有记载。

山矾

Symplocos sumuntia Buch.-Ham. ex D. Don

凭证标本：韦发南等 M0325 (IBK)

功效：花，化痰解郁、生津止渴。根，清热利湿、凉血止血、祛风止痛。叶，清热解毒、收敛止血。

功效来源：《中华本草》

228. 马钱科 Loganiaceae

醉鱼草属 Buddleja L.

巴东醉鱼草

Buddleja albiflora Hemsl.

凭证标本：环江县普查队 451226130318002LY (IBK、GXMG、CMMI)

功效：全草，祛瘀、杀虫。花蕾，止咳化痰。

功效来源：《药用植物辞典》

白背枫 白鱼尾

Buddleja asiatica Lour.

凭证标本：环江县普查队 451226130424030LY (IBK、GXMG、CMMI)

功效：全株，祛风利湿、行气活血。

功效来源：《中华本草》

醉鱼草

Buddleja lindleyana Fortune

功效：茎叶，祛风除湿、强筋骨、活血祛瘀。

功效来源：《中华本草》

注：《广西植物名录》有记载。

密蒙花

Buddleja officinalis Maxim.

凭证标本：环江县普查队 451226130313033LY (IBK、GXMG、CMMI)

功效：花蕾及其花序，清热养肝、明目退翳。
功效来源：《中国药典》（2020年版）

钩吻属 *Gelsemium* Juss.
钩吻 断肠草
Gelsemium elegans (Gardn. et Champ.) Benth.
凭证标本：环江县普查队 451226121203036LY (IBK、GXMG、CMMI)
功效：根和茎，祛风、攻毒、止痛。
功效来源：《广西壮族自治区壮药质量标准　第一卷》（2008年版）

度量草属 *Mitreola* L.
大叶度量草
Mitreola pedicellata Benth.
凭证标本：莫汉武 4-3-409 (GXMI)
功效：全株，用于跌打损伤、筋骨痛。
功效来源：《药用植物辞典》

229. 木犀科 Oleaceae
梣属 *Fraxinus* L.
白蜡树 秦皮
Fraxinus chinensis Roxb.
凭证标本：环江县普查队 451226130317031LY (IBK、GXMG、CMMI)
功效：树皮，清热燥湿、清肝明目、止咳平喘。
功效来源：《中华本草》

苦枥木
Fraxinus insularis Hemsl.
凭证标本：韦发南等 M0393 (IBK)
功效：枝叶，外用治风湿痹痛。
功效来源：《广西中药资源名录》

素馨属 *Jasminum* L.
白萼素馨
Jasminum albicalyx Kobuski
凭证标本：环江县普查队 451226141005004LY (IBK、GXMG、CMMI)
功效：根，驱虫。叶、全株，生肌。
功效来源：《药用植物辞典》

扭肚藤
Jasminum elongatum (Bergius) Willd.
凭证标本：环江县普查队 451226121203038LY (IBK、GXMG、CMMI)
功效：枝叶，清热利湿、解毒、消滞。
功效来源：《中华本草》

清香藤 破骨风
Jasminum lanceolaria Roxb.

凭证标本：环江县普查队 451226130313008LY (IBK、GXMG、CMMI)
功效：全株，活血破瘀、理气止痛。
功效来源：《广西壮族自治区瑶药材质量标准　第一卷》（2014年版）

青藤仔
Jasminum nervosum Lour.
凭证标本：环江县普查队 451226130109005LY (IBK、GXMG、CMMI)
功效：地上部分，清热利湿、消肿拔脓。
功效来源：《广西壮族自治区壮药质量标准　第三卷》（2018年版）

茉莉花
Jasminum sambac (L.) Aiton
功效：花蕾及初开的花，理气止痛、辟秽开郁。
功效来源：《广西壮族自治区壮药质量标准　第二卷》（2011年版）
注：民间常见栽培物种。

亮叶素馨 亮叶茉莉
Jasminum seguinii H. Lév.
凭证标本：彭日成等 ML1713 (IBK)
功效：根、叶，散瘀、止痛、止血。
功效来源：《中华本草》

华素馨 华清香藤
Jasminum sinense Hemsl.
凭证标本：彭日成等 ML0719 (IBK)
功效：全株，清热解毒。
功效来源：《中华本草》

女贞属 *Ligustrum* L.
女贞 女贞子
Ligustrum lucidum W. T. Aiton
凭证标本：环江县普查队 451226130527011LY (IBK、GXMG、CMMI)
功效：果实，滋补肝肾、明目乌发。
功效来源：《中国药典》（2020年版）

小蜡 小蜡树叶
Ligustrum sinense Lour. var. *sinense*
凭证标本：韦发南等 M0424 (IBK)
功效：叶，清热利湿、解毒消肿。
功效来源：《广西壮族自治区壮药质量标准　第二卷》（2011年版）

光萼小蜡 毛女贞
Ligustrum sinense Lour. var. *myrianthum* (Diels) Hoefker
凭证标本：环江县普查队 451226121207005LY (IBK、GXMG、CMMI)

功效：枝、叶，泻火解毒。

功效来源：《中华本草》

木犀榄属 *Olea* L.

木犀榄 毛女贞

Olea europaea L.

功效：种子油，外用治烧烫伤。

功效来源：《广西中药资源名录》

注：民间常见栽培物种。

木犀属 *Osmanthus* Lour.

桂花

Osmanthus fragrans (Thunb.) Lour.

功效：花，散寒破结、化痰止咳。果实，暖胃、平肝、散寒。根，祛风除湿、散寒。

功效来源：《全国中草药汇编》

注：民间常见栽培物种。

牛矢果 羊屎木

Osmanthus matsumuranus Hayata

凭证标本：环江调查队 4-3-1932 (GXMI)

功效：叶、树皮，解毒、排脓消痈。

功效来源：《中华本草》

230. 夹竹桃科 Apocynaceae

香花藤属 *Aganosma* (Blume) G. Don

广西香花藤

Aganosma siamensis Craib

凭证标本：环江县普查队 451226130526027LY (IBK、GXMG、CMMI)

功效：全株，用于水肿。

功效来源：《药用植物辞典》

黄蝉属 *Allamanda* L.

黄蝉

Allamanda schottii Pohl

功效：全株，杀虫、灭孑孓。

功效来源：《药用植物辞典》

注：民间常见栽培物种。

链珠藤属 *Alyxia* Banks ex R. Br.

筋藤

Alyxia levinei Merr.

凭证标本：环江县普查队 451226130729020LY (IBK、GXMG、CMMI)

功效：全株，祛风除湿、活血止痛。

功效来源：《中华本草》

狭叶链珠藤

Alyxia schlechteri H. Lév.

凭证标本：环江县普查队 451226130421002LY (IBK、

GXMG、CMMI)

功效：全草、根、茎、叶，清热解毒、消肿止痛、祛风、利湿、活血通络。

功效来源：《药用植物辞典》

清明花属 *Beaumontia* Wall.

清明花 炮弹果

Beaumontia grandiflora Wall.

凭证标本：滇黔桂队 70345 (IBK)

功效：根、叶，祛风除湿、活血止痛。

功效来源：《中华本草》

长春花属 *Catharanthus* G. Don

长春花

Catharanthus roseus (L.) G. Don

功效：全草，抗癌、降血压。

功效来源：《全国中草药汇编》

注：民间常见栽培物种。

山橙属 *Melodinus* J. R. Forst. et G. Forst.

尖山橙

Melodinus fusiformis Champ. ex Benth.

凭证标本：彭日成等 ML2018 (IBK)

功效：全株，祛风除湿、活血。

功效来源：《广西壮族自治区瑶药材质量标准 第一卷》（2014年版）

夹竹桃属 *Nerium* L.

夹竹桃

Nerium oleander L.

凭证标本：环江县普查队 451226130529032LY (IBK)

功效：叶，强心利尿、祛痰杀虫。

功效来源：《全国中草药汇编》

同心结属 *Parsonsia* R. Br.

广西同心结

Parsonsia goniostemon Hand.-Mazz.

凭证标本：环江调查队 4-3-1277 (GXMI)

功效：全株，用于肝脾肿大。

功效来源：《药用植物辞典》

鸡蛋花属 *Plumeria* L.

鸡蛋花

Plumeria rubra L.

功效：花，清热、解暑、利湿、止咳。

功效来源：《广西中药材标准 第一册》

注：民间常见栽培物种。

萝芙木属 *Rauvolfia* L.

萝芙木

Rauvolfia verticillata (Lour.) Baill.

凭证标本：环江县普查队 451226130429021LY (IBK、GXMG、CMMI)

功效：根和茎，清热、降压、宁神。

功效来源：《广西壮族自治区壮药质量标准　第一卷》（2008年版）

络石属 *Trachelospermum* Lem.

亚洲络石

Trachelospermum asiaticum (Sie. et Zucc.) Nakai

凭证标本：滇黔桂队 70242 (IBK)

功效：茎，祛风活络、活血止痛。

功效来源：《药用植物辞典》

紫花络石

Trachelospermum axillare Hook. f.

凭证标本：环江调查队 4-3-225 (GXMI)

功效：全株，解表发汗、通经活络、止痛。

功效来源：《全国中草药汇编》

绣毛络石

Trachelospermum dunnii (H. Lév.) H. Lév.

凭证标本：环江县普查队 451226130318006LY (IBK、GXMG、CMMI)

功效：芽，活血散瘀。

功效来源：《全国中草药汇编》

络石 络石藤

Trachelospermum jasminoides (Lindl.) Lem.

凭证标本：环江县普查队 451226130109020LY (IBK、GXMG、CMMI)

功效：带叶藤茎，凉血消肿、祛风通络。

功效来源：《中国药典》（2020年版）

水壶藤属 *Urceola* Roxb.

毛杜仲藤 杜仲藤

Urceola huaitingii (Chun et Tsiang) D. J. Middleton

凭证标本：环江县普查队 451226121203039LY (IBK、GXMG、CMMI)

功效：老茎及根，祛风活络、壮腰膝、强筋骨、消肿。

功效来源：《中华本草》

酸叶胶藤 红背酸藤

Urceola rosea (Hook. et Arn.) D. J. Middleton

凭证标本：环江县普查队 451226130526002LY (IBK、GXMG、CMMI)

功效：根、叶，清热解毒、利尿消肿。

功效来源：《中华本草》

倒吊笔属 *Wrightia* R. Br.

个溥

Wrightia sikkimensis Gamble

凭证标本：环江县普查队 451226130423043LY (IBK、GXMG、CMMI)

功效：全草，祛风活络、化瘀散结。叶，止血。

功效来源：《药用植物辞典》

231. 萝藦科 Asclepiadaceae

乳突果属 *Adelostemma* Hook. f.

乳突果

Adelostemma gracillimum (Wall. ex Wight) Hook. f.

凭证标本：环江县普查队 451226141005001LY (IBK、GXMG、CMMI)

功效：根，消食健胃、理气止痛。

功效来源：《药用植物辞典》

吊灯花属 *Ceropegia* L.

长叶吊灯花 双剪菜

Ceropegia dolichophylla Schltr.

凭证标本：韦发南等 M0076 (IBK)

功效：根，补虚、祛风除湿。

功效来源：《中华本草》

吊灯花

Ceropegia trichantha Hemsl.

凭证标本：环江县普查队 451226130723014LY (IBK、GXMG、CMMI)

功效：全株，外用治体癣。

功效来源：《广西中药资源名录》

白叶藤属 *Cryptolepis* R. Br.

白叶藤

Cryptolepis sinensis (Lour.) Merr.

凭证标本：环江县普查队 451226130527017LY (IBK、GXMG、CMMI)

功效：全株，清热解毒、散瘀止痛、止血。

功效来源：《全国中草药汇编》

鹅绒藤属 *Cynanchum* L.

牛皮消 飞来鹤

Cynanchum auriculatum Royle ex Wight

凭证标本：环江调查队 4-3-260 (GXMI)

功效：根、全草，健胃消积、解毒消肿。

功效来源：《全国中草药汇编》

刺瓜

Cynanchum corymbosum Wight

凭证标本：彭日成 ML0381 (IBK)

功效：全草，益气、催乳、解毒。

功效来源：《全国中草药汇编》

青羊参

Cynanchum otophyllum C. K. Schneid.

凭证标本：彭日成 ML0387 (IBK)

功效：根，祛风除湿、解毒镇痉。

功效来源：《全国中草药汇编》

眼树莲属 *Dischidia* R. Br.

滴锡眼树莲

Dischidia tonkinensis Costantin

凭证标本：环江县普查队 451226130423045LY (IBK、GXMG、CMMI)

功效：全株，用于肺热咳嗽、咳血。

功效来源：《广西中药资源名录》

纤冠藤属 *Gongronema* (Endl.) Decne.

纤冠藤

Gongronema nepalense (Wall.) Decne.

凭证标本：韦发南等 M0278 (IBK)

功效：全株，补精、通乳、祛风、活血。

功效来源：《药用植物辞典》

醉魂藤属 *Heterostemma* Wight et Arn.

醉魂藤

Heterostemma alatum Wight

凭证标本：韦发南等 M0184 (IBK)

功效：根、全株，除湿、解毒、截疟。

功效来源：《全国中草药汇编》

台湾醉魂藤

Heterostemma brownii Hayata

凭证标本：环江县普查队 451226130828013LY (IBK、GXMG、CMMI)

功效：地上部分，抗癌。

功效来源：《药用植物辞典》

催乳藤

Heterostemma oblongifolium Costantin

凭证标本：环江县普查队 451226130526007LY (IBK、GXMG、CMMI)

功效：全株，催乳。

功效来源：《全国中草药汇编》

球兰属 *Hoya* R. Br.

荷秋藤

Hoya griffithii Hook. f.

凭证标本：环江县普查队 451226130823019LY (IBK、GXMG、CMMI)

功效：茎叶，活血散瘀、祛风除湿。

功效来源：《中华本草》

毛球兰

Hoya villosa Costantin

凭证标本：环江县普查队 451226130429004LY (IBK、GXMG、CMMI)

功效：叶、全株，舒筋活络、祛风除湿。

功效来源：《药用植物辞典》

牛奶菜属 *Marsdenia* R. Br.

通光藤 通光散

Marsdenia tenacissima (Roxb.) Moon

凭证标本：环江县普查队 451226130319021LY (IBK、GXMG、CMMI)

功效：藤茎，止咳平喘、通乳利尿、抗癌。

功效来源：《全国中草药汇编》

蓝叶藤

Marsdenia tinctoria R. Br.

凭证标本：环江县普查队 451226130315033LY (IBK、GXMG、CMMI)

功效：果实，祛风除湿、化瘀散结。

功效来源：《中华本草》

石萝藦属 *Pentasachme* Wall. ex Wight

石萝藦

Pentasachme caudatum Wall. ex Wight

凭证标本：环江县普查队 451226130319025LY (IBK、GXMG、CMMI)

功效：全草，散风清热、解毒消肿。

功效来源：《中华本草》

鲫鱼藤属 *Secamone* R. Br.

鲫鱼藤

Secamone elliptica R. Br.

凭证标本：环江县普查队 451226130423023LY (IBK、GXMG、CMMI)

功效：根，用于乳汁不足、风湿骨痛、跌打损伤。

功效来源：《广西药用植物名录》

娃儿藤属 *Tylophora* R. Br.

通天连

Tylophora koi Merr.

凭证标本：环江县普查队 451226130427030LY (IBK、GXMG、CMMI)

功效：全株，解毒、消肿。

功效来源：《全国中草药汇编》

娃儿藤

Tylophora ovata (Lindl.) Hook. ex Steud.

凭证标本：环江县普查队 451226130503016LY (IBK、GXMG、CMMI)

功效：根，祛风化痰、解毒散瘀。

功效来源：《中药大辞典》

232. 茜草科 Rubiaceae

水团花属 *Adina* Salisb.

水团花

Adina pilulifera (Lam.) Franch. ex Drake

凭证标本：环江县普查队 451226130530015LY (IBK、GXMG、CMMI)

功效：根、枝叶、花果，清热利湿、解毒消肿。

功效来源：《中华本草》

茜树属 *Aidia* Lour.

茜树

Aidia cochinchinensis Lour.

凭证标本：韦发南等 M0306 (IBK)

功效：根，清热利湿、润肺止咳。全株，清热解毒、利湿消肿、润肺止咳。

功效来源：《药用植物辞典》

鱼骨木属 *Canthium* Lam.

鱼骨木

Canthium dicoccum (Gaertn.) Merr.

凭证标本：环江县普查队 451226130429011LY (IBK、GXMG、CMMI)

功效：树皮，解热。

功效来源：《广西药用植物名录》

大叶鱼骨木 六大天王

Canthium simile Merr. et Chun

凭证标本：环江县普查队 451226130602006LY (IBK、GXMG、CMMI)

功效：根、叶、树皮，活血祛瘀、消肿止痛。

功效来源：《中华本草》

弯管花属 *Chassalia* D. Don

弯管花

Chassalia curviflora Thwaites

凭证标本：环江县普查队 451226130603036LY (IBK、GXMG、CMMI)

功效：根或全株，清热解毒、祛风除湿。

功效来源：《中华本草》

流苏子属 *Coptosapelta* Korth.

流苏子 流苏子根

Coptosapelta diffusa (*Champ. ex* Benth.) Steenis

凭证标本：环江县普查队 451226130604019LY (IBK、GXMG、CMMI)

功效：根，祛风除湿、止痒。

功效来源：《中华本草》

虎刺属 *Damnacanthus* Gaertn. f.

短刺虎刺 岩石羊

Damnacanthus giganteus (Makino) Nakai

凭证标本：韦发南等 M0240 (IBK)

功效：根，养血、止血、除湿、舒筋。

功效来源：《中华本草》

云桂虎刺

Damnacanthus henryi (H. Lév.) H. S. Lo

凭证标本：环江县普查队 451226131116044LY (IBK、CMMI)

功效：叶，疗伤止痛。

功效来源：《药用植物辞典》

虎刺 鸡筋参

Damnacanthus indicus C. F. Gaertn.

凭证标本：蒋日红等 11394 (IBK)

功效：全株，益气补血、收敛止血。

功效来源：《中华本草》

拉拉藤属 *Galium* L.

拉拉藤

Galium aparine L. var. *echinospermum* (Wallr.) Farw.

凭证标本：环江县普查队 451226130316042LY (IBK、GXMG、CMMI)

功效：全草，清热解毒、消肿止痛、散瘀止血、利尿通淋。

功效来源：《药用植物辞典》

四叶葎

Galium bungei Steud.

凭证标本：环江县普查队 451226130316028LY (IBK、GXMG、CMMI)

功效：全草，清热解毒、利尿、止血、消食。

功效来源：《全国中草药汇编》

猪殃殃 八仙草

Galium spurium L.

功效：全草，清热解毒、利尿消肿。

功效来源：《全国中草药汇编》

注：本种为普遍分布种，《广西中药资源名录》有记载。

栀子属 *Gardenia* J. Ellis

栀子

Gardenia jasminoides J. Ellis

凭证标本：环江县普查队 451226130313011LY (IBK、GXMG、CMMI)

功效：成熟果实，泻火除烦、清热利湿、凉血解毒、消肿止痛。

功效来源：《中国药典》（2020年版）

耳草属 *Hedyotis* L.

耳草

Hedyotis auricularia L.

凭证标本：环江县普查队 451226130721026LY (IBK、GXMG、CMMI)

功效：全草，清热解毒、凉血消肿。

功效来源：《全国中草药汇编》

金毛耳草

Hedyotis chrysotricha (Palib.) Merr.

凭证标本：环江县普查队 451226130605041LY (IBK、GXMG、CMMI)

功效：全草，清热利湿、消肿解毒、舒筋活血。

功效来源：《药用植物辞典》

伞房花耳草 水线草

Hedyotis corymbosa (L.) Lam.

功效：全草，清热解毒、利尿消肿、活血止痛。

功效来源：《中药大辞典》

注：本种为普遍分布种，《广西中药资源名录》有记载。

白花蛇舌草

Hedyotis diffusa Willd.

功效：全草，清热解毒、利湿消肿。

功效来源：《广西壮族自治区壮药质量标准　第一卷》（2008年版）

注：本种为普遍分布种，《广西中药资源名录》有记载。

牛白藤

Hedyotis hedyotidea (DC.) Merr.

凭证标本：环江县普查队 451226130603009LY (IBK、GXMG、CMMI)

功效：全草，清热解暑、祛风活络、消肿解毒。

功效来源：《广西壮族自治区壮药质量标准　第一卷》（2008年版）

龙船花属 *Ixora* L.

白花龙船花

Ixora henryi H. Lév.

凭证标本：环江县普查队 451226130418011LY (IBK、GXMG、CMMI)

功效：全株，清热消肿、止痛、接骨。

功效来源：《广西药用植物名录》

红芽大戟属 *Knoxia* L.

红芽大戟

Knoxia corymbosa Willd.

凭证标本：环江调查队 4-3-349 (GXMI)

功效：全草，用于经闭、贫血、跌打损伤。根，用于小儿风热咳喘。

功效来源：《药用植物辞典》

滇丁香属 *Luculia* Sweet

滇丁香

Luculia pinceana Hook.

凭证标本：环江县普查队 451226121207023LY (IBK、GXMG、CMMI)

功效：花、果，止咳化痰。

功效来源：《中华本草》

巴戟天属 *Morinda* L.

大果巴戟

Morinda cochinchinensis DC.

凭证标本：环江县普查队 451226130721018LY (IBK、GXMG、CMMI)

功效：根，祛风除湿、宣肺止咳。

功效来源：《中华本草》

鸡眼藤 百眼藤

Morinda parvifolia Bartl. ex DC.

凭证标本：环江调查队 4-3-672 (GXMI)

功效：全株，清热利湿、化痰止咳、散瘀止痛。

功效来源：《全国中草药汇编》

羊角藤

Morinda umbellata L. subsp. *obovata* Y. Z. Ruan

凭证标本：环江县普查队 451226130603025LY (IBK、GXMG、CMMI)

功效：根及全株，止痛止血、祛风除湿。

功效来源：《全国中草药汇编》

玉叶金花属 *Mussaenda* L.

楠藤

Mussaenda erosa Champ. ex Benth.

凭证标本：环江县普查队 451226130427026LY (IBK、GXMG、CMMI)

功效：茎叶，清热解毒。

功效来源：《中华本草》

贵州玉叶金花 大叶白纸扇

Mussaenda esquirolii H. Lév.

凭证标本：环江县普查队 451226130601021LY (IBK、GXMG、CMMI)

功效：茎叶或根，清热解毒、解暑利湿。

功效来源：《中华本草》

玉叶金花

Mussaenda pubescens W. T. Aiton

凭证标本：彭日成等 ML1438 (IBK)

功效：茎和根，清热利湿、解毒消肿。

功效来源：《广西壮族自治区壮药质量标准 第一卷》（2008年版）

密脉木属 Myrioneuron R. Br. ex Hook. f.
密脉木
Myrioneuron faberi Hemsl.
凭证标本：环江县普查队 451226130723009LY (IBK、GXMG、CMMI)
功效：全株，用于跌打损伤。
功效来源：《药用植物辞典》

乌檀属 Nauclea L.
乌檀 胆木
Nauclea officinalis (Pierre ex Pit.) Merr. et Chun
凭证标本：彭日成等 ML0630 (IBK)
功效：枝、干、皮，清热解毒、消肿止痛。
功效来源：《全国中草药汇编》

新耳草属 Neanotis W. H. Lewis
薄叶新耳草
Neanotis hirsuta (L. f.) W. H. Lewis
凭证标本：环江县普查队 451226121203024LY (IBK、GXMG、CMMI)
功效：全草，清热解毒、利尿退黄、消肿止痛。
功效来源：《药用植物辞典》

蛇根草属 Ophiorrhiza L.
广州蛇根草 朱砂草
Ophiorrhiza cantoniensis Hance
凭证标本：环江县普查队 451226130313064LY (IBK、GXMG、CMMI)
功效：根状茎，清热止咳、镇静安神、消肿止痛。
功效来源：《中华本草》

中华蛇根草
Ophiorrhiza chinensis H. S. Lo
凭证标本：环江县普查队 451226131116040LY (IBK、GXMG、CMMI)
功效：全草，用于咳嗽、关节炎、骨折。
功效来源：《广西中药资源名录》

日本蛇根草 蛇根草
Ophiorrhiza japonica Blume
凭证标本：环江县普查队 451226121208040LY (IBK、GXMG、CMMI)
功效：全草，止渴祛痰、活血调经。
功效来源：《全国中草药汇编》

鸡矢藤属 Paederia L.
鸡矢藤
Paederia scandens (Lour.) Merr. var. *scandens*
凭证标本：环江县普查队 451226130718012LY (IBK、GXMG、CMMI)
功效：全草，除湿、消食、止痛、解毒。
功效来源：《广西壮族自治区壮药质量标准 第一卷》（2008年版）

毛鸡矢藤 鸡矢藤
Paederia scandens (Lour.) Merr. var. *tomentosa* (Blume) Hand.-Mazz.
凭证标本：彭日成等 ML1568 (IBK)
功效：根或全草，祛风利湿、消食化积、止咳、止痛。
功效来源：《全国中草药汇编》

云南鸡矢藤
Paederia yunnanensis (H. Lév.) Rehder
凭证标本：环江县普查队 451226130604029LY (IBK、GXMG、CMMI)
功效：根，消炎、止痛、接骨。
功效来源：《全国中草药汇编》

大沙叶属 Pavetta L.
香港大沙叶 大沙叶
Pavetta hongkongensis Bremek.
凭证标本：环江县普查队 451226130526024LY (IBK、GXMG、CMMI)
功效：全株、根、叶，清热解暑、活血祛瘀。
功效来源：《全国中草药汇编》

九节属 Psychotria L.
驳骨九节 花叶九节木
Psychotria prainii H. Lév.
凭证标本：环江县普查队 451226130424025LY (IBK、GXMG、CMMI)
功效：全株，清热解毒、祛风止痛、散瘀止血。
功效来源：《中华本草》

九节 九节木
Psychotria rubra (Lour.) Poir.
凭证标本：环江县普查队 451226130722021LY (IBK、GXMG、CMMI)
功效：干燥地上部分，清热解毒、祛风除湿、活血止痛。
功效来源：《广西壮族自治区壮药质量标准 第三卷》（2018年版）

蔓九节 穿根藤
Psychotria serpens L.
凭证标本：环江县普查队 451226130728007LY (IBK、GXMG、CMMI)
功效：枝、叶或全株，祛风除湿、舒筋活络、消肿止痛。

功效来源：《中华本草》

假九节

Psychotria tutcheri Dunn

凭证标本：陆耐花 4-3-1810 (GXMI)

功效：全株，消肿、止痛、祛风。

功效来源：《广西药用植物名录》

茜草属 *Rubia* L.

金剑草

Rubia alata Roxb.

凭证标本：韦发南等 M0159 (IBK)

功效：根及根状茎，用于月经不调、风湿痹痛。

功效来源：《广西中药资源名录》

钩毛茜草

Rubia oncotricha Hand.-Mazz.

凭证标本：环江县普查队 451226121202020LY (IBK、GXMG、CMMI)

功效：根及根状茎，清热、活血、行血止血、通经活络、祛瘀止痛、祛痰止咳。

功效来源：《药用植物辞典》

白马骨属 *Serissa* Comm. ex Juss.

六月雪 白马骨

Serissa japonica (Thunb.) Thunb.

凭证标本：环江县普查队 451226130503034LY (IBK、GXMG、CMMI)

功效：全株，祛风利湿、清热解毒。

功效来源：《中华本草》

白马骨

Serissa serissoides (DC.) Druce

凭证标本：梁玉汉 4-3-536 (GXMI)

功效：全草，祛风利湿、清热解毒。

功效来源：《中华本草》

螺序草属 *Spiradiclis* Blume

长叶螺序草

Spiradiclis oblanceolata W. L. Sha et X. X. Chen

凭证标本：韦加必 4-3-1460 (GXMI)

功效：根，外用治痔疮肿痛。

功效来源：《广西药用植物名录》

乌口树属 *Tarenna* Gaertn.

假桂乌口树 乌口树

Tarenna attenuata (Voigt) Hutch.

凭证标本：环江县普查队 451226130718017LY (IBK、GXMG、CMMI)

功效：全株，祛风消肿、散瘀止痛。

功效来源：《全国中草药汇编》

白花苦灯笼 麻糖风

Tarenna mollissima (Hook. et Arn.) Rob.

凭证标本：韦发南等 M0199 (IBK)

功效：根、叶，清热解毒、消肿止痛。

功效来源：《全国中草药汇编》

岭罗麦属 *Tarennoidea* Tirveng. et Sastre

岭罗麦

Tarennoidea wallichii (Hook. f.) Tirveng. et Sastre

凭证标本：韦发南 2095 (IBK)

功效：树皮，消食化积。

功效来源：《药用植物辞典》

钩藤属 *Uncaria* Schreb.

毛钩藤 钩藤

Uncaria hirsuta Havil.

凭证标本：环江县普查队 451226130315026LY (IBK、GXMG、CMMI)

功效：带钩茎枝，清热平肝、息风定惊。

功效来源：《中国药典》（2020年版）

倒挂金钩

Uncaria lancifolia Hutch.

凭证标本：环江县普查队 451226130604014LY (IBK、GXMG、CMMI)

功效：带钩枝条，清热平肝、息风定惊。根，舒筋活络、清热消肿。

功效来源：《药用植物辞典》

钩藤

Uncaria rhynchophylla (Miq.) Miq. ex Havil.

凭证标本：彭日成等 ML1562 (IBK)

功效：带钩茎枝，清热平肝、息风定惊。

功效来源：《中国药典》（2020年版）

侯钩藤

Uncaria rhynchophylloides F. C. How

凭证标本：环江县普查队 451226130318008LY (IBK、GXMG、CMMI)

功效：带钩枝条，清热平肝、息风定惊。根，舒筋活络、清热消肿。

功效来源：《药用植物辞典》

攀茎钩藤

Uncaria scandens (Sm.) Hutch.

凭证标本：环江县普查队 451226130319010LY (IBK、GXMG、CMMI)

功效：带钩枝条，清热平肝、息风定惊。根，舒筋活络、清热消肿。

功效来源：《药用植物辞典》

水锦树属 *Wendlandia* Bartl. ex DC.

水锦树

Wendlandia uvariifolia Hance

功效：根、叶，祛风除湿、散瘀消肿、止血生肌。

功效来源：《全国中草药汇编》

注：《广西植物名录》有记载。

233. 忍冬科 Caprifoliaceae

六道木属 *Abelia* R. Br.

糯米条

Abelia chinensis R. Br.

凭证标本：韦发南等 M0242 (IBK)

功效：茎、叶，清热解毒、凉血止血。

功效来源：《中华本草》

忍冬属 *Lonicera* L.

华南忍冬　山银花

Lonicera confusa (Sweet) DC.

凭证标本：许为斌等 11126A (IBK)

功效：花蕾、嫩枝，清热解毒、凉散风热。

功效来源：《广西壮族自治区壮药质量标准　第一卷》（2008年版）

菰腺忍冬　山银花

Lonicera hypoglauca Miq. subsp. *hypoglauca*

凭证标本：环江县普查队 451226130316040LY (IBK、GXMG、CMMI)

功效：花蕾或带初开的花，清热解毒、疏散风热。

功效来源：《中国药典》（2020年版）

净花菰腺忍冬

Lonicera hypoglauca Miq. subsp. *nudiflora* P. S. Hsu et H. J. Wang

功效：花蕾，清热解毒、疏散风热。嫩枝，清热解毒、通络。

功效来源：《药用植物辞典》

注：《广西中药资源名录》有记载。

短柄忍冬

Lonicera pampaninii H. Lév.

凭证标本：环江县普查队 451226130503037LY (IBK、GXMG、CMMI)

功效：花蕾，清热解毒、舒筋通络、凉血止血、止痢、截疟。

功效来源：《药用植物辞典》

皱叶忍冬

Lonicera rhytidophylla Hand.-Mazz.

凭证标本：环江县普查队 451226130726006LY (IBK、GXMG、CMMI)

功效：花蕾，清热解毒、凉血、止痢。

功效来源：《药用植物辞典》

细毡毛忍冬

Lonicera similis Hemsl.

凭证标本：环江县普查队 451226131115004LY (IBK、GXMG、CMMI)

功效：花蕾，清热解毒、截疟。全株，镇惊、祛风、败毒。

功效来源：《药用植物辞典》

接骨木属 *Sambucus* L.

接骨草　走马风

Sambucus chinensis Lindl.

凭证标本：环江县普查队 451226130602003LY (IBK、GXMG、CMMI)

功效：全株，活血消肿、祛风除湿。

功效来源：《广西壮族自治区壮药质量标准　第一卷》（2008年版）

荚蒾属 *Viburnum* L.

短序荚蒾

Viburnum brachybotryum Hemsl.

凭证标本：环江调查队 4-3-656 (GXMI)

功效：根，清热解毒、祛风除湿。

功效来源：《药用植物辞典》

金腺荚蒾

Viburnum chunii Hsu

凭证标本：环江县普查队 451226130728036LY (IBK、GXMG、CMMI)

功效：根，用于风湿痹痛、跌打肿痛。

功效来源：《广西中药资源名录》

水红木　揉白叶

Viburnum cylindricum Buch.-Ham. ex D. Don

功效：根、叶及花，清热解毒。

功效来源：《全国中草药汇编》

注：《广西植物名录》有记载。

荚蒾

Viburnum dilatatum Thunb.

凭证标本：环江县普查队 451226121208031LY (IBK、GXMG、CMMI)

功效：枝、叶，清热解毒、疏风解表。根，祛瘀消肿。

功效来源：《全国中草药汇编》

南方荚蒾　满山红

Viburnum fordiae Hance

凭证标本：滇黔桂队 70105 (IBK)

功效：根，祛风清热、散瘀活血。

功效来源：《广西壮族自治区壮药质量标准　第二卷》（2011年版）

台中荚蒾
Viburnum formosanum Hayata
凭证标本：滇黔桂队 70027 (IBK)
功效：根及茎，祛风除湿、壮阳、清凉解毒。
功效来源：《药用植物辞典》

披针叶荚蒾 猪母柴根
Viburnum lancifolium P. S. Hsu
凭证标本：环江调查队 4–3–441 (GXMI)
功效：根，清热解毒。
功效来源：《中华本草》

珊瑚树 早禾树
Viburnum odoratissimum Ker Gawl.
功效：叶、树皮及根，祛风除湿、通经活络。
功效来源：《中华本草》
注：《广西植物名录》有记载。

球核荚蒾
Viburnum propinquum Hemsl.
凭证标本：韦发南等 M0364 (IBK)
功效：叶，止血、消肿止痛、接骨续筋。
功效来源：《全国中草药汇编》

三脉叶荚蒾
Viburnum triplinerve Hand.-Mazz.
凭证标本：环江县普查队 451226130109011LY (IBK、GXMG、CMMI)
功效：全株，止血、消肿止痛、接骨续筋。
功效来源：《药用植物辞典》

235. 败酱科 Valerianaceae
败酱属 *Patrinia* Juss.
异叶败酱 墓头回
Patrinia heterophylla Bunge
凭证标本：环江县普查队 451226130426036LY (IBK、GXMG、CMMI)
功效：根或全草，清热燥湿、止血、止带、截疟。
功效来源：《全国中草药汇编》

少蕊败酱
Patrinia monandra C. B. Clarke
凭证标本：韦发南等 M0003 (IBK)
功效：全草，清热解毒、消肿消炎、宁心安神、利湿祛瘀、排脓、止血止痛。
功效来源：《药用植物辞典》

败酱
Patrinia scabiosifolia Fisch. ex Trevir.
凭证标本：滇黔桂队 70085 (IBK)
功效：全草，清热解毒、活血排脓。
功效来源：《中华本草》

236. 川续断科 Dipsacaceae
川续断属 *Dipsacus* L.
川续断 续断
Dipsacus asper Wall.
凭证标本：韦发南等 M0345 (IBK)
功效：根，补肝肾、强筋骨、接骨、止崩漏。
功效来源：《全国中草药汇编》

238. 菊科 Asteraceae
下田菊属 *Adenostemma* J. R. Forst. et G. Forst.
下田菊
Adenostemma lavenia (L.) Kuntze
凭证标本：环江县普查队 451226141005036LY (IBK、GXMG、CMMI)
功效：全草，清热解毒、利湿、消肿。
功效来源：《全国中草药汇编》

藿香蓟属 *Ageratum* L.
藿香蓟 胜红蓟
Ageratum conyzoides L.
凭证标本：环江县普查队 451226121202021LY (IBK、GXMG、CMMI)
功效：全草，清热解毒、利咽消肿。
功效来源：《广西壮族自治区壮药质量标准　第三卷》（2018年版）

兔儿风属 *Ainsliaea* DC.
秀丽兔儿风
Ainsliaea elegans Hemsl.
凭证标本：环江县普查队 451226130314025LY (IBK、GXMG、CMMI)
功效：全草，用于风湿骨痛、肺结核。
功效来源：《广西药用植物名录》

杏香兔儿风 金边兔耳
Ainsliaea fragrans Champ. ex Benth.
功效：全草，清热补虚、凉血止血、利湿解毒。
功效来源：《中华本草》
注：《广西植物名录》有记载。

长穗兔儿风 二郎剑
Ainsliaea henryi Diels
功效：全草，散瘀清热、止咳平喘。
功效来源：《中华本草》
注：《广西植物名录》有记载。

莲沱兔儿风
Ainsliaea ramosa Hemsl.
凭证标本：韦发南等 M0385 (IBK)
功效：全草，清热解毒、润肺止咳、镇静、消肿、止血。
功效来源：《药用植物辞典》

香青属 *Anaphalis* DC.
珠光香青 山萩
Anaphalis margaritacea (L.) Benth. et Hook. f.
凭证标本：环江县普查队 451226131115016LY (IBK、GXMG、CMMI)
功效：全草或根，清热解毒、祛风通络、驱虫。
功效来源：《全国中草药汇编》

山黄菊属 *Anisopappus* Hook. et Arn.
山黄菊
Anisopappus chinensis (L.) Hook. et Arn.
功效：花，清热化痰。
功效来源：《广西中药材标准 第一册》
注：《广西植物名录》有记载。

蒿属 *Artemisia* L.
黄花蒿 青蒿
Artemisia annua L.
凭证标本：环江县普查队 451226121202014LY (IBK、GXMG、CMMI)
功效：地上部分，清虚热、除骨蒸、解暑热、截疟、退黄。
功效来源：《中国药典》（2020年版）

奇蒿 刘寄奴
Artemisia anomala S. Moore var. *anomala*
凭证标本：环江调查队 4–3–660 (GXMI)
功效：全草，清暑利湿、活血化瘀、通经止痛。
功效来源：《全国中草药汇编》

密毛奇蒿
Artemisia anomala S. Moore var. *tomentella* Hand.-Mazz.
功效：全草、花穗，清暑利湿、活血行瘀、通经止痛。
功效来源：《药用植物辞典》
注：《广西植物名录》有记载。

暗绿蒿
Artemisia atrovirens Hand.-Mazz.
功效：叶，散寒止痛、温经止血。
功效来源：《药用植物辞典》
注：《广西植物名录》有记载。

牛尾蒿
Artemisia dubia L. ex B. D. Jacks.

凭证标本：环江县普查队 451226130724017LY (IBK、GXMG、CMMI)
功效：全草，清热解毒、镇咳、理气血、逐寒湿、调经、安胎、止血。
功效来源：《药用植物辞典》

五月艾
Artemisia indica Willd.
功效：叶，理气血、逐寒湿、止血通经、安胎。全草，利膈开胃、温经。
功效来源：《药用植物辞典》
注：《广西植物名录》有记载。

牡蒿 牡蒿根
Artemisia japonica Thunb.
功效：根，祛风、补虚、杀虫截疟。
功效来源：《中华本草》
注：本种为普遍分布种，《广西中药资源名录》有记载。

白苞蒿 刘寄奴
Artemisia lactiflora Wall. ex DC.
凭证标本：滇黔桂队 70024 (IBK)
功效：全草，活血散瘀、通经止痛、利湿消肿、消积除胀。
功效来源：《广西中药材标准 第一册》

白莲蒿 万年蒿
Artemisia sacrorum Ledeb.
功效：全草，清热解毒、凉血止痛。
功效来源：《全国中草药汇编》
注：《广西中药资源名录》有记载。

紫菀属 *Aster* L.
三脉紫菀 山白菊
Aster ageratoides Turcz.
凭证标本：滇黔桂队 70142 (IBK)
功效：全草、根，清热解毒、祛痰镇咳、凉血止血。
功效来源：《中华本草》

钻叶紫菀 瑞连草
Aster subulatus Michx.
功效：全草，清热解毒。
功效来源：《全国中草药汇编》
注：《广西植物名录》有记载。

鬼针草属 *Bidens* L.
白花鬼针草 鬼针草
Bidens alba (L.) DC.
凭证标本：环江县普查队 451226121202012LY (IBK、GXMG、CMMI)
功效：全草，疏表清热、解毒、散瘀。

功效来源：《广西壮族自治区壮药质量标准 第二卷》（2011年版）

鬼针草

Bidens pilosa L.

凭证标本：环江县普查队 451226130424047LY (IBK、GXMG、CMMI)

功效：全草，疏表清热、解毒、散瘀。

功效来源：《广西壮族自治区壮药质量标准 第二卷》（2011年版）

百能葳属 *Blainvillea* Cass.

百能葳 鱼鳞菜

Blainvillea acmella (L.) Philipson

功效：全草，疏风清热、止咳。

功效来源：《中华本草》

注：本种为普遍分布种，《广西中药资源名录》有记载。

艾纳香属 *Blumea* DC.

东风草

Blumea megacephala (Randeria) C. C. Chang et Y. Q. Tseng

凭证标本：环江县普查队 451226121202015LY (IBK、GXMG、CMMI)

功效：全草，清热明目、祛风止痒、解毒消肿。

功效来源：《中华本草》

金盏花属 *Calendula* L.

欧洲金盏菊

Calendula arvensis (Vaill.) L.

功效：全草，清热、利尿、发汗、兴奋、缓下、通经、止血。

功效来源：《药用植物辞典》

注：民间常见栽培物种。

金盏花 金盏菊根

Calendula officinalis L.

功效：根，活血散瘀、行气利尿。花，凉血、止血。

功效来源：《全国中草药汇编》

注：民间常见栽培物种。

天名精属 *Carpesium* L.

天名精 鹤虱

Carpesium abrotanoides L.

凭证标本：环江县普查队 451226130315055LY (IBK、GXMG、CMMI)

功效：成熟果实，杀虫消积。

功效来源：《中国药典》（2020年版）

石胡荽属 *Centipeda* Lour.

石胡荽 鹅不食草

Centipeda minima (L.) A. Braun et Asch.

功效：全草，发散风寒、通鼻窍、止咳。

功效来源：《中国药典》（2020年版）

注：《广西植物名录》有记载。

飞机草属 *Chromolaena* DC.

飞机草

Chromolaena odorata (L.) R. King et H. Rob.

功效：全草，散瘀消肿、止血、杀虫。

功效来源：《全国中草药汇编》

注：本种为普遍分布种，《广西中药资源名录》有记载。

茼蒿属 *Chrysanthemum* L.

野菊

Chrysanthemum indicum L.

功效：头状花序，清热解毒、泻火平肝。

功效来源：《中国药典》（2020年版）

注：《广西植物名录》有记载。

菊花

Chrysanthemum morifolium Ramat.

功效：花，散风清热、平肝明目、清热解毒。

功效来源：《中国药典》（2020年版）

注：民间常见栽培物种。

南茼蒿 茼蒿

Chrysanthemum segetum Forssk. ex DC.

凭证标本：环江县普查队 451226130423035LY (IBK、GXMG、CMMI)

功效：茎、叶，和脾胃、消谈饮、安心神。

功效来源：《中华本草》

蓟属 *Cirsium* Mill.

大蓟

Cirsium japonicum (Thunb.) Fisch. ex DC.

凭证标本：环江县普查队 451226130423029LY (IBK、GXMG、CMMI)

功效：地上部分，凉血止血、祛瘀消肿。

功效来源：《中华本草》

总序蓟

Cirsium racemiforme Y. Ling et C. Shih

凭证标本：蒋日红等 11273 (IBK)

功效：根，用于小儿消化不良、外伤出血。

功效来源：《广西药用植物名录》

藤菊属 *Cissampelopsis* (DC.) Miq.

岩穴藤菊

Cissampelopsis spelaeicola (Vaniot) C. Jeffrey et Y. L. Chen

凭证标本：环江县普查队 451226130504001LY（IBK、GXMG、CMMI）

功效：茎、叶，息风止痉、散瘀通络。

功效来源：《药用植物辞典》

藤菊

Cissampelopsis volubilis (Blume) Miq.

凭证标本：滇黔桂队 70289（IBK）

功效：藤茎，舒筋活络、祛风除湿。

功效来源：《药用植物辞典》

白酒草属 *Conyza* Less.

香丝草 野塘蒿

Conyza bonariensis (L.) Cronq.

凭证标本：环江县普查队 451226130316034LY（IBK、GXMG、CMMI）

功效：全草，清热除湿、行气止痛。

功效来源：《全国中草药汇编》

小蓬草 小飞蓬

Conyza canadensis (L.) Cronq.

功效：全草，清热利湿、散瘀消肿。

功效来源：《中华本草》

注：《广西植物名录》有记载。

苏门白酒草 竹叶艾

Conyza sumatrensis (Retz.) Walker

凭证标本：环江县普查队 451226130718016LY（IBK、GXMG、CMMI）

功效：全草，化痰、通络、止血。

功效来源：《中华本草》

金鸡菊属 *Coreopsis* L.

剑叶金鸡菊

Coreopsis lanceolata L.

功效：全草、叶，清热解毒、化瘀消肿。

功效来源：《药用植物辞典》

注：民间常见栽培物种。

两色金鸡菊 波斯菊

Coreopsis tinctoria Nutt.

功效：全草，清热解毒、化湿。

功效来源：《全国中草药汇编》

注：民间常见栽培物种。

野茼蒿属 *Crassocephalum* Moench

野茼蒿 假茼蒿

Crassocephalum crepidioides (Benth.) S. Moore

凭证标本：环江县普查队 451226121202007LY（IBK、GXMG、CMMI）

功效：全草，清热解毒、健脾利湿。

功效来源：《广西壮族自治区壮药质量标准 第三卷》（2018年版）

芙蓉菊属 *Crossostephium* Less.

芙蓉菊 千年艾

Crossostephium chinense (L.) Makino

功效：根、叶，祛风除湿、解毒消肿、止咳化痰。

功效来源：《全国中草药汇编》

注：民间常见栽培物种。

大丽花属 *Dahlia* Cav.

大丽花

Dahlia pinnata Cav.

功效：块根，清热解毒、消炎祛肿、止痛。

功效来源：《药用植物辞典》

注：民间常见栽培物种。

鱼眼草属 *Dichrocephala* L'Her. ex DC.

鱼眼草 蚯疽草

Dichrocephala auriculata (Thunb.) Druce

凭证标本：环江县普查队 451226130316003LY（IBK、GXMG、CMMI）

功效：全草，活血调经、解毒消肿。

功效来源：《中华本草》

小鱼眼草

Dichrocephala benthamii C. B. Clarke

功效：全草，清热解毒、祛风明目。

功效来源：《全国中草药汇编》

注：本种为普遍分布种，《广西中药资源名录》有记载。

东风菜属 *Doellingeria* Nees

东风菜

Doellingeria scaber (Thunb.) Nees

凭证标本：韦发南等 M0271（IBK）

功效：根状茎及全草，清热解毒、明目、利咽。

功效来源：《中华本草》

鳢肠属 *Eclipta* L.

鳢肠 墨旱莲

Eclipta prostrata (L.) L.

凭证标本：环江县普查队 451226121207017LY（IBK、GXMG、CMMI）

功效：地上部分，滋补肝肾、凉血止血。

功效来源：《中国药典》（2020年版）

地胆草属 *Elephantopus* L.

地胆草 苦地胆根

Elephantopus scaber L.

功效：根，清热解毒、除湿。

功效来源：《广西壮族自治区壮药质量标准　第一卷》（2008年版）

注：本种为普遍分布种，《广西中药资源名录》有记载。

一点红属 *Emilia* (Cass.) Cass.

小一点红

Emilia prenanthoidea DC.

功效：带根全草，清热解毒、消肿止痛、利水、凉血。

功效来源：《药用植物辞典》

注：本种为普遍分布种，《广西中药资源名录》有记载。

一点红

Emilia sonchifolia DC.

凭证标本：环江县普查队 451226121202011LY (IBK、GXMG、CMMI)

功效：全草，清热解毒、散瘀消肿。

功效来源：《广西壮族自治区壮药质量标准　第一卷》（2008年版）

飞蓬属 *Erigeron* L.

一年蓬

Erigeron annuus Pers.

凭证标本：环江县普查队 451226130526029LY (IBK)

功效：根、全草，清热解毒、助消化、截疟。

功效来源：《药用植物辞典》

泽兰属 *Eupatorium* L.

多须公 华泽兰

Eupatorium chinense L.

凭证标本：韦发南等 M0339 (IBK)

功效：根，清热解毒、凉血利咽。

功效来源：《广西中药材标准　第一册》

佩兰

Eupatorium fortunei Turcz.

功效：地上部分，芳香化湿、醒脾开胃、发表解暑。

功效来源：《中国药典》（2020年版）

注：《广西植物名录》有记载。

白头婆 山佩兰

Eupatorium japonicum Thunb.

功效：全草，祛暑发表、化湿和中、理气活血、解毒。

功效来源：《中华本草》

注：《广西植物名录》有记载。

林泽兰 野马追

Eupatorium lindleyanum DC.

凭证标本：陈少卿 15422 (KUN)

功效：全草，润肺止咳、化痰平喘、降血压。

功效来源：《中华本草》

牛膝菊属 *Galinsoga* Ruiz et Pav.

牛膝菊 辣子草

Galinsoga parviflora Cav.

凭证标本：环江县普查队 451226130423033LY (IBK、GXMG、CMMI)

功效：全草，止血、消炎。

功效来源：《全国中草药汇编》

大丁草属 *Gerbera* L.

大丁草

Gerbera anandria (L.) Sch.-Bip.

凭证标本：环江调查队 4-3-16014 (GXMI)

功效：全草，清热利湿、解毒消肿、止咳、止血。

功效来源：《全国中草药汇编》

毛大丁草

Gerbera piloselloides (L.) Cass.

凭证标本：莫三助 1912 (GXMI)

功效：全草，清热解毒、润肺止咳、活血化瘀。

功效来源：《广西中药材标准　第一册》

鼠麴草属 *Gnaphalium* L.

鼠麴草 鼠曲草

Gnaphalium affine D. Don

凭证标本：环江县普查队 451226121207009LY (IBK、GXMG、CMMI)

功效：全草，化痰止咳、祛风除湿、解毒。

功效来源：《中华本草》

匙叶鼠麴草

Gnaphalium pensylvanicum Willd.

凭证标本：环江县普查队 451226130319015LY (IBK、GXMG、CMMI)

功效：全草，清热解毒、宣肺平喘。

功效来源：《药用植物辞典》

田基黄属 *Grangea* Adans.

田基黄

Grangea maderaspatana (L.) Poir.

功效：全草，清热利湿、解毒、散瘀消肿。

功效来源：《中华本草》

注：本种为普遍分布种，《广西中药资源名录》有记载。

菊三七属 *Gynura* Cass.
白子菜
Gynura divaricata (L.) DC.
凭证标本：环江县普查队 451226130315001LY (IBK、GXMG、CMMI)
功效：全草，清热解毒、舒筋接骨、凉血止血。
功效来源：《全国中草药汇编》

平卧菊三七 蛇接骨
Gynura procumbens (Lour.) Merr.
凭证标本：环江县普查队 451226121203008LY (IBK、GXMG、CMMI)
功效：全草，散瘀消肿、清热止咳。
功效来源：《中华本草》

向日葵属 *Helianthus* L.
向日葵 向日葵茎髓
Helianthus annuus L.
功效：茎髓，清热、利尿、止咳。
功效来源：《中华本草》
注：民间常见栽培物种。

菊芋
Helianthus tuberosus L.
凭证标本：环江县普查队 451226130720013LY (IBK、GXMG、CMMI)
功效：块茎、茎叶，清热凉血、活血消肿、利尿、接骨。
功效来源：《药用植物辞典》

泥胡菜属 *Hemistepta* Bunge
泥胡菜
Hemistepta lyrata (Bunge) Bunge
凭证标本：环江县普查队 451226130316004LY (IBK、GXMG、CMMI)
功效：全草、根，清热解毒、利尿、消肿祛瘀、止咳、止血、活血。
功效来源：《药用植物辞典》

旋覆花属 *Inula* L.
羊耳菊
Inula cappa (Buch.-Ham. ex D. Don) DC.
凭证标本：滇黔桂队 70086 (IBK)
功效：地上部分，祛风、利湿、行气化滞。
功效来源：《广西壮族自治区壮药质量标准　第一卷》（2008年版）

小苦荬属 *Ixeridium* (A. Gray) Tzvelev
细叶小苦荬
Ixeridium gracile (DC.) Shih
凭证标本：环江县普查队 451226130316006LY (IBK、GXMG、CMMI)
功效：全草，清热解毒、消炎、消肿止痛。
功效来源：《药用植物辞典》

苦荬菜属 *Ixeris* (Cass.) Cass.
剪刀股
Ixeris japonica (Burm. f.) Nakai
功效：全草，清热解毒、消痈肿、凉血、利尿。
功效来源：《药用植物辞典》
注：《广西植物名录》有记载。

苦荬菜 多头苦荬
Ixeris polycephala Cass.
凭证标本：环江县普查队 451226130501009LY (IBK、GXMG、CMMI)
功效：全草，清热解毒、利湿消痞、外用消炎退肿。
功效来源：《全国中草药汇编》

马兰属 *Kalimeris* (Cass.) Cass.
马兰 路边菊
Kalimeris indica (L.) Sch. Bip.
凭证标本：环江县普查队 451226130424049LY (IBK、GXMG、CMMI)
功效：全草，健脾利湿、解毒止血。
功效来源：《广西壮族自治区壮药质量标准　第二卷》（2011年版）

莴苣属 *Lactuca* L.
莴苣 莴苣子
Lactuca sativa L.
凭证标本：环江县普查队 451226130423034LY (IBK、GXMG、CMMI)
功效：种子，通乳汁、利小便、活血化瘀。
功效来源：《中华本草》

栓果菊属 *Launaea* Cass.
光茎栓果菊 滑背草鞋根
Launaea acaulis (Roxb.) Babc. ex Kerr.
功效：全草，清热解毒、利尿。
功效来源：《中华本草》
注：《广西植物名录》有记载。

橐吾属 *Ligularia* Cass.
鹿蹄橐吾
Ligularia hodgsonii Hook.
凭证标本：环江县普查队 451226131115030LY (IBK、GXMG、CMMI)
功效：根、全草，止咳化痰、解毒、祛瘀活血、止痛、止痢。
功效来源：《药用植物辞典》

黄瓜菜属 *Paraixeris* Nakai

黄瓜菜 野苦荬菜

Paraixeris denticulata (Houtt.) Nakai

凭证标本：环江县普查队 451226121206008LY (IBK、GXMG、CMMI)

功效：全草或根，清热解毒、散瘀止痛、止血、止带。

功效来源：《中华本草》

银胶菊属 *Parthenium* L.

银胶菊

Parthenium hysterophorus L.

凭证标本：环江县普查队 451226130720005LY (IBK、GXMG、CMMI)

功效：全草，强筋骨、解热、通经、镇痛。

功效来源：《药用植物辞典》

翅果菊属 *Pterocypsela* C. Shih

高大翅果菊 水紫菀

Pterocypsela elata (Hemsl.) C. Shih

功效：根，止咳化痰。

功效来源：《中华本草》

注：《广西植物名录》有记载。

翅果菊

Pterocypsela indica (L.) C. Shih

功效：全草，清热解毒、活血祛瘀、利湿排脓。

功效来源：《药用植物辞典》

注：《广西植物名录》有记载。

匹菊属 *Pyrethrum* Zinn.

除虫菊

Pyrethrum cinerariifolium Trevis.

功效：花或全草，杀虫。

功效来源：《全国中草药汇编》

注：民间常见栽培物种。

风毛菊属 *Saussurea* DC.

三角叶风毛菊

Saussurea deltoidea (DC.) Sch.-Bip.

凭证标本：环江县普查队 451226131116007LY (IBK、GXMG、CMMI)

功效：根，祛风除湿、通经络、健脾消疳。

功效来源：《中华本草》

千里光属 *Senecio* L.

千里光

Senecio scandens Buch.-Ham. ex D. Don

凭证标本：环江县普查队 451226121202018LY (IBK、GXMG、CMMI)

功效：全草，清热解毒、明目、利湿。

功效来源：《中国药典》（2020年版）

豨莶属 *Siegesbeckia* L.

豨莶 豨莶草

Siegesbeckia orientalis L.

功效：地上部分，祛风除湿、通经络、清热解毒。

功效来源：《广西壮族自治区壮药质量标准 第二卷》（2011年版）

注：《广西植物名录》有记载。

水飞蓟属 *Silybum* Vaill. ex Adans.

水飞蓟

Silybum marianum (L.) Gaertn.

功效：瘦果，清热利湿、疏肝利胆。

功效来源：《中华本草》

注：民间常见栽培物种。

蒲儿根属 *Sinosenecio* B. Nord.

蒲儿根 肥猪苗

Sinosenecio oldhamianus (Maxim.) B. Nord.

凭证标本：环江县普查队 451226130314063LY (IBK、GXMG、CMMI)

功效：全草，清热解毒、利湿、活血。

功效来源：《中华本草》

一枝黄花属 *Solidago* L.

一枝黄花

Solidago decurrens Lour.

凭证标本：环江县普查队 451226131115009LY (IBK、GXMG、CMMI)

功效：全草或根，疏风泄热、解毒消肿。

功效来源：《广西壮族自治区壮药质量标准 第一卷》（2008年版）

苦苣菜属 *Sonchus* L.

苣荬菜

Sonchus arvensis L.

功效：全草，清热解毒、凉血利湿。

功效来源：《全国中草药汇编》

注：本种为普遍分布种，《广西中药资源名录》有记载。

花叶滇苦菜

Sonchus asper (L.) Hill

功效：全草，清热解毒、消炎止血、消肿止痛、祛瘀。

功效来源：《药用植物辞典》

注：《广西植物名录》有记载。

长裂苦苣菜 苣荬菜

Sonchus brachyotus DC.

凭证标本：环江县普查队 451226130316046LY（IBK、GXMG、CMMI）

功效：全草，清热解毒、凉血利湿。

功效来源：《全国中草药汇编》

苦苣菜 滇苦菜

Sonchus oleraceus L.

功效：全草，清热解毒、凉血止血。

功效来源：《全国中草药汇编》

注：《广西植物名录》有记载。

金钮扣属 *Spilanthes* Jacq.

金钮扣

Spilanthes paniculata Wall. ex DC.

功效：全草，清热解毒、消肿止痛、祛风除湿、止咳定喘。

功效来源：《广西壮族自治区壮药质量标准　第三卷》（2018年版）

注：本种为普遍分布种，《广西中药资源名录》有记载。

金腰箭属 *Synedrella* Gaertn.

金腰箭

Synedrella nodiflora (L.) Gaertn.

功效：全草，清热解毒、散瘀消肿。

功效来源：《全国中草药汇编》

注：本种为普遍分布种，《广西中药资源名录》有记载。

合耳菊属 *Synotis* (C. B. Clarke) C. Jeffrey et Y. L. Chen

锯叶合耳菊 白叶火草

Synotis nagensium (C. B. Clarke) C. Jeffrey et Y. L. Chen

凭证标本：环江县普查队 451226121208023LY（IBK、GXMG、CMMI）

功效：全草，散风热、定咳喘、利水湿。

功效来源：《中华本草》

万寿菊属 *Tagetes* L.

万寿菊

Tagetes erecta L.

功效：花，清热解毒、化痰止咳。根，解毒消肿。

功效来源：《全国中草药汇编》

注：民间常见栽培物种。

蒲公英属 *Taraxacum* F. H. Wigg.

蒲公英

Taraxacum mongolicum Hand.-Mazz.

功效：全草，清热解毒、消肿散结、利尿通淋。

功效来源：《中国药典》（2020年版）

注：《广西植物名录》有记载。

斑鸠菊属 *Vernonia* Schreb.

糙叶斑鸠菊

Vernonia aspera (Roxb.) Buch.-Ham.

凭证标本：环江县普查队 451226121203040LY（IBK、GXMG、CMMI）

功效：茎叶，祛风解表、提气健脾。

功效来源：《药用植物辞典》

广西斑鸠菊 大阳关

Vernonia chingiana Hand.-Mazz.

凭证标本：环江县普查队 451226130529003LY（IBK、GXMG、CMMI）

功效：根、叶，清热解毒、止痉。

功效来源：《中华本草》

夜香牛 伤寒草

Vernonia cinerea (L.) Less.

功效：全草，疏风清热、凉血解毒、安神。

功效来源：《广西壮族自治区壮药质量标准　第三卷》（2018年版）

注：《广西植物名录》有记载。

毒根斑鸠菊 发痧藤

Vernonia cumingiana Benth.

凭证标本：环江县普查队 451226130424017LY（IBK、GXMG、CMMI）

功效：藤茎或根，祛风解表、舒筋活络。

功效来源：《中华本草》

咸虾花 狗仔花

Vernonia patula (Dryand.) Merr.

功效：全草，发表散寒、凉血解毒、清热止泻。

功效来源：《广西壮族自治区壮药质量标准　第三卷》（2018年版）

注：本种为普遍分布种，《广西中药资源名录》有记载。

蟛蜞菊属 *Wedelia* Jacq.

荨麻叶蟛蜞菊

Wedelia urticaefolia (Blume) DC. ex Wight

凭证标本：滇黔桂队 70081（IBK）

功效：根，用于肾虚腰痛。叶，外用治骨折。

功效来源：《广西中药资源名录》

麻叶蟛蜞菊 滴血根

Wedelia urticifolia DC.

凭证标本：环江县普查队 451226130724018LY（IBK、GXMG、CMMI）

功效：根，补肾、养血、通络。

功效来源：《中华本草》

苍耳属 *Xanthium* L.

苍耳 苍耳子
Xanthium sibiricum Patrin ex Widder
功效：成熟带总苞的果实，散风寒、通鼻窍、祛风除湿。
功效来源：《中国药典》（2020年版）
注：《广西植物名录》有记载。

黄鹌菜属 *Youngia* Cass.

黄鹌菜
Youngia japonica (L.) DC.
凭证标本：环江县普查队 451226130316043LY (IBK、GXMG、CMMI)
功效：全草或根，清热解毒、利尿消肿、止痛。
功效来源：《全国中草药汇编》

百日菊属 *Zinnia* L.

百日菊 百日草
Zinnia elegans Jacq.
功效：全草，清热利尿。
功效来源：《全国中草药汇编》
注：民间常见栽培物种。

239. 龙胆科 Gentianaceae

穿心草属 *Canscora* Lam.

穿心草
Canscora lucidissima (H. Lév. et Vaniot) Hand.-Mazz.
凭证标本：环江县普查队 451226121202001LY (IBK、GXMG、CMMI)
功效：全草，清热解毒、理气活血。
功效来源：《中华本草》

蔓龙胆属 *Crawfurdia* Wall.

福建蔓龙胆
Crawfurdia pricei (C. Marquand) Harry Sm.
凭证标本：滇黔桂队 70250 (IBK)
功效：全草，清热解毒。
功效来源：《药用植物辞典》

獐牙菜属 *Swertia* L.

狭叶獐牙菜
Swertia angustifolia Buch.-Ham. ex D. Don
凭证标本：环江调查队 4–3–1455 (GXMI)
功效：全草，清肝利胆、除湿清热。
功效来源：《药用植物辞典》

240. 报春花科 Primulaceae

点地梅属 Androsace L.

点地梅 喉咙草
Androsace umbellata (Lour.) Merr.
凭证标本：环江县普查队 451226130313034LY (IBK、GXMG、CMMI)
功效：全草或果实，清热解毒、消肿止痛。
功效来源：《中华本草》

珍珠菜属 *Lysimachia* L.

泽珍珠菜 单条草
Lysimachia candida Lindl.
凭证标本：黄俞淞等 ML1303 (IBK)
功效：全草或根，清热解毒、活血止痛、利温消肿。
功效来源：《中华本草》

石山细梗香草 香排草
Lysimachia capillipes Hemsl. var. *cavaleriei* (H. Lév.) Hand.-Mazz.
凭证标本：环江县普查队 451226130314015LY (IBK、GXMG、CMMI)
功效：全草，祛风除湿、行气止痛、调经、解毒。
功效来源：《中华本草》

四川金钱草 过路黄
Lysimachia christinae Hance
凭证标本：环江县普查队 451226130426019LY (IBK、GXMG、CMMI)
功效：全草，用于湿热黄疸、胆囊结石、尿路结石、疮疖、痔疮。
功效来源：《广西药用植物名录》

矮桃 珍珠菜
Lysimachia clethroides Duby
凭证标本：环江县普查队 451226130605023LY (IBK、GXMG、CMMI)
功效：根及全草，活血调经、解毒消肿。
功效来源：《全国中草药汇编》

临时救 风寒草
Lysimachia congestiflora Hemsl.
凭证标本：环江县普查队 451226130420003LY (IBK、GXMG、CMMI)
功效：全草，祛风散寒、止咳化痰、消积解毒。
功效来源：《中华本草》

延叶珍珠菜 疬子草
Lysimachia decurrens G. Forst.
凭证标本：环江县普查队 451226130426008LY (IBK、GXMG、CMMI)
功效：全草，清热解毒、活血散结。
功效来源：《中华本草》

独山香草
Lysimachia dushanensis F. H. Chen et C. M. Hu
凭证标本：环江县普查队 451226130313062LY (IBK、

GXMG、CMMI)

功效：全草，用于跌打损伤。

功效来源：《广西药用植物名录》

灵香草

Lysimachia foenum-graecum Hance

功效：地上部分，祛风寒、辟秽浊。

功效来源：《广西壮族自治区瑶药材质量标准 第一卷》（2014年版）

注：《广西植物名录》有记载。

星宿菜 大田基黄

Lysimachia fortunei Maxim.

凭证标本：环江县普查队 451226130601019LY (IBK、GXMG、CMMI)

功效：全草或根，清热利湿、凉血活血、解毒消肿。

功效来源：《中华本草》

三叶香草 三张叶

Lysimachia insignis Hemsl.

凭证标本：谭杨胜 56664 (GXMI)

功效：全草或根，祛风通络、行气活血。

功效来源：《中华本草》

狭叶落地梅 追风伞

Lysimachia paridiformis Franch. var. *stenophylla* Franch.

凭证标本：环江县普查队 451226130313019LY (IBK、GXMG、CMMI)

功效：全草或根，祛风通络、活血止痛。

功效来源：《中华本草》

假婆婆纳属 *Stimpsonia* C. Wright ex A. Gray

假婆婆纳

Stimpsonia chamaedryoides Wright ex A. Gray

凭证标本：环江县普查队 451226130530010LY (IBK、GXMG、CMMI)

功效：全草，清热解毒、活血、消肿止痛。

功效来源：《药用植物辞典》

242. 车前科 Plantaginaceae

车前属 *Plantago* L.

车前 车前草

Plantago asiatica L.

功效：全草，清热、利尿通淋、祛痰、凉血、解毒。种子，清热利尿、渗湿通淋、明目、祛痰。

功效来源：《中国药典》（2020年版）

注：《广西植物名录》有记载。

大车前 车前子

Plantago major L.

凭证标本：环江县普查队 451226130109010LY (IBK、

GXMG、CMMI)

功效：成熟种子，清热利尿、渗湿止泻、明目、祛痰。

功效来源：《中华本草》

243. 桔梗科 Campanulaceae

牧根草属 Asyneuma Griseb. et Schenck

球果牧根草

Asyneuma chinense D. Y. Hong

凭证标本：环江县普查队 451226130313040LY (IBK、GXMG、CMMI)

功效：根，养阴清肺、清虚火、止咳。

功效来源：《药用植物辞典》

金钱豹属 *Campanumoea* Blume

金钱豹 土党参

Campanumoea javanica Blume

凭证标本：环江县普查队 451226121206007LY (IBK、GXMG、CMMI)

功效：根，补中益气、润肺生津。

功效来源：《中华本草》

土党参属 *Cyclocodon* Griff.

长叶轮钟草 红果参

Cyclocodon lancifolius (Roxb.) Kurz

凭证标本：环江县普查队 451226130728034LY (IBK、GXMG、CMMI)

功效：根，益气、祛瘀、止痛。

功效来源：《中华本草》

桔梗属 *Platycodon* A. DC.

桔梗

Platycodon grandiflorus (Jacq.) A. DC.

凭证标本：环江县普查队 451226130729026LY (IBK)

功效：根，宣肺、利咽、祛痰、排脓。

功效来源：《中国药典》（2020年版）

蓝花参属 Wahlenbergia Schrad. ex Roth

蓝花参

Wahlenbergia marginata (Thunb.) A. DC.

凭证标本：环江县普查队 451226130603015LY (IBK、GXMG、CMMI)

功效：根或全草，益气补虚、祛痰、截疟。

功效来源：《全国中草药汇编》

244. 半边莲科 Lobeliaceae

半边莲属 Lobelia L.

铜锤玉带草

Lobelia angulata Forst.

凭证标本：环江县普查队 451226130109001LY (IBK、

GXMG、CMMI)

功效：全草，祛风利湿、活血散瘀。

功效来源：《广西壮族自治区壮药质量标准 第三卷》（2018年版）

半边莲

Lobelia chinensis Lour.

凭证标本：彭日成等 ML1581 (IBK)

功效：全草，利尿消肿、清热解毒。

功效来源：《中国药典》（2020年版）

西南山梗菜 野烟

Lobelia sequinii H. Lév. et Vaniot

凭证标本：韦发南等 M0263 (IBK)

功效：根或茎叶，祛风活血、清热解毒。

功效来源：《中华本草》

山梗菜

Lobelia sessilifolia Lamb.

功效：带花全草，宣肺化痰、清热解毒、利尿消肿。

功效来源：《全国中草药汇编》

注：《广西植物名录》有记载。

卵叶半边莲 肉半边莲

Lobelia zeylanica L.

功效：根状茎和全草，清热解毒、消肿止痛。

功效来源：《全国中草药汇编》

注：《广西植物名录》有记载。

249. 紫草科 Boraginaceae

斑种草属 Bothriospermum Bunge

柔弱斑种草 鬼点灯

Bothriospermum zeylanicum (J. Jacq.) Druce

凭证标本：环江县普查队 451226130316045LY (IBK、GXMG、CMMI)

功效：全草，止咳、止血。

功效来源：《中华本草》

基及树属 Carmona Cav.

福建茶

Carmona microphylla (Lam.) G. Don

功效：全株，用于咯血、便血。叶，用于疔疮。

功效来源：《药用植物辞典》

注：民间常见栽培物种。

琉璃草属 Cynoglossum L.

小花琉璃草 牙痈草

Cynoglossum lanceolatum Forssk.

凭证标本：韦发南等 M0080 (IBK)

功效：全草，清热解毒、利水消肿。

功效来源：《中华本草》

厚壳树属 Ehretia P. Browne

厚壳树

Ehretia acuminata (DC.) R. Br.

凭证标本：环江县普查队 451226130423009LY (IBK、GXMG、CMMI)

功效：叶，清热解暑、去腐生肌。

功效来源：《全国中草药汇编》

粗糠树

Ehretia dicksonii Hance

凭证标本：环江调查队 4-3-507 (GXMI)

功效：枝叶、果实，清热解毒、健胃和中、消食除满。树皮，散瘀消肿。

功效来源：《药用植物辞典》

紫草属 Lithospermum L.

紫草

Lithospermum erythrorhizon Sieb. et Zucc.

凭证标本：环江县普查队 451226130427049LY (IBK)

功效：根，凉血、活血、透疹、解毒。

功效来源：《中华本草》

盾果草属 Thyrocarpus Hance

盾果草

Thyrocarpus sampsonii Hance

凭证标本：环江县普查队 451226130314076LY (IBK、GXMG、CMMI)

功效：全草，清热解毒、消肿。

功效来源：《全国中草药汇编》

附地菜属 Trigonotis Steven

附地菜

Trigonotis peduncularis (Trevis.) Benth. ex Baker et S. Moore

凭证标本：彭日成等 ML0949 (IBK)

功效：全草，温中健胃、消肿止痛、止血。

功效来源：《全国中草药汇编》

250. 茄科 Solanaceae

辣椒属 Capsicum L.

辣椒 辣椒叶

Capsicum annuum L. var. annuum

功效：叶，消肿涤络、杀虫止痒。

功效来源：《中华本草》

注：民间常见栽培物种。

朝天椒

Capsicum annuum L. var. conoides (Mill.) Irish

功效：果实，外用治冻疮、脚气、狂犬咬伤。

功效来源：《药用植物辞典》

注：民间常见栽培物种。

夜香树属 *Cestrum* L.

夜香树

Cestrum nocturnum L.

凭证标本：环江县普查队 451226130429031LY（IBK、GXMG、CMMI）

功效：叶，清热消肿。花，行气止痛、散寒。

功效来源：《药用植物辞典》

曼陀罗属 *Datura* L.

曼陀罗

Datura stramonium L.

功效：叶，麻醉、镇痛平喘、止咳。

功效来源：《广西壮族自治区壮药质量标准 第二卷》（2011年版）

注：《广西植物名录》有记载。

红丝线属 *Lycianthes* (Dunal) Hassl.

红丝线 毛药

Lycianthes biflora (Lour.) Bitter var. *biflora*

凭证标本：滇黔桂队 70088（IBK）

功效：全株，清热解毒、祛痰止咳。

功效来源：《中华本草》

密毛红丝线

Lycianthes biflora (Lour.) Bitter var. *subtusochracea* Bitter

凭证标本：环江县普查队 451226130603032LY（IBK、GXMG、CMMI）

功效：叶、根，抗癌、祛风止痒。

功效来源：《药用植物辞典》

单花红丝线 佛葵

Lycianthes lysimachioides (Wall.) Bitter

凭证标本：蒋日红等 11575（IBK）

功效：全草，杀虫、解毒。

功效来源：《全国中草药汇编》

枸杞属 *Lycium* L.

枸杞 地骨皮

Lycium chinense Mill.

功效：根皮，凉血除蒸、清肺降火。

功效来源：《中国药典》（2020年版）

注：民间常见栽培物种。

番茄属 *Lycopersicon* Mill.

番茄 西红柿

Lycopersicon esculentum Mill.

凭证标本：环江县普查队 451226130503015LY（IBK、GXMG、CMMI）

功效：果实，生津止渴、健胃消食。

功效来源：《中华本草》

假酸浆属 *Nicandra* Adan.

假酸浆

Nicandra physalodes (L.) Gaertn.

功效：全草、果实和花，清热解毒、利尿、镇静。

功效来源：《中华本草》

注：《广西植物名录》有记载。

烟草属 *Nicotiana* L.

烟草

Nicotiana tabacum L.

凭证标本：环江县普查队 451226130423054LY（IBK、GXMG、CMMI）

功效：全草，解毒消肿、杀虫。

功效来源：《全国中草药汇编》

碧冬茄属 *Petunia* Juss.

碧冬茄

Petunia hybrida (Hook.) Vilm.

功效：种子，舒气、杀虫。

功效来源：《药用植物辞典》

注：民间常见栽培物种。

酸浆属 *Physalis* L.

小酸浆 灯笼泡

Physalis minima L.

凭证标本：环江县普查队 451226130724009LY（IBK、GXMG、CMMI）

功效：全草，清热利湿、祛痰止咳、软坚散结。

功效来源：《全国中草药汇编》

茄属 *Solanum* L.

喀西茄 野颠茄

Solanum aculeatissimum Jacquem.

凭证标本：环江县普查队 451226121202013LY（IBK、GXMG、CMMI）

功效：全株，镇咳平喘、散瘀止痛。

功效来源：《中华本草》

少花龙葵 古钮菜

Solanum americanum Mill.

凭证标本：环江县普查队 451226121202024LY（IBK、GXMG、CMMI）

功效：全草，清热解毒、利湿消肿。

功效来源：《中华本草》

牛茄子 丁茄

Solanum capsicoides All

凭证标本：环江县普查队 451226130724013LY（IBK、GXMG、CMMI）

功效：全株，活血散瘀、镇痛麻醉。

功效来源：《中华本草》

假烟叶树 野烟叶

Solanum erianthum D. Don

凭证标本：环江县普查队 451226121202022LY (IBK、GXMG、CMMI)

功效：全株，清热解毒、祛风止痛。

功效来源：《广西壮族自治区壮药质量标准 第三卷》（2018年版）

白英

Solanum lyratum Thunb.

凭证标本：彭日成等 ML0474 (IBK)

功效：全草，清热利湿、解毒消肿。

功效来源：《广西壮族自治区壮药质量标准 第二卷》（2011年版）

乳茄 五指茄

Solanum mammosum L.

功效：果实，散瘀消肿。

功效来源：《全国中草药汇编》

注：民间常见栽培物种。

茄 茄叶

Solanum melongena L.

功效：叶，散血消肿。

功效来源：《中华本草》

注：民间常见栽培物种。

龙葵

Solanum nigrum L.

凭证标本：彭日成等 ML1854 (IBK)

功效：地上部分，清热解毒、活血消肿、消炎利尿。

功效来源：《广西壮族自治区壮药质量标准 第三卷》（2018年版）

海桐叶白英

Solanum pittosporifolium Hemsl.

凭证标本：环江县普查队 451226121208015LY (IBK、GXMG、CMMI)

功效：全草，清热解毒、散瘀消肿、祛风除湿、抗癌。

功效来源：《药用植物辞典》

珊瑚樱 玉珊瑚根

Solanum pseudocapsicum L. var. *pseudocapsicum*

凭证标本：环江县普查队 451226130427004LY (IBK、GXMG、CMMI)

功效：根，活血止痛。

功效来源：《中华本草》

珊瑚豆 冬珊瑚

Solanum pseudocapsicum L. var. *diflorum* (Vell.) Bitter

凭证标本：谭杨胜 4-3-1410 (GXMI)

功效：根，止痛。

功效来源：《全国中草药汇编》

水茄 丁茄根

Solanum torvum Sw.

凭证标本：环江县普查队 451226130426028LY (IBK、GXMG、CMMI)

功效：根及老茎，活血散瘀、消肿止痛。

功效来源：《广西壮族自治区壮药质量标准 第二卷》（2011年版）

阳芋

Solanum tuberosum L.

功效：块茎，补气、健脾、消炎。

功效来源：《药用植物辞典》

注：民间常见栽培物种。

黄果茄

Solanum virginianum L.

凭证标本：韦发南等 M0343 (IBK)

功效：根、果实及种子，清热利湿、消瘀止痛、拔脓，用于咳嗽、发热、心脏病。

功效来源：《药用植物辞典》

龙珠属 *Tubocapsicum* (Wettst.) Makino

龙珠

Tubocapsicum anomalum (Franch. et Sav.) Makino

凭证标本：韦发南等 M0128 (IBK)

功效：果实，清热解毒、除烦热。

功效来源：《全国中草药汇编》

251. 旋花科 Convolvulaceae

银背藤属 *Argyreia* Lour.

东京银背藤

Argyreia pierreana Boiss.

凭证标本：环江县普查队 451226130720014LY (IBK、GXMG、CMMI)

功效：根状茎，用于咳嗽。茎、叶，用于风湿骨痛、乳腺炎。

功效来源：《广西药用植物名录》

菟丝子属 *Cuscuta* L.

南方菟丝子 菟丝子

Cuscuta australis R. Br.

凭证标本：环江县普查队 451226130601007LY (IBK、GXMG、CMMI)

功效：种子，补益肝肾、固精缩尿、安胎、明目、止泻。

功效来源：《中国药典》（2020年版）

金灯藤 菟丝

Cuscuta japonica Choisy

凭证标本：环江县普查队 451226130109016LY (IBK、GXMG、CMMI)

功效：全草，清热解毒、凉血止血、健脾利湿。

功效来源：《中华本草》

马蹄金属 *Dichondra* J. R. Forst. et G. Forst.

马蹄金 小金钱草

Dichondra micrantha Urb.

凭证标本：环江县普查队 451226130526021LY (IBK、GXMG、CMMI)

功效：全草，清热解毒、利湿通淋、散瘀消肿。

功效来源：《广西壮族自治区壮药质量标准 第一卷》（2008年版）

飞蛾藤属 *Dinetus* Buch.-Ham. ex Sweet

飞蛾藤

Dinetus racemosus (Roxb.) Buch.-Ham. ex Sweet

凭证标本：环江县普查队 451226141005048LY (IBK、GXMG、CMMI)

功效：全草，发表、消积。

功效来源：《全国中草药汇编》

丁公藤属 *Erycibe* Roxb.

光叶丁公藤

Erycibe schmidtii Craib

凭证标本：蒿师目 4–3–1809 (GXMI)

功效：藤茎，祛风除湿、消肿止痛。

功效来源：《药用植物辞典》

土丁桂属 *Evolvulus* L.

银丝草

Evolvulus alsinoides (L.) L. var. *decumbens* (R. Br.) Oooststr.

凭证标本：环江县普查队 451226130722018LY (IBK、GXMG、CMMI)

功效：全草，用于食物、木薯、断肠草及砒霜中毒。

功效来源：《广西药用植物名录》

番薯属 *Ipomoea* L.

月光花 月光花种子

Ipomoea alba L.

功效：种子，活血散瘀、消肿止痛。

功效来源：《中华本草》

注：民间常见栽培物种。

蕹菜

Ipomoea aquatica Forssk.

功效：全草及根，清热解毒、利尿、止血。

功效来源：《全国中草药汇编》

注：民间常见栽培物种。

番薯 甘薯

Ipomoea batatas (L.) Lam.

功效：根，补中、生津、止血、排脓。

功效来源：《全国中草药汇编》

注：民间常见栽培物种。

牵牛 牵牛子

Ipomoea nil (L.) Roth

功效：成熟种子，利水通淋、祛痰逐饮、消积杀虫。

功效来源：《中华本草》

注：《广西植物名录》有记载。

圆叶牵牛 牵牛子

Ipomoea purpurea (L.) Roth

功效：成熟种子，利水通淋、祛痰逐饮、消积杀虫。

功效来源：《中华本草》

注：《广西植物名录》有记载。

茑萝

Ipomoea quamoclit L.

功效：根，用于头痛和作泻剂。

功效来源：《药用植物辞典》

注：民间常见栽培物种。

华佗豆 丁香茄

Ipomoea turbinata Lag.

凭证标本：环江调查队 4–3–277 (GXMI)

功效：成熟种子，活血散瘀、泻下通便、解蛇毒。

功效来源：《广西壮族自治区瑶药材质量标准 第一卷》（2014年版）

252. 玄参科 Scrophulariaceae

毛麝香属 *Adenosma* R. Br.

毛麝香 黑头茶

Adenosma glutinosum (L.) Druce

凭证标本：环江县普查队 451226130718031LY (IBK、GXMG、CMMI)

功效：全草，祛风止痛、散瘀消肿、解毒止痒。

功效来源：《广西中药材标准 第一册》

金鱼草属 *Antirrhinum* L.

金鱼草

Antirrhinum majus L.

功效：全草，清热解毒、活血消肿。

功效来源：《中华本草》

注：民间常见栽培物种。

来江藤属 *Brandisia* Hook. f. et Thomson

来江藤 蜜桶花

Brandisia hancei Hook. f.

凭证标本：环江县普查队 451226130314036LY (IBK、GXMG、CMMI)

功效：全株，祛风利湿、清热解毒。

功效来源：《中华本草》

广西来江藤

Brandisia kwangsiensis H. L. Li

凭证标本：环江县普查队 451226121207003LY (IBK、GXMG、CMMI)

功效：叶，用于咳嗽。

功效来源：《广西药用植物名录》

黑草属 *Buchnera* L.

黑草 鬼羽箭

Buchnera cruciata Buch.-Ham. ex D. Don

功效：全草，清热解毒、凉血止血。

功效来源：《中华本草》

注：《广西植物名录》有记载。

钟萼草属 *Lindenbergia* Lehm.

野地钟萼草

Lindenbergia muraria (Roxb. ex D. Don) Brühl

功效：全草，清热解毒。

功效来源：《药用植物辞典》

注：《广西植物名录》有记载。

母草属 *Lindernia* All.

长蒴母草 鸭嘴癀

Lindernia anagallis (Burm. f.) Pennell

凭证标本：韦发南等 M0006 (IBK)

功效：全草，清热利湿、解毒消肿。

功效来源：《全国中草药汇编》

泥花母草 水虾子草

Lindernia antipoda (L.) Alston

凭证标本：环江调查队 4-3-1407 (GXMI)

功效：全草，清热、解毒、消肿。

功效来源：《全国中草药汇编》

刺齿泥花草 锯齿草

Lindernia ciliata (Colsm.) Pennell

凭证标本：韦发南等 M0277 (IBK)

功效：全草，清热解毒、祛瘀消肿、止痛。

功效来源：《全国中草药汇编》

狭叶母草 羊角桃

Lindernia micrantha D. Don

凭证标本：梁玉汉 4-3-549 (GXMI)

功效：全草，清热解毒、化瘀消肿。

功效来源：《全国中草药汇编》

陌上菜

Lindernia procumbens (Krocker) Philcox

凭证标本：石崇清等 3 (GXMI)

功效：全草，清热解毒、清肝泻火、凉血利湿、消炎退肿。

功效来源：《药用植物辞典》

旱田草

Lindernia ruellioides (Colsm.) Pennell

功效：全草，理气活血、消肿止痛。

功效来源：《广西壮族自治区壮药质量标准 第三卷》（2018年版）

注：本种为普遍分布种，《广西中药资源名录》有记载。

通泉草属 *Mazus* Lour.

美丽通泉草

Mazus pulchellus Hemsl.

凭证标本：环江县普查队 451226130319042LY (IBK、GXMG、CMMI)

功效：全草，清热解毒。

功效来源：《药用植物辞典》

通泉草

Mazus pumilus (Burm. f.) Steenis

凭证标本：环江县普查队 451226121207019LY (IBK、GXMG、CMMI)

功效：全草，清热解毒、消炎消肿、利尿、止痛、健胃消积。

功效来源：《药用植物辞典》

泡桐属 *Paulownia* Sieb. et Zucc.

白花泡桐 泡桐叶

Paulownia fortunei (Seem.) Hemsl.

功效：叶，清热解毒、止血消肿。

功效来源：《中华本草》

注：《广西植物名录》有记载。

台湾泡桐

Paulownia kawakamii T. Ito

凭证标本：环江县普查队 451226130318022LY (IBK、GXMG、CMMI)

功效：树皮，解毒消肿、止血。

功效来源：《中华本草》

爆仗竹属 *Russelia* Jacq.

爆仗竹

Russelia equisetiformis Schlecht. et Cham.

功效：地上部分，续筋接骨、活血化瘀。

功效来源：《中华本草》

注：民间常见栽培种。

阴行草属 *Siphonostegia* Benth.

阴行草 金钟茵陈

Siphonostegia chinensis Benth.

凭证标本：环江调查队 4-3-139 (GXMI)

功效：全草，清热利湿、凉血止血、祛瘀止痛。

功效来源：《中华本草》

短冠草属 *Sopubia* Buch.-Ham. ex D. Don

短冠草

Sopubia trifida Buch.-Ham. ex D. Don

凭证标本：韦加必 4-3-1445 (GXMI)

功效：全草，舒筋活络、温肾、止痛。

功效来源：《全国中草药汇编》

独脚金属 *Striga* Lour.

独脚金

Striga asiatica (L.) Kuntze

凭证标本：环江县普查队 451226130722012LY (IBK、GXMG、CMMI)

功效：全草，清肝、健脾、消积、杀虫。

功效来源：《广西中药材标准 第一册》

蝴蝶草属 *Torenia* L.

光叶蝴蝶草 水韩信草

Torenia asiatica L.

凭证标本：环江县普查队 451226130723007LY (IBK、GXMG、CMMI)

功效：全株，清热利湿、解毒、散瘀。

功效来源：《中华本草》

单色蝴蝶草 蓝猪耳

Torenia concolor Lindl.

凭证标本：彭日成等 ML1657 (IBK)

功效：全草，清热解毒、利湿、止咳、和胃止呕、化瘀。

功效来源：《全国中草药汇编》

黄花蝴蝶草

Torenia flava Buch.-Ham. ex Benth.

凭证标本：黄俞淞等 Y0159 (IBK)

功效：全草，用于阴囊肿大。

功效来源：《广西药用植物名录》

紫萼蝴蝶草

Torenia violacea (Azaola ex Blanco) Pennell

凭证标本：环江县普查队 451226130728017LY (IBK、GXMG、CMMI)

功效：全草，清热解毒、利湿止咳、化痰。

功效来源：《药用植物辞典》

婆婆纳属 *Veronica* L.

多枝婆婆纳

Veronica javanica Blume

功效：全草，祛风散热、解毒消肿。

功效来源：《全国中草药汇编》

注：《广西植物名录》有记载。

阿拉伯婆婆纳 灯笼婆婆纳

Veronica persica Poir.

凭证标本：环江县普查队 451226130316035LY (IBK、GXMG、CMMI)

功效：全草，解热毒。

功效来源：《全国中草药汇编》

腹水草属 *Veronicastrum* Heist. ex Fabr.

四方麻

Veronicastrum caulopterum (Hance) T. Yamaz.

凭证标本：环江县普查队 451226141005052LY (IBK、GXMG、CMMI)

功效：全草，清热解毒、消肿止痛。

功效来源：《全国中草药汇编》

长穗腹水草

Veronicastrum longispicatum (Merr.) T. Yamaz.

功效：全草，清热、行水、消肿、解毒。

功效来源：《药用植物辞典》

注：《广西植物名录》有记载。

253. 列当科 Orobanchaceae

野菰属 *Aeginetia* L.

野菰

Aeginetia indica L.

凭证标本：环江县普查队 451226130720021LY (IBK、GXMG、CMMI)

功效：全草，清热解毒。

功效来源：《中华本草》

256. 苦苣苔科 Gesneriaceae

芒毛苣苔属 *Aeschynanthus* Jack

广西芒毛苣苔

Aeschynanthus austroyunnanensis W. T. Wang var. *guangxiensis* (Chun ex W. T. Wang) W. T. Wang

凭证标本：环江县普查队 451226121203007LY (IBK、GXMG、CMMI)

功效：全株，用于咳嗽、坐骨神经痛、外用治关节炎。

功效来源：《广西药用植物名录》

黄杨叶芒毛苣苔

Aeschynanthus buxifolius Hemsl.

功效：全草，用于蛇虫咬伤。

功效来源：《药用植物辞典》

注：《广西植物名录》有记载。

横蒴苣苔属 Beccarinda Kuntze

横蒴苣苔

Beccarinda tonkinensis (Pellegr.) B. L. Burtt

功效：全草，用于水肿、咳嗽。

功效来源：《广西药用植物名录》

注：《广西植物名录》有记载。

唇柱苣苔属 Primulina Hance

蚂蟥七 石蜈蚣

Primulina fimbrisepala (Hand.-Mazz.) Yin Z. Wang

凭证标本：环江县普查队 451226130318010LY (IBK、GXMG、CMMI)

功效：根状茎或全草，清热利湿、行滞消积、止血活血、解毒消肿。

功效来源：《中华本草》

羽裂报春苣苔

Primulina pinnatifida (Hand.-Mazz.) Yin Z. Wang

凭证标本：环江县普查队 451226130606032LY (IBK、GXMG、CMMI)

功效：全草，用于痢疾、跌打损伤。

功效来源：《广西药用植物名录》

盾座苣苔属 Epithema Blume

盾座苣苔

Epithema carnosum (G. Don) Benth.

凭证标本：环江县普查队 451226130723015LY (IBK、GXMG、CMMI)

功效：全株，止咳、止血、镇痛。

功效来源：《药用植物辞典》

半蒴苣苔属 Hemiboea C. B. Clarke

贵州半蒴苣苔

Hemiboea cavaleriei H. Lév. var. *cavaleriei*

凭证标本：韦发南 2207 (IBK)

功效：全草，清热解毒、利水除湿。

功效来源：《药用植物辞典》

疏脉半蒴苣苔

Hemiboea cavaleriei H. Lév. var. *paucinervis* W. T. Wang et Z. Y. Li

功效：叶，用于疱疹、湿疹。

功效来源：《广西药用植物名录》

注：《广西植物名录》有记载。

华南半蒴苣苔

Hemiboea follicularis C. B. Clarke

凭证标本：环江县普查队 451226130823008LY (IBK、GXMG、CMMI)

功效：全草，用于咳嗽、肺炎、骨折。

功效来源：《广西药用植物名录》

吊石苣苔属 Lysionotus D. Don

桂黔吊石苣苔

Lysionotus aeschynanthoides W. T. Wang

凭证标本：彭日成等 ML1726 (IBK)

功效：全株，清热解毒、润肺止咳。

功效来源：《药用植物辞典》

吊石苣苔 石吊兰

Lysionotus pauciflorus Maxim.

凭证标本：环江县普查队 451226121208037LY (IBK、GXMG、CMMI)

功效：全草，化痰止咳、软坚散结。

功效来源：《中国药典》（2020年版）

钩序苣苔属 Microchirita Yin Z. Wang

钩序苣苔

Microchirita hamosa (R. Br.) Yin Z. Wang.

凭证标本：环江县普查队 451226130726002LY (IBK、GXMG、CMMI)

功效：全草，用于毒蛇咬伤、小便不利。

功效来源：《药用植物辞典》

马铃苣苔属 Oreocharis Benth.

绢毛马铃苣苔

Oreocharis sericea (H. Lév.) H. Lév.

凭证标本：环江县普查队 451226121208033LY (IBK、GXMG、CMMI)

功效：全草，用于无名肿毒。

功效来源：《药用植物辞典》

蛛毛苣苔属 Paraboea (C. B. Clarke) Ridl.

网脉蛛毛苣苔 石面枇杷

Paraboea dictyoneura (Hance) B. L. Burtt

功效：全草，散瘀消肿。

功效来源：《中华本草》

注：《广西植物名录》有记载。

白花蛛毛苣苔

Paraboea glutinosa (Hand.-Mazz.) K. Y. Pan

凭证标本：环江县普查队 451226130602024LY (IBK、GXMG、CMMI)

功效：全草，用于吐血、浮肿、痢疾、子宫下垂、跌打损伤、骨折。

功效来源：《药用植物辞典》

蛛毛苣苔

Paraboea sinensis (Oliv.) B. L. Burtt

凭证标本：环江县普查队 451226130315009LY (IBK、

CMMI)

功效：全草，疏风清热、止咳平喘、利湿、凉血生新、接骨止痛。

功效来源：《药用植物辞典》

锥序蛛毛苣苔

Paraboea swinhoii (Hance) B. L. Burtt

凭证标本：环江县普查队 451226130426002LY (IBK、GXMG、CMMI)

功效：全株，用于小儿疳积、子宫脱垂、骨折。

功效来源：《广西药用植物名录》

石山苣苔属 *Petrocodon* Hance

石山苣苔

Petrocodon dealbatus Hance

凭证标本：环江县普查队 451226130825003LY (IBK、GXMG、CMMI)

功效：全草，用于肺热咳嗽、吐血、肿痛、出血。

功效来源：《药用植物辞典》

朱红苣苔

Petrocodon coccinea (C. Y. Wu ex H. W. Li) Yin Z. Wang

凭证标本：环江县普查队 451226130726021LY (IBK、GXMG、CMMI)

功效：全草，用于咳嗽、吐血。

功效来源：《药用植物辞典》

尖舌苣苔属 *Rhynchoglossum* Blume

尖舌苣苔

Rhynchoglossum obliquum Blume

凭证标本：韦发南 2154 (IBK)

功效：根，软坚散结、消瘿理气。全草，散瘀。

功效来源：《药用植物辞典》

线柱苣苔属 *Rhynchotechum* Blume

线柱苣苔

Rhynchotechum ellipticum (Wall. ex D. Dietr.) A. DC.

凭证标本：环江县普查队 451226130318030LY (IBK、GXMG、CMMI)

功效：全草，清肝、解毒。

功效来源：《药用植物辞典》

257. 紫葳科 Bignoniaceae

梓属 *Catalpa* Scop.

梓

Catalpa ovata G. Don

功效：根，用于湿热黄疸、咳嗽痰多，外用治小儿热痱。有小毒。

功效来源：《广西中药资源名录》

注：民间常见栽培物种。

炮仗藤属 *Pyrostegia* Presl

炮仗花

Pyrostegia venusta (Ker-Gawl.) Miers

功效：花，清热利咽、润肺止咳。茎叶，清热利咽。

功效来源：《药用植物辞典》

注：民间常见栽培物种。

菜豆树属 *Radermachera* Zoll. et Moritzi

菜豆树

Radermachera sinica (Hance) Hemsl.

凭证标本：环江县普查队 451226130718006LY (IBK、GXMG、CMMI)

功效：根、叶或果实，清热解毒、散瘀消肿。

功效来源：《中华本草》

硬骨凌霄属 *Tecomaria* Spach

硬骨凌霄

Tecomaria capensis (Thunb.) Spach

功效：茎叶，散瘀消肿。花，通经、利尿。

功效来源：《全国中草药汇编》

注：民间常见栽培物种。

258. 胡麻科 Pedaliaceae

胡麻属 *Sesamum* L.

芝麻 黑芝麻

Sesamum indicum L.

凭证标本：环江县普查队 451226130718038LY (IBK、GXMG、CMMI)

功效：种子，补益肝肾、养血益精、润肠通便。

功效来源：《中国药典》（2020年版）

259. 爵床科 Acanthaceae

穿心莲属 *Andrographis* Wall. ex Nees

穿心莲

Andrographis paniculata (Burm. f.) Nees

功效：地上部分，清热解毒、凉血、消肿。

功效来源：《中国药典》（2020年版）

注：民间常见栽培物种。

白接骨属 *Asystasiella* Lindau

白接骨

Asystasiella neesiana (Wall.) Lindau

凭证标本：彭日成等 ML0410 (IBK)

功效：全草，化瘀止血、续筋接骨、利尿消肿、清热解毒。

功效来源：《中华本草》

狗肝菜属 *Dicliptera* Juss.

狗肝菜

Dicliptera chinensis (L.) Juss.

凭证标本：彭日成等 ML1789 (IBK)

功效：全草，清热、凉血、利湿、解毒。

功效来源：《广西壮族自治区壮药质量标准 第一卷》（2008年版）

喜花草属 *Eranthemum* L.

喜花草

Eranthemum pulchellum Andrews

功效：叶，清热解毒、散瘀消肿。

功效来源：《药用植物辞典》

注：民间常见栽培物种。

爵床属 *Justicia* L.

鸭嘴花

Justicia adhatoda L.

凭证标本：黄俞淞等 Y0110 (IBK)

功效：全株，祛风活血、散瘀止痛、接骨。

功效来源：《全国中草药汇编》

小驳骨

Justicia gendarussa L. f.

功效：地上部分，祛瘀止痛、续筋接骨。

功效来源：《广西壮族自治区壮药质量标准 第一卷》（2008年版）

注：《广西植物名录》有记载。

爵床

Justicia procumbens L.

凭证标本：环江县普查队 451226121202017LY (IBK、GXMG、CMMI)

功效：全草，清热解毒、利湿消积、活血止痛。

功效来源：《中华本草》

观音草属 *Peristrophe* Nees

九头狮子草

Peristrophe japonica (Thunb.) Bremek.

功效：全草，发汗解表、清热解毒、镇痉。

功效来源：《全国中草药汇编》

注：《广西植物名录》有记载。

紫云菜属 *Strobilanthes* Blume

板蓝 青黛

Strobilanthes cusia (Nees) Kuntze

凭证标本：许为斌等 ML1135 (IBK)

功效：叶或茎叶经加工制成的干燥粉末、团块或颗粒，清热解毒、凉血消斑、泻火定惊。

功效来源：《中国药典》（2020年版）

球花马蓝 温大青

Strobilanthes dimorphotricha Hance

凭证标本：环江县普查队 451226121207027LY (IBK、GXMG、CMMI)

功效：地上部分或根，清热解毒、凉血消斑。

功效来源：《中华本草》

山牵牛属 *Thunbergia* Retz.

山牵牛 老鸦嘴

Thunbergia grandiflora Roxb.

功效：全株，舒筋活络、散瘀消肿。

功效来源：《广西壮族自治区壮药质量标准 第一卷》（2008年版）

注：《广西植物名录》有记载。

263. 马鞭草科 Verbenaceae

紫珠属 *Callicarpa* L.

紫珠 珍珠风子

Callicarpa bodinieri H. Lév.

凭证标本：环江县普查队 451226121206003LY (IBK、GXMG、CMMI)

功效：果实，解表散寒。

功效来源：《中华本草》

白棠子树 紫珠

Callicarpa dichotoma (Lour.) K. Koch

凭证标本：环江县普查队 451226130720010LY (IBK、GXMG、CMMI)

功效：叶，收敛止血、清热解毒。

功效来源：《中华本草》

全缘叶紫珠

Callicarpa integerrima Champ. var. *integerrima*

凭证标本：环江调查队 4-3-1947 (GXMI)

功效：根、叶、果实，清热、凉血、止血。

功效来源：《药用植物辞典》

藤紫珠

Callicarpa integerrima Champ. var. *chinensis* (C. P'ei) S. L. Chen

凭证标本：滇黔桂队 70032 (IBK)

功效：全株，用于泄泻、感冒发热、风湿骨痛。

功效来源：《药用植物辞典》

尖萼紫珠

Callicarpa loboapiculata F. P. Metcalf

凭证标本：环江县普查队 451226121203026LY (IBK、GXMG、CMMI)

功效：叶，外用治体癣。

功效来源：《广西中药资源名录》

白毛长叶紫珠

Callicarpa longifolia Lam. var. *floccosa* Schauer

凭证标本：环江县普查队 451226130504008LY (IBK、

GXMG、CMMI)

功效：叶，外用治中耳炎。

功效来源：《广西中药资源名录》

大叶紫珠

Callicarpa macrophylla Vahl

凭证标本：环江县普查队 451226130719020LY (IBK、GXMG、CMMI)

功效：叶或带叶嫩枝，散瘀止血、消肿止痛。

功效来源：《广西壮族自治区壮药质量标准 第三卷》（2018年版）

红紫珠

Callicarpa rubella Lindl. f. *rubella*

凭证标本：莫美展 4-3-552 (GXMI)

功效：叶及嫩枝，解毒消肿、凉血止血。

功效来源：《中华本草》

钝齿红紫珠

Callicarpa rubella Lindl. f. *crenata* C. P'ei

凭证标本：环江县普查队 451226130605046LY (IBK、GXMG、CMMI)

功效：根、叶、全草，清热、止血、消肿止痛。

功效来源：《药用植物辞典》

莸属 *Caryopteris* Bunge

金腺莸

Caryopteris aureoglandulosa (Vaniot) C. Y. Wu

凭证标本：谭杨胜 4-3-404 (GXMI)

功效：叶，外用治骨折。

功效来源：《广西中药资源名录》

锥花莸 紫红鞭

Caryopteris paniculata C. B. Clarke

凭证标本：环江县普查队 451226130314060LY (IBK、GXMG、CMMI)

功效：根或叶，清热解毒、凉血止血。

功效来源：《中华本草》

大青属 *Clerodendrum* L.

臭牡丹

Clerodendrum bungei Steud.

凭证标本：环江县普查队 451226130503008LY (IBK、GXMG、CMMI)

功效：茎叶，解毒消肿、祛风除湿、降血压。

功效来源：《中华本草》

灰毛大青 大叶白花灯笼

Clerodendrum canescens Wall. ex Walp.

凭证标本：环江县普查队 451226130529001LY (IBK、GXMG、CMMI)

功效：全株，清热解毒、凉血止血。

功效来源：《中华本草》

重瓣臭茉莉

Clerodendrum chinense (Osbeck) Mabb. var. *chinense*

功效：根、叶，祛风利湿、化痰止咳、活血消肿。

功效来源：《药用植物辞典》

注：《广西植物名录》有记载。

臭茉莉

Clerodendrum chinense (Osbeck) Mabb. var. *simplex* (Moldenke) S. L. Chen

凭证标本：环江县普查队 451226130527013LY (IBK、GXMG、CMMI)

功效：根与叶，祛风除湿、强筋骨、活血消肿。

功效来源：《中华本草》

大青 路边青

Clerodendrum cyrtophyllum Turcz.

凭证标本：环江县普查队 451226130722006LY (IBK、GXMG、CMMI)

功效：全株，清热解毒、凉血、利湿。

功效来源：《广西壮族自治区壮药质量标准 第二卷》（2011年版）

白花灯笼

Clerodendrum fortunatum L.

功效：根或全株，清热解毒、止咳定痛。

功效来源：《全国中草药汇编》

注：《广西植物名录》有记载。

赪桐

Clerodendrum japonicum (Thunb.) Sweet

凭证标本：环江县普查队 451226130527012LY (IBK、GXMG、CMMI)

功效：地上部分，清肺热、散瘀肿、凉血止血、利小便。

功效来源：《广西壮族自治区壮药质量标准 第二卷》（2011年版）

尖齿臭茉莉 过墙风

Clerodendrum lindleyi Decne. ex Planch.

凭证标本：韦发南等 M0344 (IBK)

功效：全株，祛风除湿、活血消肿。

功效来源：《中华本草》

海通

Clerodendrum mandarinorum Diels

凭证标本：环江县普查队 451226130722017LY (IBK、GXMG、CMMI)

功效：根、枝、叶，清热解毒、通经活络、祛风除痹、利水。

功效来源：《药用植物辞典》

三对节

Clerodendrum serratum (L.) Moon var. *serratum*

凭证标本：彭日成等 ML1796 (IBK)

功效：全株或根、叶，清热解毒、截疟、接骨、祛风除湿。

功效来源：《全国中草药汇编》

三台花 三对节

Clerodendrum serratum (L.) Moon var. *amplexifolium* Moldenke

凭证标本：环江县普查队 451226130719004LY (IBK、GXMG、CMMI)

功效：全株或根、叶，清热解毒、截疟、接骨、祛风除湿。

功效来源：《全国中草药汇编》

龙吐珠

Clerodendrum thomsoniae Balf. f.

功效：全株、叶，解毒。

功效来源：《药用植物辞典》

注：民间常见栽培物种。

假连翘属 *Duranta* L.

假连翘

Duranta erecta L.

功效：叶、果，散热透邪、行血祛瘀、止痛杀虫、消肿解毒。

功效来源：《全国中草药汇编》

注：民间常见栽培物种。

马缨丹属 *Lantana* L.

马缨丹 五色梅

Lantana camara L.

凭证标本：环江县普查队 451226130424008LY (IBK、GXMG、CMMI)

功效：根、花及叶，清热泻火、解毒散结。

功效来源：《中华本草》

豆腐柴属 *Premna* L.

滇桂豆腐柴

Premna confinis C. P'ei et S. L. Chen ex C. Y. Wu

凭证标本：环江县普查队 451226130430012LY (IBK、GXMG、CMMI)

功效：根、茎，用于风湿骨痛、跌打损伤。叶，外用治跌打肿痛。

功效来源：《广西中药资源名录》

豆腐柴

Premna microphylla Turcz.

凭证标本：环江县普查队 451226130428006LY (IBK、GXMG、CMMI)

功效：根、茎及叶，清热解毒。

功效来源：《中华本草》

柚木属 *Tectona* L. f.

柚木 紫柚木

Tectona grandis L. f.

功效：茎、叶，和中止呕、祛风止痒。

功效来源：《中华本草》

注：民间常见栽培物种。

马鞭草属 *Verbena* L.

马鞭草

Verbena officinalis L.

凭证标本：环江县普查队 451226130423012LY (IBK、GXMG、CMMI)

功效：地上部分，活血散瘀、解毒、利水、退黄、截疟。

功效来源：《中国药典》（2020年版）

牡荆属 *Vitex* L.

灰毛牡荆

Vitex canescens Kurz

凭证标本：吴磊等 ML023 (IBK)

功效：果实，祛风、除痰、行气、止痛。

功效来源：《药用植物辞典》

黄荆 五指柑

Vitex negundo L. var. *negundo*

凭证标本：韦发南等 M0415 (IBK)

功效：全株，祛风解表、止咳化痰、理气止痛。

功效来源：《广西壮族自治区壮药质量标准　第一卷》（2008年版）

牡荆 五指柑

Vitex negundo L. var. *cannabifolia* (Sieb. et Zucc.) Hand.-Mazz.

凭证标本：环江县普查队 451226121202025LY (IBK、GXMG、CMMI)

功效：全株，祛风解表、止咳化痰、理气止痛。

功效来源：《广西壮族自治区壮药质量标准　第一卷》（2008年版）

山牡荆

Vitex quinata (Lour.) F. N. Williams

凭证标本：环江县普查队 451226130504020LY (IBK、GXMG、CMMI)

功效：干燥根和茎，止咳定喘、镇静退热。

功效来源：《广西壮族自治区壮药质量标准　第三卷》（2018年版）

263a. 透骨草科 Phrymaceae

透骨草属 *Phryma* L.

透骨草 毒蛆草

Phryma leptostachya L. subsp. *asiatica* (Hara) Kitamura

凭证标本：韦发南等 M0040 (IBK)

功效：全草、叶，清热利湿、活血消肿。

功效来源：《全国中草药汇编》

264. 唇形科 Labiatae

藿香属 *Agastache* Clayton ex Gronov.

藿香

Agastache rugosa (Fisch. et C. A. Mey.) Kuntze

凭证标本：环江县普查队 451226130502020LY (IBK、GXMG、CMMI)

功效：地上部分，祛暑解表、化湿和中、理气开胃。

功效来源：《药用植物辞典》

筋骨草属 *Ajuga* L.

金疮小草 白毛夏枯草

Ajuga decumbens Thunb.

凭证标本：环江县普查队 451226130315038LY (IBK、GXMG、CMMI)

功效：全草，清热解毒、凉血消肿。

功效来源：《中国药典》（2020年版）

大籽筋骨草 拔毒草

Ajuga macrosperma Wall. ex Benth.

凭证标本：环江县普查队 451226130317014LY (IBK、GXMG、CMMI)

功效：全草，清热凉血、散瘀止痛。

功效来源：《中华本草》

紫背金盘 紫背金盘草

Ajuga nipponensis Makino

凭证标本：环江县普查队 451226130313028LY (IBK、GXMG、CMMI)

功效：全草或根，清热解毒、凉血散瘀、消肿止痛。

功效来源：《中华本草》

排草香属 *Anisochilus* Wall.

排香草 排草香

Anisochilus carnosus (L. f.) Benth. et Wall

功效：根、根状茎，化湿避浊、利水消肿。

功效来源：《中华本草》

注：民间常见栽培物种。

广防风属 *Anisomeles* R. Br.

广防风

Anisomeles indica (L.) Kuntze

凭证标本：环江县普查队 451226121202002LY (IBK、GXMG、CMMI)

功效：全草，祛风解表、理气止痛。

功效来源：《药用植物辞典》

肾茶属 *Clerodendranthus* Kudo

肾茶 猫须草

Clerodendranthus spicatus (Thunb.) C. Y. Wu ex H. W. Li

功效：茎、叶，清热祛湿、排石利尿。

功效来源：《全国中草药汇编》

注：民间常见栽培物种。

风轮菜属 *Clinopodium* L.

细风轮菜

Clinopodium gracile (Benth.) Matsum.

凭证标本：环江县普查队 451226130314067LY (IBK、GXMG、CMMI)

功效：全草，清热解毒、消肿止痛、凉血止痢、祛风止痒、止血。

功效来源：《药用植物辞典》

灯笼草 断血流

Clinopodium polycephalum (Vaniot) C. Y. Wu et S. J. Hsuan

凭证标本：环江县普查队 451226130719029LY (IBK、GXMG、CMMI)

功效：地上部分，收敛止血。

功效来源：《中国药典》（2020年版）

鞘蕊花属 *Coleus* Lour.

肉叶鞘蕊花 小洋紫苏

Coleus carnosifolius (Hemsl.) Dunn

凭证标本：环江县普查队 451226130429019LY (IBK、GXMG、CMMI)

功效：全草，清热解毒、消疳杀虫。

功效来源：《中华本草》

香薷属 *Elsholtzia* Willd.

紫花香薷

Elsholtzia argyi H. Lév.

凭证标本：环江县普查队 451226131116045LY (IBK、GXMG、CMMI)

功效：全草，祛风、散寒解表、发汗、解暑、利尿、止咳。

功效来源：《药用植物辞典》

香薷 土香薷

Elsholtzia ciliata (Thunb.) Hyland.

凭证标本：滇黔桂队 70337 (IBK)

功效：全草，发汗、解暑、利尿。

功效来源：《全国中草药汇编》

水香薷
Elsholtzia kachinensis Prain
凭证标本：环江县普查队 451226130503040LY（IBK、GXMG、CMMI）
功效：全草，健胃消食。
功效来源：《药用植物辞典》

活血丹属 *Glechoma* L.
活血丹 连钱草
Glechoma longituba (Nakai) Kuprian
凭证标本：环江县普查队 451226130316022LY（IBK、GXMG、CMMI）
功效：地上部分，利湿通淋、清热解毒、散瘀消肿。
功效来源：《广西壮族自治区壮药质量标准 第一卷》（2008年版）

锥花属 *Gomphostemma* Wall. ex Benth.
中华锥花 老虎耳
Gomphostemma chinense Oliv.
凭证标本：韦发南等 M0171（IBK）
功效：全草，祛风除湿、益气血、通经络、消肿毒。
功效来源：《中华本草》

四轮香属 *Hanceola* Kudo
四轮香
Hanceola sinensis (Hemsl.) Kudo
凭证标本：环江县普查队 451226131116042LY（IBK、GXMG、CMMI）
功效：全草，清热解毒、消肿止痛。
功效来源：《中华本草》

香茶菜属 *Isodon* (Schrad. ex Benth.) Spach
香茶菜
Isodon amethystoides (Benth.) H. Hara
凭证标本：彭日成 ML0371（IBK）
功效：地上部分，清热利湿、活血散瘀、解毒消肿。
功效来源：《中华本草》

碎米桠 冬凌草
Isodon rubescens (Hemsl.) H. Hara
凭证标本：环江县普查队 451226131115039LY（IBK、GXMG、CMMI）
功效：全草，清热解毒、活血止痛。
功效来源：《中华本草》

益母草属 *Leonurus* L.
益母草
Leonurus japonicus Houtt.
凭证标本：环江县普查队 451226130423037LY（IBK、GXMG、CMMI）
功效：地上部分，活血调经、利尿消肿、清热解毒。

功效来源：《中国药典》（2020年版）

龙头草属 *Meehania* Britton
华西龙头草
Meehania fargesii (H. Lév.) C. Y. Wu var. *fargesii*
凭证标本：韦发南 2145（IBK）
功效：全草，清热解毒、消炎、发表散寒。
功效来源：《药用植物辞典》

梗花华西龙头草
Meehania fargesii (H. Lév.) C. Y. Wu var. *pedunculata* (Hemsl.) C. Y. Wu
功效：根、叶，外用治牙痛、痈疮肿毒。
功效来源：《广西中药资源名录》
注：《广西植物名录》有记载。

薄荷属 *Mentha* L.
薄荷
Mentha canadensis L.
凭证标本：环江县普查队 451226130316001LY（IBK、GXMG、CMMI）
功效：地上部分，疏散风热、清利头目、利咽、透疹、疏肝行气。
功效来源：《中国药典》（2020年版）

留兰香
Mentha spicata L.
功效：全草，祛风散寒、止咳、解毒消肿。
功效来源：《全国中草药汇编》
注：民间常见栽培物种。

冠唇花属 *Microtoena* Prain
南川冠唇花
Microtoena prainiana Diels
凭证标本：彭日成等 ML0314（IBK）
功效：全草，解表散寒、降气消痰。
功效来源：《药用植物辞典》

石荠苎属 *Mosla* (Benth.) Buch.-Ham. ex Maxim.
小花荠苎 细叶七星剑
Mosla cavaleriei H. Lév.
功效：全草，发汗解表、健脾利湿、止痒、解蛇毒。
功效来源：《全国中草药汇编》
注：《广西植物名录》有记载。

石香薷 香薷
Mosla chinensis Maxim.
功效：地上部分，发汗解表、和中利湿。
功效来源：《中国药典》（2020年版）
注：《广西植物名录》有记载。

小鱼仙草 热痱草

Mosla dianthera (Buch.-Ham. ex Roxb.) Maxim.

凭证标本：彭日成等 ML1654 (IBK)

功效：全草，解表祛暑、利湿和中、消肿止血、散风止痒。

功效来源：《中华本草》

石荠苎 小鱼仙草

Mosla scabra (Thunb.) C. Y. Wu et H. W. Li

凭证标本：滇黔桂队 70058 (IBK)

功效：全草，疏风解表、清暑除湿、解毒止痒。

功效来源：《广西中药材标准 第一册》

罗勒属 *Ocimum* L.

罗勒 九层塔

Ocimum basilicum L. var. *basilicum*

功效：全草，疏风解表、化湿和中、行气活血、解毒消肿。

功效来源：《广西中药材标准 第一册》

注：民间常见栽培物种。

疏柔毛罗勒

Ocimum basilicum L. var. *pilosum* (Willd.) Benth.

功效：全草，发汗解表、祛风利湿、散瘀止痛。

功效来源：《药用植物辞典》

注：民间常见栽培物种。

假糙苏属 *Paraphlomis* Prain

假糙苏

Paraphlomis javanica (Blume) Prain var. *javanica*

凭证标本：环江县普查队 451226130315002LY (IBK、GXMG、CMMI)

功效：全草，清肝、解表、滋阴润燥、润肺止咳、补血调经。叶、茎，清肝火、发表。

功效来源：《药用植物辞典》

狭叶假糙苏

Paraphlomis javanica (Blume) Prain var. *angustifolia* (C. Y. Wu) C. Y. Wu et H. W. Li

凭证标本：环江县普查队 451226130723033LY (IBK、CMMI)

功效：全草，润肺止咳、补血调经。

功效来源：《药用植物辞典》

小叶假糙苏

Paraphlomis javanica (Blume) Prain var. *coronata* (Vaniot) C. Y. Wu et H. W. Li

凭证标本：环江县普查队 451226141005033LY (IBK、GXMG、CMMI)

功效：全草或根，滋阴润燥、止咳、调经补血。

功效来源：《药用植物辞典》

紫苏属 *Perilla* L.

紫苏

Perilla frutescens (L.) Britton var. *frutescens*

凭证标本：滇黔桂队 70051 (IBK)

功效：果实，降气化痰、止咳平喘、润肠通便。茎，理气宽中、止痛、安胎。

功效来源：《中国药典》（2020年版）

回回苏

Perilla frutescens (L.) Britton var. *crispa* (Benth.) Deane ex Bailey

功效：果实（苏子），下气消痰、平喘润肺、宽肠。叶，解表散寒、理气和胃。梗，理气、舒郁、止痛安胎。

功效来源：《药用植物辞典》

注：民间常见栽培物种。

野生紫苏

Perilla frutescens (L.) Britton var. *purpurascens* (Hayata) H. W. Li

凭证标本：彭日成等 ML1025 (IBK)

功效：根及近根老茎，除风散寒、祛痰降气。茎，理气宽中。

功效来源：《药用植物辞典》

刺蕊草属 *Pogostemon* Desf.

水珍珠菜 蛇尾草

Pogostemon auricularius (L.) Hassk.

功效：全草，清热解毒、消肿止痛。

功效来源：《广西壮族自治区壮药质量标准 第三卷》（2018年版）

注：《广西植物名录》有记载。

广藿香

Pogostemon cablin (Blanco) Benth.

功效：地上部分，芳香化浊、开胃止呕、发表解暑。

功效来源：《中国药典》（2020年版）

注：民间常见栽培物种。

刺蕊草 鸡排骨草

Pogostemon glaber Benth.

凭证标本：环江县普查队 451226121203028LY (IBK、GXMG、CMMI)

功效：全草，清热解毒、凉血止血。

功效来源：《全国中草药汇编》

夏枯草属 *Prunella* L.

夏枯草

Prunella vulgaris L.

凭证标本：环江县普查队 451226130418005LY (IBK、GXMG、CMMI)

功效：果穗，清肝泻火、明目、散结消肿。

功效来源：《中国药典》（2020年版）

鼠尾草属 *Salvia* L.

贵州鼠尾草 血盘草
Salvia cavaleriei H. Lév.
凭证标本：环江县普查队 451226130315007LY (IBK)
功效：全草，凉血止血、活血消肿、清热利湿。
功效来源：《中华本草》

华鼠尾草 石见穿
Salvia chinensis Benth.
凭证标本：彭日成等 ML0356 (IBK)
功效：全草，活血化瘀、清热利湿、散结消肿。
功效来源：《中华本草》

荔枝草
Salvia plebeia R. Br.
凭证标本：环江县普查队 451226130316039LY (IBK、
GXMG、CMMI)
功效：全草，清热解毒、利水消肿。
功效来源：《中华本草》

四棱草属 *Schnabelia* Hand.-Mazz.

四棱草 四楞筋骨草
Schnabelia oligophylla Hand.-Mazz.
凭证标本：环江县普查队 451226130526011LY (IBK、
GXMG、CMMI)
功效：全草，祛风除湿、活血通络。
功效来源：《中华本草》

黄芩属 *Scutellaria* L.

半枝莲
Scutellaria barbata D. Don
凭证标本：环江县普查队 451226130425068LY (IBK、
GXMG、CMMI)
功效：全草，清热解毒，散瘀利尿。
功效来源：《中国药典》（2020年版）

韩信草
Scutellaria indica L. var. *indica*
凭证标本：环江县普查队 451226130313058LY (IBK、
GXMG、CMMI)
功效：全草，祛风活血、解毒止痛。
功效来源：《中药大辞典》

小叶韩信草 韩信草小叶变种
Scutellaria indica L. var. *parvifolia* Makino
功效：全草，外用治跌打肿痛、毒蛇咬伤。
功效来源：《广西中药资源名录》
注：《广西植物名录》有记载。

三脉钝叶黄芩
Scutellaria obtusifolia Hemsl. var. *trinervata* (Vaniot) C. Y. Wu et H. W. Li
凭证标本：环江县普查队 451226130719042LY (IBK、GXMG、CMMI)
功效：全草，清热解毒。
功效来源：《药用植物辞典》

红茎黄芩
Scutellaria yunnanensis H. Lév.
凭证标本：环江县普查队 451226130314045LY (IBK、GXMG、CMMI)
功效：全草，散寒、清火利胆、退烧、明目。
功效来源：《药用植物辞典》

水苏属 *Stachys* L.

甘露子
Stachys sieboldii Miq.
功效：全草或块茎，祛风利湿、活血散瘀。
功效来源：《全国中草药汇编》
注：民间常见栽培物种。

香科科属 *Teucrium* L.

铁轴草
Teucrium quadrifarium Buch.-Ham. ex D. Don
凭证标本：环江县普查队 451226130718030LY (IBK、GXMG、CMMI)
功效：全草、根或叶，利湿消肿、祛风解暑、凉血解毒。
功效来源：《中华本草》

血见愁 山藿香
Teucrium viscidum Bl.
凭证标本：环江县普查队 451226130827009LY (IBK、GXMG、CMMI)
功效：全草，消肿解毒、凉血止血。
功效来源：《中华本草》

266. 水鳖科 Hydrocharitaceae

黑藻属 *Hydrilla* Rich.

黑藻
Hydrilla verticillata (L. f.) Royle
凭证标本：彭日成等 ML1899 (IBK)
功效：全草，清热解毒、利尿祛湿。
功效来源：《药用植物辞典》

267. 泽泻科 Alismataceae

泽泻属 *Alisma* L.

东方泽泻 泽泻
Alisma orientale (Samuel) Juz.
凭证标本：彭日成等 ML1714 (IBK)

功效：块茎，利水渗湿、泄热通淋。
功效来源：《中华本草》

慈姑属 *Sagittaria* L.
野慈姑
Sagittaria trifolia L. var. *trifolia*
凭证标本：环江县普查队 451226130721002LY (IBK、CMMI)
功效：球茎，用于哮喘、狂犬咬伤。
功效来源：《广西中药资源名录》

慈姑
Sagittaria trifolia L. var. *sinensis* Sims
功效：球茎，活血凉血、止咳、通淋、散结解毒。
功效来源：《中华本草》
注：民间常见栽培物种。

276. 眼子菜科 Potamogetonaceae
眼子菜属 *Potamogeton* L.
眼子菜
Potamogeton distinctus A. Benn.
凭证标本：彭日成等 ML1996 (IBK)
功效：全草，清热解毒、利湿通淋、止血、驱蛔。
功效来源：《中华本草》

280. 鸭跖草科 Commelinaceae
穿鞘花属 *Amischotolype* Hassk.
穿鞘花
Amischotolype hispida (Less. et A. Rich.) D. Y. Hong
凭证标本：环江县普查队 451226121203016LY (IBK、GXMG、CMMI)
功效：全株，清热利尿、解毒。
功效来源：《中华本草》

鸭跖草属 *Commelina* L.
饭包草
Commelina benghalensis L.
凭证标本：彭日成等 ML1766 (IBK)
功效：全草，清热解毒、利湿消肿。
功效来源：《全国中草药汇编》

鸭跖草
Commelina communis L.
凭证标本：环江县普查队 451226130604032LY (IBK、GXMG、CMMI)
功效：地上部分，清热泻火、解毒、利水消肿。
功效来源：《中国药典》（2020年版）

节节草 竹节草
Commelina diffusa Burm.
凭证标本：环江县普查队 451226130502002LY (IBK、GXMG、CMMI)
功效：全草，清热解毒、利尿消肿、止血。
功效来源：《中华本草》

大苞鸭跖草 大苞甲跖草
Commelina paludosa Blume
凭证标本：环江县普查队 451226141005050LY (IBK、CMMI)
功效：全草，利水消肿、清热解毒、凉血止血。
功效来源：《中华本草》

蓝耳草属 *Cyanotis* D. Don
四孔草 竹叶菜
Cyanotis cristata (L.) D. Don
凭证标本：韦发南等 M0258 (IBK)
功效：全草，清热、解毒、止血。
功效来源：《中华本草》

聚花草属 *Floscopa* Lour.
聚花草
Floscopa scandens Lour.
凭证标本：环江县普查队 451226121203014LY (IBK、GXMG、CMMI)
功效：全草，清热解毒、利水。
功效来源：《中华本草》

水竹叶属 *Murdannia* Royle
大苞水竹叶 痰火草
Murdannia bracteata (C. B. Clarke) J. K. Morton ex D. Y. Hong
凭证标本：彭日成等 ML1528 (IBK)
功效：全草，化痰散结、利尿通淋。
功效来源：《广西壮族自治区壮药质量标准 第三卷》（2018年版）

牛轭草
Murdannia loriformis (Hassk.) R. S. Rao et Kammathy
凭证标本：环江县普查队 451226130601029LY (IBK、GXMG、CMMI)
功效：全草，清热止咳、解毒、利尿。
功效来源：《中华本草》

杜若属 *Pollia* Thunb.
大杜若
Pollia hasskarlii R. S. Rao
凭证标本：环江县普查队 451226130603039LY (IBK、GXMG、CMMI)
功效：全草、根，补虚、祛风除湿、通经活络。
功效来源：《药用植物辞典》

杜若 竹叶莲
Pollia japonica Thunb.
凭证标本：彭日成等 ML1579 (IBK)
功效：根状茎或全草，清热利尿、解毒消肿。
功效来源：《中华本草》

竹叶子属 *Streptolirion* Edgew.
竹叶子
Streptolirion volubile Edgeworth
凭证标本：环江县普查队 451226130724019LY (IBK、GXMG、CMMI)
功效：全草，祛风除湿、养阴、清热解毒、利尿。
功效来源：《药用植物辞典》

紫万年青属 *Tradescantia* L.
紫背万年青 蚌花
Tradescantia spathacea Sw.
功效：花、叶，清热化痰、凉血止痢。
功效来源：《全国中草药汇编》
注：民间常见栽培物种。

吊竹梅
Tradescantia zebrina Bosse
凭证标本：环江县普查队 451226130423050LY (IBK、GXMG、CMMI)
功效：全草，清热解毒、凉血、利尿、止咳。
功效来源：《药用植物辞典》

285. 谷精草科 Eriocaulaceae
谷精草属 *Eriocaulon* L.
白药谷精草
Eriocaulon cinereum R. Br.
凭证标本：环江县普查队 451226130729007LY (IBK、GXMG、CMMI)
功效：全草及花序，清肝明目、退翳、祛风散热。
功效来源：《药用植物辞典》

287. 芭蕉科 Musaceae
芭蕉属 *Musa* L.
大蕉
Musa × *paradisiaca* L.
功效：果实，止渴、润肺、解酒、清脾滑肠。
功效来源：《药用植物辞典》
注：民间常见栽培物种。

野蕉 山芭蕉子
Musa balbisiana Colla
凭证标本：许为斌等 ML1203 (IBK)
功效：种子，破瘀血、通大便。
功效来源：《中华本草》

芭蕉
Musa basjoo Siebold
功效：叶，清热利尿。种子，生食可止渴、润肺。果仁，通血脉、填精髓。茎液汁，止渴、解毒。
功效来源：《药用植物辞典》
注：民间常见栽培物种。

290. 姜科 Zingiberaceae
山姜属 *Alpinia* Roxb.
小花山姜
Alpinia brevis T. L. Wu et S. J. Chen
凭证标本：环江县普查队 451226130602031LY (IBK、GXMG、CMMI)
功效：根状茎，祛风除湿、解疮毒、祛瘀血。
功效来源：《药用植物辞典》

香姜
Alpinia coriandriodora D. Fang
凭证标本：环江县普查队 451226130109019LY (IBK、GXMG、CMMI)
功效：根状茎，祛风行气。
功效来源：《药用植物辞典》

山姜
Alpinia japonica (Thunb.) Miq.
凭证标本：韦发南等 M0244 (IBK)
功效：根状茎，温中散寒、祛风活血。
功效来源：《中华本草》

长柄山姜
Alpinia kwangsiensis T. L. Wu et S. J. Chen
凭证标本：环江县普查队 451226130426010LY (IBK、GXMG、CMMI)
功效：根状茎及果实、种子，用于脘腹冷痛、呃逆、寒湿吐泻。
功效来源：《药用植物辞典》

华山姜
Alpinia oblongifolia Hayata
凭证标本：环江县普查队 451226130313043LY (IBK、GXMG、CMMI)
功效：根状茎，温中暖胃、散寒止痛、消食、祛风除湿、解疮毒。种子，祛寒暖胃、燥湿、止呃。
功效来源：《药用植物辞典》

闭鞘姜属 *Costus* L.
闭鞘姜 樟柳头
Costus speciosus (Koen.) Sm.
凭证标本：环江县普查队 451226130726013LY (IBK、GXMG、CMMI)
功效：根状茎，利水消肿、解毒止痒。

功效来源：《中华本草》

姜黄属 *Curcuma* L.
高姜黄 大莪术
Curcuma elata Roxb.
功效：块根，用于闭经痛经、胸腹胀痛、刺痛、热病神昏、癫痫发狂、黄疸尿赤。根状茎，用于淤血闭经、食积胀痛。
功效来源：《广西中药资源名录》
注：民间常见栽培物种。

莪术 郁金
Curcuma phaeocaulis Valeton
凭证标本：韦发南等 M0297 (IBK)
功效：根根，活血止痛、行气解郁、清心凉血、利胆退黄。
功效来源：《中国药典》（2020年版）

温郁金 郁金
Curcuma wenyujin Y. H. Chen et C. Ling
凭证标本：环江县普查队 451226130503042LY (IBK、GXMG、CMMI)
功效：根根，活血止痛、行气解郁、清心凉血、利胆退黄。
功效来源：《中国药典》（2020年版）

姜花属 *Hedychium* J. König
广西姜花
Hedychium kwangsiense T. L. Wu et S. J. Chen
凭证标本：环江县普查队 451226130501027LY (IBK、GXMG、CMMI)
功效：根状茎，用于咳嗽、胃痛。
功效来源：《广西中药资源名录》

山奈属 *Kaempferia* L.
山奈 沙姜
Kaempferia galanga L.
功效：根状茎，温中止痛、行气消食。
功效来源：《桂本草》（第一卷 上）
注：民间常见栽培物种。

姜属 *Zingiber* Mill.
姜 生姜
Zingiber officinale Roscoe
功效：根状茎，解表散寒、温中止呕、化痰止咳、解鱼蟹毒。
功效来源：《中国药典》（2020年版）
注：民间常见栽培物种。

阳荷
Zingiber striolatum Diels

凭证标本：陈少卿 15442 (IBK)
功效：嫩茎叶、花，温疟寒热、宣泄邪气。
功效来源：《药用植物辞典》

291. 美人蕉科 Cannaceae
美人蕉属 *Canna* L.
美人蕉
Canna indica L.
凭证标本：环江县普查队 451226130503025LY (IBK、GXMG、CMMI)
功效：根状茎、花，清热利湿、安神降压。
功效来源：《全国中草药汇编》

蕉芋
Canna indica 'Edulis' Ker-Gawl.
凭证标本：环江县普查队 451226130503025LY (IBK、GXMG、CMMI)
功效：根状茎，清热利湿、解毒。
功效来源：《中华本草》

292. 竹芋科 Marantaceae
竹芋属 *Maranta* L.
竹芋
Maranta arundinacea L.
功效：块茎，清肺、利尿。
功效来源：《全国中草药汇编》
注：民间常见栽培物种。

花叶竹芋
Maranta bicolor Ker-Gawl.
功效：根、块茎，清热消肿。
功效来源：《全国中草药汇编》
注：民间常见栽培物种。

柊叶属 *Phrynium* Willd.
柊叶 粽粑叶
Phrynium rheedei Suresh et Nicolson
凭证标本：环江县普查队 451226130319018LY (IBK、GXMG、CMMI)
功效：全草，清热解毒、凉血止血、利尿。
功效来源：《全国中草药汇编》

293. 百合科 Liliaceae
粉条儿菜属 *Aletris* L.
狭瓣粉条儿菜
Aletris stenoloba Franch.
凭证标本：环江县普查队 451226130425067LY (IBK、GXMG、CMMI)
功效：全草，清热、养心安神、润肺、止咳、化痰、发汗、发乳、消积、驱虫。

功效来源：《药用植物辞典》

葱属 Allium L.

洋葱

Allium cepa L.

功效：鳞茎，散寒、理气、解毒、杀虫。

功效来源：《药用植物辞典》

注：民间常见栽培物种。

薤头 薤白

Allium chinense G. Don

凭证标本：环江县普查队 451226130502017LY (IBK、GXMG、CMMI)

功效：鳞茎，通阳散结、行气导滞。

功效来源：《中国药典》（2020年版）

葱 葱白

Allium fistulosum L.

功效：鳞茎或全草，发汗解表、通阳、利尿。

功效来源：《全国中草药汇编》

注：民间常见栽培物种。

薤白

Allium macrostemon Bunge

凭证标本：彭日成等 ML1777 (IBK)

功效：鳞茎，通阳散结、行气导滞。

功效来源：《中国药典》（2020年版）

蒜 大蒜

Allium satiuum L.

凭证标本：环江县普查队 451226130429014LY (IBK、GXMG、CMMI)

功效：鳞茎，温中行滞、解毒、杀虫。

功效来源：《桂本草》（第一卷 上）

韭 韭菜

Allium tuberosum Rottler ex Spreng.

凭证标本：环江县普查队 451226130423044LY (IBK、GXMG、CMMI)

功效：根，补肾、温中行气、散瘀、解毒。

功效来源：《广西壮族自治区壮药质量标准 第二卷》（2011年版）

芦荟属 Aloe L.

芦荟

Aloe vera (L.) Burm. f.

功效：叶或叶的干浸膏，用于肝经湿热、头晕、头痛、耳鸣、烦躁、便秘、小儿惊痫、疳积。花，用于咳血、吐血、尿血。

功效来源：《全国中草药汇编》

注：民间常见栽培物种。

天门冬属 Asparagus L.

天门冬 天冬

Asparagus cochinchinensis (Lour.) Merr.

凭证标本：环江县普查队 451226130424015LY (IBK、GXMG、CMMI)

功效：块根，清肺生津、养阴润燥。

功效来源：《中国药典》（2020年版）

羊齿天门冬

Asparagus filicinus Ham. ex D. Don

凭证标本：滇黔桂队 70053 (IBK)

功效：块根，清热润肺、养阴润燥、止咳、杀虫、止痛消肿。

功效来源：《药用植物辞典》

短梗天门冬 一窝鸡

Asparagus lycopodineus (Baker) F. T. Wang et T. Tang

凭证标本：环江县普查队 451226130526018LY (IBK、GXMG、CMMI)

功效：块根，止咳化痰、平喘。

功效来源：《全国中草药汇编》

蜘蛛抱蛋属 Aspidistra Ker-Gawl.

蜘蛛抱蛋

Aspidistra elatior Blume

凭证标本：许为斌 07188 (IBK)

功效：根状茎，活血散瘀、补虚止咳。

功效来源：《全国中草药汇编》

长瓣蜘蛛抱蛋

Aspidistra longipetala S. Z. Huang

凭证标本：环江县普查队 451226130315053LY (IBK、GXMG、CMMI)

功效：根状茎，用于咳嗽。

功效来源：《药用植物辞典》

九龙盘

Aspidistra lurida Ker-Gawl.

凭证标本：滇黔桂队 70111 (IBK)

功效：根状茎，健胃止痛、续骨生肌。

功效来源：《全国中草药汇编》

小花蜘蛛抱蛋

Aspidistra minutiflora Stapf

凭证标本：环江县普查队 451226130315016LY (IBK、GXMG、CMMI)

功效：根茎状，活血通淋、泄热通络。

功效来源：《药用植物辞典》

卵叶蜘蛛抱蛋

Aspidistra typica Baill.

凭证标本：彭日成等 ML0608 (IBK)

功效：根茎状，清热解毒、滋阴、止咳、润肺、生津止渴、活血散瘀、接骨止痛。

功效来源：《药用植物辞典》

开口箭属 *Campylandra* Baker

开口箭

Campylandra chinensis (Baker) M. N. Tamura, S. Y. Liang et Turland

凭证标本：滇黔桂队 70311 (IBK)

功效：根状茎，清热解毒、祛风除湿、散瘀止痛。

功效来源：《中华本草》

弯蕊开口箭 扁竹兰

Campylandra wattii C. B. Clarke

凭证标本：环江县普查队 451226130427044LY (IBK、GXMG、CMMI)

功效：根状茎，清热解毒、散瘀止血、消肿止痛。

功效来源：《中华本草》

白丝草属 *Chionographis* Maxim.

白丝草 中国白丝草

Chionographis chinensis K. Krause

凭证标本：环江县普查队 451226130317025LY (IBK、GXMG、CMMI)

功效：全草，用于喉痛、咳嗽、小便黄短。根，用于风湿腰胀痛、膀胱部位痛。

功效来源：《广西中药资源名录》

吊兰属 *Chlorophytum* Ker Gawl.

吊兰

Chlorophytum comosum (Thunb.) Baker

凭证标本：环江县普查队 451226130429033LY (IBK、GXMG、CMMI)

功效：全草，养阴清热、润肺止咳。

功效来源：《全国中草药汇编》

朱蕉属 *Cordyline* Comm. ex R. Br.

朱蕉

Cordyline fruticosa (L.) A. Chev.

功效：花，清热化痰、凉血止血。叶或根，凉血止血、散瘀定痛。

功效来源：《中华本草》

注：民间常见栽培物种。

山菅属 *Dianella* Lam.

山菅 山猫儿

Dianella ensifolia (L.) DC.

凭证标本：环江县普查队 451226130602035LY (IBK、GXMG、CMMI)

功效：根状茎或全草，拔毒消肿、散瘀止痛。

功效来源：《中华本草》

竹根七属 *Disporopsis* Hance

竹根七

Disporopsis fuscopicta Hance

凭证标本：许为斌等 11064 (IBK)

功效：根状茎，养阴清肺、活血祛瘀。

功效来源：《中华本草》

万寿竹属 *Disporum* Salisb. ex D. Don

距花万寿竹

Disporum calcaratum D. Don

凭证标本：滇黔桂队 70306 (IBK)

功效：根状茎，清热、凉血、养阴润肺、生津益气。

功效来源：《药用植物辞典》

万寿竹 竹叶参

Disporum cantoniense (Lour.) Merr.

凭证标本：环江县普查队 451226130425004LY (IBK、GXMG、CMMI)

功效：根状茎，祛风除湿、舒筋活血、清热、祛痰止咳。

功效来源：《中华本草》

宝铎草 竹林霄

Disporum sessile D. Don

凭证标本：环江县普查队 451226130314017LY (IBK、GXMG、CMMI)

功效：根及根状茎，清热解毒、润肺止咳、健脾消食、舒筋活络。

功效来源：《中华本草》

横脉万寿竹

Disporum trabeculatum Gagnep.

凭证标本：000445 (GXMI)

功效：根，用于风湿、跌打损伤。

功效来源：《广西中药资源名录》

萱草属 *Hemerocallis* L.

萱草 萱草根

Hemerocallis fulva (L.) L.

功效：根，清热利尿、凉血止血。

功效来源：《中华本草》

注：《广西植物名录》有记载。

百合属 *Lilium* L.

野百合 百合

Lilium brownii F. E. Br. ex Miellez

凭证标本：环江县普查队 451226130726007LY (IBK、CMMI)

功效：鳞茎，清心安神、养阴润肺。

功效来源：《中国药典》（2020年版）

卷丹 百合
Lilium tigrinum Ker Gawl.
凭证标本：蒙志华 4-3-492 (GXMI)
功效：鳞片，养阴润肺、清心安神。
功效来源：《中国药典》（2020年版）

山麦冬属 *Liriope* Lour.
矮小山麦冬
Liriope minor (Maxim.) Makino
凭证标本：环江县普查队 451226130425039LY (IBK、GXMG、CMMI)
功效：块根，养阴生津、润肺、清心。
功效来源：《药用植物辞典》

阔叶山麦冬
Liriope muscari (Decne.) L. H. Bailey
凭证标本：韦发南等 M0172 (IBK)
功效：块根，养阴生津、润肺、清心、止咳养胃。
功效来源：《药用植物辞典》

山麦冬 土麦冬
Liriope spicata (Thunb.) Lour.
凭证标本：韦发南等 M0352 (IBK)
功效：块根，养阴生津。
功效来源：《中华本草》

沿阶草属 *Ophiopogon* Ker Gawl.
沿阶草 麦门冬
Ophiopogon bodinieri H. Lév.
凭证标本：环江调查队 4-3-16021 (GXMI)
功效：块根，滋阴润肺、益胃生津、清心除烦。
功效来源：《中华本草》

褐鞘沿阶草 八宝镇心丹
Ophiopogon dracaenoides (Baker) Hook. f.
凭证标本：环江县普查队 451226130723001LY (IBK、GXMG、CMMI)
功效：块根，定心安神、止咳化痰。
功效来源：《全国中草药汇编》

间型沿阶草
Ophiopogon intermedius D. Don
凭证标本：环江县普查队 451226130314032LY (IBK、GXMG、CMMI)
功效：块根，清热润肺、养阴生津、止咳。
功效来源：《药用植物辞典》

狭叶沿阶草
Ophiopogon stenophyllus (Merr.) L. Rodr.
凭证标本：韦发南等 M0290 (IBK)
功效：全草，滋阴补气、和中健胃、清热润肺、养阴生津、清心除烦。

功效来源：《药用植物辞典》

球子草属 *Peliosanthes* Andrews
大盖球子草
Peliosanthes macrostegia Hance
凭证标本：环江县普查队 451226130826013LY (IBK、GXMG、CMMI)
功效：根及根状茎，祛痰止咳、舒肝止痛。全草，止血开胃、健脾补气。
功效来源：《药用植物辞典》

黄精属 *Polygonatum* Mill.
多花黄精 黄精
Polygonatum cyrtonema Hua
凭证标本：环江县普查队 451226130425016LY (IBK、GXMG、CMMI)
功效：根状茎，补气养阴、健脾润肺、益肾。
功效来源：《中国药典》（2020年版）

万年青属 *Rohdea* Roth
万年青
Rohdea japonica (Thunb.) Roth
凭证标本：环江县普查队 451226130314051LY (IBK、GXMG、CMMI)
功效：根状茎或全草，清热解毒、强心利尿。
功效来源：《全国中草药汇编》

295. 延龄草科 Trilliaceae

重楼属 *Paris* L.
凌云重楼
Paris cronquistii (Takht.) H. Li
凭证标本：环江县普查队 451226130315004LY (IBK、CMMI)
功效：根状茎，清热解毒、消肿止痛、凉肝定惊。
功效来源：《药用植物辞典》

球药隔重楼 七叶一枝花
Paris fargesii Franch. var. *fargesii*
凭证标本：黄俞淞等 Y1238 (IBK)
功效：根状茎，清热解毒、消肿止痛。
功效来源：《全国中草药汇编》

具柄重楼 七叶一枝花
Paris fargesii Franch. var. *petiolata* (Baker ex C. H. Wright) F. T. Wang et T. Tang
凭证标本：许为斌等 ML1205 (IBK)
功效：根状茎，清热解毒、消肿止痛。
功效来源：《全国中草药汇编》

296. 雨久花科 Pontederiaceae

凤眼蓝属 *Eichhornia* Kunth

凤眼蓝 凤眼兰

Eichhornia crassipes (Mart.) Solms

凭证标本：环江县普查队 451226130729042LY (IBK、GXMG、CMMI)

功效：全草，清热解暑、利尿消肿。

功效来源：《全国中草药汇编》

雨久花属 *Monochoria* C. Presl

鸭舌草

Monochoria vaginalis (Burm. f.) C. Presl ex Kunth

凭证标本：环江县普查队 451226131110022LY (IBK、GXMG、CMMI)

功效：全草，清热解毒。

功效来源：《全国中草药汇编》

297. 菝葜科 Smilacaceae

肖菝葜属 *Heterosmilax* Kunth

肖菝葜 白土茯苓

Heterosmilax japonica Kunth

凭证标本：滇黔桂队 70342 (IBK)

功效：块茎，清热利湿、解毒消肿。

功效来源：《中华本草》

短柱肖菝葜 土太片

Heterosmilax septemnervia F. T. Wang et T. Tang

凭证标本：环江县普查队 451226130109015LY (IBK、GXMG、CMMI)

功效：根状茎，清热利湿。

功效来源：《广西壮族自治区壮药质量标准 第二卷》（2011年版）

菝葜属 *Smilax* L.

弯梗菝葜

Smilax aberrans Gagnep.

凭证标本：蒋日红等 11494 (IBK)

功效：根状茎，清热渗湿。

功效来源：《药用植物辞典》

圆锥菝葜

Smilax bracteata C. Presl

凭证标本：彭日成等 ML0720 (IBK)

功效：根状茎，祛风除湿、消肿止痛。

功效来源：《药用植物辞典》

密疣菝葜

Smilax chapaensis Gagnep.

凭证标本：滇黔桂队 70204 (IBK)

功效：根状茎，用于跌打损伤、风湿关节痛、肠胃炎、乳糜尿、烧烫伤。

功效来源：《药用植物辞典》

菝葜

Smilax china L.

凭证标本：彭日成等 ML1702 (IBK)

功效：根状茎，利湿去浊、祛风除痹、解毒散瘀。

功效来源：《中国药典》（2020年版）

土茯苓

Smilax glabra Roxb.

功效：根状茎，除湿、解毒、通利关节。

功效来源：《中国药典》（2020年版）

注：《广西植物名录》有记载。

抱茎菝葜 九牛力

Smilax ocreata A. DC.

凭证标本：环江县普查队 451226130313047LY (IBK、GXMG、CMMI)

功效：根状茎，健脾胃、强筋骨。

功效来源：《中华本草》

牛尾菜

Smilax riparia A. DC.

凭证标本：环江县普查队 451226130721009LY (IBK、GXMG、CMMI)

功效：根及根状茎或全草，补气活血、舒筋通络、祛痰止咳。

功效来源：《广西壮族自治区壮药质量标准 第一卷》（2008年版）

302. 天南星科 Araceae

菖蒲属 *Acorus* L.

金钱蒲

Acorus gramineus Soland.

凭证标本：环江县普查队 451226130317017LY (IBK、GXMG、CMMI)

功效：根状茎，化湿开胃、开窍豁痰、醒神益智。

功效来源：《药用植物辞典》

石菖蒲

Acorus tatarinowii Schott

凭证标本：许为斌等 ML1250 (IBK)

功效：根状茎，醒神益智、化湿开胃、开窍豁痰。

功效来源：《中国药典》（2020年版）

广东万年青属 *Aglaonema* Schott

广东万年青

Aglaonema modestum Schott.

功效：根状茎及叶，清热凉血、拔毒消肿、止痛。

功效来源：《中华本草》

注：《广西植物名录》有记载。

海芋属 *Alocasia* (Schott) G. Don

海芋 广狼毒

Alocasia odora (Roxb.) K. Koch

凭证标本：环江县普查队 451226130501026LY (IBK、GXMG、CMMI)

功效：根状茎或茎，清热解毒、行气止痛、散结消肿。

功效来源：《广西中药材标准 第一册》

磨芋属 *Amorphophallus* Blume

磨芋 蒟蒻

Amorphophallus konjac K. Koch

凭证标本：环江县普查队 451226130602036LY (IBK)

功效：块茎，化痰散积、行瘀消肿。

功效来源：《中药大辞典》

天南星属 *Arisaema* Mart.

一把伞南星 天南星

Arisaema erubescens (Wall.) Schott

凭证标本：环江县普查队 451226130425010LY (IBK、GXMG、CMMI)

功效：块茎，散结消肿。

功效来源：《中国药典》（2020年版）

螃蟹七

Arisaema fargesii Buchet

凭证标本：环江县普查队 451226130315052LY (IBK、GXMG、CMMI)

功效：块茎，燥湿、祛风、化痰、散结。

功效来源：《中华本草》

象头花

Arisaema franchetianum Engl.

凭证标本：环江县普查队 451226130528013LY (IBK、GXMG、GMMI)

功效：块茎，散瘀解毒、消肿止痛。

功效来源：《中华本草》

天南星

Arisaema heterophyllum Blume

凭证标本：环江县普查队 451226130426009LY (IBK、GXMG、CMMI)

功效：块茎，散结消肿。

功效来源：《中国药典》（2020年版）

画笔南星

Arisaema penicillatum N. E. Br.

凭证标本：彭日成等 ML1459 (IBK)

功效：块茎，止痛、消肿拔毒。有毒。

功效来源：《药用植物辞典》

芋属 *Colocasia* Schott

芋 芋头

Colocasia esculenta (L.) Schott

功效：花序，理气止痛、散瘀止血。根状茎，健脾补虚、解毒散结。

功效来源：《中华本草》

注：民间常见栽培物种。

隐棒花属 *Cryptocoryne* Fisch. ex Wydler

隐棒花

Cryptocoryne crispatula Engl.

功效：全草，舒筋活络、祛风除湿、活血止痛。

功效来源：《药用植物辞典》

注：《广西植物名录》有记载。

半夏属 *Pinellia* Ten.

滴水珠

Pinellia cordata N. E. Brown

凭证标本：环江县普查队 451226130425063LY (IBK、GXMG、CMMI)

功效：块茎，解表止痛、散结消肿。

功效来源：《全国中草药汇编》

石柑属 *Pothos* L.

石柑子

Pothos chinensis (Raf.) Merr.

凭证标本：环江县普查队 451226130313050LY (IBK、GXMG、CMMI)

功效：全草，舒筋活络、散瘀消肿、导滞去积。

功效来源：《广西壮族自治区壮药质量标准 第三卷》（2018年版）

崖角藤属 *Rhaphidophora* Hassk.

爬树龙 大过山龙

Rhaphidophora decursiva (Roxb.) Schott

凭证标本：滇黔桂队 70040 (IBK)

功效：根或茎，活血舒筋、解表镇咳、解毒消肿。

功效来源：《中华本草》

303. 浮萍科 Lemnaceae

浮萍属 *Lemna* L.

浮萍

Lemna minor L.

功效：全草，发汗解表、透疹止痒、利水消肿、清热解毒。

功效来源：《中华本草》

注：《广西植物名录》有记载。

紫萍属 *Spirodela* Schleid.

紫萍 浮萍

Spirodela polyrrhiza (L.) Schleiden

功效：全草，宣散风热、透疹、利尿。

功效来源：《中国药典》（2020年版）

注：《广西植物名录》有记载。

305. 香蒲科 Typhaceae

香蒲属 Typha L.

香蒲 蒲黄

Typha orientalis C. Presl

凭证标本：环江县普查队 451226130729030LY (IBK、CMMI)

功效：雄花粉，止血、化瘀、通淋。

功效来源：《中国药典》（2020年版）

306. 石蒜科 Amaryllidaceae

文殊兰属 Crinum L.

文殊兰

Crinum asiaticum L. var. *sinicum* (Roxb. ex Herb.) Baker

功效：叶和鳞茎，行血散瘀、消肿止痛。

功效来源：《全国中草药汇编》

注：民间常见栽培物种。

虎耳兰属 Haemanthus L.

网球花 虎耳兰

Haemanthus multiflorus Martyn

功效：鳞茎，解毒消肿。

功效来源：《中华本草》

注：民间常见栽培物种。

朱顶红属 Hippeastrum Herb.

花朱顶红 朱顶红

Hippeastrum vittatum (L'Hér.) Herb.

功效：鳞茎，解毒消肿。

功效来源：《中华本草》

注：民间常见栽培物种。

水鬼蕉属 Hymenocallis Salisb.

水鬼蕉

Hymenocallis littoralis (Jacq.) Salisb.

功效：叶，舒筋活血、消肿止痛。

功效来源：《中华本草》

注：民间常见栽培物种。

石蒜属 Lycoris Herb.

忽地笑 铁色箭

Lycoris aurea (L'Hér.) Herb.

凭证标本：环江县普查队 451226130827014LY (IBK、GXMG、CMMI)

功效：鳞茎，润肺止咳、解毒消肿。

功效来源：《中华本草》

葱莲属 Zephyranthes Herb.

葱莲 玉帘

Zephyranthes candida (Lindl.) Herb.

凭证标本：卢元处 4-3-416 (GXMI)

功效：全草，平肝息风。

功效来源：《全国中草药汇编》

307. 鸢尾科 Iridaceae

射干属 Belamcanda Adans.

射干

Belamcanda chinensis (L.) DC.

凭证标本：彭日成等 ML1781 (IBK)

功效：根状茎，清热解毒、消痰利咽。

功效来源：《中国药典》（2020年版）

雄黄兰属 Crocosmia Planch.

雄黄兰

Crocosmia crocosmiflora (Nichols.) N. E. Br.

功效：球茎，消肿止痛。

功效来源：《中华本草》

注：民间常见栽培物种。

红葱属 Eleutherine Herb.

红葱 小红蒜根

Eleutherine plicata Herb.

功效：鳞茎，养血补虚、活血止血。

功效来源：《中华本草》

注：民间常见栽培物种。

唐菖蒲属 Gladiolus L.

唐菖蒲 搜山黄

Gladiolus gandavensis Van Houtte

功效：球茎，清热解毒、散瘀消肿。

功效来源：《中华本草》

注：民间常见栽培物种。

鸢尾属 Iris L.

蝴蝶花

Iris japonica Thunb.

凭证标本：环江县普查队 451226130314058LY (IBK、GXMG、CMMI)

功效：全草，消肿止痛、清热解毒。

功效来源：《中华本草》

310. 百部科 Stemonaceae

百部属 Stemona Lour.

大百部 百部

Stemona tuberosa Lour.

凭证标本：环江县普查队 451226130501005LY (IBK、GXMG、CMMI)

功效：块根，润肺下气止咳、杀虫灭虱。

功效来源：《中国药典》（2020年版）

311. 薯蓣科 Dioscoreaceae
薯蓣属 *Dioscorea* L.
参薯 毛薯
Dioscorea alata L.

功效：块茎，健脾止泻、益肺滋肾、解毒敛疮。

功效来源：《中华本草》

注：民间常见栽培物种。

黄独 黄药子
Dioscorea bulbifera L.

凭证标本：环江县普查队 451226130828018LY (IBK、GXMG、CMMI)

功效：块茎，化痰消瘿、止咳止血。

功效来源：《广西壮族自治区壮药质量标准　第三卷》（2018年版）

薯莨
Dioscorea cirrhosa Lour.

凭证标本：环江县普查队 451226130314005LY (IBK、GXMG、CMMI)

功效：块茎，活血补血、收敛固涩。

功效来源：《中华本草》

七叶薯蓣 七叶薯
Dioscorea esquirolii Prain et Burkill

凭证标本：环江县普查队 451226130319020LY (IBK、GXMG、CMMI)

功效：块根，凉血止血、消肿止痛。

功效来源：《全国中草药汇编》

日本薯蓣 山药
Dioscorea japonica Thunb.

凭证标本：吴磊等 ML0181 (IBK)

功效：根状茎，生津益肺、补肾涩精、补脾养胃。

功效来源：《中国药典》（2020年版）

毛芋头薯蓣
Dioscorea kamoonensis Kunth

凭证标本：环江调查队 4-3-301 (GXMI)

功效：块茎，舒筋壮骨、健胃止泻、止痛、补虚。

功效来源：《药用植物辞典》

五叶薯蓣 五叶薯
Dioscorea pentaphylla L.

凭证标本：韦发南等 M0402 (IBK)

功效：块茎，补脾益肾、利湿消肿。

功效来源：《中华本草》

褐苞薯蓣 山药、广山药
Dioscorea persimilis Prain et Burkill

凭证标本：韦发南等 M0044 (IBK)

功效：块茎，补脾养胃、生津益肺、补肾涩精。

功效来源：《广西壮族自治区壮药质量标准　第一卷》（2008年版）

薯蓣
Dioscorea polystachya Turcz.

功效：块茎，补脾养胃、生津益肺、止咳平喘、补肾涩精、止泻。珠芽，补虚损、强腰脚、益肾、食之不饥。

功效来源：《药用植物辞典》

注：《广西植物名录》有记载。

绵萆薢
Dioscorea spongiosa J. Q. Xi, M. Mizuno et W. L. Zhao

功效：块茎，利湿去浊、祛风除痹。

功效来源：《中国药典》（2020年版）

注：《广西中药资源名录》有记载。

313. 龙舌兰科 Agavaceae
龙舌兰属 *Agave* L.
龙舌兰
Agave americana L. var. *americana*

功效：叶，解毒拔脓、杀虫、止血。

功效来源：《中华本草》

注：民间常见栽培物种。

金边龙舌兰
Agave americana L. var. *variegata* Nichols.

功效：鲜叶，润肺止咳、平喘、透疹、祛瘀生新。

功效来源：《全国中草药汇编》

注：民间常见栽培物种。

虎尾兰属 *Sansevieria* Thunb.
虎尾兰
Sansevieria trifasciata Prain var. *trifasciata*

功效：叶，清热解毒、祛腐生肌。

功效来源：《全国中草药汇编》

注：民间常见栽培物种。

金边虎尾兰 虎尾兰
Sansevieria trifasciata Prain var. *laurentii* (De Wildem.) N. E. Brown

功效：叶，清热解毒、活血消肿。

功效来源：《中华本草》

注：民间常见栽培物种。

314. 棕榈科 Arecaceae
省藤属 *Calamus* L.
杖藤

Calamus rhabdocladus Burret
凭证标本：韦发南等 M0070 (IBK)
功效：幼苗，用于跌打损伤。
功效来源：《药用植物辞典》

鱼尾葵属 *Caryota* L.
鱼尾葵
Caryota ochlandra Hance
凭证标本：许为斌等 ML1386 (IBK)
功效：叶鞘纤维、根，收敛止血、强筋骨。
功效来源：《全国中草药汇编》

散尾葵属 *Chrysalidocarpus* H. Wendl.
散尾葵
Chrysalidocarpus lutescens H. Wendl.
功效：叶鞘纤维，收敛止血。
功效来源：《中华本草》
注：民间常见栽培物种。

油棕属 *Elaeis* Jacq.
油棕 油棕根
Elaeis guineensis Jacq.
功效：根，祛瘀消肿。
功效来源：《中华本草》
注：民间常见栽培物种。

蒲葵属 *Livistona* R. Br.
蒲葵 蒲葵子
Livistona chinensis (Jacq.) R. Br.
功效：成熟果实，抗癌。
功效来源：《广西中药材标准 第一册》
注：民间常见栽培物种。

棕榈属 *Trachycarpus* H. Wendl.
棕榈
Trachycarpus fortunei (Hook.) H. Wendl.
功效：叶柄，收敛止血。
功效来源：《中国药典》（2020年版）
注：民间常见栽培物种。

315. 露兜树科 Pandanaceae
露兜树属 *Pandanus* Parkinson
露兜草
Pandanus austrosinensis T. L. Wu
凭证标本：环江县普查队 451226130313002LY (IBK、GXMG、CMMI)
功效：根，清热除湿。
功效来源：《药用植物辞典》

318. 仙茅科 Hypoxidaceae
仙茅属 *Curculigo* Gaertn.
大叶仙茅 大地棕根
Curculigo capitulata (Lour.) Kuntze
凭证标本：环江县普查队 451226130425014LY (IBK、GXMG、CMMI)
功效：根状茎，补肾壮阳、祛风除湿、活血调经。
功效来源：《中华本草》

仙茅
Curculigo orchioides Gaertn.
凭证标本：环江县普查队 451226130424022LY (IBK、GXMG、CMMI)
功效：根状茎，补肾壮阳、强筋骨、祛除寒湿。
功效来源：《广西壮族自治区壮药质量标准 第二卷》（2011年版）

小金梅草属 *Hypoxis* L.
小金梅草 野鸡草
Hypoxis aurea Lour.
凭证标本：环江县普查队 451226130530007LY (IBK、GXMG、CMMI)
功效：全株，温肾壮阳、理气止痛。
功效来源：《中华本草》

321. 蒟蒻薯科 Taccaceae
裂果薯属 *Schizocapsa* Hance
裂果薯 水田七
Schizocapsa plantaginea Hance
凭证标本：环江县普查队 451226130426033LY (IBK、GXMG、CMMI)
功效：根状茎，清热解毒、止咳祛痰、理气止痛、散瘀止血。
功效来源：《广西壮族自治区壮药质量标准 第二卷》（2011年版）

蒟蒻薯属 *Tacca* J. R. Forst. et G. Forst.
箭根薯 蒟蒻薯
Tacca chantrieri André
凭证标本：韦发南等 M0197 (IBK)
功效：根状茎，清热解毒、理气止痛。
功效来源：《中华本草》

323. 水玉簪科 Burmanniaceae
水玉簪属 *Burmannia* L.
水玉簪
Burmannia disticha L.
凭证标本：环江县普查队 451226130606018LY (IBK、GXMG、CMMI)
功效：全草、根，清热利湿、止咳。

功效来源：《中华本草》

326. 兰科 Orchidaceae

脆兰属 *Acampe* Lindl.

多花脆兰

Acampe rigida (Buch.-Ham. ex J. E. Sm.) P. F. Hunt

凭证标本：环江县普查队 451226130109021LY (IBK、GXMG、CMMI)

功效：全株，用于身骨痛、经期腰腹痛。叶，用于咳嗽、喉痛，生嚼咽汁用于骨鲠喉。

功效来源：《广西中药资源名录》

开唇兰属 *Anoectochilus* Blume

西南齿唇兰

Anoectochilus elwesii (C. B. Clarke ex Hook. f.) King et Pantl.

凭证标本：韦发南等 M0037 (IBK)

功效：全草，消肿、止痛。

功效来源：《药用植物辞典》

艳丽齿唇兰

Anoectochilus moulmeinensis (Parish et Rchb. f.) Seidenf.

凭证标本：韦发南等 M0134 (IBK)

功效：全草，清热解毒、凉血、消肿。

功效来源：《药用植物辞典》

花叶开唇兰 金线莲

Anoectochilus roxburghii (Wall.) Lindl.

功效：全草，清热解毒、祛风除湿、凉血平肝、固肾。

功效来源：《广西壮族自治区壮药质量标准 第三卷》（2018年版）

注：本种为普遍分布种，《广西中药资源名录》有记载。

浙江金线兰

Anoectochilus zhejiangensis Z. Wei et Y. B. Chang

功效：全草，清热解毒、凉血、消肿。

功效来源：《药用植物辞典》

注：《广西植物名录》有记载。

牛齿兰属 *Appendicula* Blume

牛齿兰

Appendicula cornuta Blume

凭证标本：韦发南等 M0098 (IBK)

功效：全草，清热解毒。

功效来源：《药用植物辞典》

竹叶兰属 *Arundina* Blume

竹叶兰 长杆兰

Arundina graminifolia (D. Don) Hochr.

凭证标本：韦发南等 M0356 (IBK)

功效：全草、根状茎，清热解毒、祛风利湿。

功效来源：《中华本草》

白及属 *Bletilla* Rchb. f.

小白及

Bletilla formosana (Hayata) Schltr.

凭证标本：环江县普查队 451226130727017LY (IBK、GXMG、CMMI)

功效：块茎，补肺、止血、生肌、收敛。

功效来源：《药用植物辞典》

黄花白及

Bletilla ochracea Schltr.

凭证标本：韦发南等 M0355 (IBK)

功效：块茎，收敛止血、消肿生肌。

功效来源：《药用植物辞典》

白及

Bletilla striata (Thunb. ex A. Murray) Rchb. f.

凭证标本：环江县普查队 451226130727016LY (IBK、GXMG、CMMI)

功效：块茎，收敛止血、消肿生肌。

功效来源：《中国药典》（2020年版）

石豆兰属 *Bulbophyllum* Thouars

梳帽卷瓣兰 一匹草

Bulbophyllum andersonii (Hook. f.) J. J. Sm.

凭证标本：环江县普查队 451226130426025LY (IBK、GXMG、CMMI)

功效：全草，润肺止咳、益肾补虚、消食、祛风活血。

功效来源：《中华本草》

广东石豆兰 广石豆兰

Bulbophyllum kwangtungense Schltr.

功效：假鳞茎和全草，清热、滋阴、消肿。

功效来源：《中华本草》

注：《广西植物名录》有记载。

密花石豆兰 果上叶

Bulbophyllum odoratissimum (J. E. Smith) Lindl.

功效：全草，润肺化痰、通络止痛。

功效来源：《中华本草》

注：《广西植物名录》有记载。

虾脊兰属 *Calanthe* R. Br.

泽泻虾脊兰 棕叶七

Calanthe alismaefolia Lindl.

凭证标本：环江县普查队 451226130313001LY (IBK、GXMG、CMMI)

功效：全草，活血止痛。

功效来源：《中华本草》

剑叶虾脊兰

Calanthe davidii Franch.

凭证标本：韦发南等 M0376 (IBK)

功效：根、假鳞茎、全草，清热解毒、散瘀、止痛。

功效来源：《药用植物辞典》

钩距虾脊兰 四里麻

Calanthe graciliflora Hayata

功效：根、全草，清热解毒、活血止痛。

功效来源：《中华本草》

注：《广西植物名录》有记载。

细花虾脊兰

Calanthe mannii Hook. f.

凭证标本：环江县普查队 451226130314077LY (IBK、GXMG、CMMI)

功效：全草，清热解毒、软坚散结、祛风镇痛。

功效来源：《药用植物辞典》

长距虾脊兰

Calanthe sylvatica (Thouars) Lindl.

凭证标本：韦发南等 M0318 (IBK)

功效：全草，解毒止痛、活血化瘀、拔毒生肌。

功效来源：《药用植物辞典》

叉柱兰属 *Cheirostylis* Blume
云南叉柱兰

Cheirostylis yunnanensis Rolfe

凭证标本：陈顶乃 4-3-083 (GXMI)

功效：根状茎，用于肺虚咳嗽、瘰疬，鲜汁滴用于中耳炎。

功效来源：《广西中药资源名录》

隔距兰属 *Cleisostoma* Blume
大序隔距兰

Cleisostoma paniculatum (Ker Gawl.) Garay

功效：全草，养阴、润肺、止咳、清热解毒、接骨。

功效来源：《药用植物辞典》

注：《广西中药资源名录》有记载。

尖喙隔距兰

Cleisostoma rostratum (Lodd.) Seidenf. ex Aver.

凭证标本：环江县普查队 451226130319049LY (IBK、GXMG、CMMI)

功效：全草，用于风湿骨痛、关节肿胀、跌打损伤。

功效来源：《广西中药资源名录》

红花隔距兰 龙角草

Cleisostoma williamsonii (Rchb. f.) Garay

凭证标本：环江调查队 4-3-751 (GXMI)

功效：全草，清热解毒、舒筋活络。

功效来源：《中华本草》

贝母兰属 *Coelogyne* Lindl.
流苏贝母兰

Coelogyne fimbriata Lindl.

功效：全草、叶、假鳞茎，用于感冒、咳嗽、风湿骨痛。

功效来源：《药用植物辞典》

注：《广西植物名录》有记载。

栗鳞贝母兰 鸡大腿

Coelogyne flaccida Lindl.

凭证标本：韦发南等 M0117 (IBK)

功效：假鳞茎，清热止咳、活血消肿。

功效来源：《中华本草》

杜鹃兰属 *Cremastra* Lindl.
杜鹃兰 山慈菇

Cremastra appendiculata (D. Don) Makino

功效：假鳞茎，清热解毒、化痰散结。

功效来源：《中国药典》（2020年版）

注：《广西植物名录》有记载。

兰属 *Cymbidium* Sw.
蕙兰

Cymbidium faberi Rolfe

凭证标本：环江县普查队 451226130314012LY (IBK、GXMG、CMMI)

功效：根皮，润肺止咳、杀虫。

功效来源：《药用植物辞典》

多花兰 牛角三七

Cymbidium floribundum Lindl.

凭证标本：韦发南等 M0372 (IBK)

功效：全草，清热化痰、补肾健脑。

功效来源：《中华本草》

寒兰

Cymbidium kanran Makino

功效：全草，清心润肺、止咳平喘。根，清热、驱蛔。

功效来源：《药用植物辞典》

注：《广西植物名录》有记载。

兔耳兰

Cymbidium lancifolium Hook.

凭证标本：环江县普查队 451226130424018LY (IBK、

GXMG、CMMI)

功效：全草，补肝肺、祛风除湿、强筋骨、清热解毒、消肿、润肺、宁神、固气、利水。

功效来源：《药用植物辞典》

硬叶兰

Cymbidium mannii Rchb. f.

功效：叶，用于咳嗽、哮喘、风湿骨痛、跌打损伤、崩漏、白带异常。

功效来源：《广西中药资源名录》

注：《广西植物名录》有记载。

墨兰

Cymbidium sinense (Jack. ex Andrews) Willd.

凭证标本：000475 (GXMI)

功效：根，清心润肺、止咳定喘。

功效来源：《药用植物辞典》

石斛属 *Dendrobium* Sw.

钩状石斛

Dendrobium aduncum Wall. ex Lindl.

功效：茎、全草，滋阴、清热、益胃、生津、止渴。

功效来源：《药用植物辞典》

注：《广西植物名录》有记载。

兜唇石斛

Dendrobium aphyllum (Roxb.) C. E. C. Fisch.

功效：全草、茎，清热解毒、消炎、养阴益胃、生津止渴。

功效来源：《药用植物辞典》

注：《广西植物名录》有记载。

束花石斛 石斛

Dendrobium chrysanthum Lindl.

功效：茎，益胃生津、滋阴清热、润肺益肾、明目强腰。

功效来源：《中华本草》

注：《广西植物名录》有记载。

密花石斛 粗黄草

Dendrobium densiflorum Lindl.

功效：茎，滋阴益肾、生津止渴。

功效来源：《全国中草药汇编》

注：《广西植物名录》有记载。

流苏石斛 石斛

Dendrobium fimbriatum Hook.

凭证标本：环江县普查队 451226130426027LY (IBK、GXMG、CMMI)

功效：茎，益胃生津、滋阴清热。

功效来源：《广西壮族自治区壮药质量标准 第二卷》（2011年版）

曲轴石斛

Dendrobium gibsonii Lindl.

凭证标本：吴磊等 ML0085 (IBK)

功效：茎，益胃生津、滋阴清热、止渴。

功效来源：《药用植物辞典》

细叶石斛

Dendrobium hancockii Rolfe

功效：茎，养阴益胃、生津止渴、清热。

功效来源：《药用植物辞典》

注：《广西植物名录》有记载。

疏花石斛

Dendrobium henryi Schltr.

凭证标本：环江县普查队 451226130729010LY (IBK、GXMG、CMMI)

功效：茎，滋阴肾、益胃、生津除烦。

功效来源：《药用植物辞典》

美花石斛 石斛

Dendrobium loddigesii Rolfe

凭证标本：环江县普查队 451226130429012LY (IBK、GXMG、CMMI)

功效：茎，益胃生津、滋阴清热、润肺益肾、明目强腰。

功效来源：《中华本草》

罗河石斛 石斛

Dendrobium lohohense T. Tang et F. T. Wang

功效：茎，益胃生津、滋阴清热、润肺益肾、明目强腰。

功效来源：《中华本草》

注：《广西植物名录》有记载。

细茎石斛

Dendrobium moniliforme (L.) Sw.

功效：茎，益胃生津、滋阴清热。

功效来源：《药用植物辞典》

注：《广西植物名录》有记载。

铁皮石斛

Dendrobium officinale Kimura et Migo

凭证标本：罗金裕等 6553 (GXMI)

功效：茎，益胃生津、滋阴清热。

功效来源：《药用植物辞典》

蛇舌兰属 *Diploprora* Hook. f.

蛇舌兰

Diploprora championii (Lindl.) Hook. f.

功效：全草，用于跌打损伤、骨折。

功效来源：《药用植物辞典》

注：《广西植物名录》有记载。

毛兰属 *Eria* Lindl.

半柱毛兰 蜢臂兰
Eria corneri Rchb. f.
凭证标本：环江县普查队 451226130315032LY (IBK、GXMG、CMMI)
功效：全草，滋阴清热、生津止渴。
功效来源：《中华本草》

足茎毛兰
Eria coronaria (Lindl.) Rchb. f.
凭证标本：韦发南等 M0377 (IBK)
功效：全草，清热解毒、益胃生津。
功效来源：《药用植物辞典》

山珊瑚属 *Galeola* Lour.

毛萼山珊瑚
Galeola lindleyana (Hook. f. et Thomson) Rchb. f.
功效：全草，祛风除湿、润肺止咳、利水通淋。
功效来源：《药用植物辞典》
注：《广西植物名录》有记载。

天麻属 *Gastrodia* R. Br.

天麻
Gastrodia elata Blume
功效：块茎，平肝息风止痉。
功效来源：《全国中草药汇编》
注：《广西植物名录》有记载。

斑叶兰属 *Goodyera* R. Br.

高斑叶兰 石风丹
Goodyera procera (Ker Gawl.) Hook.
凭证标本：环江县普查队 451226130426017LY (IBK、GXMG、CMMI)
功效：全草，祛风除湿、行气活血、止咳平喘。
功效来源：《中华本草》

玉凤花属 *Habenaria* Willd.

毛葶玉凤花 肾经草
Habenaria ciliolaris Kraenzl.
凭证标本：环江县普查队 451226130723025LY (IBK、CMMI)
功效：块茎，壮腰补肾、清热利水、解毒。
功效来源：《中华本草》

鹅毛玉凤花 白花草
Habenaria dentata (Sw.) Schltr.
凭证标本：许为斌 07228 (IBK)
功效：茎叶、块茎，清热利湿。
功效来源：《中华本草》

裂瓣玉凤花
Habenaria petelotii Gagnep.
凭证标本：韦发南等 M0378 (IBK)
功效：块茎，用于腰痛、水肿。
功效来源：《药用植物辞典》

橙黄玉凤花
Habenaria rhodocheila Hance
凭证标本：环江县普查队 451226130728006LY (IBK、GXMG、CMMI)
功效：块茎，清热解毒、活血止痛。
功效来源：《中华本草》

角盘兰属 *Herminium* L.

叉唇角盘兰 腰子草
Herminium lanceum (Thunb. ex Sw.) Vuijk
功效：块根、全草，益肾壮阳、养血补虚、理气除湿。
功效来源：《中华本草》
注：《广西植物名录》有记载。

羊耳蒜属 *Liparis* Rich.

镰翅羊耳蒜 九莲灯
Liparis bootanensis Griff.
凭证标本：环江县普查队 451226130606028LY (IBK、GXMG、CMMI)
功效：全草，解毒、利湿、润肺止咳。
功效来源：《中华本草》

丛生羊耳蒜
Liparis cespitosa (Thouars) Lindl.
凭证标本：韦发南等 M0382 (IBK)
功效：全草，清热解毒、凉血止血。
功效来源：《药用植物辞典》

大花羊耳蒜 虎石头
Liparis distans C. B. Clarke
凭证标本：环江县普查队 451226130315041LY (IBK、CMMI)
功效：全草，清热止咳。
功效来源：《中华本草》

长苞羊耳蒜
Liparis inaperta Finet
凭证标本：环江县普查队 451226130825004LY (IBK、GXMG、CMMI)
功效：全草，化痰、止咳、润肺。
功效来源：《药用植物辞典》

见血青 见血清
Liparis nervosa (Thunb. ex A. Murray) Lindl.

凭证标本：环江县普查队 451226130313065LY（IBK、GXMG、CMMI）

功效：全草，凉血止血、清热解毒。

功效来源：《中华本草》

紫花羊耳蒜

Liparis nigra Seidenf.

凭证标本：许为斌 07225（IBK）

功效：全草，用于风湿痹痛、皮炎。

功效来源：《药用植物辞典》

长茎羊耳蒜

Liparis viridiflora (Blume) Lindl.

凭证标本：环江县普查队 451226130424006LY（IBK、GXMG、CMMI）

功效：带假鳞茎全草，清热解毒、活血调经。

功效来源：《药用植物辞典》

钗子股属 *Luisia* Gaudich.

钗子股

Luisia morsei Rolfe

凭证标本：韦发南等 M0089（IBK）

功效：全草，清热解毒、祛风利湿。

功效来源：《中华本草》

沼兰属 *Malaxis* Sol. ex Sw.

阔叶沼兰

Malaxis latifolia J. E. Sm.

凭证标本：许为斌 09444（IBK）

功效：全草，清热解毒、利尿、消肿。

功效来源：《药用植物辞典》

芋兰属 *Nervilia* Comm. ex Gaudich.

毛唇芋兰 青天葵

Nervilia fordii (Hance) Schltr.

凭证标本：环江县普查队 451226130602039LY（IBK、GXMG、CMMI）

功效：块茎和全草，润肺止咳、清热解毒、散瘀止痛。

功效来源：《广西壮族自治区壮药质量标准 第二卷》（2011年版）

羽唇兰属 *Ornithochilus* (Lindl.) Wall. ex Benth.

羽唇兰

Ornithochilus difformis (Wall. ex Lindl.) Schltr.

凭证标本：环江县普查队 451226130727014LY（IBK）

功效：全草，用于风湿病、关节疼痛、跌打损伤。

功效来源：《药用植物辞典》

兜兰属 *Paphiopedilum* Pfitzer

小叶兜兰 兜兰

Paphiopedilum barbigerum T. Tang et F. T. Wang

凭证标本：环江县普查队 451226130825001LY（IBK、GXMG、CMMI）

功效：全草，用于疮疖。

功效来源：《广西药用植物名录》

硬叶兜兰 花叶子

Paphiopedilum micranthum T. Tang et F. T. Wang

凭证标本：环江县普查队 451226130828015LY（IBK、GXMG、CMMI）

功效：全草，清热透疹、清心安神。

功效来源：《中华本草》

白蝶兰属 *Pecteilis* Raf.

龙头兰 白蝶花

Pecteilis susannae (L.) Raf.

凭证标本：环江县普查队 451226130728028LY（IBK、GXMG、CMMI）

功效：根，补肾壮阳、健脾。

功效来源：《全国中草药汇编》

阔蕊兰属 *Peristylus* Blume

阔蕊兰 山砂姜

Peristylus goodyeroides (D. Don) Lindl.

凭证标本：环江县普查队 451226130529034LY（IBK、GXMG、CMMI）

功效：块根，清热解毒。

功效来源：《中华本草》

鹤顶兰属 *Phaius* Lour.

黄花鹤顶兰

Phaius flavus (Blume) Lindl.

凭证标本：环江县普查队 451226130315049LY（IBK、GXMG、CMMI）

功效：假鳞茎，解毒、收敛、生肌、消瘰疬。

功效来源：《药用植物辞典》

鹤顶兰

Phaius tankervilliae (Banks ex L'Hér.) Blume

凭证标本：环江县普查队 451226130727010LY（IBK）

功效：假鳞茎，祛痰止咳、活血止血。

功效来源：《药用植物辞典》

蝶兰属 *Phalaenopsis* Blume

华西蝴蝶兰

Phalaenopsis wilsonii Rolfe

功效：假鳞茎，用于感冒发烧、头痛、小儿疳积、风湿关节痛。

功效来源：《药用植物辞典》

注：《广西植物名录》有记载。

石仙桃属 *Pholidota* Lindl. ex Hook.

细叶石仙桃 小石仙桃

Pholidota cantonensis Rolfe

功效：全草、假鳞茎，清热凉血、滋阴润肺、解毒。

功效来源：《中华本草》

注：《广西植物名录》有记载。

石仙桃

Pholidota chinensis Lindl.

凭证标本：环江县普查队 451226130728003LY (IBK、GXMG、CMMI)

功效：全草，养阴润肺、清热解毒、利湿、消瘀。

功效来源：《中华本草》

云南石仙桃 叶上果

Pholidota yunnanensis Rolfe

凭证标本：韦发南等 M0369 (IBK)

功效：假鳞茎或全草，润肺止咳、清热利湿。

功效来源：《广西中药材标准 第一册》

朱兰属 *Pogonia* Juss.

朱兰

Pogonia japonica Rchb. f.

功效：全草，清热解毒。

功效来源：《中华本草》

注：《广西植物名录》有记载。

苞舌兰属 *Spathoglottis* Blume

苞舌兰 黄花独蒜

Spathoglottis pubescens Lindl.

功效：假鳞茎，补肺、止咳、清热解毒。

功效来源：《中华本草》

注：《广西植物名录》有记载。

绶草属 *Spiranthes* Rich.

绶草 盘龙参

Spiranthes sinensis (Pers.) Ames

凭证标本：环江县普查队 451226130425074LY (IBK、CMMI)

功效：全草，滋阴益气、清热解毒、润肺止咳。

功效来源：《广西壮族自治区壮药质量标准 第一卷》（2008年版）

万代兰属 *Vanda* Jones ex R. Br.

琴唇万代兰

Vanda concolor Blume

凭证标本：环江县普查队 451226130315062LY (IBK)

功效：全草，祛湿解毒。

功效来源：《中华本草》

327. 灯芯草科 Juncaceae

灯芯草属 *Juncus* L.

小灯芯草 野灯草

Juncus bufonius L.

凭证标本：环江县普查队 451226130427010LY (IBK、GXMG、CMMI)

功效：全草，清热、通淋、利尿、止血。

功效来源：《中华本草》

灯芯草

Juncus effusus L.

凭证标本：环江县普查队 451226130317034LY (IBK、GXMG、CMMI)

功效：茎髓，清心火、利小便。

功效来源：《中国药典》（2020年版）

野灯芯草 石龙刍

Juncus setchuensis Buchen.

功效：全草，利水通淋、泄热、安神、凉血止血。

功效来源：《中华本草》

注：《广西中药资源名录》有记载。

331. 莎草科 Cyperaceae

薹草属 *Carex* L.

浆果薹草 山稗子

Carex baccans Nees

凭证标本：环江县普查队 451226121206002LY (IBK、GXMG、CMMI)

功效：种子，透疹止咳、补中利水。

功效来源：《中华本草》

十字薹草

Carex cruciata Wahlenb.

凭证标本：环江县普查队 451226130728029LY (IBK、GXMG、CMMI)

功效：全草，清热凉血、止血、解表透疹、理气健脾。

功效来源：《药用植物辞典》

花葶薹草 翻天红

Carex scaposa C. B. Clarke

凭证标本：陈少卿 15406 (KUN)

功效：全草，清热解毒、活血散瘀。

功效来源：《中华本草》

莎草属 *Cyperus* L.

扁穗莎草

Cyperus compressus L.

功效：全草，养气解郁、调经行气、活血散瘀、外用治跌打损伤。

功效来源：《药用植物辞典》

注：《广西植物名录》有记载。

异型莎草 王母钗
Cyperus difformis L.
凭证标本：环江县普查队 451226130724011LY (IBK、GXMG、CMMI)
功效：带根全草，利尿通淋、行气活血。
功效来源：《中华本草》

畦畔莎草
Cyperus haspan L.
凭证标本：环江县普查队 451226130603017LY (IBK、GXMG、CMMI)
功效：全草，解热、息风止痉、镇惊。
功效来源：《药用植物辞典》

碎米莎草 野席草
Cyperus iria L.
凭证标本：环江县普查队 451226130603004LY (IBK、GXMG、CMMI)
功效：全草，祛风除湿、调经利尿。
功效来源：《全国中草药汇编》

毛轴莎草
Cyperus pilosus Vahl
凭证标本：环江县普查队 451226130721004LY (IBK、GXMG、CMMI)
功效：全草，活血散瘀、利水消肿。
功效来源：《中华本草》

香附子 香附
Cyperus rotundus L.
凭证标本：环江县普查队 451226130724010LY (IBK、GXMG、CMMI)
功效：根状茎，疏肝解郁、理气宽中、调经止痛。
功效来源：《中国药典》（2020年版）

荸荠属 *Eleocharis* R. Br.
荸荠
Eleocharis dulcis (Burm. f.) Trin. ex Hensch.
功效：球茎，清热生津、化痰消积。
功效来源：《中华本草》
注：民间常见栽培物种。

飘拂草属 *Fimbristylis* Vahl
两歧飘拂草 飘拂草
Fimbristylis dichotoma (L.) Vahl
凭证标本：环江县普查队 451226130724005LY (IBK、GXMG、CMMI)
功效：全草，清热利尿、解毒。
功效来源：《中华本草》

芙兰草属 *Fuirena* Rottb.
芙兰草
Fuirena umbellata Rottb.
凭证标本：环江县普查队 451226130729028LY (IBK、GXMG、CMMI)
功效：全草，散风热、截疟。
功效来源：《药用植物辞典》

黑莎草属 *Gahnia* J. R. (Forst.) et G. Forst.
黑莎草
Gahnia tristis Nees
凭证标本：环江县普查队 451226130728042LY (IBK、GXMG、CMMI)
功效：全草，用于子宫脱垂。
功效来源：《广西药用植物名录》

水蜈蚣属 *Kyllinga* Rottb.
单穗水蜈蚣 一箭球
Kyllinga nemoralis (J. R. et G. Forst.) Dandy ex Hatch. et Dalziel
凭证标本：环江县普查队 451226130424034LY (IBK、GXMG、CMMI)
功效：全草，宣肺止咳、清热解毒、散瘀消肿、杀虫截疟。
功效来源：《中华本草》

水蜈蚣
Kyllinga polyphylla Willd. ex Kunth
功效：全草，疏风解表、清热利湿、止咳化痰、祛瘀消肿。
功效来源：《全国中草药汇编》
注：《广西中药资源名录》有记载。

砖子苗属 *Mariscus* Vahl
砖子苗
Mariscus sumatrensis (Retz.) J. Raynal
凭证标本：环江县普查队 451226130501012LY (IBK、GXMG、CMMI)
功效：根状茎，调经止痛、行气解表。全草，祛风止痒、解郁调经。
功效来源：《药用植物辞典》

刺子莞属 *Rhynchospora* Vahl
刺子莞
Rhynchospora rubra (Lour.) Makino
凭证标本：环江县普查队 451226130726009LY (IBK、GXMG、CMMI)
功效：全草，清热利湿。
功效来源：《全国中草药汇编》

水葱属 *Schoenoplectus* (Rchb.) Palla

萤蔺

Schoenoplectus juncoides (Roxb.) Palla

凭证标本：环江县普查队 451226130729033LY (IBK、GXMG、CMMI)

功效：全草，清热解毒、凉血利水、清心火、止吐血。

功效来源：《药用植物辞典》

三棱水葱

Schoenoplectus triqueter (L.) Palla

凭证标本：蒙月教 4-3-569 (GXMI)

功效：全草，开胃，用于食积气滞、呃逆饱胀。

功效来源：《药用植物辞典》

藨草属 *Scirpus* L.

细枝藨草

Scirpus filipes C. B. Clarke

功效：全草，用于黄疸。

功效来源：《广西中药资源名录》

注：《广西植物名录》有记载。

珍珠茅属 *Scleria* P. J. Bergius

毛果珍珠茅

Scleria levis Retz.

凭证标本：环江县普查队 451226130313020LY (IBK、GXMG、CMMI)

功效：根，解毒消肿、消食和胃。

功效来源：《中华本草》

332. 禾本科 Poaceae

看麦娘属 *Alopecurus* L.

看麦娘

Alopecurus aequalis Sobol.

凭证标本：环江县普查队 451226130316037LY (IBK、GXMG、CMMI)

功效：根，利湿消肿、解毒。

功效来源：《全国中草药汇编》

水蔗草属 *Apluda* L.

水蔗草

Apluda mutica L.

凭证标本：环江县普查队 451226130601028LY (IBK、GXMG、CMMI)

功效：根、茎叶，祛腐解毒、壮阳。

功效来源：《中华本草》

荩草属 *Arthraxon* P. Beauv.

荩草

Arthraxon hispidus (Thunb.) Makino

功效：全草，清热、降逆、止咳平喘、解毒、祛风除湿。

功效来源：《全国中草药汇编》

注：本种为普遍分布种，《广西中药资源名录》有记载。

燕麦属 *Avena* L.

燕麦

Avena sativa L.

功效：种仁，退虚热、益气、止汗、解毒。

功效来源：《药用植物辞典》

注：民间常见栽培物种。

簕竹属 *Bambusa* Schreb.

粉单竹 竹心

Bambusa chungii McClure

功效：卷而未放的叶芽，清心除烦、解暑止渴。竹沥，清热、除痰。

功效来源：《广西中药材标准 第一册》

注：民间常见栽培物种。

车筒竹 刺竹茹

Bambusa sinospinosa McClure

功效：茎秆除去外皮后刮下的中间层，清热和胃降逆。

功效来源：《中华本草》

注：民间常见栽培物种。

细柄草属 *Capillipedium* Stapf

硬秆子草

Capillipedium assimile (Steud.) A. Camus

凭证标本：环江县普查队 451226130604003LY (IBK、GXMG、CMMI)

功效：全草，用于痢疾。

功效来源：《广西中药资源名录》

薏苡属 *Coix* L.

薏苡

Coix lacryma-jobi L.

凭证标本：环江县普查队 451226130723024LY (IBK、GXMG、CMMI)

功效：根，健脾和中、清热祛湿、利尿、杀虫。种仁，健脾补肺、清热、渗湿、止泻、排脓、杀虫。

功效来源：《药用植物辞典》

薏米 薏苡仁

Coix lacrymajobi L. var. *ma-yuen* (Rom. Caill.) Stapf

凭证标本：环江县普查队 451226130319011LY (IBK、GXMG、CMMI)

功效：种仁，利水渗湿、健脾止泻、除痹、排脓、解毒散结。

功效来源：《中国药典》（2020年版）

香茅属 Cymbopogon Spreng.
香茅
Cymbopogon citratus (DC.) Stapf
功效：全草，祛风通络、温中止痛、止泻。
功效来源：《广西壮族自治区壮药质量标准 第二卷》（2011年版）
注：民间常见栽培物种。

扭鞘香茅
Cymbopogon tortilis (J. Presl) A.Camus
凭证标本：滇黔桂队 70395 (IBK)
功效：全草，解表利湿、活血祛瘀、健胃、止咳平喘、解毒、解疮毒、截疟。叶，用于蚊蠓叮咬。
功效来源：《药用植物辞典》

狗牙根属 Cynodon Rich.
狗牙根
Cynodon dactylon (L.) Pers.
凭证标本：环江县普查队 451226130504021LY (IBK、GXMG、CMMI)
功效：全草，祛风活络、凉血止血、解毒。
功效来源：《中华本草》

马唐属 Digitaria Haller
止血马唐
Digitaria ischaemum (Schreb.) Muhl.
凭证标本：环江县普查队 451226130604013LY (IBK、GXMG、CMMI)
功效：全草，凉血、止血、收敛。
功效来源：《药用植物辞典》

马唐
Digitaria sanguinalis (L.) Scopoli
功效：全草，明目润肺。
功效来源：《中华本草》
注：本种为普遍分布种，《广西中药资源名录》有记载。

稗属 Echinochloa P. Beauv.
稗 稗根苗
Echinochloa crusgalli (L.) P. Beauv. var. *crusgalli*
功效：根、苗叶，凉血止血。
功效来源：《中华本草》
注：《广西植物名录》有记载。

西来稗
Echinochloa crusgalli (L.) P. Beauv. var. *zelayensis* (Kunth) Hitchc.
凭证标本：环江县普查队 451226130718040LY (IBK、GXMG、CMMI)

功效：全草，止血、生肌。
功效来源：《药用植物辞典》

䅟属 Eleusine Gaertn.
䅟 䅟子
Eleusine coracana (L.) Gaertn.
功效：种仁，补中益气。
功效来源：《中华本草》
注：民间常见栽培物种。

牛筋草
Eleusine indica (L.) Gaertn.
凭证标本：环江县普查队 451226130603003LY (IBK、GXMG、CMMI)
功效：全草，清热解毒、祛风利湿、散瘀止血。
功效来源：《全国中草药汇编》

画眉草属 Eragrostis Wolf
宿根画眉草
Eragrostis perennans Keng
凭证标本：滇黔桂队 70406 (IBK)
功效：全草，用于痢疾。
功效来源：《药用植物辞典》

画眉草
Eragrostis pilosa (L.) P. Beauv.
功效：全草，利尿通淋、清热活血。
功效来源：《中华本草》
注：《广西植物名录》有记载。

黄金茅属 Eulalia Kunth
金茅
Eulalia speciosa (Debeaux) Kuntze
凭证标本：滇黔桂队 70399 (IBK)
功效：根、茎，行气破血、止血。
功效来源：《药用植物辞典》

大麦属 Hordeum L.
大麦 麦芽
Hordeum vulgare L.
功效：成熟经发芽果实，行气消食、健脾开胃、回乳消胀。
功效来源：《中国药典》（2020年版）
注：民间常见栽培物种。

白茅属 Imperata Cirillo
白茅
Imperata cylindrica (L.) Raeuschel
凭证标本：环江县普查队 451226130424038LY (IBK、GXMG、CMMI)

功效：根、茎，清热、抗炎、祛瘀、利尿、凉血、止血。

功效来源：《药用植物辞典》

柳叶箬属 *Isachne* R. Br.

柳叶箬

Isachne globosa (Thunb.) Kuntze

凭证标本：环江县普查队 451226130729029LY (IBK、GXMG、CMMI)

功效：全草，用于小便淋痛、跌打损伤。

功效来源：《药用植物辞典》

淡竹叶属 *Lophatherum* Brongn.

淡竹叶

Lophatherum gracile Brongn.

功效：茎叶，清热泻火、除烦止渴、利尿通淋。

功效来源：《中国药典》（2020年版）

注：本种为普遍分布种，《广西中药资源名录》有记载。

芒属 *Miscanthus* Andersson

五节芒 苦芦骨

Miscanthus floridulus (Labill.) Warburg ex K. Schumann

凭证标本：滇黔桂队 70398 (IBK)

功效：虫瘿，发表、理气、调经。

功效来源：《全国中草药汇编》

类芦属 *Neyraudia* Hook. f.

类芦 篱笆竹

Neyraudia reynaudiana (Kunth) Keng ex Hitchc.

凭证标本：环江县普查队 451226130316008LY (IBK、GXMG、CMMI)

功效：嫩苗，清热利湿、解毒消肿。

功效来源：《全国中草药汇编》

求米草属 *Oplismenus* P. Beauv.

求米草

Oplismenus undulatifolius (Ard.) Roem. et Schult.

凭证标本：韦发南等 M0148 (IBK)

功效：全草，用于跌打损伤。

功效来源：《药用植物辞典》

稻属 *Oryza* L.

稻 稻芽

Oryza sativa L.

凭证标本：环江县普查队 451226130718034LY (IBK、GXMG、CMMI)

功效：发芽果实，消食和中、健脾开胃。

功效来源：《中国药典》（2020年版）

黍属 *Panicum* L.

心叶稷

Panicum notatum Retz.

凭证标本：环江县普查队 451226130604010LY (IBK、GXMG、CMMI)

功效：全草，清热、生津。

功效来源：《药用植物辞典》

雀稗属 *Paspalum* L.

鸭馳草 皱稃雀稗

Paspalum scrobiculatum L.

凭证标本：环江县普查队 451226130604012LY (IBK、GXMG、CMMI)

功效：全草，驱蚊。

功效来源：《广西药用植物名录》

芦苇属 *Phragmites* Adans.

芦苇

Phragmites australis (Cav.) Trin. ex Steud.

功效：根状茎，清热、生津、止呕。

功效来源：《广西药用植物名录》

注：《广西植物名录》有记载。

卡开芦 水芦荻根

Phragmites karka (Retz.) Trin ex Steud.

凭证标本：滇黔桂队 70397 (IBK)

功效：根状茎，清热解毒、利尿消肿。

功效来源：《中华本草》

刚竹属 *Phyllostachys* Sieb. et Zucc.

篌竹

Phyllostachys nidularia Munro

功效：叶，清心热、利尿。花，清热、利尿。

功效来源：《药用植物辞典》

注：民间常见栽培种。

紫竹 竹茹

Phyllostachys nigra (Lodd. ex Lindl.) Munro var. *nigra*

功效：茎秆的中间层，清热化痰、除烦、止呕。

功效来源：《中国药典》（2020年版）

注：民间常见栽培种。

毛金竹

Phyllostachys nigra (Lodd. ex Lindl.) var. *henonis* (Mitford) Stapf ex Rendle

功效：竹沥，清热化痰。

功效来源：《药用植物辞典》

注：《广西植物名录》有记载。

桂竹 刚竹

Phyllostachys reticulata (Rupr.) K. Koch

功效：根、果实，祛风热、通经络、止血。

功效来源：《全国中草药汇编》

注：民间常见栽培物种。

早熟禾属 *Poa* L.

早熟禾

Poa annua L.

凭证标本：环江县普查队 451226130428012LY（IBK、GXMG、CMMI）

功效：全草，用于咳嗽、湿疹、跌打损伤。

功效来源：《药用植物辞典》

金发草属 *Pogonatherum* P. Beauv.

金丝草

Pogonatherum crinitum (Thunb.) Kunth

凭证标本：环江县普查队 451226130603028LY（IBK、GXMG）

功效：全草，清热凉血、利尿通淋。

功效来源：《广西药用植物名录》

金发草

Pogonatherum paniceum (Lam.) Hackel

凭证标本：环江县普查队 451226130316014LY（IBK、GXMG、CMMI）

功效：全草，清热、利湿、消积。

功效来源：《中华本草》

棒头草属 *Polypogon* Desf.

棒头草

Polypogon fugax Nees ex Steud.

凭证标本：环江县普查队 451226130423052LY（IBK、GXMG、CMMI）

功效：全草，用于关节痛。

功效来源：《药用植物辞典》

矢竹属 *Pseudosasa* Makino ex Nakai

篲竹

Pseudosasa hindsii (Munro) C. D. Chu et C. S. Chao

功效：叶，用于热病烦渴、小便不利。

功效来源：《广西中药资源名录》

注：民间常见栽培物种。

筒轴茅属 *Rottboellia* L. f.

筒轴茅 筒轴草

Rottboellia cochinchinensis (Lour.) Clayton

功效：全草，用于小便不利。

功效来源：《广西中药资源名录》

注：本种为普遍分布种。

狗尾草属 *Setaria* P. Beauv.

皱叶狗尾草

Setaria plicata (Lam.) T. Cooke

功效：全草，解毒杀虫、驱风。

功效来源：《全国中草药汇编》

注：本种为普遍分布种，《广西中药资源名录》有记载。

狗尾草

Setaria viridis (L.) P. Beauv.

凭证标本：环江县普查队 451226130601008LY（IBK、GXMG、CMMI）

功效：全草，祛风明目、清热利尿。

功效来源：《全国中草药汇编》

高粱属 *Sorghum* Moench

高粱

Sorghum bicolor (L.) Moench

功效：种仁，温中、涩肠胃、止泻、止霍乱、利气、利尿、碎石。根，平喘、利尿、止血。

功效来源：《药用植物辞典》

注：民间常见栽培物种。

鼠尾粟属 *Sporobolus* R. Br.

鼠尾粟

Sporobolus fertilis (Steud.) Clayton

凭证标本：环江县普查队 451226130718026LY（IBK、GXMG、CMMI）

功效：全草、根，清热、凉血、解毒、利尿。

功效来源：《中华本草》

菅草属 *Themeda* Forssk.

黄背草

Themeda triandra Forsk.

凭证标本：滇黔桂队 70403（IBK）

功效：全草，活血调经、祛风除湿。

功效来源：《药用植物辞典》

棕叶芦属 *Thysanolaena* Nees

棕叶芦 棕叶芦

Thysanolaena latifolia (Roxb. ex Hornem.) Honda

凭证标本：环江县普查队 451226130602012LY（IBK、GXMG、CMMI）

功效：根或笋，清热截疟、止咳平喘。

功效来源：《中华本草》

小麦属 *Triticum* L.

小麦

Triticum aestivum L.

功效：种子，养心、益肾、清热、止渴。

功效来源：《广西药用植物名录》

注：民间常见栽培物种。

玉蜀黍属 *Zea* L.

玉蜀黍

Zea mays L.

凭证标本：环江县普查队 451226130601030LY (IBK、GXMG、CMMI)

功效：花柱、花头，利尿消肿、平肝利胆。

功效来源：《全国中草药汇编》

菰属 *Zizania* L.

菰 菰米

Zizania latifolia (Griseb.) Stapf

凭证标本：环江县普查队 451226130526030LY (IBK、CMMI)

功效：果实，除烦止渴、和胃理肠。

功效来源：《中华本草》

环江县药用动物名录

环节动物门 Annelida
寡毛纲 Oligochaeta
后孔寡毛目 Opisthopora
参环毛蚓
Pheretima aspergillum
功效来源：《中国药典》（2020年版）

通俗环毛蚓
Pheretima vulgaris
功效来源：《中国药典》（2020年版）

栉盲环毛蚓
Pheretima pectinifera
功效来源：《中国药典》（2020年版）

赤子爱胜蚓
Eisenia foetida
功效来源：《中国动物药资源》

微小双胸蚓
Bimastus parvus
功效来源：《中国动物药资源》

背暗异唇蚓　缟蚯蚓
Allolobophora caliginosa trapezoids
功效来源：《中国动物药资源》

日本杜拉蚓
Drawida japonica
功效来源：《中国动物药资源》

蛭纲 Hirudinea
无吻蛭目 Arhynchobdella
宽体金线蛭
Whitmania pigra
功效来源：《广西中药资源名录》

尖细金线蛭　柳叶蚂蝗
Whitmania acranulata
功效来源：《中国动物药资源》

日本医蛭
Hirudo nipponia
功效来源：《中国动物药资源》

日本山蛭
Haemadipsa japonica
功效来源：《中国动物药资源》

软体动物门 Mollusca
腹足纲 Gastropoda
中腹足目 Mesogastropoda
中国圆田螺
Cipangopaludina chinensis
功效来源：《中国动物药资源》

方形环稜螺　石螺
Bellamya quadrata
功效来源：《中国动物药资源》

铜锈环稜螺
Bellamya aeruginosa
功效来源：《中国动物药资源》

梨形环稜螺
Bellamya purificata
功效来源：《中国动物药资源》

柄眼目 Stylommatophora
同型巴蜗牛
Bradybaena similaris
功效来源：《中国动物药资源》

灰巴蜗牛
Bradybaena ravida ravida
功效来源：《中国动物药资源》

江西巴蜗牛
Bradybaena kiangsiensis
功效来源：《中国动物药资源》

褐云玛瑙螺
Achatina fulica
功效来源：《中国动物药资源》

蛞蝓
Limax flavus
功效来源：《中国动物药资源》

黄蛞蝓
Limax flavus
功效来源：《中国动物药资源》

野蛞蝓
Agriolimax agrestis
功效来源：《广西中药资源名录》

双壳纲 Bivalvia
真瓣鳃目 Eulamellibranchia
圆蚌
Anodongta pacifica
功效来源：《广西中药资源名录》

背瘤丽蚌
Lamprotula leai
功效来源：《广西中药资源名录》

三角帆蚌
Hyriopsis cumingii
功效来源：《广西中药资源名录》

河蚬
Corbicula fluminea
功效来源：《中国动物药资源》

节肢动物门 Arthropoda
甲壳纲 Crustacea
十足目 Decapoda
鼠妇
Porcelio scaber
功效来源：《中华本草》

日本沼虾
Macrobrachium nipponense
功效来源：《广西中药资源名录》

罗氏沼虾
Macrobrachium rosenbergii
功效来源：《广西中药资源名录》

秀丽白虾
Leander modestus
功效来源：《广西中药资源名录》

锯齿华溪蟹
Sinopotamon denticulatum
功效来源：《中国动物药资源》

中华绒螯蟹
Eriocheir sinensis
功效来源：《中国动物药资源》

日本绒螯蟹
Eriocheir japonicas
功效来源：《中国动物药资源》

无齿相手蟹
Sesarma dehaani

功效来源：克氏原螯虾

等足目 Isopoda
张氏鱼怪
Ichthyoxenus tchangi
功效来源：《中华本草》

蛛形纲 Arachnida
蜘蛛目 Araneae
东亚钳蝎
Buthus martensii
功效来源：《中国动物药资源》

巴氏垃土蛛
Latouchia pavlovi
功效来源：《中国动物药资源》

华南壁钱
Uroctea compactilis
功效来源：《中国动物药资源》

大腹园蛛
Araneus ventricosus
功效来源：《中国动物药资源》

悦目金蛛
Argiope amoena
功效来源：《中国动物药资源》

横纹金蛛
Argiope bruennichii
功效来源：《中国动物药资源》

络新妇
Nephila clavata
功效来源：《中国动物药资源》

斑络新妇
Nephila pilipes
功效来源：《中国动物药资源》

花背跳蛛
Menempwrus confusus
功效来源：《广西中药资源名录》

迷路漏斗网蛛
Agelena labyrinthica
功效来源：《中国动物药资源》

倍足纲 Diplopoda
蟠形目 Sphaerotheriida

宽付陇马陆
Kronopolites svenhdini
功效来源：《中国动物药资源》

燕山蛩
Spirobolus bungii
功效来源：《广西中药资源名录》

浙山蛩
Spirobolus walkeri
功效来源：《中国动物药资源》

唇足纲 Chilopoda
蜈蚣目 Scolopendromorpha
少棘蜈蚣
Scolopendra mutilans
功效来源：《中国动物药资源》

多棘蜈蚣
Scolopendra multidens
功效来源：《中国动物药资源》

内颚纲 Entognatha
衣鱼目 Zygentoma
衣鱼
Lepisma saccharina
功效来源：《中国动物药资源》

昆虫纲 Insecta
蜻蜓目 Odonata
红蜻
Crocothemis servilia
功效来源：《中国动物药资源》

夏赤蜻
Sympetrum darwinianum
功效来源：《中国动物药资源》

褐顶赤蜻
Sympetrum infuscatum
功效来源：《中国动物药资源》

黄蜻
Plantala flavescens
功效来源：《中国动物药资源》

蜚蠊目 Blattodea
美洲大蠊
Periplaneta americana
功效来源：《中国动物药资源》

中华地鳖
Eupolyphaga sinensis
功效来源：《中国动物药资源》

等翅目 Isoptera
台湾乳白蚁
Coptotermes formosanus
功效来源：《中国动物药资源》

螳螂目 Mantodea
薄翅螳
Mantis religiosa
功效来源：《广西中药资源名录》

广腹螳螂
Hierodula patellifera
功效来源：《中国动物药资源》

巨斧螳螂
Hierodula saussurei
功效来源：《广西中药资源名录》

直翅目 Orthoptera
中华稻蝗
Oxya chinensis
功效来源：《中国动物药资源》

二齿稻蝗
Oxya bidentata
功效来源：《广西中药资源名录》

优雅蝈螽
Gampsocleis gratiosa
功效来源：《中国动物药资源》

迷卡斗蟋
Scapsipedus aspersus
功效来源：《广西中药资源名录》

多伊棺头蟋
Loxoblemmus doenitzi
功效来源：《广西中药资源名录》

中华蟋蟀
Gryllus chinensis
功效来源：《中国动物药资源》

花生大蟋蟀
Tarbinskiellus portentosus
功效来源：《广西中药资源名录》

非洲蝼蛄
Gryllotalpa Africana
功效来源：《中国动物药资源》

台湾蝼蛄
Gryllotalpa formosana
功效来源：《中国动物药资源》

半翅目 Hemiptera
黑蚱蝉
Crypotympana atrata
功效来源：《中国动物药资源》

蚱蝉
Cryptotympana pastulata
功效来源：《中国动物药资源》

九香虫
Coridius chinensis
功效来源：《中国动物药资源》

稻绿蝽
Nezara viridula smaragdula
功效来源：《中国动物药资源》

荔枝蝽
Tessaratoma pipillosa
功效来源：《中国动物药资源》

水黾
Rhagadotarsus kraepelini
功效来源：《广西中药资源名录》

臭虫
Cimex lectularius
功效来源：《广西中药资源名录》

鳞翅目 Lepedoptera
玉米螟
Pyrausta nubilalis
功效来源：《广西中药资源名录》

高粱条螟
Proceras venosatus
功效来源：《广西中药资源名录》

家蚕
Bombyx mori
功效来源：《广西中药资源名录》

篦麻蚕
Philosamia cynthia ricini

功效来源：《中国动物药资源》

芝麻鬼脸天蛾
Acherontia styx
功效来源：《中国动物药资源》

大避债蛾
Clania preyeri
功效来源：《中国动物药资源》

化香夜蛾
Hydrillodes morose
功效来源：《中国动物药资源》

灯蛾
Acrtia caja phaeosoma
功效来源：《广西中药资源名录》

白粉蝶
Pieris rapae
功效来源：《广西中药资源名录》

凤蝶
Papilio xuthus
功效来源：《广西中药资源名录》

金凤蝶
Papilio machaon
功效来源：《广西中药资源名录》

碧凤蝶
Papilio bianor
功效来源：《中国动物药资源》

双翅目 Diptera
华虻
Tabanus mandarinus
功效来源：《广西中药资源名录》

大头金蝇
Chrysomyia megacephala
功效来源：《广西中药资源名录》

鞘翅目 Coleoptera
豉虫
Gyrinus curtus
功效来源：《广西中药资源名录》

虎斑步甲
Pheropesophus jessoensis
功效来源：《中国动物药资源》

萤火
Luciola vitticollis
功效来源：《广西中药资源名录》

沟金叩甲
Pleonomus canaliculatus
功效来源：《广西中药资源名录》

中华豆芫菁
Epicauta chinensis
功效来源：《广西中药资源名录》

豆芫菁
Epicauta gorhami
功效来源：《中国动物药资源》

毛角豆芫菁
Epicauta hirticinis
功效来源：《中国动物药资源》

花生叶芫菁
Epicauta waterhousei
功效来源：《中国动物药资源》

绿芫菁
Lytta caraganae
功效来源：《广西中药资源名录》

眼斑芫菁
Mylabris cichorii
功效来源：《广西中药资源名录》

大斑芫菁
Mylabris phalerata
功效来源：《广西中药资源名录》

竹蠹虫
Lyctus brunneus
功效来源：《广西中药资源名录》

桑天牛
Apriona germari
功效来源：《中国动物药资源》

云斑天牛
Batosera horsfieldi
功效来源：《中国动物药资源》

突背蔗犀金龟
Alissonotum imnfiressicolle
功效来源：《中国动物药资源》

华北大黑鳃金龟
Holotrichia oblita
功效来源：《中国动物药资源》

华脊鳃金龟
Holotrichia sinensis
功效来源：《中国动物药资源》

膜翅目 Hymenoptera

亚非马蜂
Polistes hebraeus
功效来源：《广西中药资源名录》

果马蜂
Polistes olivaceus
功效来源：《中国动物药资源》

墨胸胡蜂
Vespa nigrithorax
功效来源：《中国动物药资源》

蜾蠃
Allorhynchium chinense
功效来源：《中国动物药资源》

中华蜜蜂
Apis cerana
功效来源：《中国动物药资源》

意大利蜂
Apis mellifera
功效来源：《中国动物药资源》

竹蜂
Xylocopa dissimilis
功效来源：《广西中药资源名录》

中华木蜂
Xylocopa sinensis
功效来源：《中国动物药资源》

灰胸木蜂
Xylocopa phalothorax
功效来源：《中国动物药资源》

黄胸木蜂
Xylocopa appendiculata
功效来源：《广西中药资源名录》

黄猄蚁
Oecophylla smaragdina
功效来源：《中国动物药资源》

脊索动物门 Chordata
硬骨鱼纲 Osteichthyes
鲤形目 Cypriniformes
泥鳅
Misgurnus anguillicaudatus
功效来源：《广西中药资源名录》

宽鳍鱲
Zacco platypus
功效来源：《中国动物药资源》

青鱼
Mylopharyngodon piceus
功效来源：《广西中药资源名录》

鯮
Luciobrama macrocephalus
功效来源：《中国动物药资源》

草鱼
Ctenopharyngodon idellus
功效来源：《广西中药资源名录》

鳡
Elopichthys bambusa
功效来源：《中国动物药资源》

赤眼鳟
Squaliobarbus curriculus
功效来源：《中国动物药资源》

鳘
Hemiculter leucisculus
功效来源：《中国动物药资源》

翘嘴鲌
Culter alburnus
功效来源：《中国动物药资源》

团头鲂
Megalobrama amblycephala
功效来源：《中国动物药资源》

黄尾鲴
Xenocypris davidi
功效来源：《中国动物药资源》

鳙鱼
Aristichthys nobilis
功效来源：《广西中药资源名录》

鲢鱼
Hypophthalmichthys molitrix
功效来源：《广西中药资源名录》

唇䱻
Hemibarbus labeo
功效来源：《中国动物药资源》

华鳈
Sarcocheilichthys sinensis sinensis
功效来源：《中国动物药资源》

鲮鱼
Cirrhinus molitorella
功效来源：《中国动物药资源》

鲤鱼
Cyprinus carpio
功效来源：《广西中药资源名录》

鲫鱼
Carassius auratus
功效来源：《广西中药资源名录》

金鱼
Carassius auratus
功效来源：《广西中药资源名录》

鲇形目 Siluriformes
鲇
Silurus asotus
功效来源：《广西中药资源名录》

黄颡鱼
Pelteobagrus fulvidraco
功效来源：《中国动物药资源》

瓦氏黄颡鱼
Pelteobagrus vachelli
功效来源：《中国动物药资源》

合鳃鱼目 Synbgranchiformes
黄鳝
Monopterus albus
功效来源：《广西中药资源名录》

鲈形目 Perciformes
鳜鱼
Siniperca chuatsi
功效来源：《广西中药资源名录》

叉尾斗鱼
Macropodus opercularis
功效来源：《广西中药资源名录》

斑鳢
Channa maculate
功效来源：《广西中药资源名录》

月鳢
Channa asiatica
功效来源：《广西中药资源名录》

两栖纲 Amphibia
有尾目 Caudata
无斑肥螈
Pachytriton labiatus
功效来源：《中国动物药资源》

无尾目 Anura
黑眶蟾蜍
Bufo melanostictus
功效来源：《中国动物药资源》

中华蟾蜍
Bufo gargarizans
功效来源：《中国动物药资源》

黑斑侧褶蛙
Pelophylax nigromaculatus
功效来源：《中国动物药资源》

沼水蛙
Hylarana guentheri
功效来源：《中国动物药资源》

花臭蛙
Odorrana schmackeri
功效来源：《中国动物药资源》

泽陆蛙
Fejervarya multistriata
功效来源：《中国动物药资源》

棘腹蛙
Paa boulengeri
功效来源：《中国动物药资源》

棘侧蛙
Paa shini
功效来源：《中国动物药资源》

棘胸蛙
Pana spinosa
功效来源：《中国动物药资源》

华南湍蛙
Amolops ricketti
功效来源：《中国药用动物志补遗修订（下）》

斑腿泛树蛙
Polypedates megacephalus
功效来源：《中国动物药资源》

大树蛙
Rhacophorus dennysi
功效来源：《中国动物药资源》

粗皮姬蛙
Microhyla butleri
功效来源：《中国动物药资源》

小弧斑姬蛙
Microhyla heymonsi
功效来源：《中国动物药资源》

饰纹姬蛙
Microhyla ornata
功效来源：《中国动物药资源》

花姬蛙
Microhyla pulchra
功效来源：《广西中药资源名录》

爬行纲 Reptilia
龟鳖目 Testudines
山瑞鳖
Palea steindachneri
功效来源：《中国动物药资源》

中华鳖
Pelodisus sinensis
功效来源：《爬行类动物药概述》《中国动物药资源》

有鳞目 Squamata
变色树蜥
Calotes versicolor
功效来源：《中国动物药资源》

南草蜥
Takydromus sexlineatus
功效来源：《中国动物药资源》

铜蜓蜥
Sphenomorphus indicus
功效来源：《广西中药资源名录》

钩盲蛇
Ramphotyphlops braminus
功效来源：民间医生

蚺　蟒蛇
Python molurus
功效来源：《广西中药资源名录》

尖吻蝮
Deinagkistrodon acutus
功效来源：《中国动物药资源》

山烙铁头蛇
Ovophis monticola
功效来源：《中国动物药资源》

原矛头蝮
Protobothrops mucrosquamatus
功效来源：《中国动物药资源》

白唇竹叶青蛇
Trimeresurus albolabris
功效来源：《广西中药资源名录》

福建竹叶青蛇
Trimeresurus stejnegeri
功效来源：《广西中药资源名录》

草腹链蛇
Amphiesma stolatum
功效来源：《爬行类动物药概述》《中国动物药资源》

绞花林蛇
Boiga kraepelini
功效来源：《中国动物药资源》

尖尾两头蛇
Calamaria pavimentata
功效来源：《中国动物药资源》

钝尾两头蛇
Calamaria septentrionalis
功效来源：《中国动物药资源》

翠青蛇
Cyclophiops major
功效来源：《中国动物药资源》

黄链蛇
Dinodon flavozonatum
功效来源：《中国动物药资源》

王锦蛇
Elaphe carinata
功效来源：《中国动物药资源》

百花锦蛇
Elaphe moellendorffi
功效来源：《中国动物药资源》

紫灰锦蛇
Elaphe porphyracea
功效来源：《中国动物药资源》

三索锦蛇
Elaphe radiata
功效来源：《中国动物药资源》

黑眉锦蛇
Elaphe taeniura
功效来源：《中国动物药资源》

铅色水蛇
Enhydris plumbea
功效来源：《中国动物药资源》

中国小头蛇
Oligodon chinensis
功效来源：《中国动物药资源》

台湾小头蛇
Oligodon formosanus
功效来源：《中国动物药资源》

山溪后棱蛇
Opisthotropis latouchii
功效来源：《中国动物药资源》

横纹斜鳞蛇
Pseudoxenodon bambusicola
功效来源：《中国动物药资源》

灰鼠蛇
Ptyas korros
功效来源：《广西中药资源名录》

滑鼠蛇
Ptyas mucosus
功效来源：《广西中药资源名录》

红脖颈槽蛇
Rhabdophis subminiatus
功效来源：《云南省蛇陇川县景颇族药用动物传统知识现状》

黑头剑蛇
Sibynophis chinensis
功效来源：《中国动物药资源》

环纹华游蛇
Sinonatrix aequifasciata
功效来源：《中国动物药资源》

乌华游蛇
Sinonatrix percarinata
功效来源：《爬行类动物药概述》《中国动物药资源》

渔游蛇
Xenochrophis piscator
功效来源：《中国动物药资源》

金环蛇
Bungarus fasciatus
功效来源：《广西中药资源名录》

银环蛇
Bungarus multicinctus
功效来源：《爬行类动物药概述》

舟山眼镜蛇
Naja atra
功效来源：《爬行类动物药概述》

眼镜王蛇
Ophiophagus hannah
功效来源：《广西中药资源名录》

鸟纲 aves
䴙䴘目 Podicipediformes
小䴙䴘
Tachybaptus ruficollis
功效来源：《中国动物药资源》

鹳形目 Ciconiiformes
苍鹭
Ardea cinerea
功效来源：《中国动物药资源》

草鹭
Ardea purpurea

功效来源：《中国动物药资源》

绿鹭
Butorides striatus
功效来源：《中国动物药资源》

池鹭
Ardeola bacchus
功效来源：《中国动物药资源》

白鹭
Egretta garzetta
功效来源：《中国动物药资源》

中白鹭
Egretta intermedia
功效来源：《中国动物药资源》

夜鹭
Nycticorax nycticorax
功效来源：《中国动物药资源》

黄斑苇鳱
Ixobrychus sinensis
功效来源：《中国动物药资源》

大麻鳱
Botaurus stellaris
功效来源：《中国动物药资源》

雁形目 Anseriformes
家鹅
Anser cygnoides domestica
功效来源：《中国动物药资源》

绿翅鸭
Anas crecca
功效来源：《中国动物药资源》

鸳鸯
Aix galericulata
功效来源：《中国动物药资源》

家鸭
Anas platyrhynchos domestica
功效来源：《中国动物药资源》

番鸭
Cairna moschata
功效来源：《中国动物药资源》

隼形目 Falconiformes

黑鸢
Milvus migrans
功效来源：《中国动物药资源》

白尾鹞
Circus cyaneus
功效来源：《中国动物药资源》

鹊鹞
Circus melanoleucos
功效来源：《中国动物药资源》

松雀鹰
Accipiter virgatus
功效来源：《广西中药资源名录》

雀鹰
Accipiter nisus
功效来源：《中国动物药资源》

苍鹰
Accipiter gentilis
功效来源：《中国动物药资源》

普通鵟
Buteo buteo
功效来源：《中国动物药资源》

鹰鵰
Spizaetus nipalensis
功效来源：《广西中药资源名录》

红隼
Falco tinnunculus
功效来源：《中国动物药资源》

灰背隼
Falco columbarius
功效来源：《中国动物药资源》

鸡形目 Galliformes

中华鹧鸪
Francolinus pintadeanus
功效来源：《中国动物药资源》

石鸡
Alectoris chukar
功效来源：《中国动物药资源》

鹌鹑
Coturnix japonica

功效来源：《中国动物药资源》

灰胸竹鸡
Bambusicola thoracica
功效来源：《中国动物药资源》

环颈雉
Phasianus colchicus
功效来源：《广西中药资源名录》

家鸡
Gallus gallus domesticus
功效来源：《中国动物药资源》

乌骨鸡
Gallus gallus domesticus
功效来源：《中国动物药资源》

红腹锦鸡
Chrysolophus pictus
功效来源：《中国动物药资源》

鹤形目 Gruiformes

黄脚三趾鹑
Turnix tanki
功效来源：《广西中药资源名录》

棕三趾鹑
Turnix suscitator
功效来源：《广西中药资源名录》

白喉斑秧鸡
Rallina eurizonoides
功效来源：《广西中药资源名录》

灰胸秧鸡
Gallirallus striatus
功效来源：《广西中药资源名录》

白胸苦恶鸟
Amaurornis phoenicurus
功效来源：《中国动物药资源》

小田鸡
Porzana pusilla
功效来源：《中国动物药资源》

红胸田鸡
Porzana fusca
功效来源：《中国动物药资源》

董鸡
Gallicrex cinerea
功效来源：《中国动物药资源》

黑水鸡
Gallinula chloropus
功效来源：《中国动物药资源》

白骨顶
Fulica atra
功效来源：《中国动物药资源》

鸻形目 Charadriiformes

凤头麦鸡
Vanellus vanellus
功效来源：《中国动物药资源》

金眶鸻
Charadrius dubius
功效来源：《中国动物药资源》

丘鹬
Scolopax rusticola
功效来源：《中国动物药资源》

针尾沙锥
Gallinago stenura
功效来源：《中国动物药资源》

矶鹬
Actitis hypoleucos
功效来源：《中国动物药资源》

鸽形目 Columbiformes

山斑鸠
Streptopelia orientalis
功效来源：《广西中药资源名录》

家鸽
Columba livia domestica
功效来源：《中国动物药资源》

火斑鸠
Streptopelia tranquebarica
功效来源：《中国动物药资源》

珠颈斑鸠
Streptopelia chinensis
功效来源：《广西中药资源名录》

鹃形目 Cuculiformes

棕腹杜鹃
Cuculus nisicolor
功效来源：《中国动物药资源》

四声杜鹃
Cuculus micropterus
功效来源：《中国动物药资源》

大杜鹃
Cuculus canorus
功效来源：《中国动物药资源》

中杜鹃
Cuculus saturatus
功效来源：《中国动物药资源》

小杜鹃
Cuculus poliocephalus
功效来源：《中国动物药资源》

褐翅鸦鹃
Centropus sinensis
功效来源：《中国动物药资源》

夜鹰目 Caprimulgiforme

普通夜鹰
Caprimulgus indicus
功效来源：《中国动物药资源》

雨燕目 Apodiformes

短嘴金丝燕
Aerodramus brevirostris
功效来源：《中国动物药资源》

白喉针尾雨燕
Hirundapus caudacutus
功效来源：《中国动物药资源》

白腰雨燕
Apus pacificus
功效来源：《中国动物药资源》

佛法僧目 Coraciiformes

普通翠鸟
Alcedo atthis
功效来源：《中国动物药资源》

白胸翡翠
Halcyon smyrnensis
功效来源：《中国动物药资源》

蓝翡翠
Halcyon pileata
功效来源：《中国动物药资源》

冠鱼狗
Megaceryle lugubris
功效来源：《中国动物药资源》

三宝鸟
Eurystomus orientalis
功效来源：《中国动物药资源》

戴胜目 Upupiformes
戴胜
Upupa epops
功效来源：《广西中药资源名录》

斑姬啄木鸟
Picummus innominatus
功效来源：《广西中药资源名录》

星头啄木鸟
Picoides canicapillus
功效来源：《中国动物药资源》

大斑啄木鸟
Picoides major
功效来源：《中国动物药资源》

灰头绿啄木鸟
Picus canus
功效来源：《广西中药资源名录》

雀形目 Passeriformes
小云雀
Alauda gulgula
功效来源：《中国动物药资源》

家燕
Hirundo rustica
功效来源：《中国动物药资源》

金腰燕
Hirundo daurica
功效来源：《中国动物药资源》

毛脚燕
Delichon urbica
功效来源：《中国动物药资源》

山鹡鸰
Dendronanthus indicus

功效来源：《中国动物药资源》

白鹡鸰
Motacilla alba
功效来源：《中国动物药资源》

黑背白鹡鸰
Motacilla lugens
功效来源：《中国动物药资源》

黄鹡鸰
Motacilla flava
功效来源：《中国动物药资源》

灰鹡鸰
Motacilla cinerea
功效来源：《中国动物药资源》

田鹨
Anthus richardi
功效来源：《中国动物药资源》

白头鹎
Pycnonotus sinensis
功效来源：《中国动物药资源》

虎纹伯劳
Lanius tigrinus
功效来源：《中国动物药资源》

红尾伯劳
Lanius cristatus
功效来源：《中国动物药资源》

黑枕黄鹂
Oriolus chinensis
功效来源：《广西中药资源名录》

黑卷尾
Dicrurus macrocercus
功效来源：《中国动物药资源》

发冠卷尾
Dicrurus hottentottus
功效来源：《中国动物药资源》

八哥
Acridotheres cristatellus
功效来源：《中国动物药资源》

红嘴蓝鹊
Urocissa erythrorhyncha

功效来源：《中国动物药资源》

喜鹊
Pica pica
功效来源：《广西中药资源名录》

小嘴乌鸦
Corvus corone
功效来源：《中国动物药资源》

大嘴乌鸦
Corvus macrorhynchos
功效来源：《中国动物药资源》

褐河乌
Cinclus pallasii
功效来源：《中国动物药资源》

蓝歌鸲
Luscinia cyane
功效来源：《中国动物药资源》

红胁蓝尾鸲
Tarsiger cyanurus
功效来源：《中国动物药资源》

鹊鸲
Copsychus saularis
功效来源：《中国动物药资源》

北红尾鸲
Phoenicurus auroreus
功效来源：《中国动物药资源》

黑喉石（即鸟）
Saxicola torquata
功效来源：《中国动物药资源》

紫啸鸫
Myophonus caeruleus
功效来源：《中国动物药资源》

虎斑地鸫
Zoothera dauma
功效来源：《中国动物药资源》

灰背鸫
Turdus hortulorum
功效来源：《中国动物药资源》

乌鸫
Turdus merula

功效来源：《广西中药资源名录》

斑鸫
Turdus eunomus
功效来源：《中国动物药资源》

乌鹟
Muscicapa sibirica
功效来源：《中国动物药资源》

北灰鹟
Muscicapa dauurica
功效来源：《中国动物药资源》

画眉
Garrulax canorus
功效来源：《中国动物药资源》

红嘴相思鸟
Leiothrix lutea
功效来源：民间医生

棕头鸦雀
Paradoxornis webbianus
功效来源：《中国动物药资源》

黄腰柳莺
Phylloscopus proregulus
功效来源：《中国动物药资源》

黄眉柳莺
Phylloscopus inornatus
功效来源：《中国动物药资源》

极北柳莺
Phylloscopus borealis
功效来源：《中国动物药资源》

红胁绣眼鸟
Zosterops erythropleurus
功效来源：《中国动物药资源》

暗绿绣眼鸟
Zosterops japonicus
功效来源：《中国动物药资源》

大山雀
Parus major
功效来源：《中国动物药资源》

山麻雀
Passer rutilans

功效来源：《广西中药资源名录》

麻雀
Passer montanus
功效来源：《广西中药资源名录》

燕雀
Fringilla montifringilla
功效来源：《中国动物药资源》

金翅雀
Carduelis sinica
功效来源：《中国动物药资源》

三道眉草鹀
Emberiza cioides
功效来源：《中国动物药资源》

小鹀
Emberiza pusilla
功效来源：《中国动物药资源》

黄喉鹀
Emberiza elegans
功效来源：《中国动物药资源》

黄胸鹀
Emberiza aureola
功效来源：《中国动物药资源》

哺乳纲 Mammalia
灵长目 Primates
短尾猴川西亚种
Macaca acrtoides thibetana
功效来源：《广西药用植物名录》

啮齿目 Rodentia
红白鼯鼠
Petaurista alborufus
功效来源：《广西中药资源名录》

红背鼯鼠
Petaurista petaurista
功效来源：《广西中药资源名录》

赤腹松鼠
Callosciurus erythraeus
功效来源：《中国动物药资源》

银星竹鼠
Rhizomys pruinosus

功效来源：《广西中药资源名录》

中华竹鼠
Rhizomys sinensis
功效来源：《广西中药资源名录》

褐家鼠
Rattus norvegicus
功效来源：《广西中药资源名录》

黄胸鼠
Rattus tanezumi
功效来源：《中国动物药资源》

豪猪
Hystrix brachyura
功效来源：《中国动物药资源》

兔形目 Lagomorpha
华南兔
Lepus sinensis
功效来源：《广西中药资源名录》

托氏兔
Lepus tolai
功效来源：《中国动物药资源》

翼手目 Chiroptera
中华菊头蝠
Rhinolophus sinicus
功效来源：《中国动物药资源》

三叶蹄蝠
Aselliscus stoliczkanus
功效来源：《中国动物药资源》

食肉目 Carnivora
豹猫
Prionailurus bengalensis
功效来源：《中国动物药资源》

家猫
Felis catus
功效来源：《中国动物药资源》

狗獾
Meles leucurus
功效来源：《中国动物药资源》

鼬獾
Melogale moschata

功效来源：《广西中药资源名录》

黄鼬
Mustela sibirica
功效来源：《中国动物药资源》

偶蹄目 Artiodactyla
野猪
Sus scrofa
功效来源：《广西中药资源名录》

家猪
Sus scrofa domesticus
功效来源：《中国动物药资源》

林麝
Moschus berezovskii
功效来源：《广西中药资源名录》

赤麂
Muntiacus muntjak
功效来源：《广西中药资源名录》

水鹿
Rusa unicolor
功效来源：《中国动物药资源》

獐
Hydropotes inermis
功效来源：《中国动物药资源》

水牛
Bubalus bubalis
功效来源：《中国动物药资源》

黄牛
Bos taurus
功效来源：《中国动物药资源》

山羊
Capra hircus
功效来源：《中国动物药资源》

奇蹄目 Perissodactyla
驴
Equus asinus
功效来源：《中国动物药资源》

马
Equus caballus
功效来源：《中国动物药资源》

环江县药用矿物名录

代赭石

含三氧化二铁（Fe_2O_3）的氧化物类矿物赤铁矿的矿石。挖出后去净泥土杂质。

功效：用于内耳眩晕症、呕吐、便血。

功效来源：《广西中药资源名录》

自然铜

硫化物类矿物黄铁矿族黄铁矿。主要成分为二硫化铁（FeS_2）。采挖后，除去杂质，洗净，干燥。用时砸碎。

功效：散瘀止痛、续筋接骨。

功效来源：《中国药典》（2020年版）

伏龙肝

久经草或木柴熏烧的灶心土。在修拆柴火灶或柴火烧的窑时，将烧结成的土块取下，用刀削去焦黑部分及杂质。

功效：温中、止呕、止血。

功效来源：《广西中药资源名录》

黄土

含三氧化二铝（Al_2O_3）和二氧化硅（SiO_2）的黄土层地带地下黄土。

功效：用于野蕈中毒。

功效来源：《广西中药资源名录》

钟乳石

碳酸盐类矿物方解石族方解石，主要成分为碳酸钙（$CaCO_3$）。采挖后，除去杂石。采挖后，洗净，砸成小块，干燥。

功效：温肺、助阳、平喘、制酸、通乳。

功效来源：《中国药典》（2020年版）

钟乳鹅管石

含碳酸钙（$CaCO_3$）的碳酸盐类矿物钟乳石顶端细长而中空如管状部分。

功效：功用与钟乳石相同、常作为钟乳石入药。

功效来源：《广西中药资源名录》

石灰

含碳酸钙（$CaCO_3$）的石灰岩，经加热煅烧而成的白色块状生石灰，水解后而成的白色粉末状熟石灰。

功效：用于烧烫伤、外伤出血。有毒、忌内服。

功效来源：《广西中药资源名录》

滑石

硅酸盐类矿物滑石族滑石，主要成分为含水硅酸镁（$3MgO \cdot 4SiO_2 \cdot H_2O$）。采挖后，除去泥沙和杂石。

功效：利尿通淋、清热解暑；外用祛湿敛疮。

功效来源：《中国药典》（2020年版）

参考文献

［1］戴斌，李钊东，丘翠嫦，等."虎牛钻风"类传统瑶药的调查研究［J］.中国民族民间医药杂志，1998（2）：28-34，46.

［2］戴斌.中国现代瑶药［M］.南宁：广西科学技术出版社，2009.

［3］邓明鲁.中国动物药资源［M］.北京：中国中医药出版社，2007.

［4］广西植物研究所.广西植物志（第1~6卷）［M］.南宁：广西科学技术出版社，1991-2017.

［5］广西医药研究所药用植物园.药用植物名录［M］.南宁：广西医药研究所，1975.

［6］广西中药资源普查办公室.广西中药资源名录［M］.南宁：广西民族出版社，1993.

［7］广西壮族自治区革命委员会卫生局.广西本草选编（上，下）［M］.南宁：广西人民出版社，1974.

［8］广西壮族自治区食品药品管理局.广西壮族自治区壮药质量标准（第1~3卷）［M］.南宁：广西科学技术出版社，2008-2018.

［9］广西壮族自治区食品药品管理局.广西壮族自治区瑶药材质量标准（第一卷）［M］.南宁：广西科学技术出版社，2014.

［10］环江毛南族自治县地方志编纂委员会.环江毛南族自治县志［M］.南宁：广西人民出版社，2002.

［11］环江毛南族自治县地方志编纂委员会.环江年鉴［M］.北京：中国文史出版社，2020.

［12］黄璐琦，彭华胜，肖培根.中药资源发展的趋势探讨［J］.中国中药杂志，2011（1）：1-4.

［13］贾敏如，李星炜.中国民族药志要［M］.北京：中国医药科技出版社，2005.

［14］李时珍.本草纲目［M］.昆明：云南人民出版社，2011.

［15］李振宇.广西九万大山植物资源考察报告［M］.北京：中国林业出版社，1993.

［16］林春蕊，刘演，许为斌，等.广西靖西传统药市药用植物资源的多样性［J］.时珍国医国药，2010，21（12）：3286-3288.

［17］林春蕊，陆昭岑，刘静，等.广西恭城瑶族端午药市的药用植物调查研究［J］.中国现代中药，2016（6）：730-736.

［18］林春蕊，余丽莹，许为斌，等.广西恭城瑶族端午药市药用植物资源［M］.南宁：广西科学技术出版社，2016.

［19］陆益新，梁畴芬.广西植物地理的基本情况和基本特征［J］.广西植物，1983（3）：153-165.

［20］缪剑华.广西药用植物资源的保护与开发利用［J］.广西科学院学报，2007（2）：113-116.

［21］南京中医药大学.中药大辞典［M］.上海：上海科学技术出版社，2006.

［22］彭日成.广西木论国家级自然保护区维管束植物区系研究［D］.桂林：广西师范大学，2013.

［23］宁世江，苏勇，谭学峰. 生物多样性关键地区——广西九万山自然保护区科学考察集［M］. 北京：科学出版社，2010.

［24］彭勇，肖培根. 中国药用植物资源开发利用研究的回顾与展望［J］. 植物资源与环境，1993（1）：49-55.

［25］覃海宁，刘演. 广西植物名录［M］. 北京：科学出版社. 2010.

［26］全国中草药汇编编写组. 全国中草药汇编（上册）［M］. 北京：人民卫生出版社，1975.

［27］全国中草药汇编编写组. 全国中草药汇编（下册）［M］. 北京：人民卫生出版社，1978.

［28］孙启时. 药用植物学（第2版）［M］. 北京：中国医药科技出版社，2009.

［29］宋丽艳，谷建梅，刘秀波. 中药资源开发利用现状及可持续发展对策［J］. 中华中医药学刊，2009，27（1）：86-87.

［30］谭恩广. 毛南族医药［M］. 南宁：广西民族出版社，2007.

［31］王青钦. 广西木论自然保护区陆生脊椎动物多样性［D］. 贵阳：贵州师范大学，2014.

［32］汪松，解焱. 中国物种红色名录（第一卷）［M］. 北京：高等教育出版社，2004.

［33］吴兆洪，秦仁昌. 中国蕨类植物科属志［M］. 北京：科学出版社，1991.

［34］吴征镒，孙航，周浙昆，等. 中国种子植物区系地理［M］. 北京：科学出版社，2011.

［35］云南省药材公司. 云南中药资源名录［M］. 北京：科学出版社，1993.

［36］郑颖吾. 木论喀斯特林区概论［M］. 北京：科学出版社，1999.

［37］中国科学院植物研究所. 中国高等植物图鉴及其补编［M］. 北京：科学出版社，1972-1983.

［38］中国药材公司. 中国中药资源［M］. 北京：科学出版社，1995.

［39］中国药材公司. 中国中药资源志要［M］. 北京：科学出版社，1994.

［40］IUCN. IUCN Red List Categories and Criteria：Version 3.1［R］. Second edition. Gland，Switzerland and Cambridge，UK，2012，iv+32pp.